Aktuelle Ophthalmologie
Fachalmanach für die Augenheilkunde 1976

Almanache für die ärztliche Fortbildung

Herausgegeben von
Professor Dr. Albert Schretzenmayr

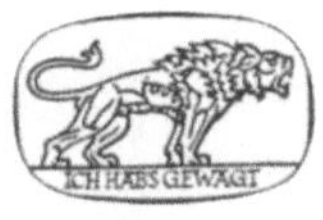

J. F. Lehmanns Verlag München

Aktuelle Ophthalmologie

Fachalmanach für die Augenheilkunde 1976

Mit Beiträgen von

Professor Dr. B. Alberth, Debrecen
Professor Dr. W. Böke, Kiel
Dr. J. Grüntzig, Düsseldorf
Professor Dr. G. Hager, Berlin (Charité)
Priv.-Doz. Dr. K. Heilmann, München
Professor Dr. O. Hockwin, Bonn
Professor Dr. H. Hofmann, Graz
Professor Dr. A. Huber, Zürich
Priv.-Doz. Dr. H.-R. Koch, Bonn
Professor Dr. I. Kreissig, Bonn
Priv.-Doz. Dr. P. Lommatzsch, Berlin (Charité)
Professor Dr. H.-J. Merté, München
Professor Dr. A. Nover, Mainz
Professor Dr. W. Papst, Hamburg
Dr. B. Schwab, Mainz
Professor Dr. Dr. h. c. W. Straub, Marburg
Professor Dr. R. Witmer, Zürich

Herausgegeben von
Professor Dr. H. J. Küchle, Düsseldorf

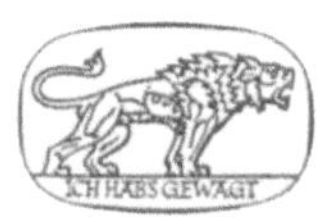

J. F. Lehmanns Verlag München

Softcover reprint of the hardcover 1st edition 1976

Anzeigenverwaltung: Karl Demeter, Würmstraße 13, 8032 Gräfelfing
Gesamtherstellung: Kösel, Kempten
ISBN 978-3-642-85517-7 ISBN 978-3-642-85516-0 (eBook)
DOI 10.1007/978-3-642-85516-0

Inhalt

Vorwort ... 7

Praktische und theoretische Fragen der Keratoplastik ... 9
Von *B. Alberth*, Debrecen

Uveitis; Diagnostik und Therapie ... 23
Von *R. Witmer*, Zürich

Katarakt-Chirurgie ... 49
Von *H. Hofmann*, Graz

Fortschritte auf dem Gebiet der experimentellen Kataraktforschung; Ihre Bedeutung für die praktische Augenheilkunde ... 77
Von O. *Hockwin* und *H.-R. Koch*, Bonn

Transpupillare Vitrektomie ... 101
Von *W. Böke*, Kiel

Elektrophysiologische Untersuchungsmethoden der Netzhaut und ihre praktisch-klinische Bedeutung ... 113
Von *W. Straub*, Marburg

Kryopexie in der Netzhaut-Chirurgie ... 125
Von *I. Kreissig*, Bonn

Tumoren der Sella und ihrer Umgebung; Klinik, Diagnose und Differentialdiagnose ... 151
Von *A. Huber*, Zürich

Glaukom ... 189
Von *H.-J. Merté* und *K. Heilmann*, München

Die angeborenen Fehlinnervationen; Analyse, Diagnose und chirurgische Behandlung ... 207
Von *W. Papst*, Hamburg

Die Bedeutung der Ultraschall-Diagnostik in der Augenheilkunde 225
Von *A. Nover* und *B. Schwab*, Mainz

Strahlentherapie in der Ophthalmologie 243
Von *G. Hager* und *P. Lommatzsch*, Berlin (Charité)

Filariosen des Auges 277
Von *J. Grüntzig*, Düsseldorf

Fragenkatalog 309
Von *H. J. Küchle*, Düsseldorf

Anschriften der Autoren 341

Sachverzeichnis 343

Vorwort

Der Almanach für die Augenheilkunde 1973 fand überall wohlwollende Aufnahme und war innerhalb eines Jahres weitgehend vergriffen. Das veranlaßte Herausgeber und Verlag bereits 3 Jahre später den nächsten, jetzt 5. Band dieser Reihe erscheinen zu lassen.
Da auch dieser Fachalmanach für die Augenheilkunde 1976 vor allem den in der Praxis tätigen Augenarzt über den neuesten Stand auf besonders aktuellen oder speziellen Gebieten der Augenheilkunde informieren soll, wurde für ihn erstmals der Übertitel „Aktuelle Ophthalmologie" gewählt. Wiederum ist es gelungen, für die vorliegenden 13 Abhandlungen prominente und besonders kompetente Autoren zu gewinnen. Ihre Darstellungen vermitteln einen durch besondere Kenntnis der Materie abgerundeten Überblick und geben dabei vielfach auch eigene Ansichten und Auffassungen wieder, die auf großer persönlicher Erfahrung basieren. Teils umfangreiche Literaturhinweise ermöglichen dem näher Interessierten einen schnellen Zugang zu weiterem einschlägigem Schrifttum. Auch diesen Band beschließt eine vom Herausgeber zusammengestellte Fragensammlung, die dem engagierten Leser die Möglichkeit zur Selbstkontrolle neu erworbenen Wissens oder erweiterter Kenntnisse gibt und den wesentlichen Inhalt der einzelnen Abhandlungen noch einmal zusammenfaßt.
Es ist mir ein persönliches Anliegen, allen Autoren, die durch ihre bereitwillige Mitwirkung das Erscheinen des Fachalmanachs für die Augenheilkunde 1976 ermöglicht haben, auch an dieser Stelle für ihre Mühe noch einmal sehr herzlich zu danken.

Düsseldorf, im April 1976 — Hans Joachim Küchle

Vorwort

Praktische und theoretische Fragen der Keratoplastik

Von Professor Dr. *Béla Alberth*, Debrecen

Geschichtliches

Die Eintrübung der Hornhaut war zu Anfang des zwanzigsten Jahrhunderts immer noch mit Erblindung gleichbedeutend. Es schien völlig hoffnungslos und unmöglich zu sein, diesen Zustand zu verändern und dem Kranken das Sehvermögen wiederzugeben. Die Idee der Überpflanzung irgendeines durchsichtigen Materials in die Hornhaut eines wegen Leukoms erblindeten Auges stammt von *Pellier de Quengsy* (1789). Er versuchte aber seine Idee gar nicht zu verwirklichen; deshalb geriet sie eine Zeitlang vollkommen in Vergessenheit.

Als erster berichtete *Reisinger* von seinen Operationen in den Jahren 1818 und 1824, wonach die eingepflanzte durchsichtige Hornhaut zwar einheilte, aber eintrübte.

Tierversuche

Reisinger und seine Zeitgenossen führten nur Tierversuche aus und arbeiteten dabei mit Messer und Schere. Der Grund der sich serienweise ergebenden Mißerfolge kann teilweise mit der primitiven Operationstechnik erklärt werden. Aber nicht nur die Ausführung der Operation war primitiv, sondern es fehlten auch die grundlegenden theoretischen Kenntnisse. Trotz der hoffnungslosen Lage wegen der ständigen Mißerfolge äußerte sich der geniale *Dieffenbach* über die Operation folgendermaßen: „Sie ist die kühnste Phantasie, die jemals ein Arzt gehabt hat". Aus der Phantasie wurde aber noch lange kein erfolgreicher Eingriff; von 1840 bis 1872 nahm deshalb das Interesse an der Keratoplastik wieder erheblich ab.

Kunststoffe

In diesen Zeitraum fällt die praktische Erprobung des Gedankens von *Pellier de Quengsy*. Da alle damaligen Daten beweisen, daß die transplantierte Hornhaut überhaupt nicht einheilte, oder wenn doch, so immer mit Eintrübung, versuchte man die Hornhaut durch durchsichtige, leblose Stoffe zu ersetzen. Der Begriff der „Cornea arteficialis" wurde wiederbelebt. *Nußbaum* gab in den Jahren 1853 und 1856 Rechenschaft über seine Kaninchenexperimente. Er pflanzte einen ovalen Bergkristall in die Hornhaut ein. Von anderen wurden später Glas und Zelluloid verwendet. *Salzer* pflanzte um die Jahrhundertwende Quarz ein, der 33 Monate lang an Ort und Stelle blieb.

Der Internationale Ophthalmologenkongreß im Jahre 1872 in London, auf dem *Henry Power* der Forschung durch die Mitteilung seiner Experimente neuen Aufschwung gab, war für die Geschichte der Keratoplastik ein bedeutsames Ereignis. Er besprach seine Tierversuche und befaßte sich auf Grund histologischer Schnitte sogar mit theoretischen Fragen. *Power* betonte 1878 ausdrücklich, daß zur Überpflanzung homoplastisches Material notwendig sei und schlug vor, dazu infolge von Netzhautablösungen, Verletzungen oder Tumoren entfernte Augen lebender Menschen zu verwenden.

Menschliche Hornhaut

Arthur von Hippel entwickelte 1877 den Uhrwerktrepan und löste damit die wichtigste Frage der Operationstechnik. Seine Erfindung war für die Keratoplastik epochemachend. Das Instrument wurde seitdem vielfach modifiziert und verbessert, aber das Wesentliche, das Kreismesser, blieb bis heute unverändert. *v. Hippel* arbeitete 10 Jahre hindurch unermüdlich an der technischen Verbesserung der durchgreifenden Keratoplastik; er konnte aber nur so viel erreichen, daß die überpflanzte Scheibe öfter einheilte als früher, dennoch sich aber immer eintrübte.

Der Hornhauttrepan

Die scheinbar fruchtlosen Experimente endeten jedoch nicht ohne Ergebnis. War auch keine Sehverbesserung erzielt worden, so heilte die transplantierte Scheibe doch meist ein und auf diese Weise wurde statt der optischen die „tektonische Keratoplastik" erreicht. Von da an war es dann nur noch ein Schritt zur therapeutischen und kosmetischen Hornhauttransplantation.

Die erste erfolgreiche Transplantation

Der 7. Dezember 1905 brachte einen Wendepunkt in der Geschichte der Keratoplastik. An diesem Tage führte *Dr. Eduard Zirm* die erste erfolgreiche durchgreifende Corneatransplantation in der Abteilung für Augenkranke des Olmützer Krankenhauses aus. Die überpflanzte Scheibe blieb bis zum 3 Jahre später eintretenden Tode des Kranken durchsichtig.

Als der Eingriff jetzt in größerer Zahl ausgeführt wurde, stellten sich neue Schwierigkeiten ein. Für die Transplantation standen menschliche Hornhäute nicht in genügender Zahl zur Verfügung. Deshalb empfahl *Salzer* 1910 Leichenhornhäute zu verwenden. Zwei Jahrzehnte später haben *Filatow* und seine Schüler auf Grund zahlreicher Eingriffe die Brauchbarkeit der Leichenhornhaut bewiesen, und damit wurde eine breite Basis für die häufige Ausführbarkeit des Eingriffes geschaffen.

Leichenhornhaut

In der Augenklinik Debrecen werden seit 1950 systematisch Keratoplastiken durchgeführt, so daß wir bis heute (1975) über eine Zahl von über 2000 Fällen verfügen.

Wesen und Arten der heutigen Keratoplastik

Das Wesentliche der Keratoplastik ist sehr einfach. Mit Hilfe des Trepans entnimmt man eine Scheibe von entsprechender Größe der Hornhaut des Kranken und überpflanzt an ihre Stelle die Hornhautscheibe eines Leichenauges oder eines frisch enucleierten Auges gewöhnlich (aber nicht immer) von derselben Größe. Wenn die Hornhaut des Kranken in ihrer ganzen Dicke eingetrübt ist, führt man eine *durchgreifende Operation* aus.

Wenn nur die Oberfläche undurchsichtig ist, wird eine *lamellierende Keratoplastik* vorgenommen. Ob die ganze Hornhaut (totale Keratoplastik) oder nur ein Teil (partielle Keratoplastik) transplantiert werden muß, hängt von der Größe der Eintrübung der Hornhaut (Macula, Leucom) ab.

Die Bestimmung der richtigen Operationsweise (also z. B. partielle perforierende Keratoplastik mit einem 6-mm-Transplantat oder lamellierende Keratoplastik mit einem 10-mm-Scheibchen) ist für den Erfolg ebenso entscheidend, wie tadellose Operationstechnik. Das Wesentliche dieser Technik ist, daß das Transplantat auf seinem Platz mit 10 Nuller Nahtmaterial durch fortlaufende Naht oder – von der Größe der Scheibe abhängig – durch 12–18 Knopfnähte befestigt wird. Der Eingriff wird mit Hilfe der Lupenbrille oder einem Operationsmikroskop ausgeführt. Eine Hornhauttransplantation kann aus 1. optischem, 2. therapeutischem und 3. kosmetischem Zweck vorgenommen werden.

Zur Operationstechnik

Optische Keratoplastik

Das Ziel der *optischen Keratoplastik* ist es, dem Auge das verlorene oder herabgesetzte Sehvermögen zurückzugeben. Die Transplantation ist nur dann erfolgreich, wenn es gelingt, die Durchsichtigkeit der Hornhaut und ihre normale Krümmung wieder herzustellen. Dieses Ziel kann nicht immer erreicht werden. Der Erfolg hängt in erster Linie vom Zustand der erkrankten Hornhaut ab.

Prognose-Gruppen

Hinsichtlich der *Prognose einer optischen Keratoplastik* lassen sich *4 Gruppen* unterscheiden. Zur ersten, *prognostisch günstigen* Gruppe gehören Augen mit einer gefäßlosen zentralen Hornhauttrübung. In diesem Falle sind die weiteren Teile des Auges gesund. Hier sind auch der Keratoconus, die granuläre Dystrophie (Groenouw I), die retikuläre Dystrophie (Haab-Dimmer) sowie einige seltenere Krankheitsbilder einzuordnen. Bei optimaler Operationstechnik kann man in dieser Gruppe mit 95–98 % guten Resultaten rechnen.

Bei Fällen der zweiten, *prognostisch zweifelhaften* Gruppe ist die Hornhautnarbe nicht völlig gefäßfrei und so groß, daß das Transplantat nicht überall mit unversehrter Hornhaut in Berührung kommt. Auch können einige kleinere vordere oder hintere Synechien vorhanden sein. Hierher gehört auch das erste Stadium der *Fuchs*'schen endo-epithelialen Hornhautdystrophie. In dieser Gruppe kann man noch 50–60 % günstige Ergebnisse erwarten. In der dritten, *prognostisch ungünstigen* Gruppe ist das vaskularisierte Leukom so groß, daß das Transplantat kaum noch mit gesunder Hornhaut in Kontakt kommt. Die Kammer ist seicht, und es sind meist vordere oder hintere Synechien vorhanden. Dieser Gruppe sind auch Fälle mit Aphakie und die makuläre Hornhautdystrophie (Groenouw II) zuzuordnen, während sekundäre Hornhauttrübungen ihrer Schwere entsprechend entweder der Gruppe 2 oder 3 zuzurechnen sind. In der letzteren ist nur in 10–15 % ein optisch befriedigendes Resultat zu erzielen.

Zur vierten, sogenannten *„aussichtslosen"* Gruppe gehören schließlich das totale Leukom mit Symblepharon, die Xerose nach Trachom oder Pemphigus, die Hyalo-Keratopathie sowie fortgeschrittene Stadien der *Fuchs'*-schen endo-epithelialen Hornhautdystrophie. Die Erfolgsaussichten liegen hier bei 1–2 %.

Erfolgs-Kriterien

Bezüglich des Ergebnisses einer optischen Keratoplastik sind zwei Erfolgskriterien zu unterscheiden. Der Eingriff ist erfolgreich im *anatomischen* Sinne, wenn das Transplantat durchsichtig einheilt; er ist es auch *funktionell,* wenn sich damit auch das Sehvermögen verbessert. Obwohl diese beiden Ergebnisse normalerweise miteinander verbunden sind, kann es selten doch vorkommen, daß sich trotz anatomisch erfolgreicher Operation die Sehkraft nicht verbessert hat. Häufigste Ursache eines solchen funktionellen Mißerfolges ist – von Veränderungen am Augenhintergrund abgesehen – ein großer postoperativer Astigmatismus.

Zur operativen Heilung starker Refraktionsanomalien (z. B. hochgradige Myopie oder Aphakie) entwickelte J. I. *Barraquer* ein von ihm *Keratomileusis* genanntes Verfahren. Heute nennt man alle zu diesem Zweck ausgeführten Operationen *refraktive Keratoplastik.*

Refraktive Keratoplastik

Das Wesentliche des Eingriffes besteht in folgendem: mit einem von *Barraquer* konstruierten Mikrokeratom führt man zunächst eine partielle, lamellierende Keratotomie aus. Dann wird das erhaltene Hornhautscheibchen in eine 10%ige Glyzerinlösung mit einem Zusatz von 4%igem Dimethylsulfoxyl gelegt und in Kohlensäureschnee gefroren. Anschließend wird die hintere Oberfläche des Scheibchens nach genauen vorherigen Berechnungen konkav oder konvex ausgestaltet, das Scheibchen wieder aufgetaut, an seinen ursprünglichen Platz zurückgenäht und mit Bindehaut gedeckt. Bei den vorherigen Berechnungen müssen eine ganze Reihe wichtiger Parameter genau bestimmt werden. Ohne Zweifel ist die refraktive Keratoplastik eine geniale Erfindung und ein bewundernswertes technisches Glanzstück. Dennoch ist es nicht verwunderlich, daß die meisten Kranken vorläufig noch eine Brille oder Haftschalen tragen, um ihren Refraktionsfehler auszugleichen.

Die *therapeutische Keratoplastik* läßt sich in 4 Untergruppen einteilen:

1. präparativ
2. prophylaktisch
3. kurativ
4. dringend

Präparative Keratoplastik

Eine *präparative Keratoplastik* wird dann ausgeführt, wenn das Auge, im allgemeinen nach schweren Verbrennungen und Verätzungen, in einen so desolaten Zustand geraten ist, daß von einer sofortigen optischen Transplantation kein Erfolg erwartet werden kann. Die Hornhaut ist von einem

Pseudopterygium bedeckt oder wegen eines partiellen oder totalen Symblepharons gar nicht zu sehen. Die Operation kann auch meliorative Transplantion genannt werden, weil von ihr keine optische Wirkung erwartet werden kann. Sie ist nur ein heilender vorbereitender Eingriff, um bessere Bedingungen für eine spätere optische Keratoplastik zu schaffen. Es muß dem Kranken immer gesagt werden, daß diese erste Operation die Sehkraft nicht verbessert, obwohl auch die präparative Keratoplastik ausnahmsweise einen optischen Erfolg bringen kann. Je nach Schwere des Falles müssen manchmal auch mehrere präparative Operationen ausgeführt werden, bis das Auge endlich für die optische Überpflanzung geeignet ist. Die erste Operation sollte immer total-lamellär durchgeführt werden, nur als ultimum refugium total-durchgreifend. Die Reihe dieser Operationen dauert manchmal Jahre und ist nur selten erfolgreich. Deshalb ist auch die Verbesserung der Sehkraft meist nur minimal. Es lohnt sich daher nur dann eine vorbereitende Keratoplastik auszuführen, wenn der Kranke auf beiden Augen blind ist und sein weiteres Schicksal von diesem Eingriff abhängen kann.

Prophylaktische Keratoplastik

Bei frischen Verbrennungen und Verätzungen, großen oder mehrmals rezidivierenden Flügelfellen, wie auch kleineren gut- und bösartigen Geschwülsten können wir die Keratoplastik auch als Prophylaxe ausführen. Durch eine *prophylaktische Keratoplastik* kann man einem späteren schwereren Zustand vorbeugen; das therapeutische Resultat führt oft auch zu einem optischen Ergebnis. Die operative Verfahrensweise ist in jedem Fall verschieden.

Kurative Keratoplastik

Eine *kurative Keratoplastik* ist angezeigt, wenn die Erkrankung der Hornhaut nach konservativer Behandlung nicht heilt und von chronischem Charakter ist oder rezidiviert. Durch den Eingriff ist die Heilungsdauer und die Zeit der Arbeitsunfähigkeit verkürzbar. Das Ziel der Operation ist therapeutisch, normalerweise aber ist es mit einer Verbesserung des Sehvermögens verbunden. Eine kurative Keratoplastik wird bei folgenden Krankheiten ausgeführt: Keratitis herpetica, Rosacea-Keratitis, parenchymatöse (interstitielle) Keratitis, Trachom, Ulcus rodens, Erosio corneae recidivans, Senfgas-Keratitis, Keratomykose, akuter Keratokonus Keratozele und Descemetozele. Die Operation ist normalerweise eine partielle Überpflanzung, die vom jeweiligen Fall abhängig, entweder lamellär oder durchgreifend ausgeführt wird.

Dringliche Keratoplastik

Die *Keratoplastik* ist *dringend* oder wird dringend im Falle des Ulcus serpens, der Hornhautfistel und der gonorrhoischen Ophthalmoblennorrhoe. Bei einem vor der Perforation stehenden oder schon perforierten Ulcus serpens kann das Auge mittels durchgreifender partieller Keratoplastik gerettet werden. Die Operation ist bei einer Hornhautfistel deshalb dringend, weil bei länger aufgehobener Vorderkammer periphere Synechien und ein Sekundärglaukom entstehen. In beiden Fällen kann nicht nur das Auge gerettet, sondern auch das Sehvermögen wiederhergestellt werden. Kurz zusammengefaßt können wir feststellen, daß man mit der therapeutischen Keratoplastik eine akute Hornhauterkrankung heilen, den Ablauf eines chronischen und hartnäckig rezidivierenden Prozesses verkürzen, dem Entstehen eines schweren, das Auge mit Erblindung bedrohenden Zustandes vorbeugen und für eine spätere optische Keratoplastik günstige Verhältnisse schaffen kann.

Kosmetische Keratoplastik

Eine *kosmetische Keratoplastik* wird an Augen ohne Lichtempfindung ausgeführt, um den Patienten von einem entstellenden weißen Leukom zu befreien. Eine Indikation hierfür ergibt sich aber nur selten, weil das Operationsrisiko zu dem zu erwartenden Ergebnis in keinem Verhältnis steht.
Auch bei der Anwendung der neuesten Operationstechnik und der modernsten Methoden, können, besonders nach schweren Verätzungen, alle unsere Versuche erfolglos bleiben; das Transplantat wird gefäßhaltig und trübt sich ein. Dann kann man die wiedererstandene neue Form der ältesten Idee, die Keratoprothese-Operation versuchen.

Keratoprothesen

In unserer Klinik haben wir 1954 die erste und lange Zeit auch einzige *Keratoprothese-Operation* bei einem auf beiden Augen blinden Kranken, der schon mehrmals ohne Erfolg operiert worden war, ausgeführt. Der Patient konnte zwei Wochen lang sehen, dann ging das Sehvermögen infolge Entstehung einer retrocornealen Membran wieder verloren. Nach fünf Monaten wurde die „cornea artificialis“ von Entzündungssymptomen begleitet ausgestoßen.

Komplikationen

Wegen dieser beiden postoperativen Komplikationen gelang es nicht, ein dauerndes Resultat zu erreichen. Prinzipiell können wir auch heute noch sagen, daß die artifizielle Hornhaut oder wie sie heute genannt wird, die Keratoprothese, auf die Dauer nicht an ihrem Platz bleiben kann. Nirgends duldet der Organismus eine Lücke in der Epidermis, sondern ist bestrebt, sie wieder zu schließen, indem er das sie hervorrufende fremde Material wieder abstößt. Die Keratoprothese kann daher eigentlich so lange eine biologische Unmöglichkeit genannt werden, bis man ein Material findet, das von der Epidermis überwachsen werden kann. Dennoch kann man vom Gesichtspunkt der Praxis aus diesen Eingriff nicht für unsinnig erklären, weil wir auch in solchen Fällen die Sehkraft für lange Jahre zurückgeben können, in denen sich jedes andere Vorgehen als erfolglos erwiesen hat. Der Erfolg ist der von *Cardona* (1962) erfundenen sogenannten *through and through-prothesis* zu danken, die tief in die Kammer hineinragt und so der Ausbildung einer retrocornealen Membran begegnet. Die retrocorneale Membran verursachte nämlich meist den schnellen Verlust der Sehkraft lange bevor die Prothese wieder abgestoßen wurde.

Cardona-Prothese

Indikationen

Eine Keratoprothese-Operation wird im allgemeinen bei solchen schweren Hornhautkrankheiten ausgeführt, bei denen noch richtige Lichtlokalisation vorhanden ist, von einer durchgreifenden Keratoplastik aber kein gutes Ergebnis erwartet werden kann. Solche Fälle sind z. B. das nach der Staroperation entstandene extreme Hornhautödem oder die Hyalo-Keratopathie.

Eine Keratoprothese-Operation kann man ausführen, wenn nach 3–4 erfolglosen lamellierenden Operationen endlich eine durchgreifende Transplantation mit gleichzeitiger Entfernung der Linse vorgenommen wurde und auch dieses Transplantat sich eintrübte. Die Operation ist auch angezeigt im Falle einer nach Katarakt- und Glaukom-Operationen entstandenen sekundären Fuchs'schen Dystrophie, denn das erhoffte Resultat einer Keratoplastik ist hier gar nicht sicher.
Schließlich kann der Eingriff nach schweren Verbrennungen und Verätzungen versucht werden. Wenn aber die Struktur der Hornhaut zugrundegegangen ist, das Hornhautgewebe kalkig oder speckig ist, oder eine Lipoid-Degeneration besteht, so ist das Resultat ebenso wie bei einem Symblepharon ziemlich zweifelhaft. Die Cornea ist in diesen Fällen weich und von so gelockerter Struktur, daß sie unfähig ist, die Prothese längere Zeit zu behalten.

Postoperative Kontrollen

Der Kranke mit einer Keratoprothese bedarf der ständigen, regelmäßigen Kontrolle. In jeder zweiten bis dritten Woche ist diese Untersuchung notwendig. Sie ist aber nur vom operierenden Arzt oder mindestens von einem solchen Augenarzt, der auch selbst Keratoprothese-Operationen ausführt und die postoperativen Komplikationen kennt, vorzunehmen. Die Komplikationen beginnen immer mit der sogenannten Erosion. Das Auge ist anfangs ganz ruhig; nur mit der Spaltlampe ist zu sehen, daß unmittelbar neben der Prothese infolge Zugrundegehens das überpflanzte Hornhautgewebe etwas eingesunken ist, wodurch die Prothese etwas vorsteht. Diese Veränderung ist noch nicht so schlimm, sie kann auch Monate lang unverändert bleiben, der Kranke muß aber in vermehrtem Maße kontrolliert werden. Wenn rings um die Prothese das Hornhautgewebe weiter zugrunde geht und sich Entzündungssymptome einstellen, muß man sofort eine neue Operation ausführen. Sie besteht darin, daß man die Prothese an ihrem Platz läßt, das Transplantat in seiner ganzen Dicke entfernt und durch ein neues ersetzt. Im Falle einer neuen Erosion kann die Operation wiederholt werden. Alle Kranken mit Keratoprothesen sind dieser Gefahr ausgesetzt, deshalb ist die regelmäßige Kontrolle unerläßlich.

Strampelli-Prothese

Nach schweren Verbrennungen oder Verätzungen scheint die *Strampellische Osteo-Odonto-Keratoprothese* eine bessere Lösung zu sein.
Die Operation beginnt damit, daß man die ganze Hornhaut nach der Entfernung einer dünnen oberflächlichen Schicht mit Mundschleimhaut deckt.

Nach 2 oder 3 Monaten wird zwischen die Mundschleimhaut und die Hornhaut ein 3 mm dickes Zahnscheibchen mit einem alveolären Knochen enthaltenden Transplantat eingesetzt, in dessen Mitte eine Acrylat-Prothese eingebaut ist. Beide Prothesen können auch so bereitet werden, daß der optische und der haptische Teil mit Hilfe eines Schraubengewindes ineinander passen. Wenn eine retrocorneale Membran entsteht, kann man den optischen Teil herausschrauben und ihn nach Entfernung der Membran erneut einschrauben. Das Strampellische Verfahren hat den Vorteil, daß es sich im Gegensatz zur einfachen Prothese, die nur als Einpflanzung angesehen werden kann, hier um ein echtes Transplantat handelt.

Vorteile der Strampelli-Prothese

Die Mundschleimhaut, der Knochen und das Zahngewebe sind alle Autotransplantate, die nicht durch immunbiologische Vorgänge abgestoßen werden. Es ist wohlbekannt, daß die Mundschleimhaut, obwohl sie heterotop ist, auf ihrem neuen Platz der Bindehaut gut anhaftet. Das zu überpflanzende Zahn- und Knochengewebe wird dazu in seine eigene Umgebung, d. h. unter die Mundschleimhaut eingepflanzt. Es ist auch bekannt, daß das Dentin des Zahnes verschiedene fremde Materialien, wie z. B. Amalgamplomben gut verträgt. So ist es verständlich, daß die gewebefreundliche Acrylatprothese ohne Abstoßungsrisiko in das Knochen-Dentin-Transplantat eingepflanzt werden kann.

Letzten Endes sind aber beide Operationen unphysiologisch und können nur als verzweifelte Versuche in solchen Fällen angesehen werden, in denen nicht auf andere Weise geholfen werden kann.

20 % aller Keratoprothesen werden binnen 3 Monaten abgestoßen. Die anderen bleiben mehr oder weniger lange Zeit an ihrem Platz. Wir kennen einen Kranken aus der Weltliteratur, der schon seit mehr als 10 Jahren und einen eigenen Patienten, der schon seit 4 Jahren dank einer Keratoprothese sehen kann.

Bekanntlich ist die Übertragung von Organen und Geweben von einem Menschen auf einen anderen erst in letzter Zeit möglich geworden. Und dies nicht in erster Linie durch operationstechnische Bravourstücke sondern vor allem infolge einer wesentlichen Verbesserung und Erweiterung unserer immunbiologischen Kenntnisse. Eine erfolgreiche Hornhauttransplantation ist hingegen schon seit 1905 möglich, obwohl wir die immunbiologischen Vorgänge bei der Überpflanzung bisher kaum näher kennen. Im Gegensatz zu den gefäßhaltigen eutrophen Geweben mit raschem Stoffwechsel ist die Hornhaut – ähnlich wie der Knorpel – ein gefäßloses, sogenanntes bradytrophes Gewebe mit sehr langsamem Stoffwechsel. Bradytrophe Gewebe verhalten sich bei der Transplantation anders als eutrophe und können auch ohne Donorselektion und postoperative Immunsupression überpflanzt werden. Das gilt für die Hornhaut besonders dann, wenn auch die Cornea des Empfängers gefäßlos, also bradytroph ist. Eine solche Situation ist vor allem beim Keratokonus, bei Hornhautdystrophien und kleineren zentralen Maculae corneae gegeben. Deshalb auch gehören diese

Immunbiologische Vorgänge

bradytrophe und eutrophe Gewebe

Fälle zur prognostisch günstigen Gruppe, bei der der Erfolg ausschließlich von einer tadellosen Operationstechnik abhängt. Die meisten Hornhauterkrankungen aber, die eine Keratoplastik erfordern, gehen mit einer Vaskularisation der Cornea einher, die dadurch zu einem eutrophen Gewebe geworden ist, während das Transplantat stets einer gefäßlosen bradytrophen Hornhaut entstammt. Ziel der Operation ist, daß das Transplantat auch in der vaskularisierten Empfängerhornhaut gefäßlos und damit durchsichtig bleibt. Diese Aussicht ist um so geringer, je gefäßhaltiger die Cornea des Empfängers ist. Wie die klinische Erfahrung lehrt, bleibt auch bei einer sehr stark vaskularisierten Empfängerhornhaut das Transplantat dann durchsichtig, wenn – was allerdings sehr selten möglich ist – eine Autokeratoplastik ausgeführt wird. Diese Beobachtung ist aber einer der wichtigsten Beweise dafür, daß die Immunantwort des Organismus bei der Vaskularisation und Eintrübung des Transplantates von ganz wesentlicher, wenn auch wohl nicht ausschließlicher Bedeutung ist.

Unseren Kenntnissen nach wissen wir aber sicher, daß man bei allen Allotransplantationen mit einer immunologischen Antwortreaktion des Organismus rechnen muß. Hier macht auch das bradytrophe Corneagewebe keine Ausnahme. Auch die *Maladie du greffon*, die Transplantatkrankheit, ist ein Beweis dafür. Von ihr spricht man, wenn das durchsichtige Transplantat nach einer tadellosen Operationstechnik ohne alle erkennbaren äußeren Gründe sich frühestens drei Wochen nach der Keratoplastik unter Entzündungssymptomen vaskularisiert und eintrübt. Diese eindeutige Form der Transplantatkrankheit findet man sehr selten, denn die Immunantwort ist oft mit anderen unspezifischen Reaktionen vergesellschaftet. Das bedeutet aber nicht, daß sie bei der Eintrübung des Transplantates nicht doch eine mehr oder weniger entscheidende Rolle spielt.

Maladie du greffon

Es gibt also zwei Möglichkeiten zur Verbesserung der Ergebnisse in der zweiten, dritten und vierten prognostischen Gruppe. Die eine ist die *Donorselektion*, die andere ist die *Immunsuppression*.

Über Fragen einer *Donorselektion* hat man in der Fachliteratur schon seit langem diskutiert; bis heute aber ist nicht entschieden, ob die mit den Haemagglutinogenen verwandten oder identischen Hornhautantigene bei den postoperativ auftretenden immunologischen Vorgängen eine Rolle spielen. Aus klinischen Beobachtungen und aus der seit langem bekannten Tatsache, daß das Schicksal des Corneatransplantates vom Zustand der rezipienten Umgebung bestimmt wird, haben *Franceschetti* (1949), *Thomas* (1955) und *Meyer* (1968) gefolgert, daß die Berücksichtigung der Blutgruppe bei der Keratoplastik überflüssig ist. *Nelken, Michaelson* und *Gurevitch* haben dagegen den Blutgruppenantigenen eine wichtige Rolle beigemessen. Sie haben gezeigt, daß die menschliche Hornhaut A- und B-Blutgruppenantigene enthält und konnten Anti-A- und Anti-B-Haemaggluti-

Donorselektion

Bedeutung der Blutgruppen-Antigene

nogene im Kammerwasser nachweisen, deren Titer sich erhöhte, wenn der Kranke eine inkompatible Hornhaut erhielt.
Wir haben entsprechende Ergebnisse unserer Klinik mit mathematisch-statistischen Methoden ausgewertet. Bei der Untersuchung der Ergebnisse von 97 Spendern mit kompatibler und 81 mit unbekannter Blutgruppe nach Transplantationen haben wir die sogenannte Vierfelder-Methode angewendet. Der Unterschied zwischen den Ergebnissen beider Gruppen war signifikant.

Unsere Resultate zeigten, daß die A- und B-Antigene oder eine mit ihnen zusammen vorkommende Eigenschaft in der Hornhaut für das Schicksal des Corneatransplantates eine gewisse Rolle spielen. Es scheint doch so zu sein, daß das Resultat durch eine Transplantation von kompatiblen Hornhäuten verbessert werden kann.

In der für den Zweck der Untersuchung geeignetsten zweiten prognostischen Gruppe haben wir bei 31 Kranken auch die Kompatibilität der D, C, c, E, e, Cellano, Kell-, Lewis- und Dufy-Gruppen ausgewertet. Der Unterschied zwischen den erfolgreichen und erfolglosen Fällen war nur in der Gruppe c signifikant, dort aber sehr deutlich ($x^2 = 10{,}64$). Wir haben in 74 Fällen auch die Rolle der Leukozyten- und Thrombozytenantigene untersucht. In unserem Material gelang es nicht, gegen sie Antikörper nachzuweisen.

Histokompatibilität

Auf Grund der Antigene können die Menschen in „Gruppen", genauer „Gewebsgruppen", eingeteilt werden. Unter den Mitgliedern einer Gruppe gibt es eine „Histokompatibilität". Diese Verträglichkeit kann von der Zahl der identischen Antigene in verschiedenem Maß abhängig sein. Nach unseren heutigen Kenntnissen stellt neben dem ABO-System das HL-A-System die stärksten und wichtigsten Transplantationsantigene dar. *Ehlers* und *Ahrons* (1971) haben nachgewiesen, daß ähnlich den anderen Geweben auch die menschliche Hornhaut HL-A-Antigene enthält. Kürzlich gelang es, die gegen die HL-A-Antigene entstehenden Antikörper im Zusammenhang mit der Keratoplastik nachzuweisen (*Strak* u. Mitarb. 1973). Die Hornhautzellen bewahren ihren HL-A-Antigen-Typ auch in der Gewebekultur (*Newsome* und Mitarb. 1974).

ABO-System und HL-A-System

Der Zweck unserer Untersuchungen war es, im Zusammenhang mit der Hornhautüberpflanzung retrospektiv zu zeigen, ob es einen nachweisbaren Unterschied im Erfolg der Transplantation gibt, wenn vom Gesichtspunkt der HL-A-Antigene inkompatible oder in verschiedenem Maß kompatible Überpflanzungen ausgeführt werden.

Mit einer internationalen mikro-lymphozytotoxischen Methode haben wir auf 24 Antigene typisiert. Wir haben den Typ von HL-A-Antigenen von

22 Empfängern und 14 Spendern bestimmt und der kompatiblen Gruppe jene Fälle zugeordnet, bei denen mindestens zwei Antigene des Spenders und des Empfängers übereinstimmten. Eine vollkommene Identität der HL-A-Antigene kam in unserem Material nicht vor.

Die Zahl unserer Fälle ist nicht groß genug, um weitgehende Folgerungen zu ziehen; es war irreal, eine Signifikanz zu berechnen. Der Unterschied zwischen beiden Gruppen ist aber eindrucksvoll. Unsere Erfahrung ist, daß unsere Transplantationen bei arabischen Kranken mit einem schlechteren Ergebnis endeten, als es auf Grund der prognostischen Gruppen-Einteilung hätte erwartet werden sollen. Wir hatten keine Gelegenheit, die HL-A-Antigene dieser Kranken zu untersuchen. Es ist aus der Literatur bekannt, daß die ansonsten identischen HL-A-Antigene bei verschiedenen Völkern statistisch mit unterschiedlicher Häufigkeit vorkommen (*Dausset* und *Colombani* [1973], *Degos* und Mitarb. [1973]).

Praktische Folgerungen

Die praktische Ausnutzung der mit den HL-A-Antigenen zusammenhängenden Kenntnisse bringt aber ernsthafte technische Schwierigkeiten mit sich. Obwohl die Typisierung der Spender in einigen Stunden vorgenommen werden kann, ist die sofortige Auswahl kompatibler Empfänger sehr schwierig. Wegen der großen Zahl der HL-A-Antigene und der anschließenden Varianten ist unter mindestens 500 wartenden Empfängern mit großer Wahrscheinlichkeit nur einer mit dem Spender kompatibel. Die klinische Unterbringung einer so großen Zahl auf eine Transplantation wartender Kranker ist aber unmöglich. Zur sinnvollen Verwendung des Spendermaterials brauchte man eine Zusammenarbeit auf internationaler Ebene. Bei einer gut arbeitenden Transplantationszentrale wäre dies in einigen Stunden möglich. Unserer Erfahrung nach ist das zu überpflanzende Material 24 Stunden nach der Typisierung noch anwendbar, auch nach Aufbewahrung in einem einfachen Kühlschrank. Bei Hornhautübertragungen, die unter Berücksichtigung der mit den wichtigsten Transplantationsantigenen zusammenhängenden Kompatibilität ausgeführt würden, wären in den auch heute noch ungünstigen oder aussichtlosen Fällen wesentlich bessere Ergebnisse zu erwarten.

Wir möchten damit nicht behaupten, daß in Zukunft nur die kompatible Hornhaut zur Überpflanzung geeignet sei. Damit würden wir nämlich die Kranken zu Monate dauerndem Warten zwingen, außerdem würden wir uns vorläufig kaum lösbare Schwierigkeiten bereiten. Auch wäre es, wie die Praxis zeigt, überflüssig, bei einem Empfänger mit gefäßloser Cornea die Kompabilität nicht nur nach dem HL-A-, sondern auch nach dem ABO-System zu beachten. Wenn aber der Kranke nur ein Auge besitzt, oder die Hornhaut beider Augen eingetrübt und gefäßhaltig ist, empfiehlt es sich, in diesen zum Glück seltenen Fällen, alle Organisationsschwierigkeiten zu überwinden, um eine kompatible Cornea überpflanzen zu können. Dieser Weg scheint besser zu sein als die nicht immer gefahrlosen Immunsuppressivmethoden.

Immunsuppression

Wir können eine *Immunsuppression* mit ionisierender Strahlung, Zytostatika, Kortikosterioden und Antilymphozyten-Globulin ausführen.

Eine *Bestrahlung* des ganzen Körpers nach Keratoplastik kann nicht in Frage kommen. Die Bestrahlung des Auges und der regionalen Lymphknoten ist wirkungslos. In der Praxis kann allein die lokale Bestrahlung der Hornhaut Anwendung finden.

Bestrahlung

Zur Verödung präformierter Gefäße der Empfänger-Hornhaut müßten 2000–4000 R gegeben werden; diese Strahlendosis würde aber auch die Cornea schädigen. So können wir die Bestrahlung nur gegen die in das Transplantat eben hineinwachsenden, strahlenempfindlichen neuen Gefäße anwenden. Hier kann man schon mit 600 R eine entsprechende therapeutische Wirkung erreichen.

Zytostatika

Zytostatika und Antimetaboliten wie Imuran oder 6-Merkaptopurin können nur in beschränktem Maße verwendet und nicht als Routinetherapie empfohlen werden. In ausgewählten Fällen, mit Ausnahme von Kindern und jungen Frauen, unterstützen sie die allgemeine und lokale Kortikoid-Behandlung.

Die *Glukokortikoid*-Anwendung ist die am längsten verwendete und am meisten geeignete Therapie nach der Keratoplastik. Die Beeinflussung der

Kortikoide

Immunantwort des Empfängers ist nämlich an drei Stellen möglich: im afferenten und im efferenten Teil des immunbiologischen Geschehens sowie in der Mitte, im lymphatischen System.

Die ionisierende Strahlung und die Zytostatika üben eine Wirkung nur auf das lymphatische System aus, und auch in diesem Falle nur in sehr unspezifischer Weise. Die Glukokortikoide aber, die einen polyvalenten Einfluß haben, wirken an vielen Stellen des komplizierten immunologischen Geschehens günstig. Ihre Anwendung ist das einzige Verfahren, mit dem auch die schon offenbar entstandene Immunantwort günstig beeinflußt werden kann.

Das heute schon gut bekannte, am intensivsten und spezifisch wirkende

Antilymphozytenserum

Immunsuppressionsmittel ist das *Antilymphozytenserum*, beziehungsweise Antilymphozyten-Globulin (ALG), dessen Hauptanwendungsbereich vor allem die Organüberpflanzungen darstellen. Seine klinische Anwendbarkeit wird aber durch die bei systematischer Anwendung nicht selten beobachteten allgemeinen toxisch-allergischen Nebenwirkungen und durch die wegen massiver Immunsuppression manchmal fatalen sekundären Infektionen erheblich eingeschränkt (*Starzl, Woodruff, James*). Das erklärt, warum Antilymphozytenserum bei Keratoplastiken bisher noch nicht angewendet wurde; hier besteht ja keine vitale Indikation wie z. B. nach Herz-, Leber- oder Nierentransplantationen. Da aber der Schutz des Cornea-Allotransplantates mit den bisher gebräuchlichen Methoden, die schon erwähnte medikamentöse Immunsuppression inbegriffen, außerordentlich schwierig, ja beinahe unmöglich ist, haben wir daran gedacht, daß vielleicht eine lokale Anwendung von Antihuman-ALG von Nutzen sein könnte, ohne dabei die Gefahr einer allgemeinen Wirkung mit sich zu bringen. Die anatomischen Verhältnisse und die Abmeßbarkeit der Wirkung in Betracht ziehend, bot sich das Auge als eine reale Möglichkeit für die lokale Anwendung des ALG dar.

lokale Anwendung

Vor der Transplantation haben wir daher im Serum unserer Kranken mit der Boydenschen passiven Haemagglutinations-Methode den Titer der anticornealen Antikörper bestimmt. Wir warten mit großem Interesse darauf, ob sich irgendein Zusammenhang zwischen den Titerwerten der anticornealen Antikörper, der Grundkrankheit, die zur Eintrübung der Hornhaut führte, der Anzahl der wiederholten Transplantationen und dem zu erwartenden Erfolg der Überpflanzung nachweisen läßt.

Nach den Beobachtungen von *Smolin* und *Burde* verlängert das ALS beim Kaninchen die Überlebenszeit des allogenen Corneatransplantates bedeutend. Unsere Befunde scheinen dies auch beim Menschen zu bekräftigen, sind doch unsere bisherigen Resultate besser als die früheren. Zur endgültigen Beurteilung sind natürlich weitere Beobachtungen notwendig.

Unsere Kaninchenexperimente haben gezeigt, daß das Pferde-ALG bei systematischer conjunctivaler Anwendung in signifikanter Menge in Lederhaut, Hornhaut, Kammerwassen und Uvea gelangt.

Die anticornealen Antikörperuntersuchungen lassen die Folgerung zu, daß die Erhöhung des Antikörpertiters in erster Linie Folge der Grundkrankheit ist. Da aber der zu erwartende Erfolg der Keratoplastik in unseren Fällen im allgemeinen der Höhe des Antikörpertiters entgegengesetzt war, scheint die Immunsuppression besonders dann angezeigt zu sein, wenn der Antikörpertiter erhöht ist.

Die Resultate der Keratoplastik scheinen schon heute mit operationstechnischen Methoden kaum weiter verbessert werden zu können. Es kann aber von geeigneten Verfahren der Immunsuppression und noch mehr von verbesserten Methoden der Spenderselektion erwartet werden, daß in Zukunft auch bei heute noch aussichtslos erscheinenden Fällen durch eine Keratoplastik wieder ein brauchbares Sehvermögen zu erzielen ist.

Schrifttum

Alberth B.: Keratoplastik. F. Enke, Stuttgart 1961.

Alberth B.: Die chirurgische Behandlung der Ätzverletzungen des Auges. F. Enke, Stuttgart und Akadémiai Kiadó Budapest, 1971.

Alberth B.: A keratprothesis műtétekről. Szemészet, *108,* 1, 1971.

Alberth B. u. A. Leövey: Immunsuppressio anti-human ALG-vel keratoplastica után. Szemészet, *108,* 81, 1971.

Barraquer J. I. y H. Henao: Exploracion funcional en queratoplasta refractiva. Arch. Soc. amer. oftal. *7*, 13, 1969.

Burde R. M., S. R. Waltman u. J. H. Berrios: Homograft rejection delayed by treatment of donor tissue in vitro with antilymphocyte serum. Science, *173*, 921, 1971.

Cardona H.: Keratoprothesis: Acrylie optical cylinder with supporting intralamellar plate. Amer. J. Ophthal. *54*, 284, 1962.

Dausset J. and, J. Colombani: Histocompatibility testing. Munksgaard, Copenhagen 1973.

Degos L., A. Jacquard, M. F. Landre, D. Salmon and M. Th. Valat: Study of distances between populations from the variations of HL-A gene frequencies. Histocompatibility testing. Munksgaard. Copenhagen 1973.

Ehlers N. and S. Ahrons: Corneal Transplantation and histocompatibility. Acta Ophthal. (kbh) *49*, 513, 1971.

Franceschetti A.: Corneal grafting. Trans. Ophth. Soc. U. K. *69*, 17, 1949.

James K.: The preparation and properties of antilymphatic sera. Progress in Surgery *7*, 140, 1969.

Mailath L., V. Stenszky, B. Alberth und L. Aszódi: Die Rolle der Blutgruppen-Kompatibilität bei Keratoplastik. Klin. Mbl. Augenhk. *160*, 550, 1972.

Meyer H. J.: Blutfaktoren und Keratoplastik. Klin. Mbl. Augenhk. *152*, 693, 1968.

Nelken E., I. C. Michaelson D. Nelken and J. Gurewitsch: Immunology properties of the human cornea and the aqueous humour and their relationship to corneal grafting. Acta Med. orient. *15*, 281, 1956.

Nelken E., I. C. Michaelson D. Nelken and J. Gurewitsch: ABO antigens in the human cornea. Nature. *177*, 840, 1956.

Newsome D. A., M. Takasugi, K. R. Kenyon, W. F. Stark and G. Opelz: Human corneal cells in vitro: morphology and histocompatibility /HL-A/ antigens of pure cell populations. Invest. Ophthal. *13*, 23, 1974.

Smolin G.: Suppression of corneal graft reaction by antilymphocyte serum. Arch. Ophthal. (Chicago) *79*, 603, 1968.

Stark W. J., G. Opelz, D. A. Newsome, R. Brown, R. Yankee and P. Terasaki: Sensitisation to human lymphocyte antigens by corneal transplantation. Invest. Ophthal. *12*, 639, 1973.

Starzl T. E., C. G. Groth, L. Brettschneider, G. V. Smith, I. Penn and N. Kashiwagi: Perspectives in organ transplantation. Antibiotica and Chemotherapia *15*, 349–383, 1969.

Strampelli B.: Osteo-odonto-prosthokeratoplasty. Highlights of Ophthalmology. Vol. *10*, No, 3, 1967.

Thomas Ch. J.: The Cornea. Ch. C. Thomas Springfield, Illinois, 1955.

Woodruff M. F. A.: Antilymphocytic serum. Antibiotica et Chemotherapia. Karger, Basel, 1969.

Die Literatur bis 1969 siehe in den Monographien von Alberth.

Uveitis

Von Professor Dr. *Rudolf Witmer*, Zürich

Einleitung

Wir werden im folgenden nur die endogenen Entzündungen der Uvea (Iris, Ziliarkörper und Chorioidea) besprechen, hingegen nicht die exogenen, traumatisch bedingten Infektionen.

Die *Einteilung* geschieht am besten *nach der Lokalisation* der entzündlichen Veränderungen und weniger nach ätiologischen Gesichtspunkten. Wir werden also mit den verschiedenen Formen der Uveitis anterior beginnen, dann die Zyklitiden und Chorioretinitiden und schließlich die Panuveitiden erwähnen. Dabei muß schon hier einschränkend festgestellt werden, daß auch bei dieser Einteilung fließende Übergänge vorkommen können.

Wir werden nicht zu unterscheiden versuchen zwischen granulomatösen und nicht granulomatösen Verlaufsformen, da diese Differenzierung oft praktisch unmöglich ist.

Die ätiologischen Abklärungsuntersuchungen sollen im Zusammenhang mit den verschiedenen klinischen Verlaufsformen jeweils erwähnt werden.
Die therapeutischen Möglichkeiten werden in jedem Kapitel kurz gestreift.

1. Die Uveitis anterior

1.1 Die Uveitis anterior der Kinder

Kindliche Iritis

Die fälschlicherweise immer noch als *Still'sche oder Still-Chauffard'sche Uveitis* bezeichnete Iritis der Kinder weist in ihrer klassischen Verlaufsform folgende 3 Hauptsymptome auf: frühzeitige subepitheliale Verkalkung der Kornea im Limbusbereich, sehr starke Ausbildung von hinteren Synechien, Cataracta complicata.

Die Iritis verläuft in der Regel chronisch ohne starke subjektive Erscheinungen, so daß die Eltern häufig von der Erkrankung während langer Zeit nichts ahnen und mit dem Kinde erst zum Augenarzt gehen, wenn bereits eine sehr starke Sehstörung auf einem oder beiden Augen eingetreten ist. Diese beruht dann meist schon auf einer recht fortgeschrittenen Cataracta complicata, woraus man den Schluß ziehen kann, daß die Krankheit mindestens seit einigen Monaten, wenn nicht Jahren besteht. Es können mitunter subakute Schübe mit starken Reizerscheinungen auftreten; sie gehen bei einigen Kindern parallel mit arthritischen Schüben, meist in einem Kniegelenk, worauf wir weiter unten noch zu sprechen kommen werden.

Verlauf

Bei der Spaltlampenuntersuchung fällt zunächst nur eine geringe ziliare Injektion auf. Sie mag etwas verstärkt sein nach Reiben der Augen oder beim Weinen. Im Limbusbereich sieht man im Beginn meist nur diskrete, subepitheliale Einlagerungen von Kalk. Sie sind nasal und temporal zu finden und können sich mit der Zeit, aber nur wenn die Entzündung medikamentös nicht beherrscht wird, zu einer eigentlichen bandförmigen Keratopathie entwickeln. An der Hornhautrückfläche finden sich relativ spärlich Präzipitate, bei frischen Schüben vermehrte Taupunkte. In der Vorderkammer besteht ein deutlicher Tyndall-Effekt, der allerdings häufig wegen der meist hellen Pupille nicht sehr gut zu sehen ist (zyklitische Membranen und Cataracta complicata). Es zirkulieren nur wenig kleine Zellen (Lymphozyten) im Kammerwasser. Die Iris selbst ist mäßig ödematös und hyperämisch, häufig schon zum Teil atrophisch. Es finden sich immer mehr oder weniger ausgeprägte hintere Synechien oder sogar eigentliche zyklitische Membranen, die zu einer Seclusio oder Occlusio pupillae führen können. Diese Synechien lassen sich auch durch massive Gaben von Mydriatika kaum mehr sprengen. Auffallend früh tritt zunächst eine typische Cataracta complicata mit tropfsteinförmigen Trübungen in der hinteren Rinde auf. Die Katarakt kann auch rasch total und intuneszent werden. Dann fällt sie meist auch den Eltern auf, während das Kind, solange die Trübung einseitig bleibt, meist immer noch nicht stark gestört scheint (Abb. 1).

Spaltlampenbefund

Die tieferen Abschnitte sind wenig befallen. Der Glaskörper bleibt klar, es finden sich nur wenig Zellen. Chorioretinitische Herde treten nicht auf, hingegen hie und da eine leichte Papillitis. Ein Makulaödem ist selten, aber infolge der frühzeitigen Linsentrübung kann eine Amblyopie ex anopsia auftreten. Man kann sie aber erst nach einer eventuellen Kataraktoperation diagnostizieren und dann ist es unter Umständen für eine effektive Schulung bereits zu spät.

Tiefere Augenabschnitte

Auftreten

Die Uveitis anterior der Kinder befällt etwa doppelt so viele Mädchen als Knaben. Sie tritt bereits im frühen Kindesalter, also vor Schuleintritt auf, kann aber durch das ganze Wachstumsalter hindurch andauern, und die Spätfolgen (Sekundärglaukom oder auch Phthisis und nicht selten Netzhautablösungen) können auch erst im Erwachsenen-Alter manifest werden.

Ätiologie

Was die Ätiologie betrifft, so können wir zwar mit ziemlicher Sicherheit sagen, daß es sich um eine *Erkrankung des rheumatischen Formenkreises*

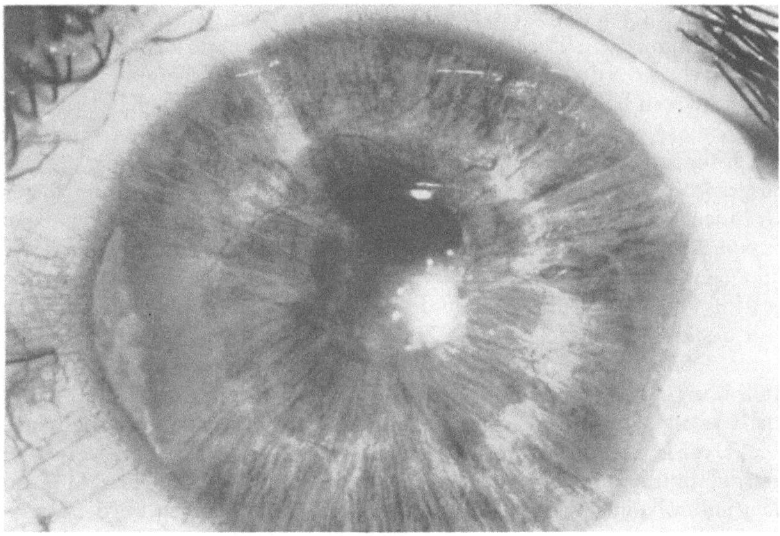

Abb. 1: *Kindliche Uveitis anterior.* Bandförmige Verkalkung der Kornea. Massive hintere Synechien. Cataracta complicata.

handelt. Dies sagt aber leider noch nicht sehr viel aus. Etwa 60–70 % der Kinder leiden vor oder während der Uveitis an einer Arthritis, wobei fast immer ein Knie befallen ist. Auch die *Still'sche Polyarthritis* mit Lymphadenopathie, Milzschwellung, Leukozytose und Fieber kann eine solche Uveitis anterior hervorrufen. Die Still'sche Polyarthritis ist aber sehr selten, und es geht daher nicht an, die Uveitis anterior der Kinder als Still'sche Uveitis zu bezeichnen. Besser ist der von Franceschetti vorgeschlagene Ausdruck: uveoartikuläres Syndrom der Kinder. Obwohl die Arthritis alle Anzeichen einer kindlichen Polyarthritis haben kann, fallen die Rheumateste negativ aus und werden auch bei jahrelang dauernder Erkrankung nicht positiv. Andere Manifestationen eines Rheumatismus treten nicht auf.

Es hat daher bei diesen Kindern keinen großen Sinn allzu viele Abklärungsuntersuchungen zu veranlassen. Die Zusammenarbeit mit einem guten Rheumatologen oder Kinderarzt ist aber zu empfehlen, vor allem im Hinblick auf die Therapie.

Therapie

Die Behandlung der Wahl waren bisher die *Steroide*, lokal und allgemein verabreicht. Bei der lokalen Applikation muß man aber bei diesen „weißen“ Augen von Anfang an an die Möglichkeit eines Cortison-Glaukoms denken und den Druck regelmäßig kontrollieren, auch wenn keine Symptome eines Glaukoms festzustellen sind. Man wird daher versuchen mit einem Minimum an Tropfen auszukommen, wobei natürlich auch *Mydriatika* gegeben werden müssen. Eine allgemeine Cortisontherapie ist nur bei sehr schweren beidseitigen Fällen indiziert. Auch sie ist bei Kindern nicht

Medikamentös

problemlos; es kann zu einem Cushing-Syndrom, zu Hirsutismus und Wachstumsstillstand kommen, vor allem bei Langzeittherapie, die bei dem ausgesprochen chronischen Leiden kaum zu vermeiden ist. Aus diesen Gründen sind wir in den letzten Jahren bei schweren Fällen zu einer *immunsuppressiven Behandlung mit Endoxan* übergegangen. Dieses Medikament wird von den Kindern in einer Dosierung von 2 mg/kg Körpergewicht gut vertragen. Man muß die Leukozyten jede Woche kontrollieren und die Dosis eventuell um die Hälfte reduzieren, wenn die Leukozyten unter 3000/mm³ absinken sollten. Diese immunsuppressive Behandlung muß über mindestens 6, besser 12 Monate fortgeführt werden und macht meist weniger Nebenerscheinungen als eine entsprechende Steroidtherapie. Die Uveitis kommt unter dieser Medikation bei gleichzeitiger lokaler Steroidapplikation mehr oder weniger zum Abklingen. In diesem Moment darf und soll eine eventuelle Katarakt operativ angegangen werden, wenn der Visus unter 0,1 abgesunken ist. Nach einer Quellungsdiszision bei noch

Katarakt-operation

nicht intumeszenter Katarakt lassen sich die Linsenmassen unter dem Mikroskop sehr gut absaugen. Man muß darauf achten, möglichst alle Linsenfasern zu entfernen, da man sonst eine phakoantigene Reaktion auslösen kann. Hingegen wird man es kaum verhindern können, daß sich eine Cataracta secundaria entwickelt, die in einem zweiten Eingriff diszidiert werden muß.

Wir beobachten jetzt schon eine ganze Reihe von Kindern, die nach erfolgreicher immunsuppressiver Behandlung und Kataraktoperation mit einem vollen Visus an beiden Augen weiterhin die Normalschule besuchen. Wir haben sogar den Eindruck, daß die Entfernung der kataraktösen Linse eventuell auch zur Abheilung der chronischen Uveitis beiträgt, auch wenn es uns bis jetzt nicht gelungen ist, Linsenantikörper nachzuweisen.

1.2 Die akute Iritis bei Morbus Bechterew

Akute Iritis bei Morbus BECHTEREW

Sie ist heute wohl die einzige akute, schmerzhafte Iritis, nachdem in der Antibiotika-Ära die früher relativ häufigen gonorrhoischen oder staphylokkoken-bedingten Iritiden der Diabetiker sehr selten geworden sind.

Klinisches Bild

Der akute Beginn mit heftiger ziliarer Injektion, starken Schmerzen, vor allem nachts, ausgesprochener Photophobie und einer meist intensiven exsudativen, fibrinösen Iritis ist fast pathognomonisch für Morbus Bechterew. Wir haben mehrmals Patienten dem Rheumatologen überwiesen, bevor von seiten der Wirbelsäule oder Sakroiliakalgelenke subjektiv Symptome festzustellen waren. Die Iritis kann einseitig sein, meist befällt sie aber beide Augen. Die Funktionsstörung ist unter Umständen, entspre-

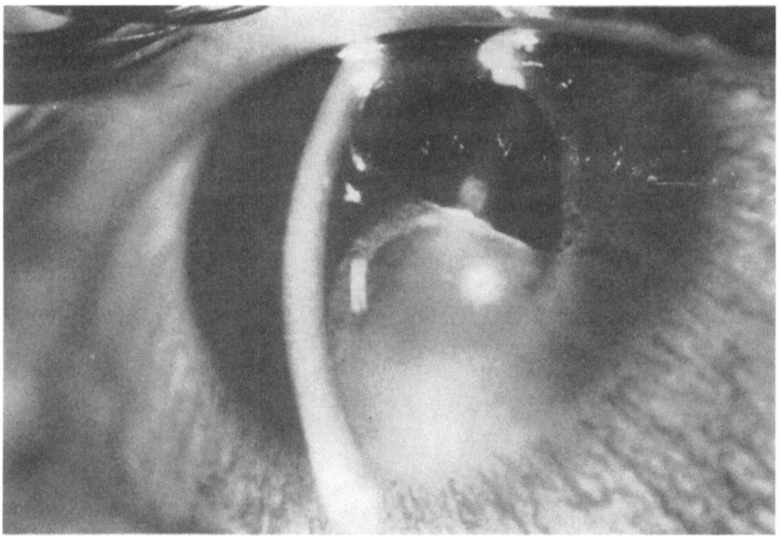

Abb. 2: *Akute fibrinöse Iritis bei Morbus Bechterew.* Starke ziliare Injektion. Fibrinexsudation in der Vorderkammer.

chend dem massiven Reizzustand in der Vorderkammer, sehr beträchtlich. Es bilden sich auch ausgedehnte hintere Synechien, die sich aber durch intensive Anwendung von Mydriatika meist wieder sprengen lassen. Auf der Linsenvorderfläche bleiben dann die charakteristischen kreisförmig angeordneten Fußpunkte zurück (Abb. 2).

Die tieferen Abschnitte nehmen am Krankheitsgeschehen nicht teil, im Glaskörper kann zwar ein deutlicher Tyndall-Effekt bestehen, stärkere Infiltrationen entstehen aber nicht. Auch die Linse bleibt in der Regel klar, da die Entzündung meist rasch abklingt. Aber die Iritis bei Morbus Bechterew neigt zu Rückfällen, auch wenn inzwischen das Grundleiden behandelt wird. Als Folge mehrerer Schübe einer akuten Iritis können schließlich ausgedehnte Synechien, ja eine Occlusio pupillae mit Iris bombata und Sekundärglaukom entstehen. Es kann sich schließlich auch eine Cataracta complicata entwickeln.

Rezidivneigung

Die *rheumatische Genese* dieser Iritis ist unbestritten, denn sowohl die Spondylarthritis, als auch die Entzündung der Iliosakralgelenke gehören in diesen Formenkreis. Aber auch in diesem Falle sind die Rheumateste negativ. Irgendwelche Herde findet man nicht, auch der Antistreptolysin-Test bleibt negativ. Eine größere Durchuntersuchung ist daher nicht nötig, aber die Mitarbeit eines Rheumatologen bei der Behandlung ist jedenfalls erwünscht.

Ätiologie

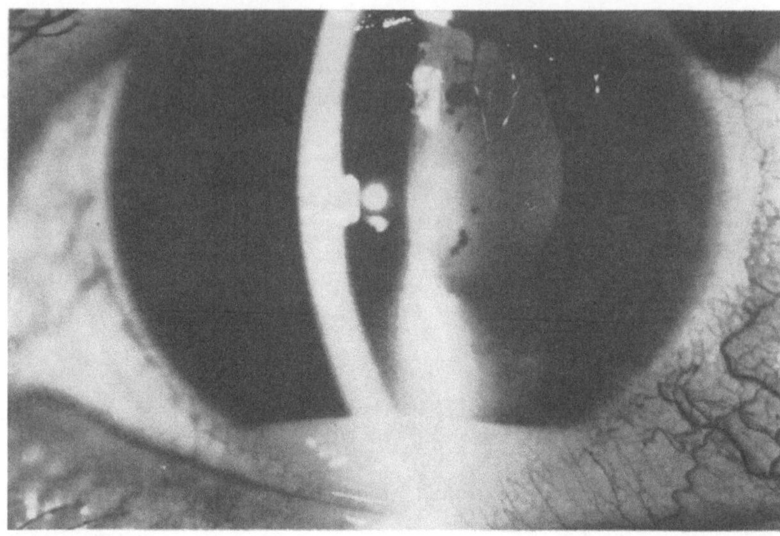

Abb. 3: *Hypopyon-Iritis bei Morbus Behçet.* Geringe ziliare Injektion. Hypopyon in der Vorderkammer, einzelne hintere Synechien.

Therapie

Die Therapie kann sich auf lokale Steroidgaben beschränken. In der akuten Phase wird man subkonjunktivale Injektionen machen oder sehr häufig Tropfen verabreichen. Meist klingen unter dieser Behandlung – immer in Kombination mit Mydriatika – die exsudativen Erscheinungen rasch ab, der Fibrinpilz in der Vorderkammer schmilzt, der Patient wird bald beschwerdefrei und der Visus kehrt zur Norm zurück. Bis allerdings jegliche Reizerscheinung aus der Vorderkammer verschwindet (Tyndall, Zellen) kann es einige Wochen dauern. Eine allgemeine Therapie ist kaum nötig, wenn nicht die Arthritis eine solche erfordert. Im akuten Schub kann man natürlich antiphlogistische Mittel (Irgapyrin, Blutazolidin, Indocid, Tanderil usw.) geben, in der Regel aber nicht länger als 2 Wochen.

Eine chirurgische Intervention drängt sich auf beim Sekundärglaukom mit Iris bombata oder nach wiederholten Schüben beim Auftreten einer Cataracta complicata.

1.3 Die Hypopyon-Iritis bei Morbus Behçet

Hypopyon-Iritis bei Morbus BEHÇET

Es muß hier bereits einleitend bemerkt werden, daß es sich bei der Behçet-Uveitis nicht um eine Iritis, sondern um eine Panuveitis oder noch besser Panvaskulitis des Auges handelt. Da aber die Hypopyon-Iritis ein charakteristisches Symptom dieser merkwürdigen Erkrankung ist (Abb. 3), soll sie hier erwähnt werden.

Es handelt sich um ein eher seltenes Leiden, das vor allem in den Mittelmeer-Ländern vorzukommen scheint. Wir haben aber im Verlaufe der letzten 10 Jahre über 30 Fälle in Zürich beobachten können, wobei mindestens 1/3 der Kranken aus nördlicheren Breitengraden stammten. Es sind wesentlich mehr junge Männer als Frauen befallen (Relation 4 : 1).

Klinisches Bild

Das klinische Bild ist gekennzeichnet durch die häufigen Hypopyon-Iritiden, die in einigen Fällen in relativ kurzen Intervallen von einem Monat auftreten. Das Auge kann dabei fast reizfrei bleiben, und die Patienten haben auch recht wenig Beschwerden. Man findet eine massive Zellvermehrung in der Vorderkammer, wobei es sich um Lymphozyten handelt, die sich zu einem Hypopyon sedimentieren. Die Iris ist nur wenig hyperämisch. Es kann eine leichte fibrinöse Exsudation mit Synechienbildung auftreten. Die Verwachsungen lassen sich durch Mydriatika leicht lösen. Die Linse bleibt zu Beginn klar, nach einigen Monaten oder Jahren stellt sich aber regelmäßig eine Cataracta complicata ein, die Grund starker Visusherabsetzung sein kann. Der Glaskörper zeigt immer eine mehr oder weniger starke wolkige Trübung und einen starken Tyndall-Effekt. Am Augenhintergrund fällt eine ausgesprochene Papillitis auf, die im Spätstadium einer postneuritischen Atrophie Platz macht.

Vorderabschnitt

Augenhintergrund

Sehr auffallend ist immer die Mitbeteiligung der retinalen Gefäße im Sinne einer *Perivaskulitis,* zunächst der kleinen, später auch der größeren Gefäße. Es können auch retinale Blutungen wie bei der Periphlebitis auftreten, aber es kommt nicht zu proliferativen Veränderungen im Spätstadium, vielmehr obliterieren die Gefäße zusehends (Abb. 5), so daß man bei sehr lang dauernden Erkrankungen unter Umständen in der Netzhautperipherie gar keine Gefäße mehr finden kann. In der Makulagegend stellt sich häufig ein zystisches Ödem ein, das – wie auch die Vaskulitis – zu sehr typischen Bildern im Fluoreszenzangiogramm Anlaß gibt (Abb. 4).

Die Funktion ist oft sehr stark reduziert, wobei Neuritis optica und Makulaödem ein Zentralskotom, die vaskulitischen Veränderungen sektorförmige Gesichtsfeldausfälle bewirken können. Sehr früh läßt sich auch im ERG eine starke Reduktion der Potentiale nachweisen, die aber nach neueren Untersuchungen nicht unbedingt pathognomonisch für Morbus Behçet ist, sondern auch bei schweren Panuveitiden anderer Genese gefunden wird.

Ätiologie

Zur Ätiologie können wir leider auf Grund unserer Untersuchungen sehr wenig beitragen. Eine Virusinfektion konnten wir in keinem Falle nachweisen, auch gelang es uns nie, virusartige Erreger aus Blut oder Kammerwasser zu züchten, wie das von anderen Autoren mitgeteilt wurde. Der ganze Krankheitsverlauf spricht eigentlich auch nicht für eine Infektion, sondern eher für ein *autoimmunologisches Leiden.* Es ist aber auch in dieser Richtung nicht gelungen, irgendwelche Beweise zu finden.

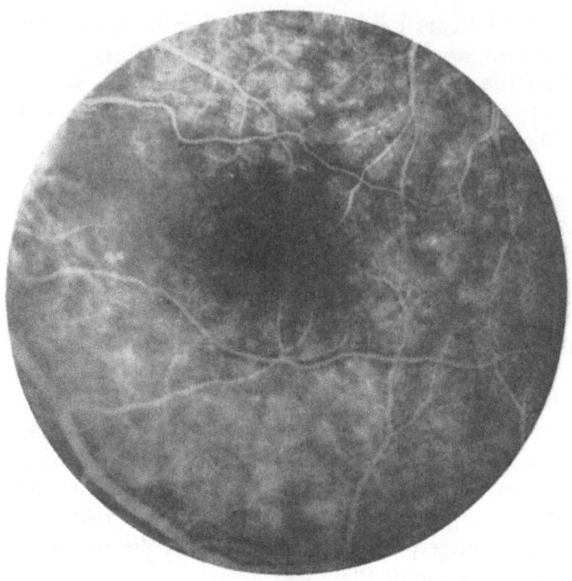

Abb. 4: *Morbus Behçet.* Fluoreszenzangiographie. Diffuse Vaskulitis der Netzhautgefäße, Zystoides Ödem der Makula.

Therapie

Hingegen scheint auch der Erfolg unserer neuen Therapie diese Vermutung zu bestätigen, gelingt es doch durch konsequent und lange genug verabreichte *Zytostatika* die Entzündung zum Abklingen zu bringen. Wir haben sogar den bestimmten Eindruck, daß es uns gelungen ist, einige Fälle zu heilen. Dabei hat sich uns die *Kombination von Endoxan und Natulan* besser bewährt als zum Beispiel Imurel oder Chlorambucil. Wir geben je eine Woche lang 100–150 mg Endoxan täglich, dann eine Woche die gleiche Dosis Natulan. Diese Behandlung sollte möglichst in Zusammenarbeit mit einem Onkologen oder Immunologen geschehen, wobei die Leukozytenzahl wöchentlich bestimmt werden muß. Bei Absinken unter 3000/mm^3 muß die Dosis reduziert werden. Die Therapie sollte, wenn immer möglich, ein ganzes Jahr konsequent weitergeführt werden.

Auch bei der Behçet'schen Uveitis scheint die *Operation der Cataracta complicata* nicht nur erlaubt, sondern direkt indiziert zu sein. In mehreren Fällen, die unter Immunsuppression operiert wurden, kam es zu einer auffallenden Beruhigung des Krankheitsverlaufes.

Steroide sollten nur lokal verwendet werden, wobei allerdings die Hypopyen auch ohne Therapie rasch wieder verschwinden können. Bei allgemei-

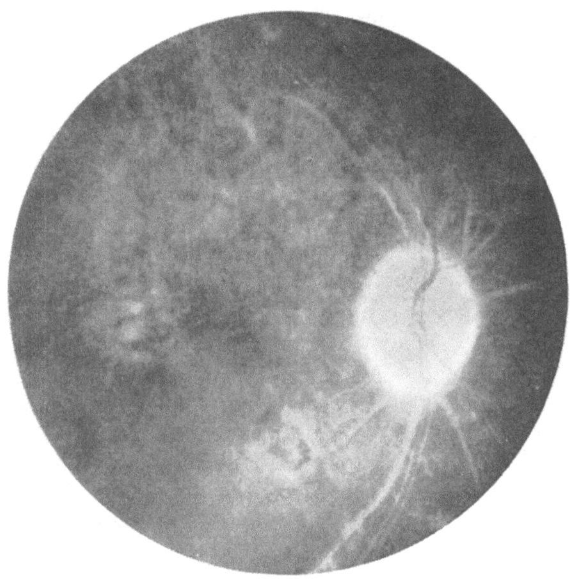

Abb. 5: *Morbus Behçet.* Postneuritische Atrophie des Sehnerven, Obliteration der Gefäße.

ner Steroidmedikation haben wir des öftern nicht nur keine Besserung, sondern sogar Verschlimmerung des Leidens feststellen können.

Allgemeinerscheinungen

Die Behçet'sche Erkrankung ist weiterhin charakterisiert durch die rezidivierenden Aphthosen der Mund- und Genitalschleimhaut, Pyodermien, Enteritiden und seltener Arthritiden, sowie ausnahmsweise auch durch zerebrale Störungen. Allen Manifestationen gemeinsam scheint eine obliterierende Thrombophlebitis zu sein, ähnlich wie wir sie in der Retina beobachten können.

Weitere Allgemeinleiden mit akuter Iritis

Natürlich gibt es außer den erwähnten drei klassischen Uveitiden noch andere Möglichkeiten. Wir haben eingangs erwähnt, daß auch die *Gonorrhoe* eine akute Iritis mit stark exsudativem Charakter verursachen kann. Man sieht sie aber heute viel seltener. Auch beim *Morbus Reiter* soll eine Iritis vorkommen. In unserem Krankengut haben wir aber keine solchen Fälle gesehen. Allerdings finden sich Anklänge an Morbus Reiter bei den jungen Männern mit Morbus Bechterew, aber die Urethritis fehlt meist. Schließlich neigt der Diabetiker zu endogenen Infekten, wobei dann aber nicht nur eine Uveitis anterior, sondern eine schwere Panophthalmie entsteht, die häufig durch Staphylokokken bedingt ist.

Auch massive Kolibazillosen können zu einer Hypopyon-Iritis und Panophthalmie führen, was wir kürzlich bei einem 5jährigen Kinde beobachten konnten.

Es kann also durchaus auch heute noch eine septische bazilläre Erkrankung die Uvea in Mitleidenschaft ziehen. Man muß daher alle diese Möglichkeiten im Auge behalten und entsprechende Abklärungsuntersuchungen veranlassen.

2. Die chronische Zyklitis

Wegen ihrer besonderen Lokalisation in der unmittelbaren Nachbarschaft und in der Pars plana selbst hat diese Entzündungsform der Uvea auch den Namen „Pars planitis" bekommen. Es handelt sich aber um eine Entzündung im Bereiche des Ziliarkörpers, der Pars plana und häufig auch der extremen Peripherie der Chorioidea und Retina, so daß kein Grund vorliegt einen neuen Namen, und noch dazu einen sprachlich falschen, zu prägen.

Klinisches Bild

Das klinische Bild ist wiederum sehr charakteristisch. Betroffen sind häufig Kinder und jugendliche Erwachsene, Knaben überwiegen. Die befallenen Augen, meist beide, ganz selten nur eines, sind äußerlich reizfrei. Auch in der Vorderkammer findet sich fast keine Reizung, hie und da vereinzelte Zellen. Synechien treten nicht auf, die Iris erscheint unauffällig, die Pupille reagiert normal. Die Linse ist im Beginn klar, in späteren Phasen kann sich eine Cataracta complicata entwickeln. Die Hauptveränderungen finden sich im Glaskörper, wobei man bei biomikroskopischer Untersuchung dichte Trübungen im Zentrum, dicht hinter der Linse, aber vor allem auch in der Peripherie unten sieht. Die Glaskörperinfiltrate können sehr dicht erscheinen, wie kleine Schneebälle oder Ameiseneier, die vor der Netzhautperipherie liegen und bei biomikroskopischer Betrachtung deutliche Schatten werfen, wie Deckel von Netzhautlöchern. Über der Pars plana verdichten sich diese Glaskörperinfiltrate oft zu eigentlichen Membranen, die ganz weiß erscheinen. In der Netzhautperipherie finden sich kleine chorioretinitische Rundherde und nicht selten auch perivaskulitische Infiltrate. Bei längerer Dauer der Zyklitis bilden sich sehr periphere Netzhautzysten, es können auch Lappenrisse der Netzhautperipherie entstehen, vor allem in Zusammenhang mit einer hinteren Glaskörperabhebung. Fast obligat gehört zu einer chronischen Zyklitis auch ein zystoides Makulaödem, das in seiner Ausprägung stark wechselt. Es ist oft verantwortlich für die plötzlichen Visusstürze des Patienten. Bei Abklingen des Ödems kann sich die Funktion wieder erholen. Eine Korrelation des Ödems mit dem effektiven Reizzustand kann oft nicht nachgewiesen werden (Abb. 6, 7, 8, 9).

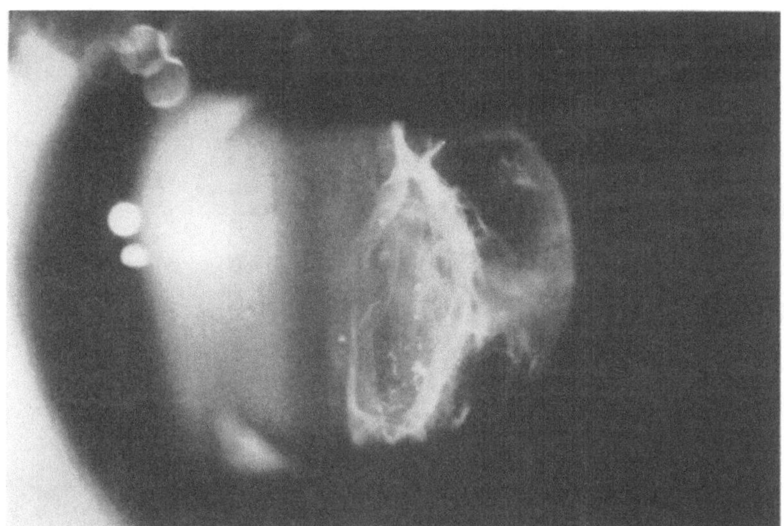

Abb. 6: *Chronische Zyklitis.* Glaskörpertrübungen hinter der Linse.

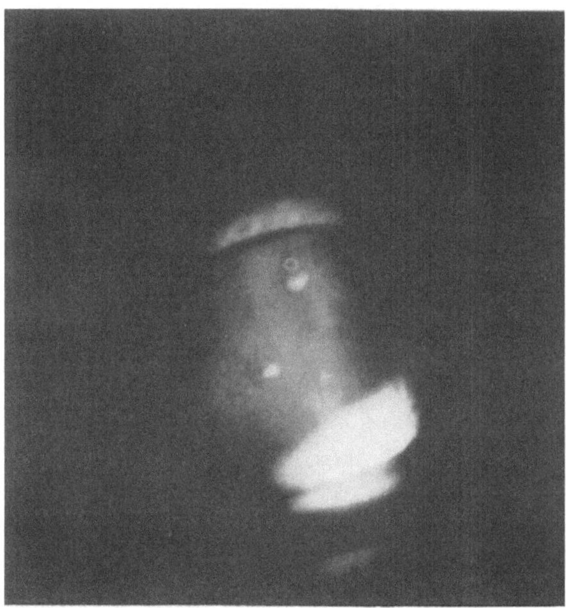

Abb. 7: *Chronische Zyklitis.* Glaskörperinfiltrate (Ameiseneier) im peripheren Glaskörperraum unten bei biomikroskopischer Beobachtung.

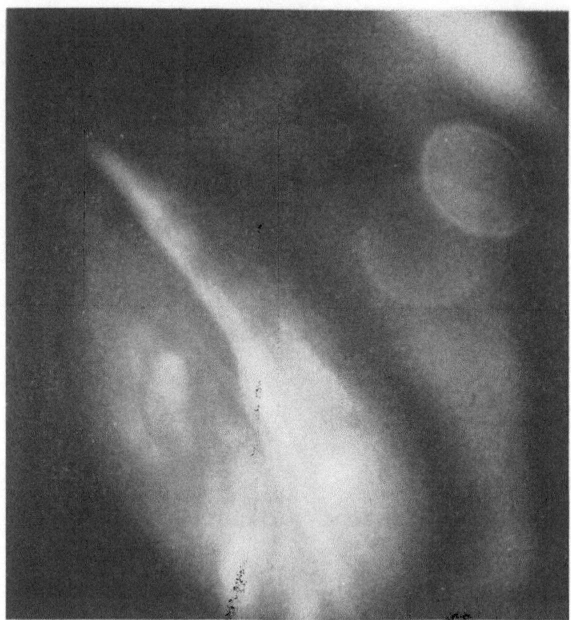

Abb. 8: *Chronische Zyklitis.* Membranbildung über Pars plana („Pars planitis").

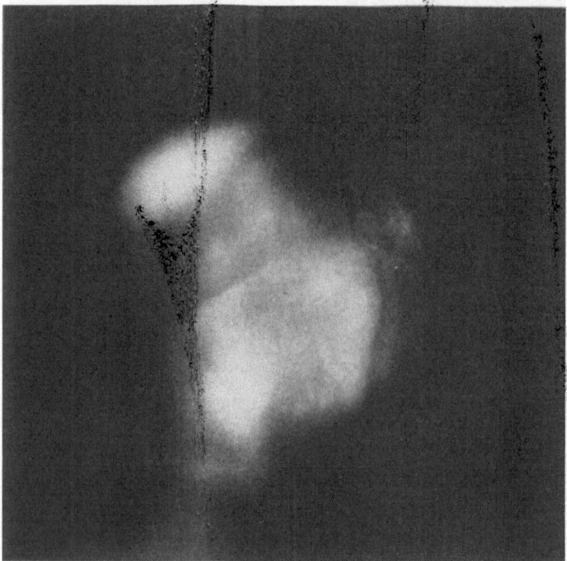

Abb. 9: *Chronische Zyklitis.* Periphere Netzhautzyste (biomikroskopische Beobachtung).

Die Ätiologie der chronischen Uveitis bleibt in den meisten Fällen ein Rätsel. Alle Durchuntersuchungen ergeben normale Resultate, man hat oft den Eindruck, daß es sich um besonders gesunde junge Menschen handelt. Selten ist ein Morbus Boeck nachzuweisen, was uns aber ätiologisch im Grunde genommen nicht weiter bringt. Auch Parasitosen wurden angeschuldigt, da man in einzelnen Fällen eine Eosinophilie findet. Es fragt sich, ob man wirklich alle Durchuntersuchungen machen lassen soll, da sie mit fast absoluter Sicherheit negativ ausfallen. Auch die zytologische oder serologische Untersuchung des Kammerwassers führt nicht weiter.

Ätiologie

Unter diesen Umständen tappen wir auch in bezug auf die Therapie im Dunkeln. Man wird sich in der Regel auf *Steroide* beschränken, wobei wir den subkonjunktivalen Injektionen von Depotsteroiden den Vorzug geben. Wir injizieren alle 10–20 Tage 0,5 cm^3 Depotmedrol. Nur bei sehr schweren Fällen mit beidseitigen Funktionsstörungen geben wir Steroide auch allgemein. Es handelt sich um ein ausgesprochen chronisches Leiden; man muß sich daher auf eine Langzeit-Therapie einstellen mit allen ihren unangenehmen Konsequenzen. Antibiotica geben wir nicht.

Therapie

medikamentös

In letzter Zeit sind wir dazu übergegangen auch die Fälle von chronischer Zyklitis immunsuppressiv zu behandeln. Wir verwenden die Kombination *Endoxan-Natulan,* bei Kindern eventuell nur Endoxan. Wir haben den Eindruck, daß diese Therapie mindestens so wirksam ist wie diejenige mit Steroiden, wir wenden sie aber nur an bei sehr schweren beidseitigen Zyklitiden mit ausgesprochener Gefährdung des zentralen Visus.

Eine chirurgische Therapie wird nötig bei sehr fortgeschrittener Cataracta complicata. Mit der Vitrektomie durch die Pars plana (nach Klöti) sind wir bis jetzt sehr zurückhaltend, da wir ja dadurch nur ein Symptom (die starke Glaskörperinfiltration) beeinflussen können, nicht aber den eigentlichen Krankheitsprozeß. Wir haben sogar Angst, daß wir ihn durch zu frühen Eingriff reaktivieren könnten. Mit der von amerikanischen Autoren empfohlenen Koagulation der Pars plana mit Kälte oder Laser haben wir keine Erfahrungen. Wir glauben nicht, daß eine unspezifische Entzündung durch die Koagulation die uns unbekannte spezifische Entzündung der chronischen Zyklitis beseitigen oder auch nur beeinflussen kann.

operativ

3. Die Chorioretinitis oder Uveitis posterior

Chorioretinitiden können isoliert auftreten, häufig findet sich aber eine leichte Mitbeteiligung des vorderen Segmentes. Es handelt sich dann eigentlich um Panuveitiden. Da aber der Hauptherd in der Aderhaut sitzt, werden wir auch hier eine Klassifikation nach der Lokalisation vornehmen.

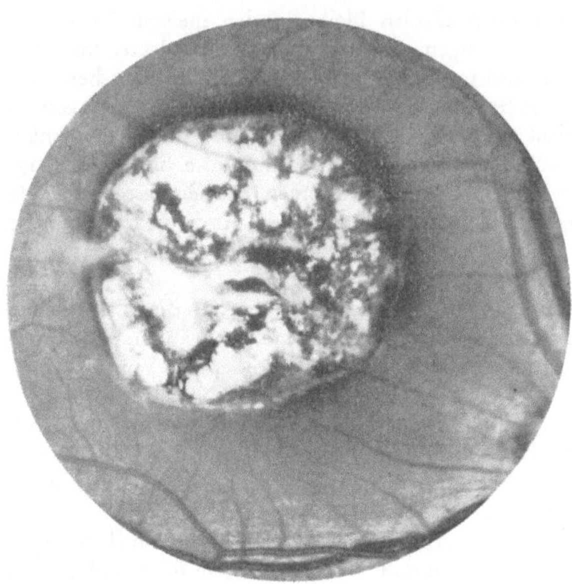

Abb. 10: *Zentrale Chorioretinitis.* Zentrale Narbe bei kongenitaler Toxoplasmose, inaktiv.

3.1 Die zentralen Chorioretinitiden

Toxoplasmose

Klinisches Bild

Rezidive

Die klassische zentrale Chorioretinitis ist die *Toxoplasmose,* und zwar die kongenitale Form. Es ist dies offenbar bis heute die einzige Uveitis mit praktisch gesicherter spezifischer Ätiologie und einem charakteristischen klinischen Bild: rosettenförmige pigmentierte Narbe in der Macula eines oder seltener beider Augen, daneben kleinere mehr peripher liegende Herde. Da es sich um die Folgen einer Embryopathie, also einer während der Embryonalzeit erworbenen und abgelaufenen Entzündung handelt, findet man meist zur Zeit der Geburt und später nur eine inaktive Narbe (Abb. 10). Aus bis jetzt noch nicht bekannten Gründen kann aber am Rande dieser Narben oder in ihrer unmittelbaren Nähe die Entzündung irgendwann im Laufe des Lebens, meistens in den ersten 3 Lebensjahrzehnten, wieder aufflackern. Man findet dann neben der Narbe einen frischen, gelben, exsudativen Herd, der sich bei der Fluoreszenzangiographie in der Spätphase stark anfärbt (Abb. 11). Bei biomikroskopischer Betrachtung ist der Herd leicht prominent mit einem trüben Ödem der Retina und Chorioidea, und es finden sich auch zahlreiche entzündliche Zellen im Glaskörper vor dem Herd. Bei sehr massiven Rezidiven können entzündliche Zellen und ein vermehrter Tyndall auch in der Vorderkammer auftreten. In diesen Fällen gelingt es, mit Hilfe der quantitativen Serologie

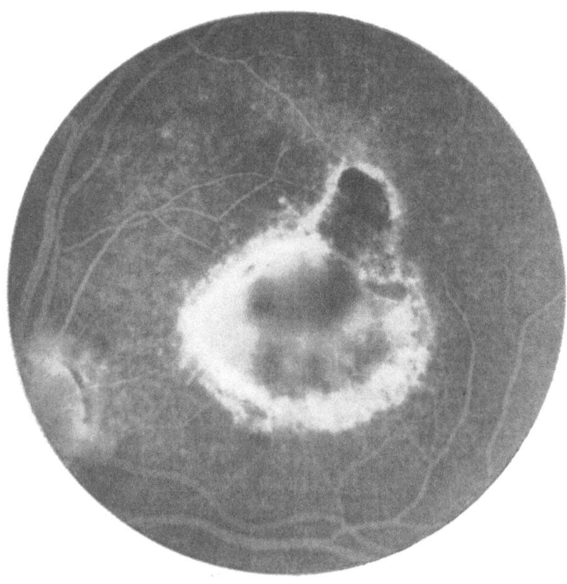

Abb. 11: *Zentrale Toxoplasmose-Chorioretinitis.* Rezidiv. Anfärbung des exsudativen Herdes in der Spätphase der Fluoreszenzangiographie.

Serologische Sicherung der Diagnose

im Serum und Kammerwasser eine vermehrte lokale Antikörperbildung nachzuweisen und damit die Diagnose zu sichern. Am besten verwendet man heute einen Test mit fluoreszeinmarkierten Antikörpern, eine Modifikation des früher üblichen Dye-Testes. Dabei wird man feststellen, daß der Titer im Serum gar nicht sehr hoch zu sein braucht, wesentlich weniger hoch als man ihn zum Nachweis einer frisch erworbenen Toxoplasmose verlangen würde.

Erworbene Toxoplasmose des Erwachsenen

Die erworbene Toxoplasmose führt beim Erwachsenen zu einem Grippe-ähnlichen Krankheitsbild mit mehr oder weniger ausgesprochener Lymphdrüsenschwellung. Die Diagnose wird selten gestellt, und man muß annehmen, daß die meisten Infektionen überhaupt subklinisch verlaufen. Denn im 4.–5. Lebensjahrzehnt findet man bei über 50 % der Bevölkerung einen positiven serologischen Titer. Es ist wahrscheinlich, daß auch bei erworbener Toxoplasmose eine Uveitis und Chorioretinitis mit einem der kongenitalen Toxoplasmose ähnlichen klinischen Bild entstehen kann. Viel wichtiger ist aber im Falle der erworbenen Toxoplasmose bei einer graviden Frau während der ersten 3 Monate der Schwangerschaft die Übertragungsmöglichkeit auf das Kind. Allerdings wird in einer solchen Situation trotzdem selten die Indikation für eine Interruption gegeben

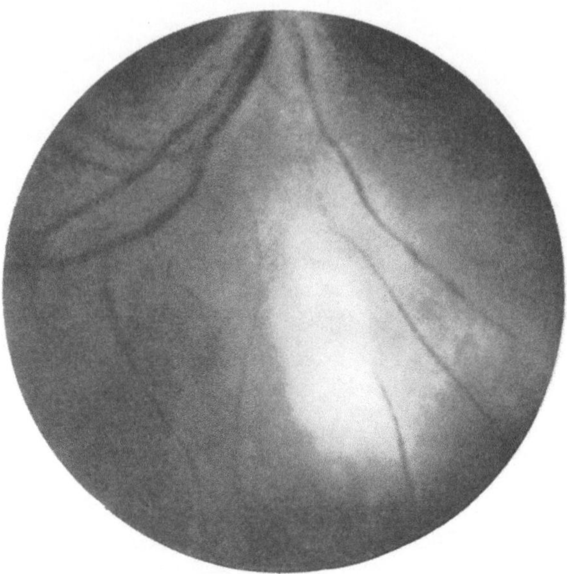

Abb. 12: *Septische Chorioretinitis.* Akuter exsudativer Herd bei eitriger Tonsillitis.

sein, da inzwischen mehrere Fälle von eindeutiger Toxoplasmose-Infektion während der Gravidität bekannt geworden sind, ohne daß es zu einer Infektion des Kindes gekommen wäre.

Therapie

Die Therapie der Toxoplasmose ist undankbar. Empfohlen werden immer noch *Daraprim* einerseits und Sulfonamide andererseits, in letzter Zeit auch *Bactrim.* Die Erfahrung lehrt jedoch, daß in den allermeisten Fällen die Rezidive nach 6–8 Wochen auch spontan abklingen können. Man wird daher eine massive und nicht ungefährliche Allgemeintherapie – Daraprim kann eine Thrombozytopenie verursachen – nur dann befürworten, wenn eine ganz massive Entzündung und eine Gefährdung der Funktion vorliegen. Man wird außerdem *lokal Steroide* als subkonjunktivale oder retrobulbäre Injektionen verabreichen, hingegen mit einer allgemeinen Steroidgabe eher zurückhaltend sein.

Der auch wiederum von amerikanischen Autoren empfohlenen *Lichtkoagulation* der frischen Herde oder alten inaktiven Narben stehen wir sehr skeptisch gegenüber. Es ist höchst unwahrscheinlich, daß man mit solchen Maßnahmen eventuell lebende, in Zysten abgekapselte Toxoplasmen vernichten kann. Noch weniger wird man damit die Entzündung heilen.

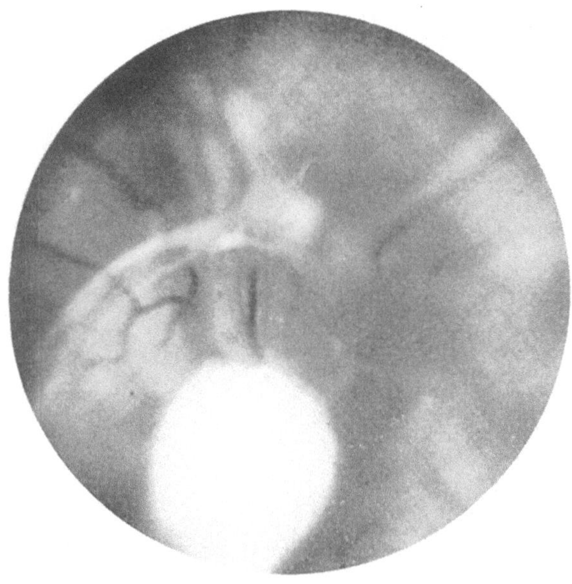

Abb. 13: *Toxocara canis-Chorioretinitis.* Granulom der Retina mit umgebender Traktions-Amotio.

Die von den Amerikanern als „*presumed Histoplasmic Maculopathy*" bezeichnete und ziemlich gut definierte zentrale Chorioretinitis sehen wir in Europa selten, aber doch hie und da vor allem bei jungen Patienten. Da es nachgewiesenermaßen in Europa keine Histoplasmose gibt, muß man den Schluß ziehen, daß diese Form der zentralen, hämorrhagischen Maculopathie auch anderer Ätiologie sein könnte. Es gibt auch Autoren, die sie als degenerative Erkrankung auffassen. Kurz und gut, wir wissen über die Ätiologie gar nichts; entsprechend sind wir auch therapeutisch ziemlich machtlos. Man wird lokal bei frischen Schüben Steroidinjektionen machen, hingegen wird man auf Antibiotika oder sogar Antimykotika verzichten. Selbstverständlich gibt es auch noch andere ätiologische Möglichkeiten für eine zentrale Chorioretinitis. Das klinische Bild ist dann aber meist etwas anders, vor allem sind die Herde häufig nicht so genau in der Macula lokalisiert. Auf Grund unserer Untersuchungen glauben wir, daß solitäre Herde, die nicht von einer alten Narbe ausgehen, durch eine *septische Streuung* aus einem infektiösen Herd bedingt sein können, wobei am ehesten die Tonsillen in Frage kommen (Abb. 12). Falls die Durchuntersuchung eine solche Genese wahrscheinlich macht – einen sicheren Beweis haben wir leider nie – behandeln wir mit Penicillin-Infusionen (10 Millionen E täglich) während 5–8 Tagen, kombiniert mit lokalen Steroidinjektionen.

Histoplasmose

Streuherde

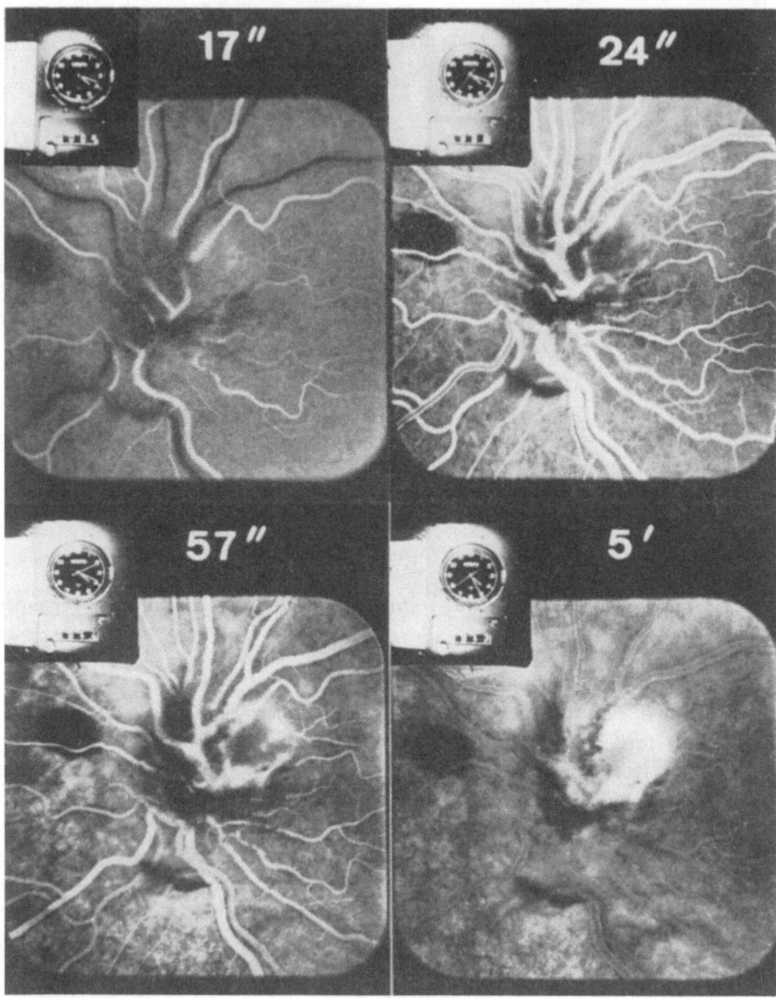

Abb. 14: *Chorioretinitis juxtapapillaris. Fluoreszenzangiogramm.* Anfärbung des exsudativen Herdes in der Spätphase.

Tuberkulose und Lues

Man muß unter Umständen auch an eine *Tuberkulose* oder an eine *Lues* denken, doch sind solitäre zentrale Herde bei dieser Ätiologie eher die Ausnahme. Hier wird vor allem die Anamnese, aber auch die Serologie weiterhelfen. Bestätigt sich der Verdacht, so wird man eine spezifische Therapie veranlassen. Die *Toxocara canis*-Infektion kann zu granuloma-

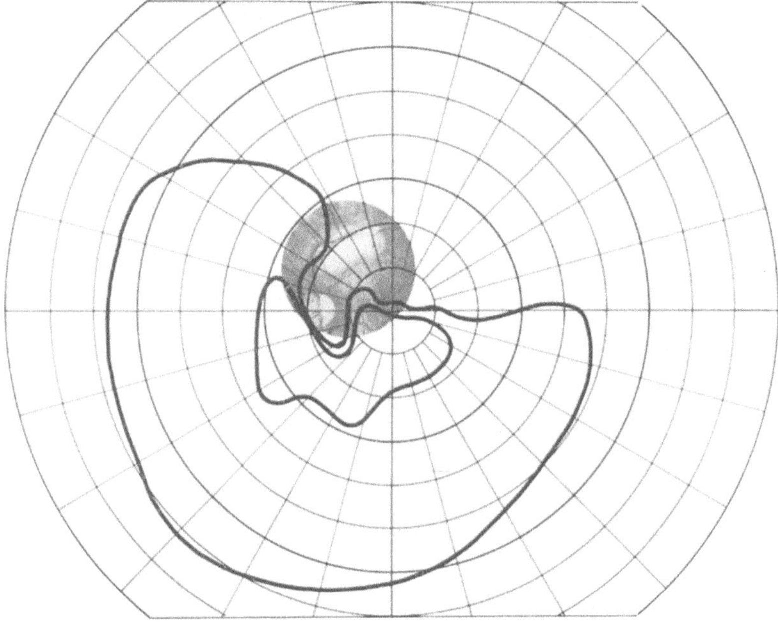

Abb. 15: *Chorioretinitis juxtapapillaris.* Sektorförmiger Gesichtsfeldausfall.

tösen zentralen Chorioretinitiden mit umgebender Traktionsamotio führen (Abb. 13). Diese Herde lassen differentialdiagnostisch auch an ein atypisches Retinoblastom oder an einen Morbus Coats denken (Abb. 13). Die Sicherung der Diagnose ist nicht so einfach. Kontakt mit jungen Hunden und eine Eosinophilie werden verlangt. Es gibt auch Hautteste, die aber nicht sehr spezifisch sind, da alle Askaridenarten gemeinsame Antigene haben. Eine Therapie dieser parasitären Erkrankung gibt es nicht. Die im Zentrum des Granulomes sitzenden Larven gehen zugrunde und es entwickelt sich schließlich eine fibröse Narbe. Parasitosen

3.2 Die juxtapapillären Chorioretinitiden

Die klassische *Chorioretinitis juxtapapillaris* ist gekennzeichnet durch einen meist sehr nahe der Papille gelegenen exsudativen Herd, der sich bei Fluoreszenzangiographie typischerweise in der Spätphase anfärbt (Abb. 14). Die Papille ist hyperämisch und ödematös, die Venen erweitert, oft umgeben von feinen periphlebitischen Einscheidungen. Biomikroskopisch sieht man zahlreiche Zellen im Glaskörper. Im Gesichtsfeld kommt es zu einem, dem Herd entsprechenden, sektorförmigen Ausfall (Abb. 15), der im Beginn absolut, nach Abheilung eventuell nur noch partiell ist. Der Chorioretinitis juxtapapillaris

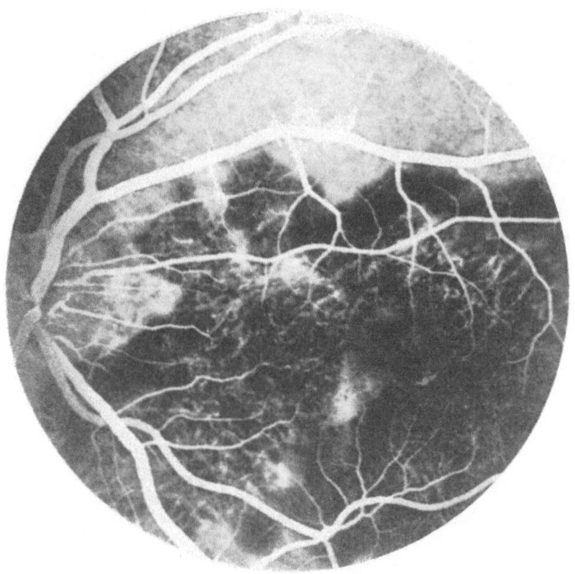

Abb. 16: *Serpiginöse Chorioretinitis.* Fluoreszenzangiogramm der inaktiven Narben zwischen Papille und Makula.

zentrale Visus ist unter Umständen in der akuten Phase durch die zentralen Glaskörpertrübungen herabgesetzt, erholt sich dann aber meist wieder zur Norm.

Ätiologisch kommen auch für diese Form der Chorioretinitis die vorher erwähnten Infekte in Frage: Toxoplasmose, septische Streuung, seltener Tuberkulose oder Lues. Ein sicherer Nachweis ist fast nie möglich. Entsprechend wird man therapeutisch nur dann Antibiotika geben, wenn genügend Grund zur Annahme eines floriden Infektes vorliegt, und sich im übrigen auf lokale, eventuell auch allgemeine Steroidgaben beschränken.

Serpiginöse zentrale Chorioretinitis

Die *serpiginöse zentrale Chorioretinitis* ist eine seltene Unterform der juxtapapillären Chorioretinitis. Sie findet sich meist beidseitig zwischen Papille und Macula, wobei man in den Randpartien zum Zentrum hin frische exsudative Herde und gegen die Papille zu mehr Narben sieht (Abb. 16).

Ätiologisch soll nach *Gass* eine Virusinfektion in Frage kommen, was aber wenig wahrscheinlich erscheint, da weitaus die meisten Chorioretinitiden bakterieller Natur sind, während die klassischen Virusinfekte mehr die vorderen Abschnitte betreffen. Allgemeinsymptome finden sich keine.

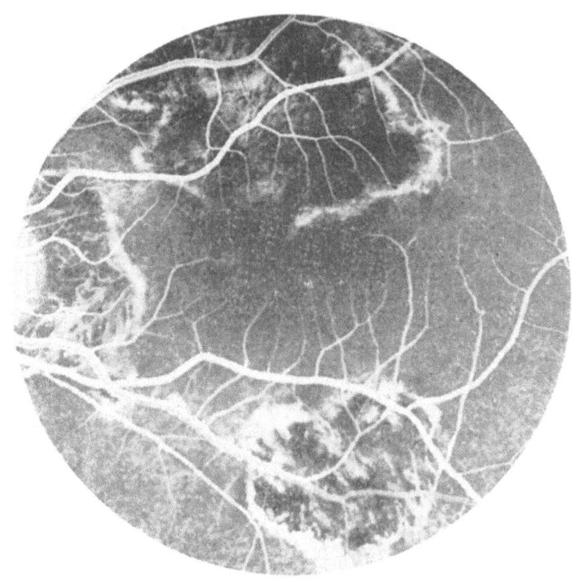

Abb. 17: *Chorioretinitis disseminata, Narbenstadium.* Fluoreszenzangiographie zeigt keine Zeichen von Aktivität.

Therapeutisch sind wir ziemlich machtlos; man wird beim Vorliegen frischer exsudativer Herde retrobulbäre Steroidinjektionen machen, eine Indikation für Antibiotika ist kaum gegeben.

3.3 Die Chorioretinitis disseminata

Wie der Name sagt ist diese Form gekennzeichnet durch über den ganzen Augenhintergrund sich ausbreitende Herde, die im frischen Stadium gelblich erscheinen. Meist sieht man aber neben den frischen Herden bereits scharf begrenzte, flache, pigmentierte Narben. Trotz ausgedehnter Veränderungen kann der zentrale Visus noch erstaunlich gut sein, solange die Macula verschont bleibt. Deshalb werden sich die Patienten der Schwere ihrer Erkrankung oft nicht bewußt, und man ist erstaunt über die massiven Vernarbungen am ganzen Augenhintergrund, über die oft auch anamnestisch nichts zu erheben ist (Abb. 17).

Chorioretinitis disseminata

Ätiologisch kommt auf Grund unserer Untersuchung immer noch eine Tuberkulose in Frage; aber auch die Lues oder Leptospirosen und Brucellosen können ähnliche Bilder erzeugen. Weniger wahrscheinlich sind Toxoplasmose oder septische Streuung.

Therapeutisch wird man daher beim Verdacht auf eine spezifische Infektion wenn möglich spezifisch behandeln (Tuberkulostatika, Penicilline,

Tetracycline) immer aber in Kombination mit Steroiden sowohl lokal, in Form retrobulbärer Injektionen, als auch allgemein.

4. Die Panuveitis

Wie wir schon eingangs erwähnt haben, kann bei allen bis jetzt beschriebenen Formen der Uveitis mehr oder weniger die ganze Uvea betroffen sein.

Es gibt aber ausgesprochene Panuveitiden bei denen von vorneherein die ganze Uvea befallen ist. Dazu gehört zum Beispiel die Behçet-Uveitis, die wir bereits besprochen haben.

Man findet aber nicht selten schwerste chronische, meist granulomatösplastische Uveitiden ein- oder beidseitig, vor allem bei Jugendlichen, deren Ätiologie so unklar bleibt wie die der chronischen Cyclitis.

Morbus BOECK

Immerhin kann man bei den ausgesprochen granulomatösen Formen mit speckigen Präzipitaten der Kornearückfläche, großen „Tumor"-Knoten der Iris und peripheren chorioretinitischen Rundherden fast mit Sicherheit einen Morbus Boeck annehmen. Die Sarkoidose der Uvea ist eine relativ häufige Komplikation (10–25 %) dieser ätiologisch immer noch ungeklärten Retikulose. Die Diagnose läßt sich meist aus dem klinischen Bild stellen, wobei eine zusätzliche Hilus-Lymphomatose sie noch wesentlich bestärkt. Die Behandlung des Morbus Boeck ist auf Steroide lokal und allgemein beschränkt, wobei man sich in der Applikationsart und Dosierung nach der Schwere der Funktionsstörung richten wird.

Sympathische Ophthalmie

Zu den Panuveitiden gehört auch die *sympathische Ophthalmie.* Sie ist zwar heute, im Zeitalter der Mikrochirurgie, der Antibiotika und der Steroide sehr selten geworden. Das ist aber insofern gefährlich, als die Diagnose unter Umständen nicht oder zu spät gestellt wird, besonders wenn die Sympathie als Folge eines intraokularen Eingriffes auftritt (z. B. auch nach wiederholten Netzhautoperationen). Das klinische Bild ist allerdings so typisch, daß man immer noch an diese Möglichkeit denken muß. Es handelt sich um eine primär-chronische, granulomatöse Panuveitis mit großen speckigen Präzipitaten und schwerer plastischer Iritis. Immer ist aber auch die Chorioidea im schwersten Grade mitbeteiligt; es kommt zu exsudativen Amotiones am hinteren Pole und damit zu rapidem Funktionsverfall. Die Chorioidea ist diffus gelblich infiltriert und deutlich verdickt. Auch im Glaskörper finden sich massiv Zellen.

Klinisches Bild

Pathogenese

Die Pathogenese ist nach wie vor unklar, obwohl es sich höchst wahrscheinlich um eine Autoimmunerkrankung der Uvea handelt. Es ist aber bis heute nicht gelungen, diese These im klinischen Fall oder auch experimentell eindeutig zu beweisen. Auch ist nicht klar, welcher Natur das Antigen ist.

Therapie

Die Erkrankung hat aber viel von ihrem Schrecken verloren, da man sie mit *kombinierter Steroid- und immunsuppressiver Behandlung* beherrschen, ja heilen kann. Dabei hat sich uns die bei der Behçet'schen Uveitis erwähnte Kombination von Endoxan und Natulan wesentlich besser bewährt als diejenige mit Imurel. Man muß diese Behandlung aber konsequent während mindestens 6 Monaten weiterführen, auch wenn die klinischen Zeichen der Entzündung früher abklingen sollten. Selbstverständlich muß auch heute noch das sympathisierende, primär verletzte Auge, das ja meistens keine oder nur eine sehr schlechte Funktion hat, enukleiert werden. Dies ist schon aus Gründen der exakten Diagnose nötig, da man sonst unter Umständen nicht berechtigt wäre, die erwähnte, massive Therapie durchzuführen. Es ist auch gestattet, die häufig am sympathisierten Auge auftretende Cataracta complicata unter Immunsuppression und lokaler massiver Steroidtherapie zu operieren, wobei man natürlich eine intrakapsuläre Extraktion durchführen muß, um eine zusätzliche phakoantigene Komponente zu vermeiden.

Phakoantigene Uveitis

Überhaupt muß man schon differentialdiagnostisch an die Möglichkeit der *phakoantigenen Uveitis* denken. Sie wird nicht selten mit der s. O. verwechselt. Das klinische Bild der auf den vorderen Abschnitt begrenzten massiven Uveitis mit Verletzung und Trübung der Linse ist aber typisch. Hier kann eine serologische Untersuchung des Kammerwassers auf Linsenantikörper die Diagnose sichern. Die Therapie der Wahl ist dann nicht die Enukleation, sondern die Extraktion der antigen gewordenen Linse, am besten auch unter lokaler Steroid-Behandlung, während eine allgemeine Immunsuppression nicht unbedingt erforderlich ist.

5. Die Heterochromie-Cyclitis

Heterochromie-Cyclitis

Diese merkwürdige Erkrankung wurde bewußt im Kapitel der Uveitis anterior nicht erwähnt, weil sie viele Eigenschaften hat, die an einer endogenen Entzündung zweifeln lassen.

Klinisches Bild

Sie ist praktisch immer einseitig, die wenigen publizierten doppelseitigen Fälle halten einer kritischen Prüfung nicht stand. Die iritische Reizung in der Vorderkammer ist nie sehr stark, eine ziliare Injektion fehlt, sehr typisch sind die feinen, grau-weißen, oft sternförmigen Präzipitate, die sich über die ganze Cornearückfläche verteilen (Abb. 18). Nur wenig Zellen zirkulieren im Kammerwasser, und der Tyndall-Effekt ist gering. Charakteristisch ist die Atrophie der Iris, die sowohl das Stroma, als auch vor allem das Pigmentblatt betrifft. Man sieht die ersten Anzeichen dieser

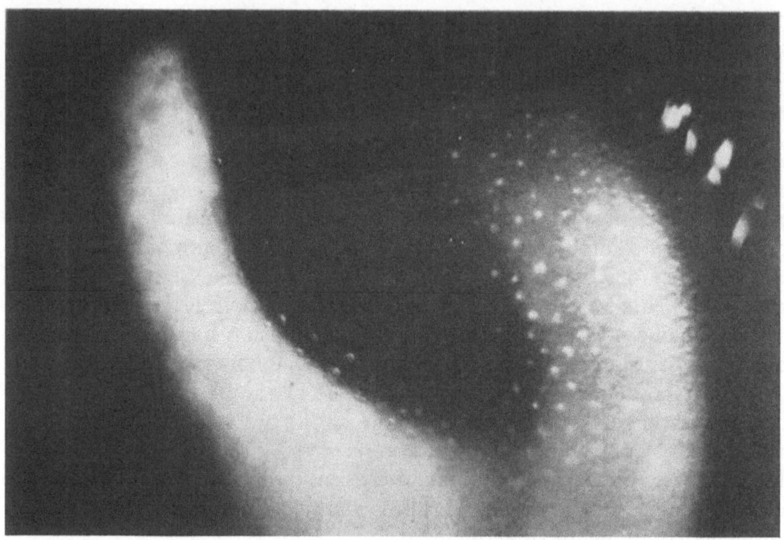

Abb. 18: *Heterochromie-Zyklitis.* Präzipitate der Kornearückfläche.

Atrophie am besten am Pupillarsaum, der wie von Motten zerfressen erscheint. Der Farbunterschied, die Heterochromie, ist bei blassen Augen im Beginn schwerer zu erkennen als bei braunen. Synechien treten nie auf. Aber sehr frühzeitig entwickelt sich eine Cataracta complicata, die zu schweren Sehstörungen führen kann (Abb. 19). Der Glaskörper ist nur sehr unwesentlich mitbetroffen, es finden sich wenig Pigmenteinlagerungen. Aderhaut und Retina sind am Krankheitsgeschehen nicht beteiligt. In ca. 10 % der Fälle kann ein sehr therapieresistentes Sekundärglaukom die an sich nicht schlechte Prognose der Heterochromie-Zyklitis beeinträchtigen.

Macht man aus diagnostischen Gründen eine Vorderkammerpunktion, so tritt häufig eine feine Blutung im Kammerwinkel auf. Sie spricht für die abnorme Gefäßpermeabilität, die parallel geht mit der langsam fortschreitenden Irisatrophie.

Ätiologie

Die Ätiologie bleibt unklar. Eine endogene Entzündung, also ein Infekt, ist ganz unwahrscheinlich. Bei eindeutigem klinischen Bild kann man daher ruhig auf eine kostspielige Abklärung verzichten. Auf Grund neuerer elektronenmikroskopischer Untersuchungen von Irisbiopsien muß man in einigen Fällen überhaupt am entzündlichen Charakter der Erkrankung zweifeln. Es findet sich nämlich nur eine starke Atrophie und Nekrose mit Zelluntergang im Stroma und Pigmentepithel, hingegen praktisch keine entzündliche Infiltration. In einigen anderen Fällen sind aber Plasma-

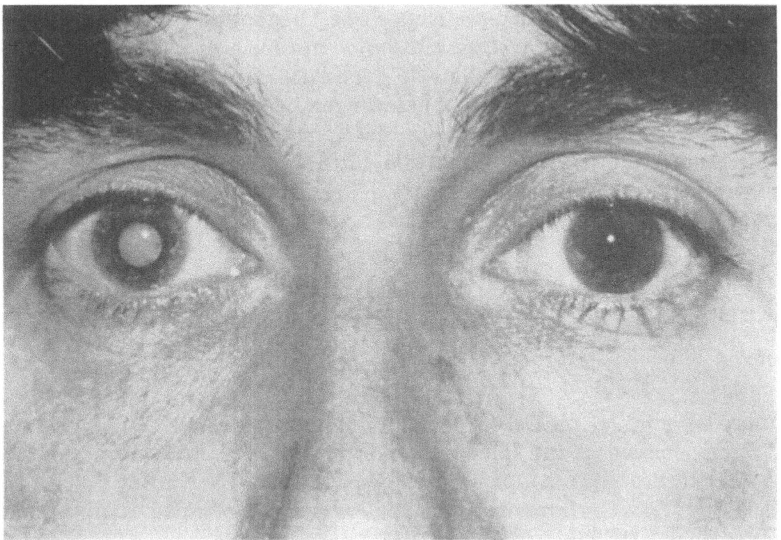

Abb. 19: *Heterochromie-Zyklitis.* Atrophie der Iris und Cataracta intumescens.

zellen nachzuweisen. Auch die Zytologie des Kammerwassers ist negativ, es finden sich nur selten Lymphozyten, häufiger nur Zelldetritus.

Wir sind bei der Heterochromie-Cyclitis der Ansicht, daß sie keiner Therapie bedarf. Steroide lokal erhöhen nur die Gefahr des Sekundärglaukoms, beeinflussen aber den Reizzustand überhaupt nicht. Natürlich wird man bei einem Visusabfall unter 0,1 infolge der Cataracta complicata diese operativ entfernen, wobei keine besonderen Komplikationen zu erwarten sind. Der postoperative Visus ist in der Regel gut. Auch ein hartnäckiges Sekundärglaukom wird man operativ angehen, wenn die medikamentöse Therapie versagt. Therapie

Schluß

Ich habe versucht, einen Überblick über den heutigen Stand der klinischen Diagnostik und Therapie der Uveitiden zu geben. Es ist leider nicht zu übersehen, daß in den allermeisten Fällen der Uveitis die Bemühungen um eine ätiologische Abklärung dieser endogenen, also hämatogenen Entzündungen nicht von Erfolg gekrönt sind. Andererseits stehen uns mit den Steroiden recht wirksame Mittel für eine mehr oder weniger erfolgreiche Therapie zur Verfügung. Die Versuchung ist daher groß, von vorneherein auf eine allzu weitgetriebene Diagnostik zu verzichten und einfach daraufios zu behandeln. Ich hoffe, mit meinem Beitrag gezeigt zu haben, daß die sorgfältige klinische Beobachtung schon sehr weit führen kann, so daß die ergänzenden Abklärungen bereits gezielt erfolgen können. Die neuen, nicht unbedenklichen, immunsuppressiven Therapien sollten nur unter klinischer Kontrolle durchgeführt und später sehr genau kontrolliert werden. Die Mitarbeit eines erfahrenen Onkologen oder Immunologen ist dabei zu empfehlen.

Schrifttum

Aronson, S. B and J. H. Elliott: Ocular inflammation. Mosby St. Louis 1972.

Böke, W. and M. H. Luntz: Ocular immune responses. Proc. First int. Symp. immunol. and immunopathol. of the eye. Strasbourg 1974 in: Modern Problems in Ophthalmology, Vol. 16, 1976 (Karger, Basel).

Demailly, Ph. H., Hamard et J. P. Luton: Oeil et Cortisone. Rapport Soc. Frç. Opht. 1975. Masson Paris 1975.

Golden, B.: Ocular inflammatory disease. Thomas, Springfield 1974.

Martenet, A.-C.: Aktuelle Diagnostik und Therapie der viralen Augenaffektionen. Bücherei des Augenarztes. Beiheft Klin. Mbl. Augenhk. *65*, 1974.

Martenet, A.-C. und R. Witmer: Immunosuppressive therapy in eye diseases. Proc. Int. Wiesbaden Symp. 1972. Schwabe, Basel/Stuttgart.

Martenet, A.-C.: Résultats de l'immunodépression par cytostatiques en opthtalmologie. Ophthalmologica Basel, 172, 106–115 (1976).

Maumenee, A. E. and P. G. Watson: Connective Tissue and the Eye. Fourth Cambridge Ophthalmological Symposium in: Transact. Ophth. Soc. unit. Kingdom Vol. XCIV Part III 1974.

Witmer, R.: Uveitis im Kindesalter. Proc. XX Int. Congr. Ophth. München 1966.

Witmer, R.: Rheumatische Augenerkrankungen. In: Klinik der rheumatischen Augenerkrankungen, Bergmann, München 1970.

Witmer, R.: Klinik und Therapie der endogenen Uveitis. 127. Vers. Verein Rhein.-Westf. Augenärzte 1973.

Witmer, R.: Glukokortikoide bei Uveitis. In: Kortikosteriode in der Augenheilkunde. Sympos. Dtsch. Ophth. Ges. Kiel, S. 216–220 (1973).

Witmer, R.: History of Immunology of uveitis. Mod. Probl. in Ophth. *16*, 8–11 (1976).

Katarakt-Chirurgie

Von Professor Dr. *Hans Hofmann*, Graz

Einleitung

Die Operation der getrübten Linse hat in ihrer mehr als tausendjährigen Geschichte viele Wandlungen mitgemacht, und die Entwicklung ist auch heute noch nicht abgeschlossen. In der ersten Epoche wurde vorwiegend das „Starstechen“ (Depression, Deklination) geübt, bis die extrakapsuläre Extraktion eingeführt wurde *(J. Daviel)*. Eine Ausnahme bildete die von den Arabern ausgeführte Absaugung weicher Stare *(Ammar Ibn Ali)*. Erst zu Beginn unseres Jahrhunderts wurde die intrakapsuläre Operation mehr und mehr angewendet und verbessert. Die Kapselpinzette wurde durch den Erysiphak ersetzt und heute wird die Kryode am häufigsten benützt. Auch die Zonulolyse muß hier erwähnt werden. Besonders wichtig ist die jetzige Methode des Wundverschlusses. Man versteht es heute nicht mehr, daß so lange Zeit bei einem Organ, in dem ein Druck von 15–20 mm Hg herrscht, die Wunde nicht genäht wurde. *Williams* hat zwar schon 1869 eine Naht empfohlen, aber in Europa vergingen noch 70 Jahre ehe man sich entschloß, die Starschnittwunde zu nähen. Im 18. Jahrhundert meinte man noch, daß ein rechtschaffener Arzt sich nicht mit der Kataraktoperation beschäftigen, sondern dies den wandernden Starstechern überlassen solle, da der Ausgang ungewiß sei. Heute gehört die Kataraktoperation zu den sichersten und erfolgreichsten operativen Eingriffen, die die Medizin kennt.

Geschichtliche Entwicklung

In den nachfolgenden Kapiteln soll der jetzige Stand der Indikation, Vorbereitung und Operationstechnik aufgezeigt werden.

Untersuchung und Indikationsstellung

Untersuchung

Zur Untersuchung des Patienten gehören im wesentlichen eine Feststellung des Sehvermögens, eine Kontrolle mit dem Augenspiegel (Durchleuchtung) und wenn möglich, eine Fundusuntersuchung. Dabei ist es vor allem wichtig, sofern noch möglich, einen Eindruck von der Makula zu bekommen. Die genaue Untersuchung der Linse erfolgt an der Spaltlampe. Zusätzliche Untersuchungen wie Echographie, ERG u. a. sind nur in bestimmten Fällen erforderlich. Eine Feststellung des intraokularen Druckes ist unerläßlich. Eine wesentliche Frage ist es immer, ob eine Katarakt überhaupt operiert werden soll und zu welchem Zeitpunkt. Einfach ist die Antwort bei gleichmäßig fortgeschrittener Trübung der Linse an beiden Augen. In diesem Falle wird man zuerst ein Auge und nach einigen Tagen das zweite Auge operieren. Für den Zeitpunkt der Staroperation kann man heute eine allgemeine Antwort dahingehend formulieren, daß man sagt: Wenn für die Anforderungen, die der Patient an das Sehen stellt, der Visus unzureichend ist und die Linsentrübung als Ursache der Sehverschlechterung anzusehen ist, dann soll oder kann man operieren. Es ist nicht klar, weshalb den Patienten immer noch gesagt wird, daß mit der Operation zugewartet werden müsse bis der Star *„reif"* sei. Dieser Begriff ist seit langem überholt und mancher Patient verbringt viele Jahre mit einem unzureichenden Sehvermögen. Bei einseitiger, mehr oder weniger weit fortgeschrittener Linsentrübung kann man zuwarten, es sei denn, daß der Patient ein beidäugiges Sehvermögen unbedingt braucht und eine Haftschalenkorrektor akzeptiert. Auf jeden Fall sollte man den Patienten immer genau über den postoperativen Zustand und die Möglichkeiten der Wiederherstellung des Sehens aufklären. Sehr viele Patienten finden sich mit einem monokularen Sehen, mit einem einseitigen Starglas nicht zurecht. „Es ist alles gewölbt, ich kann die Stufen nicht sehen, ich greife bei diesem oder jenem daneben", das sind nur einige Aussprüche, die man von den Patienten hört. Man muß daher genau abwägen, welches Vorgehen für den jeweiligen Patienten das beste ist.

Zeitpunkt der Operation

Aufklärung des Patienten

Bei einer Cataracta complicata an einem Auge wird man meist operieren und eine Haftschalenkorrektur anstreben. Hypermature Linsen und gelegentlich auch luxierte und subluxierte Linsen zwingen zur Operation. Eine getrübte Linse, die als Ursache für einen entzündlichen Prozeß angesehen wird, muß entfernt werden. Wir operieren auch immer die Cataracta complicata bei Heterochromie.

ab wann i.c.-Extraktion?

Wesentlich ist auch die Frage, von welchem Alter an man intrakapsulär opierieren kann. Wir haben die Erfahrung gemacht, daß man vom 18. Lebensjahr an eine intrakapsuläre Operation mit der entsprechenden Operationstechnik ohne großes Risiko ausführen kann.

Vorbereitung des Patienten

Voruntersuchung

Bei einem Patienten, der zur Kataraktoperation aufgenommen wurde, ist die Erhebung der Anamnese ebenso wichtig, wie in anderen medizinischen Disziplinen. Von besonderer Bedeutung ist der Zustand des Herzens (EKG) und der Lunge (Thorax-Röntgen). Da es sich meist um alte Menschen handelt, muß auch nach Stoffwechselerkrankungen gefahndet werden. Manche alte Menschen haben einen Herzinfarkt erlitten und stehen unter Marcumar. Auch akuten Infektionen soll eine besondere Aufmerksamkeit geschenkt werden. Eine Herzvorbereitung ist besonders bei einer Operation in Narkose mit dem Internisten abzusprechen. Ein Diabetes sollte diagnostiziert und gut eingestellt sein. Auch auf sklerotische Veränderungen muß geachtet werden. Es kann sein, daß mit einer Blutungsprophylaxe (z. B. Premarin) unangenehme Situationen bei der Operation vermieden werden können. Es ist bei schweren Sklerosen auch an eine expulsive Blutung zu denken, und man wird besonders vorsichtig vorgehen und vor allem eine langsame Druckentlastung des Bulbus anstreben.

Lokale Vorbehandlung

Zur lokalen Vorbehandlung werden in der Regel antibiotische Tropfen oder Sulfonamide verabreicht. Eine generelle allgemeine Gabe von Antibiotika halten wir nicht für notwendig. Eine routinemäßige Untersuchung der Bindehautflora bringt keinen großen Nutzen, es sei denn, daß eine auffallende Sekretion oder schwere Veränderungen der Bindehaut vorliegen. In solchen Fällen wird vor der Operation eine gründliche Vorbereitung und lokale Behandlung erforderlich sein. Die Tränenwege müssen immer gespült werden.

Tränenwege

Prämedikation

Am Abend vor der Operation sollte dem Patienten ein Beruhigungsmittel (Valium) und gegebenenfalls auch ein Schlafmittel verabreicht werden. Mydriatika werden erst unmittelbar vor der Operation gegeben, abgesehen von der diagnostischen Pupillenerweiterung.

Operation

Unmittelbare Operationsvorbereitung

Vorbehandlung

Die Vorbehandlung des Patienten richtet sich nach dem Gesichtspunkt ob in Lokalanästhesie oder in Allgemeinnarkose operiert wird. Das Auge selbst wird in beiden Fällen gleich behandelt. Eine antibiotische Lösung, Novesin und ein Mydriatikum (Roche) werden getropft. Der Bindehautsack wird mit einer lauwarmen, physiologischen Kochsalzlösung ausgespült, unter Zuhilfenahme einer Spritze und dem „Brauseansatz“. Wimpern werden nur in besonderen Fällen gekürzt. Auf dem Operationstisch werden die Lider und ihre Umgebung mehrmals mit Merfenlösung mit Hilfe von Wattetupfern desinfiziert.

Lokalanästhesie oder Narkose

Die Entscheidung, ob ein Patient in Lokalanästhesie oder in Allgemeinnarkose operiert wird, hängt weitgehend vom Verhalten des Patienten ab. Wenn der Patient beim Eintropfen oder Tränenwege-Spülen einen sehr ruhigen Eindruck macht, dann kann man in Lokalanästhesie operieren.

Dasselbe gilt, wenn vom Internisten oder Narkosefacharzt die Allgemeinnarkose abgelehnt wird. In solchen Fällen gibt es manchmal eine Zwischenlösung, nämlich die Verabreichung von Valium i. v. für die unmittelbare Operationszeit.

Operation in Lokalanästhesie

Prämedikation

Der Patient erhält, je nach Körpergewicht, eine halbe Stunde vor der Operation 50–100 mg Alodan, 25 mg Phenergan und 0,5 mg Atropin. Anstelle von Phenergan wird gelegentlich (bei jüngeren Patienten) auch Haloperidol gegeben. Zur lokalen Vorbereitung werden in das Auge ein Antibiotikum, sowie Adrenalin 1 : 1000, eventuell Cocain 2%ig und ein Mydriatikum (Roche) getropft.

Akinesie

Auf dem Operationstisch beginnt der Eingriff mit einer *retrobulbären Injektion* von Xylocain 2%ig mit Hyaluronidasezusatz; ein zusätzliches Antibiotikum wird seit 10 Jahren nicht mehr verwendet und statistisch ist kein Unterschied in der Infektionshäufigkeit zu vermerken. Eine *Akinesie* wird nur selten gemacht, da die Patienten durch die vorbereitende Medikation ausreichend ruhig sind. Die Akinesie wird von den meisten Patienten als der unangenehmste Teil der Kataraktoperation empfunden.

Retrobulbäre Injektion

Blutung

Bei der retrobulbären Injektion besteht die Gefahr, daß man ein Gefäß ansticht; statistisch gesehen soll dies bei 1000 Injektionen einmal vorkommen. Wesentlich ist, daß man das Ereignis sofort bemerkt und die eigentliche Operation nicht beginnt. Am besten ist ein sofortiger Druckverband für 20 bis 30 Minuten. Man wartet mit der Operation einige Wochen und operiert später, wenn möglich in Narkose.

Operation in Narkose

Prämedikation

Zur Vorbereitung erhalten am Abend vorher ältere Menschen 1 Tablette Gerinox und 1 Tablette Valium (5 oder 10 mg), eventuell als Antiemetikum 1 Tablette Paspertin. Bei jüngeren Patienten geben wir 100 mg Nembutal und 5–10 mg Valium und ebenso 1 Tablette Paspertin.

Einzelheiten zur Narkose

Am Operationstag selbst erhalten alte Patienten eine halbe Stunde vor Anästhesiebeginn 50 mg Alodan, 25 mg Phenergan und 0,5 mg Atropin; jüngere Patienten 100 mg Alodan, 5 mg Haloperidol und 0,5 mg Atropin oder Scopolamin. Zur Narkosevorbereitung werden eine Infusionskanüle gelegt und 2 mg Alloferin i. v. gegeben. Je nach dem Resultat der Sedierung gibt man danach 0,5–1,5 ml Thalamonal i. v. Danach erhält der Patient mit der Maske Sauerstoff in hohem Flow für 2 Minuten und dann geht man auf eine Gasmischung aus 6 l Lachgas + 2 l Sauerstoff/min und 2%iges Halothan über. Davon läßt man einige Atemzüge machen und bevor das Bewußtsein beeinträchtigt wird, schläfert man mit einer kleineren Dosis Pentothal (100–250 mg) i. v. ein; dann werden zur Relaxation 60 bis 80 mg Lysthenon gegeben*. Der Larynxeingang wird mit 2%iger Pantocainlösung gesprayt und die oratracheale Intubation mit einem Kuhn-Endotracheal-Tubus vorgenommen; die Dichtungsmanschette wird aufgeblasen und die Rückkehr der Spontanatmung abgewartet; dann Relaxation mit Alloferin (5–10 mg) und Beatmung mit einem Gasgemisch von 3 l Lachgas + 1,2 l Sauerstoff/min; wenn erforderlich, wird auch 0,5%iges Halothan dazugegeben. Nach Beendigung der Operation Abwarten der Rückkehr der Spontanatmung; Silomat (20 mg) gegen Hustenreiz sowie Paspertin oder ein anderes Antiemetikum i. v. Als Curare-Antidot verwenden wir 20 mg Nivelin oder 2,5 mg Neostigmin (bei letzterem vorher 0,5 mg Atropin). Bei ausreichender Spontanatmung reine Sauerstoffzufuhr; falls erforderlich, wird die Trachea abgesaugt; die Dichtungsmanschette wird geöffnet und der Tubus entfernt. Um die Atemwege sicher frei zu halten, wird ein Nasopharyngealtubus angelegt.

Operationstechnik

Die Operation selbst wird mit einer *Zügelnaht* durch den M.rect.sup. begonnen, anschließend wird ein *Lidsperrer* eingelegt (wir verwenden den Lidsperrer nach Blaskovics). Es ist dabei wesentlich, daß der Lidsperrer nicht drückt und auch die Lider nicht zu stark anspannt, da dadurch ein Druck auf den Bulbus ausgeübt wird.

a. Eröffnung des Bulbus

Starschnitt

Der Starschnitt erfolgt mit dem Graefemesser, der Bulbus wird dabei mit einer Fixationspinzette nach Barraquer gehalten; manchmal wird auch eine Elschnig-Pinzette verwendet. Der Schnitt mit dem Graefemesser ist nicht so schwer zu erlernen, wie dies immer dargestellt wird. Es gibt jedoch keinen Zweifel, daß dieser Schnitt nach wie vor die beste Methode ist, im Normalfall den Bulbus für die Kataraktoperation zu eröffnen. Es wird meist ein 2,2–2,4 mm breites Messer verwendet und eine Schnittgröße von $^1/_3$ bis $^1/_2$ des Limbusumfanges gewählt (letzteres bei intumeszenter Linse). Der Einstich und der Ausstich sind dabei am wichtigsten, damit beim Schnitt ein sehr gleichmäßiger Korneoskleralsaum entsteht. Die Wundnaht wird dadurch sehr erleichtert.

Andere Verfahren der Bulbuseröffnung

Auch andere Methoden, die Vorderkammer zu eröffnen, sind zielführend. Es wird vielfach ein limbusbasaler Bindehautlappen präpariert (seltener ein fornixbasaler), mit einem Sklerotom, einer Rasierklinge oder einer Lanze die Sklera eröffnet und der Schnitt mit einer entsprechenden Schere erweitert. Nachdem bei der Wundheilung nach Anwendung von α-Chymotrypsin Schwierigkeiten auftraten, hat man den *Stufenschnitt* propa-

ab externo

* Auf die augendrucksteigernde Wirkung von Lysthenon wird ausdrücklich hingewiesen und davor gewarnt, während der Kataraktoperation Lysthenon zur Relaxation weiter zu spritzen; dies ist kontraindiziert! *(H. Hofmann und F. Lembeck, H. Hofmann und H. Holzer)*

giert (*Barraquer, Witmer*). Es wird ein Bindehautlappen vorbereitet und die Sklera etwa bis zur Hälfte inzidiert (Rasierklinge), dann wird durch lamelläre Präparation ein Sklerokorneallappen gebildet von 1–1,5 mm Breite und danach erst die restliche Lamelle senkrecht mit der Rasierklinge durchtrennt und der Schnitt mit der Schere fortgesetzt. 7 bis 8 korneosklerale Nähte werden vorgelegt (8/0 Seide) (*Witmer*). Sicher kann man auf diese Weise ein Auge eröffnen und wieder dicht verschließen. Die Frage ist nur, ob dieses aufwendige Verfahren notwendig ist. Am Ende der Operation wird die Vorderkammer mit Ringerlösung aufgefüllt und der Wundverschluß ist dann gut, wenn die Vorderkammer erhalten bleibt. Wir haben mit dem Graefeschnitt keine gegenteiligen Erfahrungen, obwohl wir bei jeder Operation zur Zonulolyse Trypsin verwenden. Die häufige Bildung eines Sickerkissens (*Witmer*) können wir nicht bestätigen, und die Gefahr einer Epitheleinwanderung besteht bei einwandfreier Technik nicht. Wir haben seit 15 Jahren keine mehr gesehen.

Stufenschnitt

Kornealer Schnitt

Es gibt Anhänger der *kornealen Schnittführung*, die ihre Methode damit verteidigen, daß es nicht blute. Dem wäre entgegen zu halten, daß die Wundheilung bei kornealem Schnitt schlechter ist; auch die Gefahr einer Epitheleinwanderung ist größer. Als Routineverfahren ist sicher der korneosklerale Schnitt vorzuziehen. Es gibt aber Fälle, in denen der korneale Schnitt angewendet werden muß, vor allem nach Glaukomoperationen. Es ist dafür ein schmales Graefemesser nötig, die Eröffnung kann aber auch mit einem Sklerotom, einer Rasierklinge, Lanze oder Schere erfolgen.

Naht

Bei 12 Uhr wird eine Naht vorgelegt und weiter so verfahren, wie nach einem korneoskleralen Schnitt, einschließlich der Anwendung von Trypsin. Auch bei kornealem Schnitt ist keine Schädigung der Hornhaut zu beobachten. Der zusätzliche Verschluß kann mit einzelnen Knopfnähten aus Seide oder durch eine fortlaufende Naht (monofiles Perlon) erfolgen. Die Einzelknopfnähte kann man nach 3 Wochen entfernen, die fortlaufende Naht beläßt man 3 Monate (wie bei der Keratoplastik).

Schnitt nach unten

Für eine Kataraktoperation nach Filteroperation bei Glaukom wird auch ein Schnitt nach unten empfohlen. Dazu ist eine gewisse Umgewöhnung erforderlich. Das weitere Vorgehen ist jedoch das gleiche, und bei der heutigen Technik ist diese Methode durchaus zu empfehlen (*Balvglon u. Mitarb.*).

b. Blutstillung

Die Blutstillung erfolgt mit einer 3–4 mm langen Elektrode unter Spülen mit Ringerlösung.

c. Vorgelegte Naht

In der Frage einer vorgelegten oder zwischengelegten Naht bestehen größere Meinungsverschiedenheiten. Zum Teil ist man der Auffassung. daß die Korneoskleralgrenze etwas eingeschnitten und eine Naht vor dem Schnitt gelegt werden soll. Es gibt auch Operateure, die 3 bis 8 Nähte vorlegen. Eine andere Gruppe legt nach dem Schnitt eine Naht. Dieses Verfahren ist auch bei uns üblich; es wird ungefärbte Naturseide (7 bis 8 Kokkonfäden) verwendet.

Bei sorgfältiger Technik kommt es zu keiner Verschiebung der Wundränder und es ist zwischen der vorgelegten und zwischengelegten Naht kein Unterschied zu vermerken. Mehr als *eine* Naht vorzulegen, bringt keine Vorteile. Über den Wundverschluß siehe g, S. 58.

d. Die Extraktion

Als operierender Ophthalmologe sollte man jede Entbindungsmöglichkeit der Linse beherrschen, auch wenn man in den meisten Fällen die Kryoextraktion bevorzugt. Es kann vorkommen, daß man einmal eine Pinzette verwenden muß, und dabei sollte man wissen, daß man die Linse dort anfaßt, wo die Kapsel am stärksten ist. Es kann auch einmal notwendig sein den Erysiphak zu verwenden oder bei einer luxierten Linse die Schlinge oder einen Löffel bereit zu haben. Man muß jedenfalls für alle unvorausplanbaren Situationen bereit sein. Selbst die Expression sollte man beherrschen, wenn sie einmal notwendig wird.

Extraktionsarten

Seit *Krwawicz* 1961 die Kryoextraktion der Linse eingeführt hat, haben sich dieser Technik sehr viele Ophthalmologen zugewendet. Es sind einfache und komplizierte Geräte auf dem Markt erschienen, und es kommt sehr darauf an, wieviel man investieren will. Der Kernpunkt ist jedoch der, daß man ein handliches Gerät wählt, das die gewünschte Temperatur erreicht, so daß an der Spitze der Kryode ein Eiskegel in der Linse entsteht, mit dessen Hilfe man die Linse entfernen kann. Sehr nützlich sind Geräte, die, mit Ausnahme der Spitze, gut isoliert sind, so daß ein Anfrieren der Hornhaut oder der Iris vermieden wird (*Amoils u. Mitarb.*). Auch eine Abtaueinrichtung ist angenehm für den Fall, daß unerwünschte Gewebe angefroren wurden.

Kryoextraktion

Geräte

Besonders achten sollte man auf das Endothel der Hornhaut. Gefährlich ist in dieser Hinsicht der Erysiphak. Eine bestehende Endotheldystrophie kann man entscheidend verschlechtern. Es gibt verschiedene Empfehlungen über die *Extraktionstechnik.* Folgendes Vorgehen hat sich bewährt: Das Kryogerät wird aktionsfähig gemacht und in der rechten Hand gehalten. Der Operateur hält mit der linken Hand den Irisretraktor und damit die Iris nach oben. Der Assistent hält die Hornhaut mit der linken Hand auf und kann mit der rechten Hand mit einem Keiltupfer die Flüssigkeit von der Linse absaugen. Dadurch ist die Manipulation an Iris und Linse ausschließlich Sache des Operateurs, was meine Mitarbeiter und ich als Vorteil empfinden. Wir haben auch andere Methoden versucht, sind aber immer

Technik der Extraktion

Irisretraktor

wieder zu der beschriebenen zurückgekehrt. *Irisretraktoren* werden ebenfalls in einer Vielzahl angeboten. Zu warnen ist vor dem selbsthaltenden Irisretraktor für die „Ein-Mann-Operation“ *(Douvas)*. Mit der Iris muß man vorsichtig umgehen, und eine Hilfsperson (auch Operationsschwester), die für die Kryoextraktion die Hornhaut aufhalten kann, wird immer verfügbar sein.

langsame Extraktion!

Für den *Extraktionsvorgang* selbst empfiehlt sich ein *schonendes Vorgehen.* Eine zu rasche Entbindung ist nicht zweckmäßig. Manchmal ist es auch nützlich, die Linse zu rotieren. Die Linse wird bei dieser Methode nicht gestürzt, sondern mit dem oberen Rand voraus (also rechtläufig) entbunden. Die von *Schimek* neuerlich empfohlene direkte mechanische Durchtrennung der Zonulafasern bringt ein starkes Trauma mit sich und erhöht die Gefahr einer Lochbildung in der Netzhautperipherie und damit der Ablatio.

Neue Verfahren

Die Methode ist daher nicht zu empfehlen. Neuerdings hat *Perley* versucht, die Linse mit Hilfe eines porösen Glaszylinders zu entbinden. *Madroszkiewicz* benutzt zur Entbindung eine Siliconperle, die auf 180° erhitzt und dann wieder abgekühlt wird. Die Linse haftet an der Siliconperle und kann auf diese Weise extrahiert werden. Der Autor berichtet über gute Resultate.

Über eine Erleichterung der Operation intumeszenter und hypermaturer Katarakte berichtet *Polzella*, der die Linse mit einer 50%igen Glyzerinlösung in Kontakt bringt und dadurch dehydriert. Die Extraktion der Linse ist dann wesentlich leichter. Eigene Erfahrungen mit den erwähnten Methoden liegen nicht vor.

e. Fermentative Zonulolyse

Eine sehr wesentliche Frage ist auch heute noch, ob man ein Ferment zur Zonulolyse verwenden soll oder nicht. Eine Antwort in Zahlen dürfte dabei am besten sein. An der Universitäts-Augenklinik Graz wurden seit

Trypsin

1958 fast 14 000 Kataraktoperationen mit Trypsin (0,5–1 ccm) 1 : 10 000 durchgeführt, und es wurden dabei keine Komplikationen gesehen, die auf das Ferment zurückzuführen gewesen wären. Die Komplikationen bei α-Chymotrypsin haben wir schon 1960 nachgewiesen *(Hofmann und Propst)*. In zahlreichen Arbeiten wurde über solche Komplikationen berichtet. Im Experiment ist eine Schädigung durch Trypsin viel geringer als durch α-Chymotrypsin *(Hofmann und Lembeck)*. Die von *Kirsch u. Mitarb.* nach α-Chymotrypsin gefundenen Augendrucksteigerungen treten nach Trypsinanwendung seltener auf *(Hanselmayer)*. *Sears u. Mitarb.* verweisen erst kürzlich wieder auf die Drucksteigerung durch α-Chymotrypsin.

Spannen der Zonulafasern

Die Trypsinlösung wird vor der Extraktion mit einer gebogenen Kanüle in die hintere Kammer eingebracht und die Starschnittwunde mit einer Pinzette zugehalten. Mit einem Schielhaken wird in der unteren Hälfte auf den Bulbus ein Druck ausgeübt (leichte Massage); dieser Druck dient dem Anspannen der Zonulafasern (*Hofmann und Lembeck, Reich, Schmut und Zirm*). Der gesamte Vorgang, Trypsin + Spannung der Zonulafasern, erleichtert die Extraktion mit dem Kryogerät außerordentlich, wie Vergleichsuntersuchungen bewiesen haben. Man kann auf diese Weise die Linse sehr schonend und vorsichtig entbinden. Erst vor kurzem konnten von *Roll und Mitarb.* die Verbindungen zwischen Zonulafasern, Ziliarkörper, Glaskörper und Netzhaut mit dem Rasterelektronenmikroskop dargestellt werden, und es ist sehr wichtig, daß der Operateur sich über diese Verbindungen im klaren ist *(Reese u. Mitarb.)*. Die schon vor langer Zeit und neuerdings wieder von *Callahan* empfohlene mechanische Durchtrennung der Zonulafasern halten wir für gefährlich. Wenn *Fanta* vor einem starken Zug an den Zonulafasern warnt (stärkerer postoperativer Reizzustand), so kann dieser mit Hilfe der Zonulolyse vermieden werden *(Hofmann)*.

Acetylcholin

Nach der Extraktion wird die vorgelegte Naht zugezogen und die Vorderkammer mit Acetylcholin gespült. Die Betonung liegt dabei auf der Verengung der Pupille. Ein Nebeneffekt ist das Ausspülen der Fermentlösung bzw. das weitere Verdünnen derselben. Wie bereits erwähnt, wurde noch nie eine Schädigung gesehen, selbst dann nicht, wenn nicht gespült wurde.

Inhibitoren

Untersuchungen über Inhibitoren der zonulolytischen Fermente wurden schon vor langer Zeit durchgeführt *(Lembeck und Hofmann)*. Da für Trypsin keine Notwendigkeit bestand, Inhibitoren zu verwenden, wurde auf deren klinische Anwendung verzichtet. Für α-Chymotrypsin wurde unter anderem von *Koke* das Spülen mit einer Penicillinlösung als Inhibitor empfohlen.

Erst nach dem Zuziehen der Naht, Spülen mit dem Acetylcholin und dem Legen von 2 bis 3 weiteren Nähten wird eine periphere Iridektomie ausgeführt. Es erhebt sich die Frage, ob eine Iridektomie überhaupt notwendig ist, und *Funder* hat erst kürzlich über Erfahrungen ohne Iridektomie berichtet. Wir haben schon vor vielen Jahren einmal 100 Kataraktoperationen ohne Iridektomie unter Beibehaltung der sonstigen Operationstechnik durchgeführt. Es ist jedoch signifikant häufiger zu Pupillarblock, Abflachung der Vorderkammer und Schwierigkeiten mit dem intraokularen Druck gekommen; wir sind daher wieder zur Iridektomie zurückgekehrt, zumal wir darin keine Belastung und keine kosmetische Entstellung sehen.

Iridektomie

f. Operation am einzigen Auge

Wenn am einzigen Auge eine Kataraktoperation ausgeführt werden soll, sind einige zusätzliche Überlegungen angebracht. Weshalb ist das andere Auge erblindet oder zugrunde gegangen? Vor der Kataraktoperation ist unter Umständen die Enukleation des erblindeten Auges angezeigt. Das zu operierende Auge muß sorgfältig untersucht und beurteilt werden; auf entzündliche Veränderungen (auch an der Bindehaut) ist in erhöhtem Maße zu achten. Eine entsprechende Vorbehandlung ist angezeigt. Die *Operation* sollte man *nach Möglichkeit in Narkose* durchführen und vorher eine *Mannit-Infusion* zur Herabsetzung des intraokularen Druckes geben. Eine zweizeitige Operation, wie sie erst kürzlich wieder diskutiert wurde *(Vucicevic)* ist wohl nicht angezeigt. Eine totale Iridektomie ist generell abzulehnen sondern auch hier die Extraktion bei runder Pupille anzustreben. Im übrigen ist auch bei einzigen Augen nach den aufgezeigten Richtlinien vorzugehen.

g. *Wundverschluß*

Nunmehr wird die Wunde durch weitere Einzelknopfnähte verschlossen. Die schon erwähnte Seide hat den Vorteil, daß sie resorbiert und abgestoßen wird, besonders wenn sie von der Bindehaut ungenügend gedeckt ist, wie dies an den Seiten der Schnittwunde vorkommen kann. Es werden nur

Nahtverträglichkeit

selten Unverträglichkeitsreaktionen beobachtet (Nahtinfiltrate). Bakterielle Infektionen konnten dabei so gut wie nie nachgewiesen werden. Wenn eine derartige Reaktion bei einem Patienten am ersten Tage auftritt, so sollte am zweiten Auge mit Perlon, Nylon oder vergoldetem Molybdändraht genäht werden. Man kann mit diesem Draht einen einfachen Knoten machen oder die Enden auch einige Male umeinander drehen und dann abschneiden. Wie wir bei anderen Gelegenheiten (als Nahtmaterial bei Bulbusverkürzung) nachweisen konnten, ist dieser Draht das am besten verträgliche Nahtmaterial, das man zur Zeit kennt. Man muß nur beson-

Drahtnähte

ders darauf achten, daß die abgeschnittenen Enden nicht durch die Bindehaut stoßen. Für die Wundnaht nach Kataraktoperationen wird auch monofiles Perlon oder Nylon als Einzelknopfnaht oder fortlaufende Naht empfohlen *(Funder, Ramseur und Faulborn, Willard).*

Fortlaufende Naht

Die fortlaufende Naht wäre an sich verlockend. Ihre Befürworter meinen, daß man sie nicht entfernen, sondern nur die Knoten an beiden Enden nach einiger Zeit abschneiden muß. Wenn man diesem Rat folgt, bleibt jedoch lange Zeit ein Reizzustand im Wundbereich und man entschließt sich dann doch, den Faden zu entfernen.

Resorbierbares Nahtmaterial

Auch resorbierbares Material, wie Catgut, leicht chromiertes Catgut, Biosuturen (Rattenschwanzsehne, Kollagen) werden verwendet *(Smith).* Nach unserer Erfahrung sind diese Fäden alle nicht dünn genug und rufen für lange Zeit einen Reizzustand im Nahtbereich hervor, was auch im Hinblick auf die große Menge, die resorbiert werden muß, verständlich ist. Es kommt zu einer massiven Ansammlung von Plasmazellen, Lymphozyten und Makrophagen. Meist wird in diesen Fällen auch für die Bindehaut das gleiche Material verwendet. Ein langdauernder Reizzustand ist trotz Cortisonmedikation die Folge. *Kreshorn* empfiehlt als neues Nahtmaterial

Vicryl und *Furgiuele* Dexon, einen Polyester (glycolic acid) aus Glykolsäure. Verschiedene Nahtmaterialien stehen also zur Verfügung und verschiedene Techniken werden geübt. Die Empfehlungen sind verwirrend. Vielleicht sollte man daran denken, daß die Naht tief genug liegen muß, damit der innere Wundrand nicht klafft, daß aber die Naht *nicht zugeschnürt* werden darf, damit eine „normale" Wundheilung vor sich gehen kann. Vielleicht ist dabei ein geringer Reizzustand zu begrüßen und nicht das reizloseste Material (Perlon, Draht) am besten. Seidene Einzelknopfnähte bei der Keratoplastik haben eine Wundheilung bewirkt, die eine Nahtentfernung nach 3 Wochen erlaubt. Heute verwenden wir Perlon, lassen die Naht 3 Monate liegen und sehen gelegentlich eine noch nicht völlig verheilte Wunde.

Anzahl der Nähte

Die richtige Schnitt- und Nahttechnik sind mit das Wichtigste bei der Kataraktoperation. Es wird auch immer wieder die Frage gestellt, wieviele Nähte gelegt werden sollen. Man kann vielleicht sagen: „so wenige wie möglich und so viele wie notwendig". In der Praxis sieht das so aus, daß 5 Nähte das Minimum darstellen, aber meist 7 bis 8 Nähte gelegt werden. Auf jeden Fall soll man die Vorderkammer mit Ringerlösung auffüllen können, ohne daß die Flüssigkeit wieder abfließt. Die Bindehaut wird zur Zeit mit 1 bis 3 Seidennähten adaptiert; im wesentlichen, um ein Umschlagen der Bindehaut zu vermeiden. Wir haben vor längerer Zeit die Bindehaut mit Plasma und Thrombin geklebt. Verschiedentlich wurde dieses Verfahren überhaupt zur Wundsicherung bei Kataraktoperationen verwendet *(Garai)*. Ein sicherer Wundverschluß ist unbedingt erforderlich. Histologische Untersuchungen haben immer wieder gezeigt, daß die Wundheilung von außen nach innen abläuft und die Wunde erst 4 Wochen nach der Operation sicher vernarbt ist (*Fanta*, 1971). Eine entsprechende Belehrung der Patienten und der Angehörigen ist daher sinnvoll!

Bindehaut verschluß

h. Beendigung der Operation

Die Operation wird mit dem Einstreichen einer antibiotischen Salbe beendet. In manchen Fällen ist es erforderlich, ein Miotikum, z. B. Pilocarpintropfen zu geben. Meist genügt aber die Acetylcholineinwirkung. Ein starkes Miotikum sollte man vermeiden, um am nächsten Tag das Verhalten der Pupille beobachten zu können. Unter Umständen ist auch eine Erweiterung der Pupille nach einem starken Miotikum schwieriger. Die Lider werden geschlossen und ein „Watteäugerl" darauf gelegt sowie eine Schutzschale. Die Klebestreifen sollten an den Rändern sorgfältig fixiert werden, um zu verhindern, daß der Patient im Schlaf in die Augen hineinbohrt. Für 24 Stunden wird auch das zweite Auge verschlossen. In Ausnahmefällen kann es auch offen bleiben. Bettruhe ist für 24 Stunden sinnvoll, aber auch da gibt es Ausnahmen.

Miotikum

Schutz des Auges

Nachbehandlung

Die Nachbehandlung beginnt am ersten postoperativen Tag mit der Entfernung des Verbandes beidseits und der Inspektion des Auges (Lupe, eventuell Spaltlampe). Im besonderen Prüfung der Hornhaut, der Vorderkammer und der Pupillarreaktion. Nach der angegebenen Routine-Methode ist in der Regel die Hornhaut klar, die Vorderkammer normal tief und die Pupillarreaktion vorhanden. Es werden meist Mydriatikum „Roche" und ein Antibiotikum eingetropft und nur die Schutzschale aus Aluminium oder Plastik aufgeklebt. Das Auge wird also praktisch nicht mehr verbunden. Dieses Vorgehen wurde vor 8 Jahren eingeführt, und man hat den Eindruck, daß es so für das Auge besser ist als wenn – wie früher – noch Watte unter die Schale gegeben wird. Meist wird auch eine Hydrocortisonsalbe oder ein anderes Cortisonpräparat gegeben; auch Coldistan oder Coldan werden vielfach verwendet. In Fällen, in denen es notwendig ist, daß der Patient etwas besser sieht (einziges Auge), wird eine Metallschale, in deren Mitte eine + 10 Dioptr.-Linse eingefügt ist, aufgeklebt. Die Patienten sind für diese Maßnahme sehr dankbar.

1. postoperativer Tag

Schutzschale mit Linse

Am dritten postoperativen Tag sollte man den Eingriff am Auge kaum mehr merken. Am 6. oder 7. Tag wird der Patient entlassen. Ohne Zweifel wäre in manchen Fällen eine Entlassung des Patienten auch schon zu einem früheren Zeitpunkt möglich. Für die weitere Behandlung zu Hause erhalten die Patienten ein Rezept für Coldistan, manchmal auch noch für ein Cortisonpräparat. Es wird dem Patienten verordnet, die Schutzschale noch etwa eine Woche in der Nacht aufzukleben. Am Tage wird die Brille (Schutzbrille oder bereits ein provisorisches Starglas) getragen.

weitere Nachbehandlung

Postoperative Komplikationen

Eigentlich sollte es nicht mehr notwendig sein, ein solches Kapitel zu schreiben. In seltenen Fällen kommen aber doch postoperative Schwierigkeiten vor. In erster Linie sei der *Pupillarblock* genannt. Der Glaskörper kann die Pupille und auch das periphere Kolobom derart verschließen, daß das Kammerwasser nicht in die Vorderkammer gelangen kann. Meist genügt eine *rechtzeitige Pupillenerweiterung* um den Block zu beheben *(Cleasby u. Mitarb.)*. Gelegentlich spielen auch entzündliche Prozesse eine Rolle und man wird *vermehrt Corticoide* anwenden müssen. Eine seltene Erscheinung ist die *subkonjunktivale Fistelbildung*. Früher sagte man, daß eine solche Fistel eine gute „Glaukomprophylaxe" wäre. Eine lange bestehenbleibende Hypotonie kann aber auch zu anderen Schädigungen führen, und deshalb muß diese Fistel verschlossen werden. Es gibt dafür verschiedene Methoden: Freilegen der Fistel, Anfrischen der Wundränder (eventuell mit Diathermie) und Naht. *Cotlier* berichtet, daß 77 % der aufgehobenen oder flachen Vorderkammern allein durch medikamentöse Behandlung wieder hergestellt werden können. *Cleasby u. Mitarb.* berichten über einen Verschluß mit Hilfe der Kryochirurgie.

Pupillarblock

Pup.erweiterung!

Fistulation

Sekundärglaukom: Beim Auftreten einer Drucksteigerung ist zu überprüfen, ob nicht ein primäres Glaukom vorliegt. Man wird auf jeden Fall zuerst versuchen, auf konservative Weise den Druck zu senken, und erst wenn dies nicht möglich ist, eine Operation anschließen. *Komplikationen an der Hornhaut* treten eigentlich nur dann auf, wenn bereits vor der Operation eine Hornhauterkrankung vorlag (z. B. Fuchs'sche Dystrophie). Wir meinen, daß bei einer Hornhautdystrophie vor der Staroperation unbedingt eine Keratoplastik durchgeführt werden sollte *(Sautter).*

Drucksteigerung

Hht.-Komplikationen

Spezialkapitel

Cataracta complicata

Die Vorbereitung erfolgt, wie beschrieben, nur wird in manchen Fällen *auf* den *intraokularen Druck* besonders zu *achten* sein. Häufig ist es notwendig, vor der Operation Diamox oder Mannit zu geben. Nach Möglichkeit soll in Vollnarkose operiert werden. Der Schnitt mit dem Graefemesser wird bei sehr seichter Vorderkammer etwas kleiner gewählt werden, oder die Eröffnung wird mit dem Sklerotom und die Erweiterung des Schnittes mit der Schere vorgenommen. Eine besondere Besprechung erfordern die hinteren *Synechien und die Okklusionsmembran.* Wenn man die hinteren Synechien lösen will, so geschieht dies mit einer flachen Kanüle. Häufig ist die Pupille für die Entbindung der Linse zu eng. Der Sphinkter kann bei 6 Uhr oder besser bei 3 Uhr und 9 Uhr mit der Weckerschere eingeschnitten werden. Man erhält auf diese Weise als Endergebnis eine fast runde Pupille. Es kann sein, daß eine feste Okklusionsmembran vorhanden ist, durch die man nicht hindurch kommt. In solchen Fällen kann man zunächst eine periphere Iridektomie machen und von dort aus die Synechien lösen und auch die Membran einschneiden. Sollte das nicht möglich sein, so muß man von der peripheren Iridektomie aus gegen 6 Uhr die Iris und die Pupillarmembran einschneiden und durch das totale Kolobom hindurch die Linse entbinden. Man kann dann, wenn man es für notwendig hält, die Iris wieder nähen, um eine runde Pupille zu erhalten *(Mackensen u. Raptis).*

Okklusionsmembran

Pupille einschneiden

Naht der Iris

Für die Entbindung der Linse wird immer Trypsin verwendet und nach der Entbindung *kein* Acetylcholin gegeben. Wundverschluß und Auffüllen der Vorderkammer wie früher besprochen. In manchen Fällen wird man parabulbär Dexamethason geben und lokal ein Antibiotikum sowie Atropinsalbe. Die postoperative Betreuung unterscheidet sich auch etwas. Meist ist täglich mehrmals Cortison notwendig und 2mal täglich Atropin. Druckkontrolle!!

Katarakt nach Ablatiooperation

Gelegentlich muß eine Kataraktoperation an einem Auge, das ein- oder mehrmals wegen Ablatio operiert worden war, ausgeführt werden. In diesem Falle empfiehlt es sich besonders vorsichtig vorzugehen. Es wird diskutiert, ob extra- oder intrakapsulär operiert werden soll. In manchen Fällen ist der Glaskörper wie bei Siderosis verflüssigt. Die Zonulafasern

e.c. oder i.c.?

halten meist nicht sehr fest. Zu bedenken sind das Alter des Patienten und der Refraktionszustand des Auges. Es ist empfehlenswert, die *Operation in Narkose* durchzuführen und *vorher Mannit* zu geben. Zügelnähte oder ein Flieringaring sind ratsam. Trypsin und vorsichtige Kryoextraktion ergeben gute Resultate. Eine Kataraktextraktion sollte *frühestens 6 Monate nach der Ablatiooperation* durchgeführt werden. Besondere Vorsicht ist geboten nach umschnürenden Operationen *(Campbell u. Mitarb., Ackermann u. Mitarb.).* Sehr wichtig ist die postoperative Funduskontrolle.

Traumatische Katarakt

Kontusionsstar

Ein Kontusionsstar kann in der Regel wie ein Altersstar operiert werden. In manchen Fällen ist eine Drucksenkung (Diamox, Mannit) notwendig. Der Glaskörper kann destruiert oder komplett verflüssigt sein.

Perforationsstar

Bei einem Perforationsstar ist sehr zu überlegen, ob eine intrakapsuläre Operation wünschenswert oder möglich ist.

Katarakt bei sympathischer Ophthalmie

Es kann dabei vorkommen, daß die Linse mit der Iris total verwachsen ist, so daß an eine intrakapsuläre Operation nicht gedacht werden kann. In solchen Fällen wird die vordere Linsenkapsel im Pupillarbereich ausgeschnitten, und anschließend werden die Linsenmassen ausgewaschen und abgesaugt. In einem solchen Fall kann die Ultraschall- oder auch die Schneidetechnik (s. S. 71/72) sehr nützlich sein.

Katarakt bei Siderosis

Wenn ein Eisensplitter im Auge eine Siderosis lentis verursacht hat, so ist meist auch schon eine Schädigung der Netzhaut aufgetreten. Für die Kataraktoperation muß man wissen, daß der Glaskörper total verflüssigt ist

Flüssiger Glaskörper

und deshalb 4 Zügelnähte, oder noch besser ein Flieringaring (eventuell Doppelring) angebracht werden müssen. Das Abfließen von flüssigem Glaskörper spielt an sich keine große Rolle, sofern man dafür sorgt, daß der Bulbus nicht zu sehr deformiert wird (Gefahr der Ablatio) und daß er am Ende der Operation wieder aufgefüllt wird. Um das Zunähen zu erleichtern, kann man die Vorderkammer mit Luft auffüllen, die man am

Ende der Operation besser wieder entfernt und durch Ringerlösung ersetzt.

Intralentaler Splitter

Wenn man eine Linse mit einem intralentalen Splitter entfernen will, so ist es zweckmäßig, die vordere Kapsel mit dem Kryogerät dort anzufrieren, wo die Perforation war. Man kann diese Stelle sozusagen zufrieren und dann die Linse extrahieren. Eine einmal zerrissene Linsenkapsel reißt wieder leicht ein, man muß dann die Kapsel unter Umständen in Teilen entfernen und die Linsenmassen ausspülen und absaugen. Es ist dabei von Wichtigkeit, daß die *hintere Kapsel intakt* bleibt, denn ein Glaskörper-Linsen-Gemisch ist unerwünscht.

i.c. oder e.c. Extraktion

In seltenen Fällen kann man einen intralentalen Eisensplitter so entfernen, daß die Linse und ihre Transparenz erhalten bleiben und nur eine umschriebene Trübung entsteht. Das *Vorgehen* ist folgendes: mit einem sehr schmalen Graefemesser oder einer Diszissionsnadel sticht man bis zum Splitter ein. Mit dem Handmagnet berührt man das Messer und kann damit den Splitter in die Vorderkammer ziehen; dann erfolgt die Extraktion des Splitters aus der Vorderkammer. Anschließend wird die Pupille maximal verengt, um die Wunde in der Linse zu bedecken und eine rasche Verklebung zu erreichen. Die Vorderkammer wird mit Luft aufgefüllt.

Splitterextraktion aus der Linse

Hohe Myopie

Die Kataraktoperation bei hoher Myopie war immer etwas gefürchtet und zwar in erster Linie wegen einer Glaskörperkomplikation und der Möglichkeit einer späteren Ablatio. Auch an die Kombination Myopie und Glaukom soll gedacht werden. Mit Hilfe der massiven Senkung des intraokularen Druckes (*Mannitinfusion*) und einer *Operation in Allgemeinnarkose* kann man die Komplikationsrate bei hoher Myopie weitgehend senken. Eventuell sind *4 Zügelnähte oder* der *Flieringaring* sinnvoll.

Eine Serie von 100 aufeinanderfolgenden Kataraktoperationen bei einer Myopie von mindestens 10 Dioptrien ergab folgendes: 2mal Ruptur der Kapsel, 2mal Glaskörperkomplikation und 2mal Ablatio innerhalb eines Jahres nach der Kataraktoperation. In beiden Fällen lag eine Myopie von –20 Dioptrien vor; die Ablatio trat einmal nach 4 Monaten und einmal nach 9 Monaten auf.

Eigene Ergebnisse

Am Entlassungstag soll der Fundus genau gespiegelt und 4 Wochen später mit dem Dreispiegelkontaktglas abgesucht werden im Hinblick auf eine prophylaktische Behandlung der Netzhaut.

Operation bei Linsenluxation

Marfan-Syndrom

Ob eine luxierte oder subluxierte Linse operiert werden soll, hängt von verschiedenen Kriterien ab. Bei *angeborener Subluxation* (z. B. Marfan), ist das Sehvermögen meist so schlecht, daß eine Operation schon aus diesem Grunde indiziert ist *(Sautter u. Mitarb.)* *Sautter* gibt als Operationsindikation auch die Verbesserung des Einblickes in die Netzhautperipherie an und operiert prophylaktisch wegen möglicher späterer Komplikationen. Die verschiedensten Operationsverfahren wurden schon geübt. Als wesentlich darf dabei herausgestellt werden, daß man das Auge nicht weit eröffnet (kleine Punktion) und die subluxierte Linse „verkleinert" oder total entfernt. In der letzten Zeit hat sich uns folgendes *Vorgehen* bewährt: Operation in Allgemeinnarkose nach vorheriger Mannit-Infusion, Zügelnaht, Flieringaring, Präparation eines Bindehautlappens, Eröffnen ab externo mit dem Sklerotom, *periphere Iridektomie*, Trypsin unter die Iris, Punktion der Linse im *Kolombereich*, Eingehen mit einer Kanüle in die Linse, Absaugen von Linsenmassen (Spritze) und zum Schluß Absaugen oder Ausziehen der Linsenkapsel (nicht unbedingt erzwingen), Naht der Wunde, Auffüllen der Vorderkammer. Die Operation wird unter einem *Operationsmikroskop* durchgeführt. Die bisherigen Resultate mit dieser Methode sind befriedigend.

Eigenes Operationsverfahren

Total luxierte Linsen

Total luxierte Linsen kann man so lange im Auge belassen, wie sie keine Störungen verursachen (Drucksteigerung, phako-anaphylaktische Reaktion).

Muß man die klare oder getrübte Linse entfernen, so ist die Operation in *Allgemeinnarkose* zu empfehlen, 4 Zügelnähte oder *Flieringaring*, Graefeschnitt oder Eröffnen mit Bindehautlappen und Sklerotom; eine *vorgelegte Naht* ist wichtig. Nicht selten tritt Glaskörper bereis nach dem Schnitt aus. Der Glaskörper wird mit Zellulosetupfer und Weckerschere entfernt. Wenn möglich, wird mit einer isolierten Kryode die Linse angefroren und extrahiert. Gelegentlich muß man die Linse auch mit der Schlinge halten und dann extrahieren. Periphere Iridektomie, *Glaskörper aus* der *Vorderkammer entfernen*, Zunähen der Wunde, Luft in die Vorderkammer. Bei Patienten mit subluxierter und luxierter Linse muß ebenfalls die Netzhaut sorgfältig überwacht werden.

Ektopia lentis

Eine *Ektopia lentis* kommt selten vor. Die Linse muß in diesem Falle entfernt werden, da auf andere Weise kein brauchbares Sehvermögen erzielt werden kann. Das Vorgehen ist das gleiche wie bei einer Cataracta congenita.

Cataracta congenita

Ullerich hat im Almanach für die Augenheilkunde 1973 eine umfassende Darstellung gegeben; deshalb seien hier nur einige ergänzende Anmerkungen gebracht.

Die *Indikation zur Operation* wird in erster Linie von der Trübung der Linse diktiert, d. h. wenn infolge der Linsentrübung kein brauchbares Sehvermögen erwartet werden kann, so wird operiert; auch bei Polstar, Kernstar, Nahtstar usw. Auch bei einer einseitigen Linsentrübung bei sonst normalem Auge sollte man in der Regel operieren, da in manchen Fällen doch die Möglichkeit besteht, ein gutes Sehvermögen zu erreichen. Der *Operationszeitpunkt* ist am günstigsten am *Ende des 1. Lebensjahres.* Bei doppelseitigen Katarakt sollte man beide Augen möglichst rasch hintereinander operieren.

Op-Indikation

einseitige Katarakt

Zur Operation selbst: Punktion am Limbus mit Diszissionsmesser und mehrfaches Einschneiden der vorderen Kapsel. Die verschiedensten Methoden und Instrumente wurden dafür empfohlen *(Moncreiff, Scheie, Ryan, Allen).* Absaugen und Ausspülen von Linsenmassen soweit als möglich. Auffüllen der Vorderkammer mit Ringerlösung, eine Naht der Punktionsstelle (meist ausreichend); im Gegensatz zur kornealen Schnittführung heilt die Punktion am Limbus sehr rasch. Die Naht resorbiert sich oder wird abgestoßen. Die kornealen Nähte müssen entfernt werden.

operatives Vorgehen

Von uns wird eine 1,2 mm breite Kanüle verwendet und eine 2 ml Spritze. Die von *Ullerich* angegebene Absaugeeinrichtung ist sicher sehr brauchbar. *Allen* hat 1966 eine gleiche Einrichtung beschrieben. Wir haben auch eine modifizierte Einrichtung nach *Fuchs* in Gebrauch (siehe auch *Fink*). Das Prinzip ist beibehalten, nur die Kanüle ist viel kleiner ausgeführt. Die Methode von *Dardenne* halten wir für sehr aufwendig *(Dardenne u. Mitarb.)* Auch die Methode von *Girard* ist etwas aufwendig (Doppelpunktion und 2 Assistenzen). Wenn eine totale Absaugung in einer Sitzung nicht möglich ist, so gelingt es nach 2 bis 3 Tagen mühelos, die gequollenen Linsenmassen zu entfernen. Die Punktion kann dabei durch die erste Einstichstelle erfolgen und der Eingriff sehr schonend durchgeführt werden. Jedenfalls sollte man nicht versuchen, unbedingt beim ersten Eingriff die gesamten Linsenmassen zu entfernen. Zur Nachbehandlung sind Mydriatika unerläßlich und auch Cortison ist indiziert. *Philipps und Wang* berichteten 1971 über eine neue Apparatur zum Spülen und Absaugen, mit der sie gute Erfahrungen gemacht haben. Der Nachteil dieser Methode ist, daß man mit 2 Nadeln in die Vorderkammer eingehen muß. Wenig bekannt ist, daß es selbst bei sorgfältigster Operation und sicherer Vermeidung der hinteren Linsenkapsel zu einer Ruptur dieser Kapsel kommen kann. Ursache sind vermutlich die unterschiedlichen Druckverhältnisse beim Spülen und Saugen.

Kapselruptur

Wenn eine Katarakt bei einem Mikrophthalmus operiert werden soll, so sei daran erinnert, daß relativ häufig ein Glaukom vorhanden ist und man diese Augen mit Hilfe der Echographie vorher genau vermessen sollte. Bei der Operation selbst ist besondere Vorsicht geboten. *Hallermann* empfiehlt

Mikrophthalmus

bei sehr kleinen Augen (Hornhautdurchmesser unter 8 mm) nicht zu operieren. Eine Besonderheit möchte ich hier noch erwähnen. Wenn bei einer Cataracta congenita ein angeborenes Kolobom vorhanden ist, so sollte man sich nicht dazu verleiten lassen (bei Patienten nach dem 18. Lebensjahr), die Linse nach unten zu entbinden, da es dabei eher zu Glaskörperkomplikationen kommt als bei einer Entbindung nach oben.

Glaskörperkomplikationen

Die Glaskörpergrenzmembran kann so destruiert sein, daß Glaskörper in die Vorderkammer kommt, ohne die Pupille zu verziehen. Dann wird man gar nichts Besonderes machen, sondern nur die Wunde verschließen und am Schluß der Operation die Vorderkammer mit Luft auffüllen, um den Glaskörper wieder hinter die Pupille zu drängen. Glaskörper, der die Pupille verzieht, wird heute entfernt *(Zellulose, Schwamm)*, und zwar so lange, bis die Iris davon befreit und die Pupille rund ist. Danach wird die Vorderkammer mit physiologischer Kochsalzlösung oder Luft aufgefüllt. In den meisten Fällen gelingt dies. Man hat hier aus der Wundversorgung bei Verletzungen viel gelernt und eine Glaskörperkomplikation ist keine Katastrophe. *Gass* hat 1970 empfohlen, durch die Pupille hindurch mit einer Spezialkanüle flüssigen Glaskörper abzusaugen und den festen Glaskörper von der Iris mit Saugkeilen wegzutupfen. Infolge der Verbindung zwischen Zonulafasern und Glaskörpergrenzmembran kann es zu Komplikationen kommen. Gelegentlich bestehen auch beim älteren Menschen noch Adhäsionen zwischen hinterer Kapsel und Glaskörpergrenzmembran. Verflüssigter Glaskörper ist weitgehend ungefährlich (siehe auch Siderosis, S. 62).

Saugkeile

Vitrektomie

Ist bei der Operation des ersten Auges eine Glaskörperkomplikation aufgetreten, so wird man versuchen, dies am zweiten Auge zu verhindern. Operation in Narkose und Herabsetzung des intraokularen Druckes mit Hilfe von Mannit sind die Voraussetzungen. Von manchen Autoren *(Vörösmarthy, Pfandl, Schimek)* wird auch die Okulopression empfohlen, ein Verfahren, das nicht ungefährlich ist. Es kann nicht mit Sicherheit eine Schädigung der Makula oder der übrigen Netzhaut ausgeschlossen werden (Ablatiogefahr). Ebenso gefährlich ist die Punktion von Vitreus (flüssigem Vitreus) durch die Pars plana zur Herabsetzung des intraokularen Druckes.

Vermeidung von GK-verlust am 2. Auge

Okulopression

In Vollnarkose mit Mannit-Infusion kann man sehr häufig unter Zuhilfenahme der Zonulolyse und der Kryoextraktion eine Glaskörperkomplikation vermeiden. Schuld an dieser ist manchmal auch eine zu schnelle Entbindung der Linse. Gelegentlich bemerkt man auch die Adhäsionen des Glaskörpers an der Linsenrückfläche, kann sie rechtzeitig lösen und der Glaskörper fällt hinter die Pupille zurück (siehe auch das Kapitel über luxierte Linsen, S. 64). In solchen Fällen kommt es darauf an, eine gute Assistenz zu haben, die mit einer Weckerschere den Glaskörper durchtrennt oder ihn zumindest mit einem Spatel von der Linsenrückfläche ablöst.

Expulsive Blutung

Die expulsive Blutung ist wohl das am meisten gefürchtete Ereignis bei einer Kataraktoperation und ihre Beherrschung ebenso schwierig und nicht immer möglich. Dennoch kann in günstigen Fällen das Auge gerettet und ein guter Visus erzielt werden. *Mackensen* berichtet 1966 über 2 Fälle mit gutem Ausgang. Unser *eigenes Vorgehen* sei kurz geschildert:

Eigenes Vorgehen

Die expulsive Blutung kann unmittelbar nach dem Schnitt oder auch später im Verlaufe der Operation auftreten. Jedenfalls wird der Augeninhalt unbeherrschbar nach vorne gedrängt; unter Umständen wird auch die Linse spontan exprimiert. Das Entscheidende ist, so rasch wie möglich die Wunde zu verschließen und festzustellen, in welchem Quadranten es blutet. Dort wird sofort mit einem 1 mm-Trepan *trepaniert* und die Blutung nach außen abgeleitet (dieser Eingriff ist am wichtigsten und muß *so rasch wie möglich durchgeführt* werden). Dadurch wird auch das Zunähen erleichtert, ja es gelingt auch, die Vorderkammer wieder herzustellen. Man darf nicht hoffen, daß man durch eine Koagulation die Blutung zum Stehen bringt; mit einem solchen Versuch sollte man keine Zeit verlieren! Hämostyptika kann man geben, aber sie helfen wenig; ausgetretener Glaskörper wird abgetragen und, wenn notwendig, wird eine totale Iridektomie gemacht. Am wichtigsten ist der Verschluß des Auges, da dann auch die Blutung zum Stehen kommt (Druck). Die Blutung im Augeninneren (meist subchorioidal), resorbiert sich oft erstaunlich rasch, und das Auge erholt sich. Die Nachbehandlung bei expulsiven Blutungen erstreckt sich in erster Linie auf blutresorbierende Maßnahmen. Mehrere Augen konnten auf diese Weise erhalten werden.

sofortige Trepanation!

Wenn ein Auge durch eine expulsive Blutung zugrunde gegangen ist und *am zweiten Auge* eine *Kataraktoperation* gemacht werden muß, wird man besonders vorsichtig vorgehen. Das Hauptaugenmerk ist dem *Blutdruck* zuzuwenden; bei der Operation selbst muß die i. o. Druckentlastung *sehr langsam* vorgenommen werden. Operation in Narkose, vorher Mannit zur Herabsetzung des intraokularen Druckes. Es ist auch darauf zu achten, daß der Kopf nicht zu tief gelagert wird. Bei Patienten, die husten (Raucher), sollte vor der Operation ein hustenstillendes Mittel gegeben werden. Bisher ist in unserem Krankengut in keinem Fall am zweiten Auge auch eine expulsive Blutung aufgetreten.

Operation am anderen Auge

Kombinierte Katarakt-Glaukom-Operation

Nicht selten besteht bei einer Katarakt zugleich auch ein Glaukom, und es erhebt sich dann die Frage, ob eine Glaukom- und Kataraktoperation in einer Sitzung durchgeführt werden sollen. Wenn das Glaukom medikamentös gut regulierbar ist, so kann eine normale Kataraktoperation vorgenommen werden. Ist dies nicht der Fall, so kombinieren wir derzeit eine *Kataraktoperation mit* einer *Trabekulektomie (Stelzer, Benedikt, Dellaporta).* Wir haben vor Jahren schon gute Erfahrungen mit einer Kombination von peripherer Iridenkleisis und Kataraktoperation gemacht *(Benedikt).* Das jetzige *operative Vorgehen* ist folgendes: Präparation eines Bindehautlappens, Schnittführung in der Sklera für die Trabekulektomie (Skleralappen), Eröffnen der Vorderkammer und Erweiterung des Schnittes, eine vorgelegte Naht, Trypsin, Extraktion der Linse mit der Kryode, Ausschneiden des Trabekulums, periphere Iridektomie, Wundverschluß, Auffüllen der Vorderkammer. Die Trabekulektomie hat den Vorteil, *daß man die Vorderkammer wieder herstellen kann.* Postoperativ sind keine Schwierigkeiten zu erwarten. Die Pupille kann erweitert werden und vom ersten Tag an wird Cortison gegeben. Die Resultate sind recht zufriedenstellend, und man kann dem Patienten einen zweiten Eingriff ersparen. Die Kombination Trabekulektomie und Kataraktoperation ist den früheren Methoden überlegen, auch dem von *Maumenee* 1970 angegebenen Verfahren.

Katarakt-Op. + Trabekulektomie

Operationstechnik

Kataraktoperation nach Keratoplastik

Eine *Keratoplastik* ist ein Routineeingriff geworden, der dennoch eine genaue Indikationsstellung verlangt. Jeder Operateur weiß um die Erfolgsaussichten je nach Lage des Falles. Eine *zusätzliche Kataraktoperation* bedeutet eine weitere Belastung für das Auge und für den Operateur. Ausnahmsweise wurde im Rahmen von Wiederherstellungsoperationen bei einer Hornhauttransplantation an der getrübten Linse oder an der Sekundärmembran operiert. Die *Hornhauttransplantation bei* bereits bestehender *Aphakie* hat ihre besonderen Probleme. Mit der neuen Operationstechnik wurden auch hier die Resultate verbessert. Als wesentlich zu nennen wären massive Drucksenkung, Operation in Vollnarkose, Flieringaring (einfach oder doppelt), Einzelnähte und fortlaufende Naht, Beherrschung des eventuellen Glaskörpervorfalles. Die Kataraktoperation bei vorher durchgeführter Keratoplastik (6–12 Monate später) ergibt nach unseren Erfahrungen bei sorgfältiger Technik keine Komplikationen an der Hornhaut. Gleiches berichten *Stark u. Maumenee. Kaufman sowie Sautter und Mitarb.* (1974) befürworten eine gleichzeitige Hornhauttransplantation und Kataraktoperation. Ein wesentliches Argument für das gleichzeitige Vorgehen ist immer die Zeitersparnis und die nur einmalige psychische Belastung des Patienten. Auch die zweimalige Narkose wird ins Treffen geführt, was gerade bei älteren Menschen noch am ehesten anerkannt werden muß.

Keratoplastik bei Aphakie

Kataraktoperation nach Keratoplastik

Kombinierte Operation

Die Zeit sollte aber bei einem so wichtigen Organ und bei der Entscheidung, ob das Sehen wesentlich verbessert werden kann, keine Rolle spielen. Besonders bei jüngeren Menschen gibt es keine stichhaltigen Gründe für ein gleichzeitiges Vorgehen, zumal der Bulbus zum Kollaps neigt und die Komplikationsrate sicher höher liegt. Bei älteren Menschen sollte man mit dem kombinierten Vorgehen aber auch zurückhaltend sein.

Operationstechnik

In der *Operationstechnik* herrscht weitgehende Übereinstimmung. Druckherabsetzung (Mannit), Vollnarkose, Flieringaring, Trepanation 7–9 mm, Trypsin zur Zonulolyse, vorsichtige Extraktion mit Kryode, Pupille mit Acetylcholin verengen, 2 oder mehrere Iridektomien oder Iridotomien. Einnähen des Transplantates mit 4–8 Einzelknopfnähten (das ausgestanzte Transplantat wird zuvor in eine Schale mit antibiotischer Lösung gelegt und in eine zweite und dritte Schale umgewechselt [Verdünnungseffekt + Antibiotikum]), Luft in die Vorderkammer, fortlaufende Naht mit Perlon. Die Einzelknopfnähte entfernen wir dann meist, die Luft wird durch Ringerlösung ersetzt. Antibiotische Salbe, Verband beiderseits, Breitbandantibiotikum allgemein. Entlassung meist nach 2 Wochen, Nahtentfernung nach 3 Monaten. Ob man sofort mit Cortison behandelt, allgemein längere Zeit Antibiotika und auch Mydriatika gibt, muß von Fall zu Fall entschieden werden.

Komplikationen bei der kombinierten Operation

Blutungen

Blutungen (Iridektomie) müssen sorgfältig beherrscht werden. Wenn es nach der Linsenextraktion zu Glaskörpervorfall kommt, so muß man diesen abtragen (vordere Vitrektomie). In der Vorderkammer darf man keinen Glaskörper belassen. Am Ende der Operation wird die Vorderkammer mit Ringerlösung aufgefüllt; Luft ist nicht zweckmäßig. Sollte es postoperativ zu Drucksteigerungen kommen, so kann man diese meist mit Diamox beherrschen. Die Drucksteigerungen sind in der Regel flüchtig.

Glaskörper

Drucksteigerung

Immunologie

Der Verlauf jeder Keratoplastik wird mit der Bestimmung von Jg. M. verfolgt. Wenn das Jg. M. ansteigt, droht eine immunologische Hornhautreaktion, und es wird sofort in hohen Dosen Cortison allgemein (als Infusion) gegeben, bis das Jg. M. wieder absinkt.

Extrakapsuläre Kataraktoperation

i. c. oder e. c. Operation?

Durch die in der letzten Zeit propagierten neuen Operationsmethoden (Ultraschall, Schneidetechnik) tritt die Frage extrakapsuläre oder intrakapsuläre Kataraktoperation wieder etwas mehr in den Vordergrund. In diesem Zusammenhang sei auch auf die Ausführungen von *Kreibig* (1973) verwiesen. Von entscheidender Bedeutung ist dabei die Frage, ob nach einer intrakapsulären oder nach einer extrakapsulären Kataraktoperation vermehrt Netzhautablösungen auftreten. Mit Hilfe der Statistik ist die Frage anscheinend nicht klar zu beantworten, da es mit Ausnahme der

Untersuchungen *Kreibigs* auch an *geplanten* extrakapsulären Kataraktoperationen (Cataracta senilis) fehlt.

Wann unbedingt e. c. Operation?

In diesem Rahmen ist es sinnvoll danach zu fragen, *in welchen Fällen unbedingt extrakapsulär* operiert werden soll. Bei einer totalen Verwachsung der Linse mit der Umgebung kann man nur eine extrakapsuläre Kataraktoperation durchführen (siehe auch Katarakt bei sympathischer Ophthalmie, S. 62). Auch Patienten, die in der Kindheit eine schwere Entzündung des Auges durchgemacht haben und bei denen sich später eine *Cataracta complicata* entwickelt hat, fallen in diese Gruppe. Ferner ist diese Überlegung immer *nach perforierenden Verletzungen* anzustellen. Es kommt dabei immer zu Verklebungen, und besonders bei solchen zwischen Linsenhinterwand und Glaskörpergrenzmembran ist bei dem Versuch einer intrakapsulären Operation eine Glaskörperkomplikation nicht zu vermeiden. Bei einer extrakapsulären Operation besteht diese Gefahr nicht.

Hohe Myopie und Ablatio am ersten Auge

Auch soll man sich in Fällen von hoher Myopie, intrakapsulärer Kataraktoperation und nachfolgender Ablatio am ersten Auge bei der Operation des zweiten Auges überlegen, ob nicht eine extrakapsuläre Extraktion zweckmäßig ist.

Den vielfach gemachten Einwand, daß der Einblick auf den Fundus schlecht ist wenn nach der extrakapsulären Operation eine Ablatio auftritt, möchten wir nicht gelten lassen, zumindest nicht, wenn die extrakapsuläre Kataraktoperation geplant durchgeführt wurde mit maximaler Entfernung der vorderen Kapsel und gründlichem Ausspülen und Absaugen der Linsenmassen.

Operation beider Augen in einer Sitzung?

Immer wieder tritt an den Operateur die Versuchung heran – besonders bei der heute weitgehend sicheren Technik – beide Augen in *einer Sitzung* zu operieren *(Süchting)*. Man kann dem *nur* zustimmen, wenn der Patient sehr alt ist und in einem Allgemeinzustand, der ein zweimaliges Operieren als unzumutbar erscheinen läßt. Es muß natürlich auch auf beiden Augen eine wesentliche Besserung erwartet werden können. Ist dies nicht der Fall, so wird man entgegen der Regel nur das bessere Auge operieren. Sollte bei der Operation des ersten Auges eine Komplikation auftreten, so wird man das zweite Auge nicht mehr operieren. Wir haben eine größere Anzahl von Patienten auf beiden Augen in einer Sitzung operiert, und es ist in *allen Fällen* der erwartete normale Verlauf eingetreten; trotzdem warnen wir davor, denn das Infektionsrisiko ist nach wie vor gegeben. Die Sicherheit muß oberstes Gebot sein *(Thiel, Custodis)*. Es kann vorkommen, daß mit einer Spülflüssigkeit Bakterien oder Pilze in das Auge

Infektionsrisiko

eingebracht werden. Der Bindehautsack, der nie steril gemacht werden kann, ist ebenfalls als Keimquelle denkbar. Auch gegen Blutungen während und nach der Operation ist man nicht gefeit. Der postoperative Schutz des Auges durch eine Starbrille *(Süchting)* erscheint uns unzureichend. Wir geben in diesen Fällen eine Metallschale, in deren Mitte sich eine + 10.0 Dioptr.-Linse befindet. Vor allem in der Nacht müssen die Augen geschützt werden (unbewußtes Reiben im Schlaf, Tränen). Blutungen

Ambulante Kataraktoperation

In Anlehnung an die Notwendigkeit, in anderen Ländern eine Kataraktoperation ambulant durchzuführen (Indien, Afrika, Südamerika u. a.), wird auch für Europa eine derartige Vorgangsweise zur Diskussion gestellt *(Evelyn)*. Sie ist jedoch für die Gegebenheiten *in Europa nicht zu empfehlen*. Das Sehvermögen ist ein so kostbares Gut, daß man optimale Bedingungen herstellen oder einhalten sollte, um es zu erhalten. Schon eine ambulante Operation an sich kann hinsichtlich Vorbereitung und Durchführung nicht optimal sein (es ist auch die Ein-Mann-Operation abzulehnen).

Die postoperative Aufsicht bei Vollnarkose oder auch nur bei der Sedierung während der Lokalanästhesie ist in Frage gestellt. Der Patient muß mit einem Krankenwagen in ein Hotel oder nach Hause gebracht werden. Wer betreut ihn dort? Schon geringe Schwierigkeiten, die in einem Krankenhaus leicht beherrscht werden, können unter solchen Bedingungen zur Katastrophe werden (Kreislaufstörungen, Erbrechen, leichte Verwirrtheit usw.). Auch die Sterilität ist nicht gewährleistet. Operationszwischenfälle, die vorkommen können und mit denen man in einem gut eingerichteten Operationssaal fertig wird, können bei ambulanten Operationen nicht bewältigt werden (Narkosezwischenfall, expulsive Blutung, aufgehobene Vorderkammer usw.). Bedenken

Aus vielen Mitteilungen geht hervor, wie wichtig ein normaler unkomplizierter Verlauf einer Kataraktoperation für das Endresultat ist, und andererseits kann man den Untersuchungen von *Lindley u. Smith* entnehmen, wozu Komplikationen führen. In Europa ist die Kataraktoperation in einem Krankenhaus jedenfalls sinnvoller und verantwortungsbewußter als eine ambulante Operation.

Kataraktoperation mit Ultraschall

Der Wunsch, die postoperative Phase zu verkürzen, zu vereinfachen und sicherer zu gestalten, hat zur Entwicklung neuer Operationsverfahren geführt. *Kuwahara* hat damit begonnen, einen verflüssigten Linseninhalt abzusaugen (die alte Methode der Araber!). Um auch Linsen mit einem harten Kern operieren zu können, muß dieser zuvor zertrümmert werden, Prinzip was mit Hilfe von Ultraschall möglich ist. Geeignete Geräte wurden entwickelt (Japan, USA), mit denen es möglich ist, durch eine schmale Inzision in die Linse einzugehen und dann ihren Inhalt zu zerkleinern und abzusaugen *(Kelman, Shock)*. Nebenwirkungen an Hornhaut (besonders am Endothel), Iris und Ziliarkörper, ein Einriß der hinteren Kapsel sowie Schädigungen an Glaskörper und Netzhaut sind aber nicht völlig auszuschließen *(Binder u. Mitarb., Baum, Moore u. Mitarb., Rosenberg, Girard)*.

mögliche Komplikationen

Wenn man durch eine geeignete Technik Schädigungen vermeiden kann, so wäre dieses Verfahren vor allem für die Operation der kongenitalen Kataraktformen sowie für jugendliche Katarakte, hypermature und subluxierte Linsen, traumatische Katarakte und intumeszente Katarakte wohl von Wert.

Shock berichtete 1974 über eine „Phakocryolysis"; zusätzlich zur Ultraschallbehandlung benützt er einen Kältestift zum Erweichen des Kerns; anschließend wird der Linseninhalt ausgewaschen.

Kataraktoperation mit Schneiden, Saugen und Spülen

Cohen hat 1972 Experimente mitgeteilt, die darauf beruhen, daß die Linse mit Hilfe eines Gerätes, das schneidet, spült und saugt, entfernt werden kann. Es gibt inzwischen schon mehrere derartige Geräte, die auch für die Vitrektomie verwendet werden. Der Vorteil liegt auch hier in einer kleinen Inzision. Ob die Methode sich bewähren wird, muß noch abgewartet werden.

Ein weiterer Fortschritt?

Daß man bei der extrakapsulären Operation mit einem schlechteren Visus rechnen muß, steht jedenfalls fest, und in einem gewissen Prozentsatz wird ein zweiter Eingriff nicht zu umgehen sein (Durchtrennung der hinteren Kapsel).

Da keine eigenen Erfahrungen vorliegen, möchte ich mich auf diesen kurzen Hinweis beschränken.

Schrifttum

Ackermann, A. L., M. H. Seelenfreund, H. MacKenzie, Freemann, Ch. L. Schepens: Arch. of Ophthal. *84*, 41, 1970.

Allen, J. C.: Am. J. Ophthal. *62*, 1141, 1966.

Ammar Ibn Ali: siehe Feigenbaum A.

Amoils, S. P., S. F. Shapurjee, und H. E. Thomas: Klin. Mbl. f. Augenhlk. *159*, 314, 1971.

Balvglon, P., C. Matta und K. Asdourian: Arch. of Ophthal. *88*, 512, 1972.

Barraquer, J., R. Troutman und J. Rutllan: Gen. Cons. and intracapsular Cat. Extr. Mc. Graw Hill. N. Y. 1964.

Barlow, M. H. and A. E. Maumenee: Am. J. Ophthal. *73*, 321, 1972.

Baum, G.: Am. J. Ophthal. *42,* 696, 1956.
Benedikt, O.: Klin. Mbl. f. Augenhlk. *154,* 72, 1969.
Benedikt, O., G. Bartl und H. Hiti: Klin. Mbl. f. Augenhlk. Sitzungsbericht 1974.
Binder, R., L. Wyt und F. Schwab: Acta Ophthalm. *31,* 457, 1953.
Callahan, A.: Am. J. Ophthal. *63*/II, 316, 1967.
Campbell, Ch. J. and M. C. Rittler: Am. J. Ophthal. *73,* 17, 1972.
Cleasby, G. W., W. E. Fung und R. G. Webster: Arch. of Ophthal. *87,* 319, 1972.
Cohen, S. W. and M. Lasky: Arch. of Ophthal. *87,* 296, 1972.
Cotlier, E.: Arch. of Ophthal. *87,* 119, 1972.
Custodis, E.: Heidelberg 177, 1961. Ber. d. Deutsch. Ophtha. Ges.
Daviel, J.: Mercure de France 172, 1760.
– Mercure de France 198, 1768.
Dardenne, M. U., H. S. D. Setiawan-Ong und Th. Engels: Klin. Mbl. f. Augenhlk. *160,* 164, 1972.
Dellaporta, A.: Klin. Mbl. f. Augenhlk. *160,* 49, 1972.
Douvas, N. G.: Am. J. Ophthal. *71,* 762, 1971.
Evelyn, L.: Am. J. Ophthal. *39,* 715, 1955.
Fanta, H.: Klin. Mbl. f. Augenhlk. *157,* 165, 1970.
– Klin. Mbl. f. Augenhlk. *159,* 434, 1971.
Fechner, P. U., Sh. Mutlak und H. Reinke: Klin. Mbl. f. Augenhlk. *159,* 228, 1971.
Feigenbaum, A.: Am. J. Ophthal. *49,* 305, 1960.
Fink, A. I.: Am. J. Ophthal. *60,* 1090, 1965.
Funder, W.: Klin. Mbl. f. Augenhlk. *160,* 119, 1972.
Furgiuele, F. P.: Cataract surgery, Mosby 1974.
Garai, L.: Klin. Mbl. f. Augenhlk. *147,* 823, 1965.
Gass, J. D. M.: Arch. of Ophthal. *83,* 319, 1970.
Girard, L. J.: Cataract Surgery, Mosby 1974.
Hallermann, W., H. P. Greinert und H. Trauzettel: Klin. Mbl. f. Augenhlk. *165,* 225, 1974.
Hanselmayer, H.: Wr. Med. Wschr. *45,* 1011, 1967.
– Klin. Mbl. f. Augenhlk. *160,* 330, 1972.
Hofmann, H.: Die Staroperation mit fermentativer Lösung der Zonula. Bücherei des Augenarztes, Heft 41, 1963.
Hofmann, H. und H. Holzer: Klin. Mbl. f. Augenhlk. *12,* 1, 1953.
Hofmann, H. und F. Lembeck: Arch. exp. Path. u. Pharmak. *216,* 552, 1952.
– Wr. Med. Wschr. *110,* 469, 1960.
– Graefes Arch. *162,* 11, 1960.
Hofmann, H. und A. Propst: Graefes Arch. *162,* 255, 1960.
Kaufman, H. E.: Am. J. Ophthal. *77,* 824, 1974.
Kelman, Ch. D.: Am. J. Ophthal. *64,* 23, 1967.
– Am. J. Ophthal. *67,* 464, 1973.

– Am. J. Ophthal. *75*, 764, 1973.
Kirsch, R. E.: Arch. of Ophthal. *72*, 612, 1964.
Koke, M. P.: Am. J. Ophthal. *63*, 1706, 1967.
Kreibig, W.: Klin. Mbl. f. Augenhlk. *160*, 35, 1972.
Kreshorn, M. J., M. N. Lymbaros und R. Lernard: Trans. Am. Acad. Ophthal. and Otolaryng. *70*, 959, 1967.
Krwawicz, T.: Brit. J. Ophthal. *45*, 279, 1961.
Kuwahara, Y.: IGAKu LTD Tokyo, 1972.
Lembeck, F. und H. Hofmann: Graefes Arch. *162*, 120, 1960.
Lindley, J. and S. Smith: Trans. Ophthal. Soc. UK, *79*, 677, 1960.
Mackensen, G.: Klin. Mbl. f. Augenhlk. *149*, 205, 1966.
Mackensen, G. und N. Raptis: Klin. Mbl. f. Augenhlk. *162*, 191, 1973.
Madroszkiewicz, M.: Klinica oczna *38*, 485, 1968.
– Ophthalmologica, *158*, 288, 1969.
– Am. J. Ophthal. *69*, 500, 1970.
Maumenee, A. E. und Ch. P. Wölkinson: Am. J. Ophthal. *69*, 360, 1970.
Moncreiff, W. F.: Am. J. Ophthal. *29*, 1513, 1946.
Moore, Ch. H., J. F. Herrick and Th. G. Martens: Arch. of Ophthal. *54*, 922, 1955.
Perley, E. P.: Arch. of Ophthal. *77*, 184, 1967.
Pfandl, E.: Klin. Mbl. f. Augenhlk. *163*, 596, 1973.
Phillips, C. I. and M. K. Wang: Brit. J. Ophthal. *55*, 361, 1971.
Polzella, A., O. Tieri und V. Ivra: Acta Ophthal. *50*, 144, 1972.
Ramseur, H. und J. Faulborn: Klin. Mbl. f. Augenhlk. *160*, 501, 1972.
Reese, A. B. and J. H. C. Wadasworth: Trans. Am. Ophthal. Soc. *55*, 239, 1958.
Reese, A. B.: Am. J. Ophthal *46*, 495, 1958.
Reich, M., O. Schmut und M. Zirm: Physikalische und chemische Untersuchungen der Zonulafasern. Im Druck.
Roll, P., M. Reich und H. Hofmann: Graefes Arch. i. Druck.
Rosenberg, R. S. und E. W. Purnell: Am. J. Ophthal. *63*, 403, 1967.
Ryan, St. J., F. M. Banton und G. K. v. Norden: Am. J. Ophthal. *60*, 583, 1965.
Sautter, H., E. N. Hinzepeter und G. Naumann: Klin. Mbl. f. Augenhlk. *160*, 129, 1972.
Sautter, H., G. Naumann und B. Demeler: Klin. Mbl. f. Augenhlk. *163*, 290, 1973.
Sautter, H., W. Schroeder und G. Naumann: Klin. Mbl. f. Augenhlk. *165*, 386, 1974.
Sears, D. and M. Sears: Am. J. Ophthal. *77*, 378, 1974.
Shock, J. P.: Am. J. Ophthal. *74*, 187, 1972.
– Am. J. Ophthal. *77*, 860, 1974.
Süchting, P.: Klin. Mbl. f. Augenhlk. *163*, 92, 1973.
Setaiawan-Ong, H. S. D., M. U. Dardenne und U. Lippert: Klin. Mbl. f. Augenhlk. *160*, 490, 1972.

Scheie, H. G.: Am. J. Ophthal. *50*, 1048, 1960.
Schimek, R. A.: Cataract Surgery Mosby 1974.
Stark, W. and A. E. Maumenee: Am. J. Ophthal. *75*, 751, 1973.
Stelzer, R.: Klin. Mbl. f. Augenhlk. *165*, 475, 1974.
Thiel, R.: Operationslehre.
Ullerich, K.: Almanach für Augenheilkunde 1973, S. 39–58.
Vörösmarthy, D.: Advanc. Ophthal. *17*, 42, 1966.
Vucicevic, M.: Klin. Mbl. f. Augenhlk. *159*, 515, 1971.
Willard, D. E.: Cataract surgery, Mosby 1974.
Williams, H. W.: Arch. of Ophthal. *1*, 98, 1869.
Witmer, R. und R. Kreienbühl: Klin. Mbl. f. Augenhlk. *158*, 465, 1971.

Fortschritte auf dem Gebiet der experimentellen Kataraktforschung. Ihre Bedeutung für die praktische Augenheilkunde

Von Professor Dr. *Otto Hockwin* und Privatdozent Dr. *Hans-Reinhard Koch*, Bonn

Einleitung

In der zweiten Ausgabe des „Almanach für die Augenheilkunde" 1964 berichteten *Müller u. Mitarb.* [1] über den Stoffwechsel der Linse und seine Störungen bei der Kataraktentwicklung. Der vorliegende Beitrag soll an diesen Artikel anknüpfen.

Multifaktorielle Kataraktgenese

Während der vergangenen zehn Jahre erhielt die klinische und experimentelle Kataraktforschung wesentliche Impulse durch die Erkenntnis, daß Linsentrübungen nicht immer die Folge eines einzelnen Schadensereignisses sein müssen. Oft ist im Zusammenwirken mehrerer Faktoren die Ursache für eine Linsentrübung zu sehen (*Additionskatarakt* [2]). Für die zugrundeliegenden Mechanismen wurden die Begriffe Synkataraktogenese und Cokataraktogenese geprägt [3]. Die Forschungsergebnisse auf diesem Gebiet haben entscheidend dazu beigetragen, ein neues Verständnis für die wichtigste menschliche Trübungsform, die *Cataracta senilis*, zu entwickeln. Sie haben unsere Kenntnisse über die eine Kataraktbildung auslösenden „Trigger" und über mögliche Ursachen der *Cataracta praesenilis* erweitert und dabei auch verschiedene bisher unbekannte *iatrogene* Trübungsformen aufgedeckt [4]. Eine besondere Sorgfalt bei der Prüfung der „Unbedenklichkeit" neuer Arzneimittel und verstärkte Bemühungen bei der Erkennung von linsenschädlichen Ernährungseinflüssen und Umweltfaktoren muß die Folge sein.

Iatrogene Katarakte

Altersforschung

Nicht minder bedeutsam für die Erforschung der Altersstargenese ist die Untersuchung der *Alterungsvorgänge* der Linse und der sie ernährenden Medien. Hier sind im letzten Jahrzehnt wesentliche Beiträge geleistet worden [5]. Erstes Ziel war es, in Längsschnittstudien das Verhalten zahlreicher biophysikalischer und biochemischer Parameter der Linse über das gesamte Leben zu verfolgen. Im Vordergrund standen hier *tierexperimentelle Untersuchungen* über den Kohlenhydrat- und Energiestoffwechsel und über Veränderungen der Linseneiweiße. Für beide Problemkreise konnten erheblich verbesserte und verfeinerte Analysenmethoden erarbeitet werden. Zu wenig wurde allerdings bisher beachtet, daß solche Unter-

Linsenstoffwechsel

suchungen nur dann sinnvoll sind, wenn wirklich senile Versuchstiere zur Verfügung stehen.

Biostatistik Die Vielzahl der geprüften Parameter verlangt es, aufwendige *biostatistische Verfahren* einzusetzen, wenn sich das Ergebnis einer solchen Untersuchung nicht auf eine Ansammlung schwer einzuordnender Einzelbefunde beschränken soll [6]. Durch erstmalige Anwendung von Multivariatenverfahren in der Biochemie war es möglich, aus dem Datenmaterial solcher Profilstudien Teilprozesse herauszuarbeiten, die – mit unterschiedlicher Gewichtung – als Ausdruck der Linsenalterung verstanden werden können.

Artspezifizität Die Umsetzung tierexperimenteller Ergebnisse auf die Probleme der menschlichen Linse fällt nach wie vor schwer. Hieran ist nicht allein das Fehlen des geeigneten menschlichen Untersuchungsmaterials schuld, wir müssen auch in immer stärkerem Maße davon ausgehen, daß der Linsenstoffwechsel – schon bei den Säugern – über *Artunterschiede* verfügt, die besonders gut an einigen physikalischen und chemischen Parametern der wasserlöslichen Linsenproteine dargestellt werden konnten. Die vielfach noch übliche Feststellung, daß Linsenproteine wohl organspezifisch, nicht jedoch artspezifisch sind, bedarf dringender Korrektur [7].

Biochemie der menschlichen Linse Stärker als bisher wurden in vielen Laboratorien Untersuchungen menschlicher Kataraktlinsen mit dem Ziel ausgeführt, Zusammenhänge von biochemischen Prozessen und Trübungsformen aufzudecken. Diese Bemühungen standen teilweise unter ungünstigen Voraussetzungen, da viele Biochemiker zur Klassifizierung der gesammelten Kataraktlinsen Merkmale heranziehen, die keine Relevanz zur klinischen Kataraktnomenklatur besitzen. Noch immer beeinträchtigt das Fehlen entsprechender Ergebnisse normaler menschlicher Linsen die Befunddeutung.

Experimentelle Katarakte Dennoch haben gemeinsame Bemühungen von Augenärzten, Biochemikern und Biologen im letzten Jahrzehnt dazu geführt, daß die Entstehungsmechanismen einiger experimenteller Kataraktformen aufgeklärt werden konnten. Bei anderen Trübungstypen sind Teilabläufe sichtbar geworden. Nach wie vor wissen wir sehr wenig über die Zwischenstadien, die nach Schadenssetzung durchlaufen werden müssen, ehe die Veränderung des normalerweise transparenten Linsenproteins den Erkrankungsprozeß sichtbar werden läßt.

Kataraktgenese

Im Verlaufe eines Jahrhunderts ist es der wissenschaftlichen Ophthalmologie gelungen, einige der Faktoren zu erkennen, die zu einer Trübung der Augenlinse führen können. Es zeigte sich, daß die Schädigungsmöglichkeiten zahlreich sind. Neben *exogenen Faktoren* physikalischer oder chemischer Art ließen sich *endogene Ursachen* in Form systemischer oder okulärer Erkrankungen nachweisen. Auch die Gruppe der angeborenen Katarakte kann exogener (z. B. Virusinfektionen in der Embryonalphase) oder endogener Natur (genetisch fixiert) sein. Durch klinische und experimentelle Untersuchungen ist es gelungen, in Einzelfällen die Entstehungsmechanismen derartiger Trübungen teilweise oder weitgehend aufzuklären.

Ursachen der Cataracta senilis

Über die Pathogenese der weitaus häufigsten Form des grauen Stars, der senilen Katarakt, besteht jedoch weitgehend Unklarheit. Das Studium experimenteller Kataraktformen hat sich bei der Aufklärung der oben erwähnten exogenen Stare als sehr fruchtbar erwiesen. Zur Erklärung der *Altersstargenese* hat es bisher noch keinen nennenswerten Beitrag geleistet. Im Grunde sind wir hier heute nicht viel weiter als *Otto Becker* [8], der im Jahre 1877 aus klinischen Beobachtungen folgerte, die „eigentliche Ursache der Altersstarbildung müsse im senilen Sklerosierungsprozeß der Linse gesehen werden, der zu einer Ernährungsstörung der Linsenfasern führe". Die Cataracta senilis sei gewissermaßen eine normale Alterserscheinung, eine Art physiologischer Linsentod, dem niemand entgehe, der alt genug werde. Das individuell unterschiedliche Manifestationsalter lasse allerdings an das „Hinzutreten einer *Gelegenheitsursache*" denken.

In der Tat lassen zahlreiche Eigenschaften der Augenlinse im Verlaufe des Alterns Veränderungen erkennen, die bei der Entwicklung des Altersstars eine Rolle spielen mögen. Hier sind Linsenvolumen [9] und Linsengewicht [10], die Konsistenz des Kerns [11], die Kern-Rindenrelation [12] und die nachlassende Verformbarkeit bei der Akkommodation [13] zu nennen. Auch zahlreiche biochemische Parameter machen Altersveränderungen durch [5], worauf wir noch näher eingehen werden.

Wenn auch ein hoher Prozentsatz aller Menschen in fortgeschrittenem Alter Trübungserscheinungen der Linse erkennen läßt, ist es jedoch verwunderlich, daß nur ein Teil von ihnen reife Katarakte mit Funktionseinbuße entwickelt und das *Manifestationsalter* derartiger Trübungen in so weiten Grenzen schwankt. Schwer in Einklang zu bringen mit der Vorstellung der Cataracta senilis als normaler Alterserscheinung ist auch die von Fall zu Fall unterschiedliche *morphologische Form* der Trübung. Wenn auch Mischformen der vier Haupttypen häufig sind, so steht doch im Einzelfall die Wasserspalten- und Speichentrübung, die Cataracta cuneiformis, die Kernsklerose oder die hintere subkapsuläre Trübung im Vordergrund. Unter der Annahme einer zunehmenden Trübungsbereitschaft der alternden Linse liegt es auf der Hand, nach den Faktoren oder – in *Becker's* Worten – Gelegenheitsursachen zu forschen, die für das wechselnde Manifestationsalter und die Entwicklung verschiedener morphologischer Typen verantwortlich sind.

Cataracta praesenilis

Diese Fragen sind für den Kliniker und Theoretiker beim Versuch der Erklärung von *präsenilen Katarakten* gleich wichtig. Das Auftreten von – der Morphologie nach – senilen Katarakten zu einem relativ frühen Zeitpunkt läßt besonders an den Einfluß von Zusatzfaktoren denken. Wenn auch im Einzelfall solche Faktoren oft nicht eruiert werden können, hat doch die Untersuchung größerer Kollektive interessante Aufschlüsse gebracht. Diabetiker entwickeln häufiger und in jüngerem Alter [14, 15] senile Linsentrübungen als Nicht-Diabetiker. Glaukomkranke zeigen ebenfalls eine größere Katarakthäufigkeit als Gesunde [16]. Das gilt nicht nur für die plötzliche Entwicklung einer totalen Katarakt in teilweise getrübten Linsen nach Durchführung eines drucksenkenden Eingriffs. Auch die Therapie mit Miotica beschleunigt das Auftreten von Linsentrübungen [17, 18]. Ein Einfluß des Alters auf die kataraktinduzierende Wirkung von Corticosteroiden konnte ebenfalls wahrscheinlich gemacht werden [19, 20]. Schließlich ist zu erwähnen, daß auch die ionisierenden Strahlen nach relativ langer Latenzzeit das Auftreten von unspezifischen Trübungen des senilen Typs induzieren können [21].

Klinische Hinweise auf Zusatzfaktoren

Additionswirkung

Die genannten Beispiele machen klar, daß bestimmte Substanzen oder Faktoren neben einem direkt kataraktogenen Effekt auf die Augenlinse unter Umständen auch eine additive Wirkung auf die Entstehung von Trübungen ausüben können [22, 23]. Für die Mechanismen haben wir den Begriff der *Additionskatarakt* geprägt [2]. Dieses Denkmodell hat sich bei der Erklärung klinischer Trübungsformen als brauchbar erwiesen, die im Experiment noch nicht nachvollziehbar waren. Man ist zwar geneigt, in solchen Fällen zunächst Speciesunterschiede – auf die noch hingewiesen werden soll – in der Empfindlichkeit gegenüber derartigen Kataraktnoxen anzunehmen; zahlreiche experimentelle Untersuchungen zeigen jedoch, daß unter Additionsbedingungen auch derartige Faktoren ihre Kataraktogenität erkennen lassen. Einige Beispiele mögen dies erläutern:

Linsennoxe Pilocarpin

Klinische Beobachtungen machten es wahrscheinlich, daß *Pilocarpin* die Entwicklung von Linsentrübungen fördert. Im Tierversuch bestätigte sich dies bei alleiniger Pilocarpingabe nicht, obwohl ein Einfluß dieser Substanz auf einige Parameter des Linsenstoffwechsels gesichert werden konnte. Erst bei zusätzlicher Anwendung weiterer Kataraktnoxen (Naphthalin, Röntgenbestrahlung mit 125 R) konnte ein additiver Effekt dieses Medikaments erkannt werden [23]. Die gewählte Versuchsanordnung bediente sich in einem Fall (Naphthalin) einer direkten, d. h. überschwelligen Kataraktnoxe als Zusatzfaktor, während im zweiten Fall (Röntgenbestrahlung mit 125 R) eine ebenfalls unterschwellige Noxe gewählt wurde, die in der Kontrollgruppe ohne Pilocarpin nicht zu morphologischen Linsenveränderungen führte. Diese Versuche erlauben Rückschlüsse auf ähnliche Wirkungsmechanismen bei der Entstehung von Linsentrübungen bei pilocarpinbehandelten Glaukompatienten.

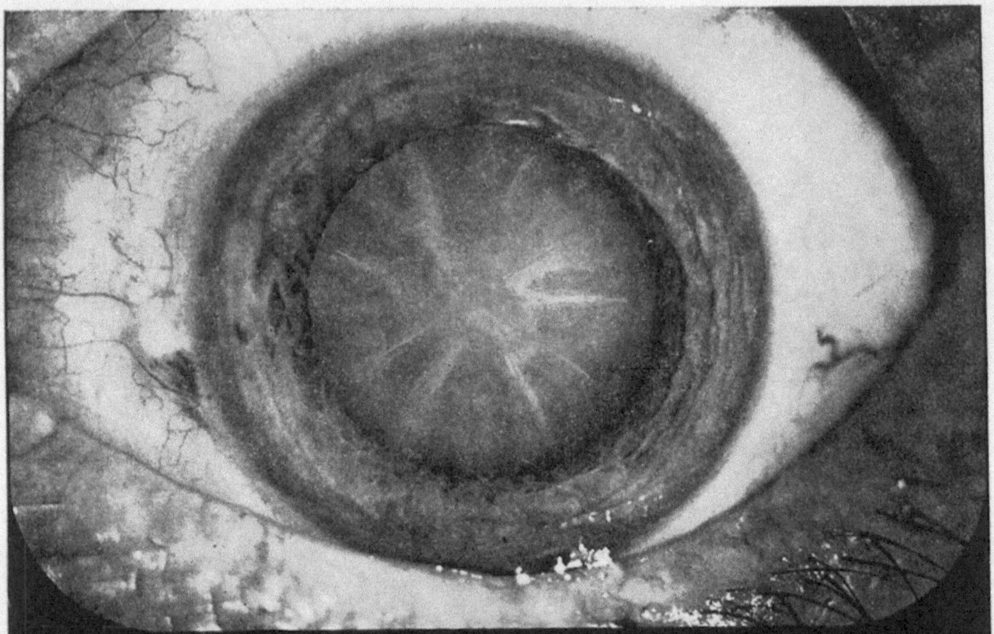

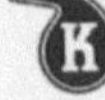

Auch *Corticosteroide* erwiesen sich klinisch als kataraktogen. Experimentelle Linsentrübungen ließen sich allerdings auch durch Corticosteroide nicht erzeugen. Hier zeigte sich jedoch eine potenzierende Wirkung auf die Entwicklung von Galaktose-Katarakten bei Ratten [24, 25, 26, 27]. Klinische Studien machen es ebenfalls wahrscheinlich, daß Zusatzfaktoren wie Alter und weitere Medikamente bei der Trübungsentwicklung nach Corticosteroidapplikation eine Rolle spielen.

Linsennoxe Corticoide

Als drittes Beispiel soll in diesem Zusammenhang die Wirkung von *Röntgenstrahlen* auf die Augenlinse Erwähnung finden. Beobachtungen von Patienten mit präsenilen Linsentrübungen nach beruflicher Exposition oder nach nuklearen Katastrophen erweckten den Verdacht, daß sich der Einfluß ionisierender Strahlen nicht nur als typische hintere subcapsuläre Katarakt, sondern – bei entsprechender Dosis – später auch als unspezifische Cataracta praesenilis manifestieren kann. Auch hier konnten im Experiment Additionsmechanismen bei unterschwelliger Dosierung wahrscheinlich gemacht werden. Zusätzlich applizierte direkte (Galaktose, Naphthalin) oder ebenfalls unterschwellige (Pilocarpin) Faktoren verstärkten die Trübungen bzw. ließen sie erst manifest werden [23].

Linsennoxe Röntgenstrahlen

An den angeführten Beispielen läßt sich erkennen, daß es grundsätzlich *zwei Mechanismen einer Additionskataraktbildung* aufgrund unterschwelliger Schädigungsereignisse gibt:

Mechanismen einer Additionskataraktbildung

a) eine anscheinend nicht linsenschädigende Substanz modifiziert die Wirkung einer *direkten* (überschwelligen) Kataraktnoxe und führt zu einer beschleunigten oder verstärkten Trübungsentwicklung.

b) Zwei *unterschwellige* oder anscheinend nicht linsenschädigende Substanzen rufen erst beim Zusammentreffen eine Linsentrübung hervor, während die Anwendung der Einzelfaktoren die Linsendurchsichtigkeit nicht beeinflußt.

Man könnte die beiden Mechanismen – in Anlehnung an Begriffe der Krebsforschung – als *Cokataraktogenese* und *Synkataraktogenese* *bezeichnen* [3].

Arzneimitteltestung

Das fatale Wechselspiel einer medikamentösen Therapie mit unerwünschten Nebenwirkungen ist dem Augenarzt nicht unbekannt. Die Zahl der Medikamente, von denen eine kataraktogene Nebenwirkung bekannt geworden ist, hat sich im letzten Jahrzehnt erheblich vergrößert. Es handelt sich dabei sowohl um Substanzen, die *systemisch appliziert* werden als auch um solche, die nach *örtlicher Anwendung* am Auge die Linse zu schädigen vermögen. *Küchle* [28] hat bereits auf diese Zusammenhänge hingewiesen, eine Zusammenstellung haben auch *Koch und Hockwin* [4] vorgelegt.

Es muß doch nachdenklich stimmen, wenn einem einzigen Medikament 10000 iatrogene Katarakte zugeschrieben werden, wobei sich diese Fälle sehr eng dem Verbreitungsgebiet des Präparates zuordnen lassen, während in anderen Regionen die Behandlung der gleichen Grunderkrankung Glaukom nicht in diesem Ausmaß von solchen schwerwiegenden Nebenwirkungen begleitet ist.

Arzneimittel-Risikofaktoren

Man muß hier die Frage stellen, ob die bisher geübte Praxis der Arzneimitteltestung ausreicht, oder ob man in größerem Umfang eine Untersuchung auf die möglichen Nebenwirkungen an der Linse veranlassen kann, damit die *Risikoerkennung* für den Arzt erleichtert und transparenter wird. [29, 30]

Synkataraktogenese, Cokataraktogenese

Nach dem Gesagten liegt auf der Hand, daß Substanzen, die nach Anwendung bei gesunden Versuchstieren noch keine Trübungen hervorrufen, nicht unbedingt als *linsenindifferent* gelten dürfen. Durch Testung im sogenannten Additionsversuch mit geeigneten Zusatznoxen wird sich erst zeigen, ob nicht unter Umständen eine *unterschwellige Linsentoxizität* vorliegt, die erst dann Trübungen manifest werden läßt, wenn weitere Schädlichkeiten auf die Linse einwirken. Von besonderer Bedeutung dürfte das bei Präparaten sein, die bei Erkrankungen zum Einsatz kommen, die von sich aus die Linse schädigen können. Solche Erkrankungen können *Allgemeinerkrankungen* wie Diabetes mellitus, Tetanie oder Myotonie, aber auch *Augenleiden* wie Uveitis, degenerative Myopie oder Retinopathia pigmentosa sein.

Aber auch alle die Pharmaka, die ohne einen offensichtlichen Zusammenhang mit dem Auge über lange Zeit angewandt werden, stellen Risikofaktoren dar und sollten als potentielle, unter Umständen unterschwellige Kataraktnoxen in Erwägung gezogen werden.

Umweltchemie und Linse

Kataraktogene Umweltchemikalien

Neben einer möglichen Wirkung von Arzneimitteln auf die Durchsichtigkeit der Linse kommt auch eine solche von *Umweltchemikalien* in Betracht. Aus der immensen Zahl der Substanzen, die akzidentell, durch berufliche Exposition oder durch Unfälle auf den Menschen einwirken können, werden immer häufiger Stoffe mit Nebenwirkungen an der Augenlinse herausgestellt. Als Beispiele seien nur Paradichlor-benzol [31], Amizol [32] und Dichlor-nitroanilin [33] genannt, bei denen experimentell eine kataraktinduzierende Wirkung zu erkennen war.

Unsere Erfahrungen über die Rolle von Umweltchemikalien als unterschwellige Kataraktnoxen sind allerdings noch sehr gering. Es ist sicherlich richtig, wenn durch systematische Untersuchungen eine Risikoabschätzung für bestimmte Substanzgruppen erleichtert wird, ohne daß man die Vielzahl in Frage kommender Substanzen einzeln testen muß. Erste Ergebnisse solcher Untersuchungen, die sich vor allem mit den chlorierten aromatischen Verbindungen (Chlor-aniline, Chlorphenole) beschäftigt haben, liegen jetzt schon vor. Die direkte Gefährlichkeit einer Substanz für die Linse scheint sich mit zunehmender Zahl von Chloratomen am aromatischen Ring zu vermindern, denn schon trichlorierte Aniline oder Phenole permeieren nicht mehr durch die Linsenkapsel [34]. Von den *Wirkungsmechanismen* ist bis jetzt bekannt geworden, daß das α-Kristallin der Linse durch mehrfach chlorierte Phenole denaturiert werden kann. Andere Umweltchemikalien können als Enzyminhibitoren wirken [35]. Es bleibt zu hoffen, daß die experimentelle Linsenforschung zur Erkennung der „gefährlichen Umweltchemikalien" rechtzeitig Beiträge leisten kann, bevor die Anwendung in größerem Umfang zu überraschenden Nebenwirkungen führt.

Wirkungsmechanismen

Der Alterungsprozeß der Linse

Die Wirkung aller dieser Faktoren, seien sie direkt oder unterschwellig kataraktogen, kann nicht losgelöst vom *Lebensalter* gesehen werden. Aus der mit zunehmendem Alter wachsenden Bereitschaft der Linse, eine Trübung zu entwickeln, ergibt sich die Konsequenz, daß damit auch die Anfälligkeit der Linse gegenüber bestimmten Noxen wachsen kann, die in der Jugend keine Veränderung der Transparenz bewirken.

Die Erforschung von Altersveränderungen des Stoffwechsels geht in die Anfänge der Linsenbiochemie zurück. Allerdings glaubte man lange Zeit, man könne die Altersunterschiede von zwei Klassen *(„jung – alt")* als repräsentativ ansehen. Dabei hat man oft Versuchstiere mittleren Alters kritiklos als „alt" bezeichnet.

Inzwischen ist aber diese vereinfachte Versuchsanordnung für Fragen der Linsengerontologie verlassen und an ihrer Stelle die Längsschnittuntersuchung eingeführt worden. Dabei versucht man die Analysen auf möglichst viele Zeitpunkte der *gesamten Lebensdauer* zu verteilen und ist bestrebt, auch die senile Phase mitzuerfassen. Natürlich ergeben sich grundsätzliche Schwierigkeiten, die vor allem auf die Beschaffung des geeigneten Untersuchungsmaterials zurückzuführen sind.[36] Bisher ist es noch nicht gelungen, eine für diese Zwecke auch nur annähernd ausreichende Zahl normaler

Längsschnitt-Untersuchungen

Geeignetes Untersuchungsmaterial

menschlicher Linsen zu untersuchen. Verschiedentlich hat man auf „Eye – bank – Linsen“ zurückgegriffen und postmortale Veränderungen in Kauf genommen. Diese Linsen mögen für Untersuchungen von Eiweißstrukturen und Proteinuntereinheiten geeignet sein, für Analysen im Bereich des Kohlenhydrat-, des Nukleotidstoffwechsels oder des Enzymverteilungsmusters sind sie wegen der relativ schnell einsetzenden unphysiologischen Prozesse völlig ungeeignet. So sind für die experimentelle Linsengerontologie seit langer Zeit hauptsächlich Tierlinsen verwendet worden. Dies war jedoch nur dadurch möglich geworden, daß man das selbst dem Züchter vielfach unbekannte *Tieralter* aus dem Linsenfrischgewicht rechnerisch abschätzen konnte.[37] Bereits im letzten Almanach-Artikel *(Müller u. Mitarb.* [1]) hatten wir darauf hingewiesen, daß für alle untersuchten Spezies eine logarithmische Beziehung zwischen Alter und Linsenfrischgewicht besteht. Man kann natürlich auch das Linsenfrischgewicht selbst als Altersrepräsentanten benutzen und damit die Altersachse graduieren; wegen des logarithmischen Zusammenhangs sind solche Kurven jedoch verzerrt und erschweren dem Betrachter die Abbildungsinterpretation.[36]

Beziehungen zwischen Alter und Linsenfrischgewicht

Inzwischen liegen ausgedehnte Untersuchungen zum Kohlenhydratstoffwechsel von Hähnchen-, [38] Meerschweinchen-, [39] Ratten-, [40] und Rinderlinsen [41, 42, 43, 44] in Abhängigkeit vom Lebensalter vor. Jedoch ist wegen der Lebenserwartung nur bei Ratten sichergestellt, daß auch die senile Lebensphase in die Analytik einbezogen werden kann.

Datenverarbeitung Multivariatenverfahren

Ein häufig gehörter Einwand gegen die aufwendigen Längsschnittuntersuchungen besteht in der Feststellung, daß man lediglich große *Datensammlungen* von Phänomenen erhält, die *Begleiterscheinungen des Alterns* sind, niemals jedoch *Altersursachen* darstellen. Dem kann man nicht ohne weiteres widersprechen. Der Fehler liegt aber nicht im experimentellen Vorgehen, sondern in der meist ungenügenden Bearbeitung des großen Zahlenmaterials. Die Auswertung von Längsschnittstudien ist mit der Analytik nicht beendet. Erst die Bearbeitung des Materials mit den Methoden der *Biometrie und Biostatistik* erlaubt eine sinnvolle Interpretation. Hierzu sind Multivariatenverfahren notwendig, unter denen die Berechnung multipler nicht linearer Regressionen, Polynomanpassungen [45] und vor allem die Faktorenanalyse [38, 42, 46] es möglich machen, formale Klassifizierungen der untersuchten Parameter vorzunehmen. Man kann so eine unüberschaubare Datensammlung auf einen Satz von einfachen voneinander abhängigen oder unabhängigen Faktoren reduzieren. Wenn sich zeigt, daß verschiedene der untersuchten Variablen miteinander korreliert sind, dann läßt sich folgern, daß sie gemeinsam einen Vorgang beschreiben, der selbst nicht gemessen wurde, u. U. sogar auch einer Messung gar nicht zugänglich ist, der aber die Ursache für die gefundene Korrelation ist. Eine solche biostatistisch abgeleitete Variable wird „Faktor“ genannt. Ihre Bedeutung wird von *den* Meß-Variablen getragen, die

Faktorenanalyse

als „Repräsentanten“ dieses Faktors bezeichnet werden. Hierdurch wird eine Hypothesenbildung induziert, die sich dann experimentell überprüfen läßt. Die Faktorenanalyse bietet also nicht nur eine Gelegenheit zur Interpretation großer Datensammlungen, sie sorgt gleichzeitig für den Ansatz zur *experimentellen Überprüfung* der aufgestellten Hypothesen. [6]

Es würde zu weit führen, auf die theoretischen Einzelheiten einer solchen Längsschnittstudie mit Multivariatenanalyse und nachfolgender Hypothesenbildung einzugehen. Hier sollen nur zwei Beispiele angeführt werden, die zeigen, daß man aus der Beobachtung von „Altersphänomenen“ durchaus zu den Ursachen des Alterns kommen kann, und daß sich darüberhinaus praktische Folgerungen für den gerontologisch interessierten Linsenforscher ergeben.

Faktorenanalyse Glykolysesteuerung

Die Bestimmungen von 18 Stoffwechselgrößen in Rinderlinsen zwischen 1 Monat und 200 Monaten (mittlere Lebenserwartung ca. 360 Monate) [41] wurden durch Wachstumspolynome [45] und Faktorenanalyse [46] ausgewertet. Die Stoffwechselgrößen ordneten sich dabei durch formale Klassifizierung der Polynome innerhalb von 6 Faktoren, die man aufgrund der Repräsentanten bestimmten Stoffwechselabläufen zuordnen konnte. Dabei ergab sich, daß die Veränderungen des Rinderlinsenstoffwechsels zu etwa 35 % der Gesamtveränderung dem biologischen *Altern der kapazitätsstarken Enzyme* der Glykolyse und damit wahrscheinlich des *Linsenproteins* zugeschrieben werden müssen. Nahezu 20 % werden durch einen Faktor erfaßt, der für die *Steuerung des Kohlenhydratabbaus über Alternativwege* verantwortlich ist, die in Abbildung 1 (S. 86) schematisiert sind. Ein hypothetisch geforderter Abbauweg von Kohlenhydraten über die Fruktose wäre jedoch an die Voraussetzung geknüpft, daß die Linse die Fähigkeit der direkten Phosphorylierung dieser Ketose besäße. Es gelang *Ohrloff u. Mitarb.*, [47, 48] das für diesen Schritt erforderliche Enzym nachzuweisen und zu charakterisieren und damit die Faktoreninterpretation experimentell zu belegen.

Glykolyse-Engpaß

Von den weiteren Altersveränderungen können jeweils 10 % einer wechselnden Beziehung im *Stoffwechsel von Linsenrinde und Linsenkern*, der *Bedeutung des Fruktoseabbaus*, dem *Einfluß von Substratspeichern* des Kohlenhydratabbaus und schließlich der endergonisch so wichtigen *Phosphorylierung durch Kinasen* zugeschrieben werden. Der Kinaseneinfluß war bereits schon 1958 von *H. K. Müller u. Mitarb.* [49] aufgespürt und als *Engpaß* beim Übergang vom Fruktose-6-phosphat zum Fruktose-1, 6-diphosphat durch Messung der spezifischen Aktivität von radioaktivmarkierten Verbindungen beschrieben worden.

Altersveränderungen eines Enzyms (Phosphofruktokinase)

Bous u. Mitarb. [50] haben die Aktivität des für diesen Reaktionsschritt verantwortlichen Enzyms Phosphofruktokinase gemessen und festgestellt, daß eine Aktivitätsabnahme mit zunehmendem Alter auftritt. Man könnte

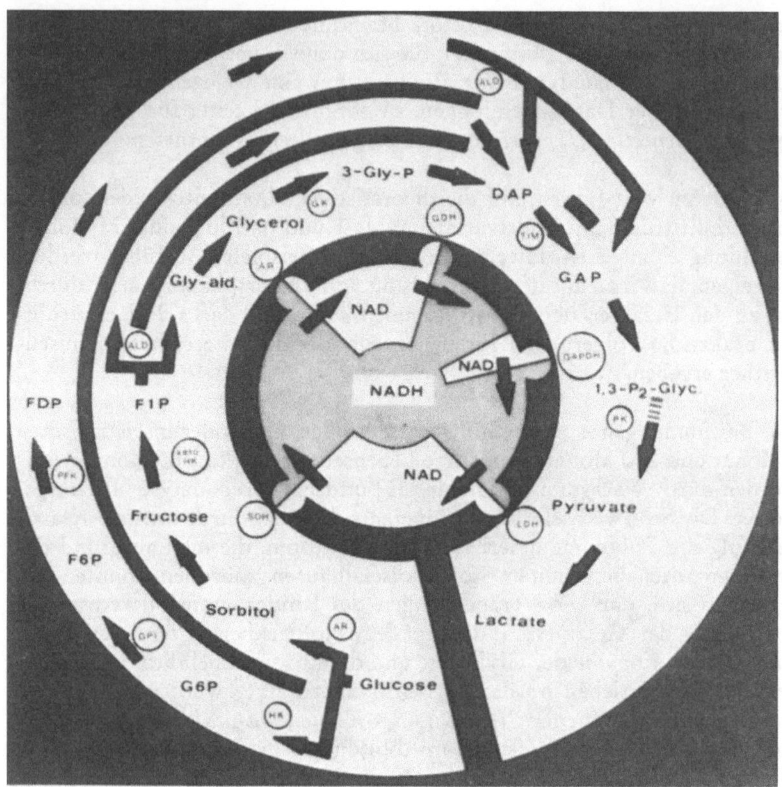

Abb. 1: *Gleichgewicht NAD / NADH als Regulationszentrum für den Kohlenhydratabbau der Linse* [46]. Der klassische Abbauweg und der Fruktoseweg vereinigen sich auf der Stufe des Dioxyacetonphosphats (DAP). Die wichtigsten Enzyme der verschiedenen Abbauwege sind durch Kreise markiert.

daran denken, daß ähnlich wie bei anderen Enzymen ein Verlust an Enzymmolekülen stattfindet. Dieses Verhalten wäre nicht ungewöhnlich. Bei der Charakterisierung des Enzyms durch Bestimmung der Kinetik wurden nun zwei Formen der Phosphofruktokinase (PFK) gefunden, die man als *Isoenzyme* bezeichnen kann; sie unterscheiden sich erheblich in ihrer *Affinität zum Substrat.* Das in jungen Linsen oder in der „jüngeren" Linsenrinde vorherrschende Enzym E_1 besitzt eine hohe Affinität zum Fruktose-6-phosphat (F6P), wohingegen das vor allem in der alten Linse und hier besonders im Linsenkern zu beobachtende zweite Enzym E_2 eine geringere Affinität besitzt. Wollte man durch E_2 eine dem von E_1 katalysierten Vorgang vergleichbare Umsatzrate an Fruktosediphosphat (FDP) erzielen, so

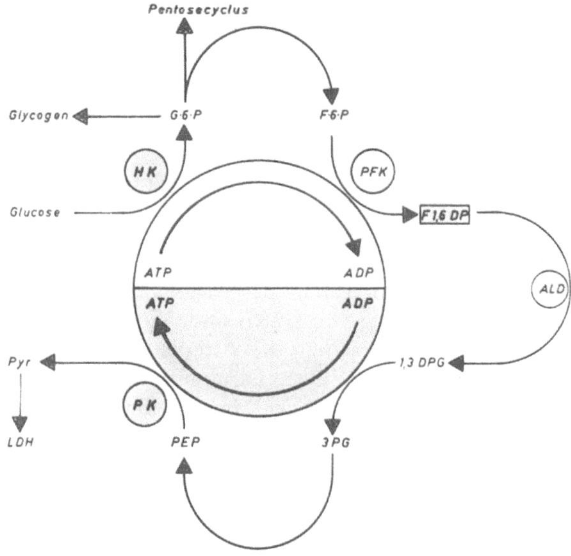

Abb. 2: *Zusammenhang der Kinasereaktionen mit dem Energie-Pool.* Die Glykolyse-Steuerung kann nicht nur über das Verhältnis ATP/ADP erfolgen, dies ist auch durch die Wechselbeziehungen zwischen Substraten (F 1,6 P) und Enzymen (PK) möglich, darüber hinaus muß das Isoenzymverhältnis bei der PFK berücksichtigt werden [46, 50].

müßte dafür eine etwa 10 mal größere F6P-Menge zur Verfügung stehen. Da man nun nicht annehmen kann, daß im Linsenkern eine *Neusynthese* zur Bildung des Isoenzyms E_2 führt, muß damit gerechnet werden, daß E_2 aus E_1 durch den Alterungsprozeß entsteht. Vielleicht ist dies die Folge von *allosterischen Einflüssen*, wie sie der PFK vielfach zugeschrieben werden. Möglicherweise spielt hier die *Altersumwandlung des α-Kristallins* unter Aggregation zu „Riesen-α-Molekülen“ eine nicht unerhebliche Rolle, findet man doch die PFK-Aktivität E_1 bei Auftrennung der Kristalline besonders in der α-Fraktion angereichert. Die Altersaggregation könnte dann aus mehreren E_1-Molekülen ein Riesen-E_2-Molekül formen, wobei aktive Enzymzentren verloren gehen und eine Affinitätseinbuße auftreten würde.

Glykolysesteuerung durch Enzyme und Substrate

Die ungewöhnliche Aufklärung, die der von *Müller u. Mitarb.* [49] geforderte Engpaß der Glykolyse durch die Befunde von *Bous u. Mitarb.* [50] gefunden hat, wird auch im Ergebnis der Faktorenanalyse [46] sichtbar, bei der die Beziehung zwischen Kinasen und phosphorylierten Reaktionsprodukten (Abb. 2) durch die Vergesellschaftung mit dem Energie-Pool eine hinreichende Interpretation ihres altersabhängigen Verhaltens erfahren. Die Steuerung dieses Systems liegt also nicht, wie früher vielfach angenommen, allein bei den ATP/ADP-Relationen, was sich schon bei einer Längsschnittstudie der freien Nukleotide [42] andeutete, sondern Wechselbeziehungen zwischen Substratkonzentrationen (FDP) und Enzymaktivitäten (PK) müssen genau so wie die Ausbildung von Isoenzymen (PFK) mit unterschiedlichen Affinitäten in die Überlegungen der zum Altern führenden Ursachen einbezogen werden.

Bedeutung von Längsschnittstudien

Die vorstehenden Beispiele der Faktorenanalysen-Interpretation mit sich daraus ergebender experimenteller Nachprüfung sollten zeigen, daß Längsschnittstudien zum Ablauf des Alterns der Linse weit mehr als nur eine einfache Anhäufung von Daten sind. Vielleicht stellt dies die einzige Möglichkeit dar, um Ursachen des Alterns zu erkennen. Es sollte nicht unerwähnt bleiben, daß diesen Befunden auch Anregungen für zukünftiges Forschen entnommen werden können. Ein besonderes Gewicht sollten dabei Untersuchungen darüber haben, inwieweit die *Ausnutzung von Alternativwegen* des Kohlenhydratabbaus durch geeignetes Substratangebot im Umgehen von altersbedingten Stoffwechselblockierungen möglich ist. Für den Abbau über den Sorbitweg mit anschließender Fruktosephosphorylierung konnte das bereits in vitro gezeigt werden.

Organspezifität und Artspezifität des Linsenproteins

Organspezifische Linsenproteine

Die in den Vertebratenlinsen synthetisierten Proteine kann man im allgemeinen als organ-spezifisch bezeichnen. Dies ist seit den Untersuchungen von *Uhlenhuth* [51] (1903) bekannt, dessen Aussagen auch durch neuere Analysenverfahren bestätigt und nur geringfügig dadurch erweitert wurden, daß man mit immunologischen Methoden z. B. auch in der Iris Einzelkomponenten der Linsenkristalline darstellen konnte.

Seit *Mörner*'s Untersuchungen (1894) [52] kennt man in den Linsen die α-, β- und γ-Kristalline. Für lange Zeit galt die Aussage als richtig, daß sich diese Komponenten in den Linsen von verschiedenen Tierarten nicht voneinander unterscheiden. Man bezeichnete die wasserlöslichen Kristalline als wenig oder gar nicht artspezifisch.

Artspezifität der Linsenkristalline

Untersuchungen von Hähnchen- [53, 54] und Fischlinsen [55] brachten jedoch erste Hinweise auf das Vorliegen einer Artspezifität der Kristalline. Dieser Befund wurde vielfach diskutiert, als man im Rahmen der experimentellen Kataraktforschung wiederholt die Beobachtung machte, daß die Erzeugung von Linsentrübungen nur bei bestimmten Tierarten Erfolg hatte. [2]

Die Aussage der fehlenden Artspezifität des Linseneiweiß beruht besonders

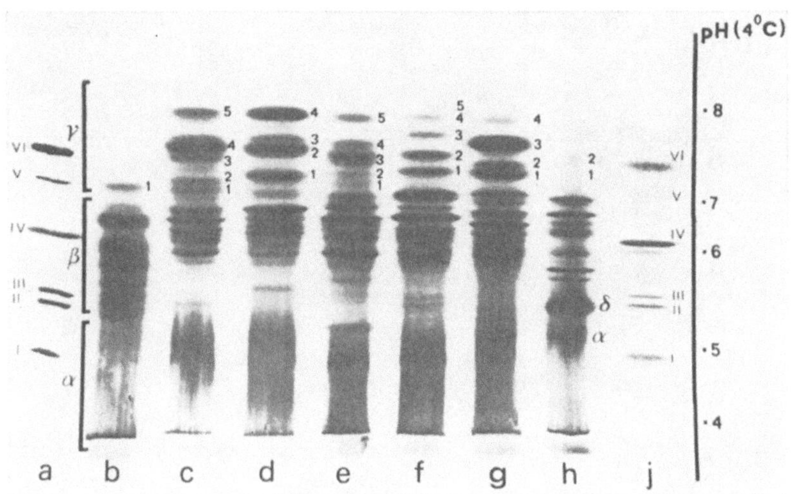

Abb. 3: *Trennung von wasserlöslichen Linsenproteinen verschiedener Tierarten durch Dünnschicht-Isoelektrofokussierung auf 5 % Polyacrylamid-Gel* [7]. Die pH-Werte nach der Trennung sind rechts in einer Skala vermerkt. Von jeder Probe wurden 0,3 mg des gefriergetrockneten wasserlöslichen Linsenproteins aufgetragen.
a, j = Standardmischung bestehend aus I. Rinderserumalbumin, Fraktion nach Cohn V; II. β-Lactoglobulin A; III. β-Lactoglobulin B; IV. Carboanhydrase; V und VI. Myoglobin.
b = menschliche Linse; c = Rattenlinse; d = Mäuselinse; e = Kaninchenlinse; f = Hundelinse; g = Kälberlinse; h = Hähnchenlinse.

auf der Analytik der drei Hauptklassen von Kristallinen und ihrer immunologischen Eigenschaften. Nach Einführung empfindlicherer Trennmethoden (Agar – Elektrophorese, Ionenaustausch, Gelfiltration, besonders aber der Isoelektrofokussierung auf Polyacrylamid-Gel) konnte man jedoch zeigen, daß jede der drei Hauptkomponenten in mehrere Untereinheiten zerlegt werden kann. Die Untereinheiten besitzen entsprechend den analytischen Trennprinzipien verschiedene physikalische oder chemische Eigenschaften. Bei der Anwendung der Isoelektrofokussierung auf die Linsenkristalline von Mensch, Ratte, Maus, Kaninchen, Hund, Kalb und Huhn ergab sich ein sehr unterschiedliches Fraktionierungsbild (Abb. 3). Man sollte also die bisher geltende Aussage, daß Linsenproteine wenig artspezifisch sind, korrigieren, denn wenn auch α-, β- und γ-Kristalline (bei Fischen und Vögeln auch das δ-Kristallin) ein relativ einheitliches Verhalten zeigen, so sind ihre auf chemischen oder physikalischen Unterschieden beruhenden Untereinheiten sowohl qualitativ als auch quantitativ doch stark von der Tierart beeinflußt.[7]

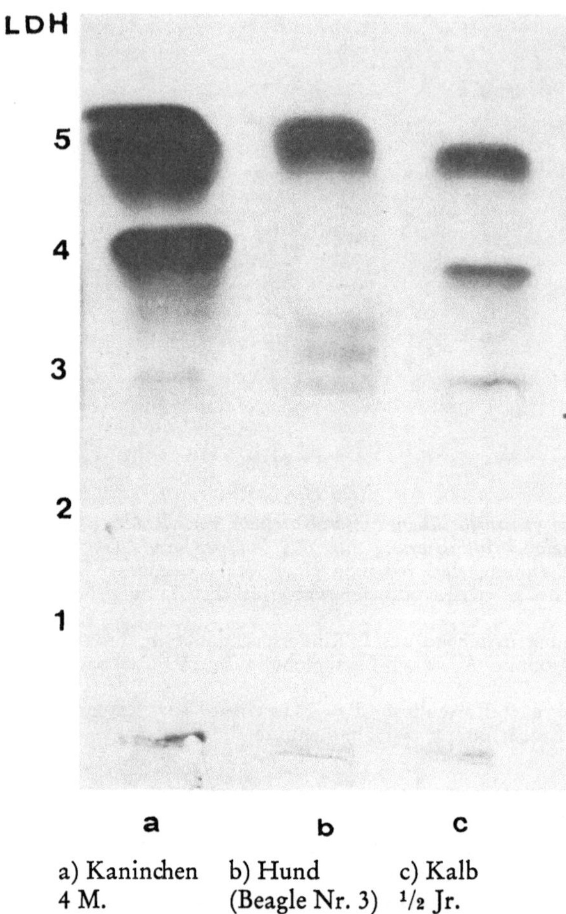

Abb. 4: *LDH-Isoenzymmuster von Kaninchen-, Hunde- und Kälberlinsen nach Trennung der wasserlöslichen Proteine durch Isoelektrofokussierung auf Polyacrylamid-Gel* [56]. +/— bezeichnen die Laufrichtung, die Isoenzymbanden sind auf der linken Abbildungsseite angegeben. a = Kaninchenlinse; b = Hundelinse; c = Kälberlinse.

Isoenzymmuster

Diese Artunterschiede werden sogar auch im *Isoenzymmuster* sichtbar, wie am Beispiel der Linsen von Kaninchen, Hund und Kalb in der Abb. 4 gezeigt wird. [56]

Ähnliche Verschiedenheiten haben wir auch für Parameter des Kohlenhydratstoffwechsels kennengelernt; es gibt Unterschiede im *Enzymverteilungsmuster* der Linsen von Huhn, Meerschweinchen, Kaninchen, Rind und Mensch [57]; auch das Muster der *freien Nukleotide* [58] zeigt erhebliche Artvariationen. Diese Befunde sind eine erhebliche Belastung für den Experimentator, denn entgegen der für lange Zeit bestehenden Annahme fehlender Artspezifität dürfte, wie ja in vielen anderen Bereichen, mit diesen Befunden die Tatsache erhärtet worden sein, daß aus den Untersuchungen an Tierlinsen nur sehr bedingte Rückschlüsse auf Probleme der menschlichen Linse erlaubt sind.

Speziesunterschiede des Kohlenhydratstoffwechsels

Die Notwendigkeit der Forschung an menschlichen Linsen wird damit erneut bekräftigt, *Nordmann* (1972) [59] und *Barber* (1973) [60] hatten dies in Übersichtsreferaten wiederholt gefordert. Wenn solche Untersuchungen zum Erfolg führen sollen, dann muß man zunächst in Zusammenarbeit möglichst vieler Augenärzte und Augenkliniken sicherstellen, daß, ähnlich wie für die Untersuchung von *Nordmann u. Mitarb.* [10] (1974) über den Zusammenhang von Linsengewicht und Lebensalter, normale menschliche Linsen in ausreichender Anzahl dem Analytiker zugänglich gemacht werden. Darüber hinaus ist es dringend erforderlich, daß man sich für biochemische Analysen von Kataraktlinsen auf eine sinnvolle Klassifizierung des Materials einigt, um auch die Ergebnisse verschiedener Laboratorien vergleichbar zu machen. Die „Farbskala" von *Pirie* und *van Heyningen* [61] ist wenig geeignet, solche Voraussetzungen zu erfüllen; man sollte die Vorschläge *Nordmann*'s [59] oder die Klassifizierung *Friedburg*'s, [62] von denen am ehesten eine Korrelation von klinischen Beobachtungen und biochemischen Veränderungen gegenüber der Normallinse erwartet werden kann, als Konvention akzeptieren. Auch für andere methodische Varianten haben solche Absprachen den Vergleich der Ergebnisse verschiedener Arbeitsgruppen ermöglicht. Vielleicht kann aber auch eine Verbesserung der Photodokumentation von Linsenbefunden die dringend notwendige Vereinheitlichung der Klassifizierung ermöglichen.

Zusammenarbeit Klinik-biochemische Forschung

Katarakt-Klassifizierung

Befunddokumentation

Die Entwicklung der Spaltlampe durch *Gullstrand* [63] (1911) und ihre methodische Vervollkommnung vor allem durch *Vogt* [64] (1930–1942) haben eine außerordentlich subtile Diagnostik der Linsenmorphologie möglich gemacht. Die *Dokumentation* dieser Befunde wirft allerdings noch immer Probleme auf. Es ist zwar möglich, typische Erscheinungsbilder photographisch festzuhalten, *Verlaufskontrollen* über längere Zeit bereiten jedoch noch erhebliche Schwierigkeiten. Die Ursachen hierfür sind, daß die *zweidimensionale* Wiedergabe eines äußerst polymorphen räumlichen Befundes einen erheblichen Informationsverlust mit sich bringt, daß die Aufnahmebedingungen kaum so standardisiert werden können, daß sie eine *reproduzierbare* Einstellung garantieren, und daß eine Umsetzung des Befundes in Zahlenwerte („harte Daten") – die Voraussetzung für eine *statistische* Auswertung – meist nicht möglich ist.

Verlaufskontrolle

Probleme

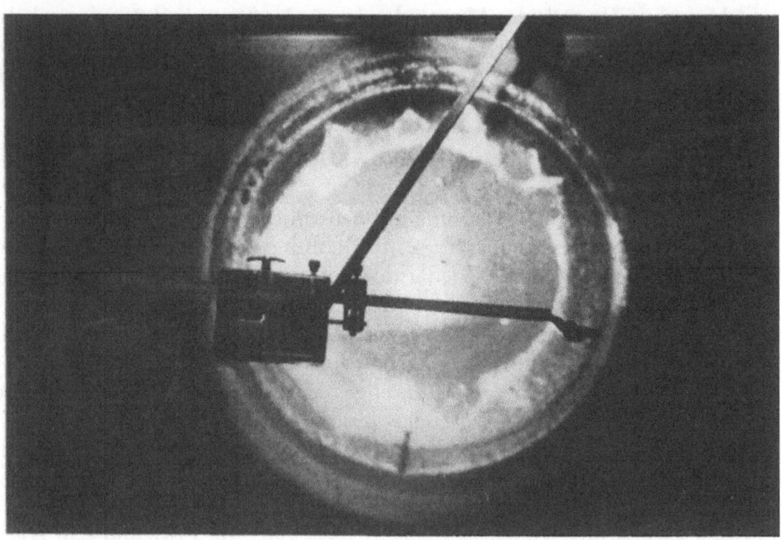

Abb. 5: *Galaktosekatarakt von Ratten.* Auswertung eines Spaltlampenphotos im auffallenden Licht auf der Mattscheibe eines Profilprojektors durch Bestimmung der getrübten Fläche mit einem Polarplanimeter.

Die Konsequenz dieser Schwierigkeiten ist oft, daß der Ophthalmologe zwar mit Hilfe der Biomikroskopie ein äußerst detailliertes räumliches Bild der vorliegenden Trübung gewonnen hat, aber dann gezwungen ist, die weitere Auswertung anhand einer groben Klassifizierung (0, +, + +, + + +) vorzunehmen. Damit begibt er sich der Möglichkeit, die trennschärferen parametrischen Verfahren der Biostatistik einzusetzen. Auch die scheinbar so genaue textliche Beschreibung oder zeichnerische Darstellung des Befundes hilft hier nicht weiter. Sie ist mit erheblichen subjektiven Fehlermöglichkeiten behaftet und verschiebt den Zeitpunkt der Klassifizierung lediglich auf den Termin der späteren Auswertung.

Spaltlampenphotographie im auffallenden Licht

In den letzten zehn Jahren konnten allerdings methodische Verbesserungen und Neuentwicklungen erarbeitet werden, die uns – zumindest für bestimmte Trübungstypen – einer Lösung der genannten Probleme näher gebracht haben. Erste Erfolge wurden verständlicherweise bei einer Trübungsform erzielt, die sich flächig und in einer zusammenhängenden Schicht in der vorderen subkapsulären Rindenzone ausbreitet und sich daher relativ leicht durch eine zweidimensionale Darstellungsweise erfassen läßt, der experimentellen Galaktosekatarakt bei Ratten. Hier konnten in regelmäßigen Abständen Spaltlampenphotographien im auffallenden Licht aufgenommen werden. Die Auswertung erfolgt durch Projektion der Diapositive auf eine waagerechte Fläche und Bestimmung der getrübten Flä-

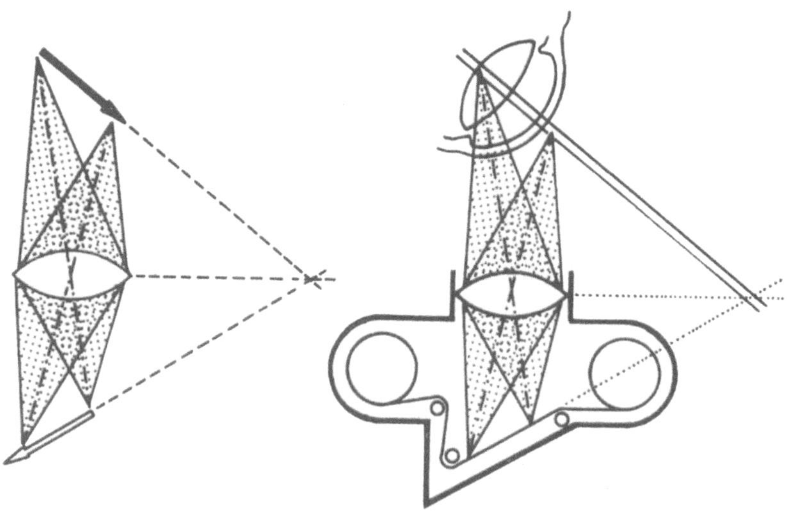

Abb. 6: *Photographie des Spaltbildes.* a) linke Zeichnung: Schematische Darstellung der Scheimpflug-Bedingung, nach der sich Objektebene, Objektivhauptebene und Bildebene in einem Punkt schneiden. b) rechte Zeichnung: Prinzip der Photographie des optischen Schnittes mit gekippter Filmebene.

che mit einem Polarplanimeter. Dieses Verfahren liefert als Ergebnis metrisch skalierte Zahlenwerte, die mit Hilfe der Varianzanalyse statistisch geprüft werden können (*Koch u. Mitarb.*, [65] (1971)). (Abb. 5)

Aufnahmen im regredienten Licht

Aus diesem Verfahren entwickelte sich eine photographische Verlaufskontrolle *menschlicher* Linsentrübungen im regredienten Licht, wobei mit der Funduskamera Aufnahmen der Linsen erhalten wurden, auf denen sich die Trübungen als Verschattungen gegen den Augenhintergrund abzeichnen. [66] Im Gegensatz zu den bisher üblichen subjektiven Bewertungen von Linsentrübungen durch Visusbestimmungen usw. ermöglicht auch hier die Photodokumentation eine gewisse „harte Datengewinnung". Dieses Verfahren ist auch für stereoskopische Aufnahmen angewendet worden. [67]

Scheimpflug-Prinzip

Eine dritte Möglichkeit, den räumlichen Linsenbefund auf eine zweidimensionale Darstellung zu reduzieren, bietet die Photographie des optischen Schnittes durch die Linse. Mit herkömmlichen Geräten scheitert dieses Verfahren allerdings an der unzureichenden Schärfentiefe, die es nicht erlaubt, ein ausreichend scharfes Bild durch die gesamte Tiefe der Linse in der Filmebene abzubilden. Hier ist grundsätzlich eine *Entzerrung des Bildes nach dem Scheimpflug-Prinzip* erforderlich. Scheimpflugs Schnittliniénbedingung zur Scharfabbildung geneigter Ebenen besagt, daß ein zur Objektivebene geneigter Gegenstand in einer Ebene abgebildet wird, die die Objektebene und die Objektivhauptebene gemeinsam schneidet (Abb. 6a).

Spaltbild-Aufnahme

Ein entscheidender Schritt gelang *Brown* [68, 69] in der Konstruktion einer Photoeinrichtung (Abb. 6b) zur SLIT-IMAGE-PHOTOGRAPHY nach dem Scheimpflug-Prinzip. Ausgehend von den Verfahren nach *Goldmann*, nach *Niesel* und nach *Patnaik* ist mit der Brown'schen Einrichtung die Vermessung und Bestimmung der optischen Dichte der brechenden Medien möglich. Die Aufnahmen besitzen ausreichende Vergrößerung und Auflösung, um alle Struktureinzelheiten von der Hornhaut bis zum vorderen Glaskörperanteil scharf darzustellen. Die Aufnahmetechnik erlaubt reproduzierbares Arbeiten, ein gleichzeitig eingeblendeter Graustufenkeil zur Dichteeichung ermöglicht die quantitative densitometrische Vermessung unter Ausschaltung individueller Abweichungen durch Filmmaterial, Entwicklungsprozeß usw. Die erhaltenen Negative erlauben drei verschiedene Meßvorgänge:

BROWN'sche Photoeinrichtung

1. Flächenmessung nach photographischer Vergrößerung mit eingeblendetem Raster.
2. Densitometrie im Mikromaßstab.
3. Flächen-Dichteanalyse mit Farbfernsehanlage.

Die Verfahren unter 1 und 2 eignen sich vorzüglich zur quantitativen Beurteilung von Trübungen der Linse (Ausmaß, Lokalisation, Intensität).

Objektive Verlaufs-dokumentation

Die von *Brown* konstruierte Anlage ist inzwischen verbessert worden; dadurch wird eine Dokumentation und Auswertung der Linsen-Spaltbilder in allen gewünschten Ebenen möglich. Außerdem kann die Apparatur mit anderen optischen Systemen ausgerüstet werden, um auch bei Tieraugen eingesetzt zu werden, und somit eine *objektive Verlaufsdokumentation experimenteller Katarakte,* die sich nicht wie die Galaktosekatarakt von der Peripherie her „flächenhaft" ausdehnen, zu ermöglichen. [70]
Es steht zu erwarten, daß die Verbesserungen der objektiven Befunddokumentation von Linsenveränderungen eine bisher empfindliche Lücke im „Meßsystem" des Augenarztes zu schließen vermag und damit auch Voraussetzungen schafft, die Linsenbefundung auf eine wissenschaftliche Basis zu stellen. Letzteres scheint besonders wünschenswert bei der *klinischen Testung* von solchen Medikamenten, denen vom Hersteller eine günstige Wirkung auf den Trübungsprozeß nachgesagt wird.

Neuere Ergebnisse experimenteller Kataraktforschung

Wechselbeziehung Linse/Kammer-wasser

Für die Versorgung der Linse mit Nährstoffen ist zur Hauptsache das Kammerwasser verantwortlich. Ein Fehlen von essentiellen Aminosäuren z. B. führt zur Störung des Linsenstoffwechsels und damit zur Ausbildung von Trübungen. Auch andere Veränderungen der Kammerwasserzusammensetzung können ähnliche Störungen an der Linse bewirken. So haben *Koch u. Mitarb.* [71] zeigen können, daß nach einseitiger Carotisligatur bei Ratten eine Röntgenbestrahlung des Kopfes mit 440 R auf der unterbundenen Seite zur Entwicklung ausgeprägterer Linsentrübungen führt als auf der nicht ligierten Seite. *Kaskel u. Mitarb.* [72] haben einen ersten Beitrag zur Frage, welche Veränderungen in der Zusammensetzung von Kammerwasser und Linse nach Carotisligatur auftreten, durch Untersuchungen an Kaninchen geliefert. Bereits nach einstündiger Unterbindung findet man eine Abnahme von Glukose sowie eine Zunahme von Milchsäure und Brenztraubensäure im Kammerwasser. Diese Veränderungen könnte man als Folge einer herabgesetzten *Kammerwasserbildung* interpretieren. Gleichzeitig beobachtete Veränderungen des Kohlenhydratstoffwechsels der Linse, die auf eine Verstärkung des anaeroben Abbaus bei vermindertem O_2-Partialdruck im Kammerwasser hinauslaufen, beeinflussen jedoch ihrerseits in erheblichem Maße die Kammerwasserzusammensetzung durch veränderten Transport von Nährstoffen und durch Abgabe von Stoffwechselprodukten. Diese Vorgänge, die man als *biochemische Wechselbeziehungen in offenen biologischen Systemen* durch Fließgleichgewichte charakterisieren kann, machen deutlich, daß eine *punktuelle* Analytik des Kammerwassers allein wenig Aussagekraft besitzt. [73] Die Befunde von *Kaskel u. Mitarb.* machen jedoch auch deutlich, wie wichtig die *gleichzeitige* Untersuchung des Kammerwassers *und* der mit ihm verbundenen Systeme zum Verständnis anderer komplexer Vorgänge (z. B. Kammerwasserdynamik, intraokularer Flüssigkeitswechsel, Transportmechanismen usw.) ist.

Offene biologische Systeme

Die Erzeugung von Linsentrübungen durch perorale Verabreichung von Naphthalin gehört zu den klassischen experimentellen Kataraktformen. Schon *Uyama u. Mitarb.* [74] hatten darauf hingewiesen, daß nicht Naphthalin selbst, sondern sein Oxydationsprodukt Naphthochinon als eigentliche Kataraktnoxe anzusehen sei. Auch *van Heyningen und Pirie* [75,76] hatten dies bestätigt. In Anlehnung an Untersuchungen der Gruppe von *Boyland* [77], die die Biotransformation verschiedener polycyclischer Aromaten untersucht hatte, postulierten sie einen analogen Abbauweg für die Bildung des kataraktogenen Naphthochinon.

Naphthalinkatarakt

Untersuchungen zur Naphthalinkatarakt wurden fast ausschließlich an *Kaninchen* durchgeführt, da *Ratten* gegenüber Naphthalin weit weniger empfindlich zu sein scheinen. Nur *Goldmann* [78] (1929) war es gelungen, bei Ratten Naphthalineintrübungen der Linse hervorzurufen.

Koch und Doldi [79] (1974) gingen bei eigenen Untersuchungen von dem Gedanken aus, daß als Ursache für diese Diskrepanz möglicherweise die Pigmentierung der Versuchstiere anzusehen sei. Während seit den 30er Jahren fast nur noch Albinoratten zu experimentellen Zwecken verwandt

Eigene Untersuchungen

werden, hatte *Goldmann* (pers. Mitt.) auch mit pigmentierten Tieren gearbeitet. In diesem Zusammenhang ist auch interessant, daß schon *Lindberg* [80] (1922) festgestellt hatte, daß Kaninchen nach Anlegen einer Iridektomie im Kolobomsektor weniger ausgeprägte Trübungen entwikkeln.

Koch und Doldi [79] untersuchten daher, ob die Linsen verschieden stark pigmentierter Ratten auf eine Naphthalinbehandlung unterschiedlich reagierten.
Sie konnten zeigen, daß die Linsen aller *pigmentierten Tiere* deutliche Schichttrübungen entwickelten, während bei *Albinos* keine oder nur diskrete Linsenveränderungen auftraten. Sie folgerten hieraus, daß für die Naphthochinonbildung im Auge nicht die von *Boyland* [77] in pigmentlosen Geweben nachgewiesenen Stoffwechselwege entscheidend sind, sondern eine Umwandlung von Naphthol in Naphthochinon durch das recht unspezifische Enzym der Melaninsynthese, Tyrosinase (Phenoloxydase), in der Iris die wesentliche Rolle spielt. Auch diese Versuche zeigen, von welcher Bedeutung die Berücksichtigung der umgebenden Medien für die experimentelle Kataraktforschung ist [73].

Ausblick

Weitere Aufgaben

Vornehmlichste Aufgabe der experimentellen Kataraktforschung sollte es sein, die Suche nach den vielfältigen *Schädigungsmechanismen* fortzusetzen. Es sind sicherlich Fortschritte erzielt worden, die eine Zuordnung des Kataraktgeschehens zu den Problemkreisen *Eiweißsynthese, Kohlenhydrat- und Energiestoffwechsel, osmotisches Gleichgewicht u. a.* als primären Ansatzpunkt möglich gemacht haben. Das Konzept der Additionskatarakt hat diese Aufgabe nicht erleichtert, obschon verschiedene geeignete Versuchsmodelle erarbeitet wurden (*Hockwin und Koch* [2] [1975]), an denen die Wechselwirkung unterschiedlicher Linsennoxen geprüft werden kann.

In stärkerem Maße müssen künftig *Untersuchungen an menschlichen Linsen* durchgeführt werden, da immer mehr Befunde für das Vorliegen von artspezifischen Eigenschaften der Linsenbiochemie sprechen. Dieses Vorhaben wird nur dann Erfolg haben können, wenn in Zukunft der klinisch tätige Ophthalmologe und der experimentelle Kataraktforscher noch enger zusammenarbeiten.

Schrifttum

[1] *Müller, H. K., O. Hockwin und M. U. Dardenne:* Über den Stoffwechsel der Linse. In: Almanach für die Augenheilkunde, S. 101–120. J. F. Lehmanns Verlag, München 1964.
[2] *Hockwin, O. and H.-R. Koch:* Combination effects on noxious influences on the crystalline lens. In: Cataract and Anomalies of the Lens. Grune and Stratton, New York N.Y. (1975).
[3] *Koch, H.-R.:* Habilitationsschrift. Bonn (1976).
[4] *Koch, H.-R. und O. Hockwin:* Med. Klin. *69,* 1683–1688 (1974).
[5] *Hockwin, O.:* Age changes of lens metabolism. In: Aging and development, Bd. 1, S. 95–129, Schattauer Verlag, Stuttgart–New York 1971.
[6] *Fink, H.:* Doc. ophthal. *27,* 154–165 (1969).
[7] *Bours, J. and O. Hockwin:* Berl. Münch. tierärztl. Wschr. (1976) im Druck.
[8] *Becker, O.:* In Graefe-Saemisch: Handb. ges. Augenheilk. 1. Aufl. Bd. 5, Engelmann, Leipzig 1877.
[9] *Graeber, W.:* XX. Concil. ophthal. Germania *1,* 493–495 (1966).
[10] *Nordmann, J., H. Fink und O. Hockwin:* Graefes Arch. klin. exp. Ophthal. *191,* 165–175 (1974).
[11] *Nordmann, J., G. Mack and G. Mack:* Ophthal. Res. 6, 216–222 (1974).
[12] *Brown, N. and R. Tripathi:* Personal communication concerning: The loss of the anterior sub-capsular clear zone of the lens. Prognostic significance in cataract formation. (1974).
[13] *Brown, N.:* Exp. Eye Res. *15,* 441–459 (1973).
[14] *Caird, F. J., A. Pirie and T. G. Ramsell:* Diabetes and the Eye. Blackwall, Oxford & Edinburgh 1969.
[15] *Graefe, A. von:* Graefes Arch. Ophthal. 4, II, 230–234 (1858).
[16] *Müller, H. K., O. Kleifeld, O. Hockwin und U. Dardenne:* Ber. dtsch. ophthal. Ges. *60,* 115–118 (1956).
[17] *Axelsson, V.:* Acta ophthal., Kbh. *46,* 83–98; 99–105; 831–845 (1968).
[18] *Shaffer, R. N. and G. Rosenthal:* Amer. J. Ophthal. *69,* 368–370 (1970).
[19] *Spaeth, G. L. and L. von Sallmann:* Intern. ophthal. Clinics *6,* 915 bis 928 (1966).
[20] *Koch, H.-R., P. Weikenmeier u. M. Siedek:* Graefes Arch. klin. exp. Ophthal. *194,* 39–53 (1975).
[21] *Miller, R. J., T. Fujino and M. D. Nefzger:* Arch. Ophthal., Chicago *78,* 697–704 (1967).
[22] *Hockwin, O.:* Ophthalmologica, Add. 158, 481–487 (1969).
[23] *Hockwin, O., T. Okamoto, H. D. Bergeder, W. Klein, L. Ferrari and W. Streit:* Ann. Ophthal. *1,* 321–325 (1969/70).

[24] *Bettman, J. W., W. E. Fung, R. G. Webster, P. P. Noyes and N. J. Vincent:* Amer. J. Ophthal. *65*, 581–586 (1968).
[25] *Cotlier, E. and B. Becker:* Invest. Ophthal, *4*, 806–814 (1965).
[26] *Cremer-Bartels, G., O. Hockwin, K. Ganter und H. Werry:* Ber. dtsch. ophthal. Ges. *69*, 436–439 (1968).
[27] *Koch, H.-R., H. Eckert und H. Wendt:* Graefes Arch. klin. exper. Ophthal. *198*, 105–112 (1976).
[28] *Küchle, H. J.:* Therapieschäden am Sehorgan. In: Almanach für die Augenheilkunde. J. F. Lehmanns Verlag München 1973.
[29] *Koch, H.-R. and O. Hockwin:* Proc. 15th Meeting, Europ. Soc. Study of Drug Toxicity. Vol. XV. June 1973 Excerpta Medica International Congress Series Nr. 311.
[30] *Wilhelmi, E.:* Ophthal. Res. *5*, 253–289 (1973).
[31] *Berliner, M. L.:* Arch. Ophthal., Chicago *22*, 1023–1034 (1939).
[32] *Bhuyan, K. C., D. K. Bhuyan and H. M. Katzin:* Ophthal. Res. *5*, 236–247 (1973).
[33] *Bernstein, H. N., J. Curtis, F. L. Earl and T. Kuwabara:* Arch. Ophthal., Chicago *83*, 336–348 (1970).
[34] *Ismail, R. O., Hockwin F. Korte and W. Klein:* Environmental Quality and Safety, Georg Thieme Verlag, Stuttgart, in press.
[35] *Hockwin, O., W. Klein and F. Korte:* Chemosphere *6*, 261–266 (1972).
[36] *Hockwin, O., H. Fink, H. Schallenberg und F. Rast:* Graefes Arch. klin. exper. Ophthal. *195*, 17–26 (1975).
[37] *Hockwin, O., U. Bechtel-Ehrig, W. Licht, E. Noll and F. Rast:* Ophthal. Res. *2*, 77–85 (1971).
[38] *Fink, H., O. Hockwin und E. Weigelin:* Graefes Arch. klin. exp. Ophthal. *177*, 323–345 (1969).
[39] *Hockwin, O., W. Licht u. E. Noll:* Graefes Arch. Ophthal. *167*, 158 bis 168 (1964).
[40] *Hockwin, O.:* in Vorbereitung: Bericht zum DFG-Vorhaben 249/8.
[41] *Hockwin, O., W. Licht, E. Noll u. M. Glasmacher:* Ber. dtsch. ophthal. Ges. *70*, 368–375 (1969).
[42] *Hockwin, O., H. Fink and D. Beyer:* Mech. Age. Dev. *2*, 409–419 (1973/74).
[43] *Hockwin, O., F. Winkler u. I. Korte:* Graefes Arch. klin. exp. Ophthal. *192*, 215–225 (1974).
[44] *Hockwin, O. u. C. Ohrloff:* Graefes Arch. klin. exper. Ophthal. *187*, 235–248 (1973).
[45] *Fink, H. u. O. Hockwin:* Graefes Arch. klin. exper. Ophthal. *191*, 177–195 (1974).
[46] *Hockwin, O., H. Fink and M. Glasmacher:* Mech. Age. Dev.; in Vorbereitung.
[47] *Ohrloff, C. and O. Hockwin:* Ophthal. Res. *5*, 121–128 (1973).
[48] *Ohrloff, C., O. Hockwin and W. Licht:* Ophthal. Res. *6*, 223–227 (1974).

[49] *Müller, H. K., U. Dardenne, O. Hockwin, O. Kleifeld u. G. Schafhausen:* XVIII. Concil. ophthal. Belgica, S. 750–763 (1958).
[50] *Bous, F., C. Ohrloff und O. Hockwin:* in Vorbereitung.
[51] *Uhlenhuth, P. T.:* Festschr. 60. Geburtstag R. Koch, Gustav Fischer, Jena, S. 49–74 (1903).
[52] *Mörner, C. T.:* Hoppe-Seylers Z. Physiol. Chem. *18*, 61–106 (1894).
[53] *Rabaey, M.:* Exp. Eye Res. *1*, 310–316 (1962).
[54] *Maisel, H.:* Arch. Ophthal., Chicago, *68*, 254–260 (1962).
[55] *Bon, F. W., G. Ruttenberg, A. Dohrn and H. Batink:* Exp. Eye Res. *7*, 603–610 (1968).
[56] *Bous, J. und* O. *Hockwin:* unveröffentlicht.
[57] *Hockwin,* O.: Invest. ophthal. *4*, 496–501 (1965).
[58] *Hockwin, O., H. Khabbazadeh, E. Noll und W. Licht:* Graefes Arch. Ophthal. *174*, 245–253 (1968).
[59] *Nordmann, J.:* Ophthal. Res. *3*, 323–359 (1972).
[60] *Barber, W.:* Human Cataractogenesis: A review. Exp. Eye Res. *16*, 85–94 (1973).
[61] *Pirie, A.:* Invest. Ophthal. *7*, 634–650 (1968).
[62] *Friedburg, D.:* Ophthal. Res. *3*, 224–232 (1972).
[63] *Gullstrand, A.:* Ber. dtsch. ophthal. Ges. *37*, 374–376 (1911).
[64] *Vogt,* A.: Lehrbuch und Atlas der Spaltlampenmikroskopie des lebenden Auges. 3 Bände. Springer: Berlin & Enke Stuttgart (1930, 1931, 1942).
[65] *Koch, H.-R., H. Dümling,* O. *Hockwin and F. Rast:* Ophthal. Res. *2*, 60–63 (1971).
[66] *Hockwin, O., E. Weigelin, P. Hendrickson und H.-R. Koch:* Klin. Mbl. Augenheilk. *166*, 498–503 (1975).
[67] *Hayashi, H.:* Ophthal. *12*, 788–791 (1970) japan.
[68] *Brown, N.:* Brit. J. Ophthal. *56*, 624–631 (1972); Exp. Eye Res. *15*, 441–459 (1973).
[69] *Brown, N.:* Trans. ophthal. Soc. U. K. *89*, 397–408 (1969); Trans. ophthal. Soc. U. K. *92*, 303–317 (1972).
[70] *Hockwin, O., V. Dragomirescu, P. Hendrickson und H.-R. Koch:* in Vorbereitung.
[71] *Koch, H.-R., F. Kremer, E. Linnér, O. Hockwin, H. Kaufmann, W. Breull and H. W. Dahners:* Ophthal. Res. *6*, 175–182 (1974).
[72] *Kaskel, D., R. Scholz, O. Hockwin and W. Ziesmer:* Ophthal. Res. *7*, 409–415 (1975).
[73] *Hockwin, O., D. Kaskel and E. Weigelin:* 15th Meeting AER, Würzburg, October 1974; Exp. Eye Res. *20*. 175 (1975); Proc. International Symposion on the Genesis of Glaucoma, Munich 1974 (in press).
[74] *Uyama, Y., S. Ogino and T. Ishihara:* Med. J. Osaka Univ, *6*, 229–239 (1955); Ophthal. Lit. (Lond.) *9*, 346 (1955); Zbl. Ges. Ophthal. *66*, 336 (1955).
[75] *Heyningen, R. van and A. Pirie:* In Biochemistry of the Eye, Sym-

posium Tutzing 1966, S. 407–409, Karger: Basel & New York, (1968).

[76] *Pirie, A. and R. van Heyningen:* In Biochemistry of the Eye, Symposium Tutzing 1966, S. 410–412, Karger, Basel & New York, (1968).

[77] *Boyland, E.:* The biochemistry of bladder cancer. Thomas, Springfield, Ill. (1963).

[78] *Goldmann, H.:* Klin. Mbl. Augenheilk., *83*, 433–438 (1929).

[79] *Koch, H.-R. and Doldi, K.:* 15th Meeting Assoc. Eye Res., Würzburg, 1974. Exp. Eye Res. *20*, 180 (1975).

[80] *Lindberg, J. G.:* Klin. Mbl. Augenheilk. *68*, 527–533 (1922).

Transpupillare Vitrektomie

Von Professor Dr. *Wilhelm Böke,* Kiel

Entwicklung

Chirurgische Maßnahmen am Glaskörper galten noch vor wenigen Jahren als risikoreich und obsolet; sie werden heute mehr und mehr durchgeführt. Diese Entwicklung wurde eingeleitet durch die 1968 publizierte Mitteilung *Kasner*'s, daß man Teile des bei der Staroperation vorgefallenen Glaskörpers ausschneiden könne, ohne damit wesentliche Komplikationen zu provozieren. Die Erfahrungen gingen vielmehr dahin, daß die Glaskörperausschneidung geeignet ist, Komplikationen nach Glaskörperverlust (chronische Uveitis, Sekundärglaukom und Netzhautablösung) weitgehend zu vermeiden. Die Indikationen wurden erweitert (*Kasner* u. Mitarb., 1968; *Sanders,* 1968); das in der Folgezeit als Vitrektomie bezeichnete Verfahren wurde 1969 anläßlich des 5. Internationalen Kursus der Ophthalmologie in Barcelona von *Barraquer, Girard* und *Strampelli* empfohlen. Weitere Arbeiten wurden von *Faulborn* (1970), *Michels* u. *Paton* (1970), *Troutman* (1970), *Cerasoli* und *Kasner* (1971), *Böke* und *Hübner* (1972), *Böke* und *Wätzig* (1972), *Coles* und *Haik* (1972), *Gombos* (1972), *Van Heuven* (1972), *Scott* (1972), *Shafer* (1972) sowie *Trutz* (1972) publiziert.

Vitrektomie bei Staroperation

Etwa gleichzeitig mit der Entdeckung *Kasner's* wuchs in der Netzhautchirurgie der Wunsch, pathologische Glaskörperveränderungen, insbesondere Glaskörpertraktionen operativ besser angehen zu können. *Machemer* u. Mitarb. (1972) entwickelten ein Gerät, das durch die Pars plana in den Glaskörperraum eingeführt wurde und durch rotierende Schneidebewegungen sowie durch Ansaugen von Glaskörperbestandteilen unter gleichzeitiger Aufrechterhaltung des intraokularen Druckes durch Infusion von Ringerlösung Teile des Glaskörpers exzidieren konnte (VISC). Dieses Prinzip erfuhr zahlreiche Modifikationen (*Henning* u. *Borgmann,* 1975), denen jedoch der Zugang durch die Pars plana gemeinsam ist.

Vitrektomie durch die Pars plana

Definitionen

Es erscheint zweckmäßig, ganz allgemein die *transpupillare Vitrektomie* am aphaken Auge der *Pars-plana-Vitrektomie* am linsenhaltigen Auge gegenüber zu stellen. Im ersten Fall wird der in die Vorderkammer eingedrungene Glaskörper nach Entfernung der Linse und nach Eröffnung der Vorderkammer ausgeschnitten, und zwar vorwiegend in seinem vorderen Anteil. Im zweiten Fall können nach Zugang durch die Pars plana vordere und tiefere Teile des Glaskörpers angegangen werden. Ausdrücke wie „vordere", „partielle", „open-sky-" oder „hintere" Vitrektomie sollten vermieden werden. Sie sagen nichts über Zugang und Operationsverfahren aus. Die folgende Darstellung beschränkt sich auf die *transpupillare Vitrektomie (trp.V.)*.

Technik

Transpupillare Vitrektomie

Die trp. V. setzt stets eine Eröffnung der Vorderkammer voraus. Je nach Ausgangslage und Operationsziel kann sie mit Saugtupfer und Wecker-Schere oder mit dem VISC-Gerät durchgeführt werden. In beiden Fällen ist ein mikrochirurgisches Vorgehen unerläßlich.

Trp. V. mit Saugtupfer und Weckerschere

Trp. V. mit Saugtupfer und Weckerschere

Voraussetzung ist eine breite Eröffnung der Vorderkammer (mindestens 180°). Die vor die Pupille gedrängten festen Glaskörperanteile werden mit einem Saugtupfer (in Pinzette) angesogen, etwas vorgezogen und mit der Weckerschere abgeschnitten (Abb. 1). Dieser Vorgang wird so oft und so lange wiederholt bis das Iris-Diaphragma deutlich zurücksinkt und die Pupille sich rundet. Dabei ist das Hornhautendothel so weit wie möglich zu schonen. Wesentlich ist, daß alle präpupillaren Glaskörperanteile, insbesondere feine Glaskörperstränge restlos entfernt werden. Diese sind auch mit dem Operationsmikroskop keineswegs immer eindeutig zu sehen. Man erkennt sie am ehesten, wenn man am Ende der Operation, d. h. vor dem Verschluß der Vorderkammer, mit der Spitze eines Saugtupfers zart

Vorgehen

über die Iris und in den Kammerwinkel fährt. Noch vorhandene Glaskörperanteile bleiben daran hängen, ziehen sich von der Iris ab und können dann mit dem Scherchen abgeschnitten werden. Werden solche feinen Stränge belassen, so können trotz ausgiebiger Vitrektomie Pupillenverziehungen und Membranbildungen auf der Iris und im Kammerwinkel sowie sekundäre Drucksteigerungen resultieren. Fällt das Irisdiaphragma zurück, ist die Pupille rund und die präpupillare Region frei von Glaskörper, so wird die Vorderkammer wasserdicht verschlossen, am besten durch fortlaufende Naht (10 × O Nylon) und mit Ringerlösung so weit aufgefüllt, daß der Bulbus seine Form annähern wieder gewinnt. Die Pupille wird durch Miotika enggestellt. Wegen der meist ausgiebigen intraokularen Manipulationen ist die Gabe eines breitwirkenden Antibiotikums (0,1 g Totocillin® subkonjunktival) anzuraten.

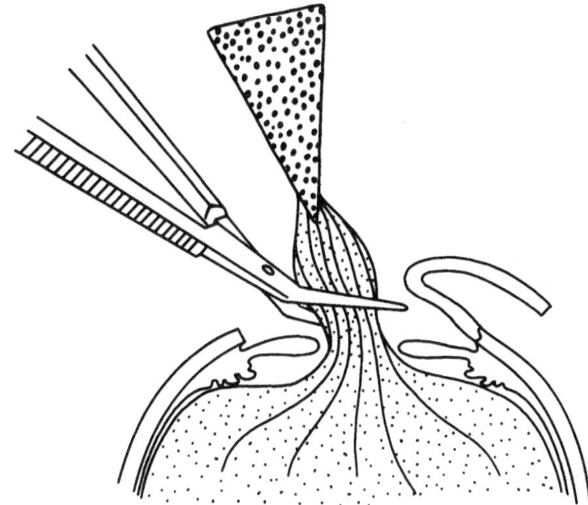

Abb. 1: Transpupillare Vitrektomie mit Saugtupfer und Mikroschere nach breiter Eröffnung der Vorderkammer.

Modifikationen

Anstelle des Saugtupfers wurde auch eine Aspiration mit dem mechanischen Sauger (*Barraquer* 1971/72) oder eine Fixierung des prolabierten Glaskörpers mit der Kryosonde (*Shea,* 1967; van *Heuven,* 1972) versucht. Ich habe diese Verfahren nur in Einzelfällen angewandt und dabei den Eindruck gewonnen, daß die Zugwirkung auf den restlichen Glaskörper zu intensiv werden und nachteilige Folgen für die Netzhaut haben könnte.

Abwandlungen der Technik

Vorbereitende Maßnahmen

Ist der Verlust von Glaskörper vorhersehbar oder eine trp. V. von vornherein geplant (s. Indikation 2–5), so sollte der Bulbus vorher mit einem Stabilisierungsring *(Flieringa, Girard, Neubauer)* versehen werden. Da die Operation stets eine ungestörte Übersicht über das Operationsfeld erfordert, ist bei korneoskleraler Schnittführung die Bindehauteröffnung am Limbus zu empfehlen. Ich selbst ziehe den kornealen Schnitt vor, er reduziert gleichzeitig das Risiko einer postoperativen Blutung in den Glaskörperraum, die nach Exzision der vorderen Grenzmembran gravierend sein kann. Die Entscheidung, ob der Eingriff in örtlicher oder allgemeiner Anästhesie durchgeführt werden soll, wird von dem Operationsplan und dem Zustand des Patienten, also von der Gesamtsituation abhängig zu machen sein.

Ringaufnähung

Schnittführung

Art der Anästhesie

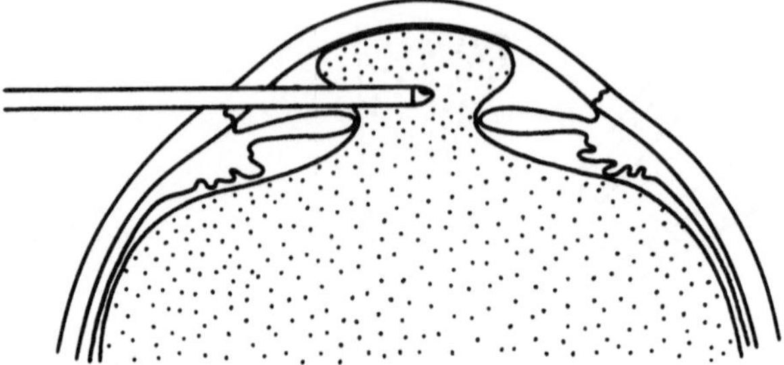

Abb. 2: VISC-Vitrektomie der in die Vorderkammer vorgedrungenen Glaskörperanteile.

Transpupillare VISC-Vitrektomie

Bei bestimmten Indikationen (vergl. 6.3.) kann die trp. V. auch mit dem VISC-Gerät durchgeführt werden. Dazu genügt eine 15–20° breite Eröffnung der Vorderkammer durch Parazenthese. Die Spitze des VISC wird eingeführt und der Glaskörper unter gleichzeitiger und gleichmäßiger Auffüllung der Vorderkammer mit Ringerlösung in kleinen Portionen ausgeschnitten (Abb. 2). Wundverschluß mit 3 Einzelnähten (10 × O Nylon) und antibiotische Prophylaxe schließen den Eingriff ab.

Indikationen und Ergebnisse

1. Glaskörperverlust während der Staroperation

Bei *Glaskörperverlust während der Kataraktoperation* ist zunächst und sofort die Sicherungsnaht zu schließen, der intraokulare Druck palpatorisch zu testen und durch indirekte Ophthalmoskopie die Möglichkeit einer retrochorioidalen Blutung auszuschließen. Nur wenn sich kein Anhalt für eine drohende expulsive Blutung ergibt, kommt eine Vitrektomie als weitere Maßnahme in Betracht. Sie ist nicht in allen Fällen zwingend notwendig. Bei verflüssigtem Glaskörper und runder Pupille nach der Extraktion

Anzeige zur trp. V.

kann auf die Vitrektomie verzichtet werden; sie sollte aber ausgeführt werden bei Vorfall von solidem Glaskörper mit verzogenem und nach innen umgeschlagenem oberen Pupillarsaum. Sind sowohl flüssige wie feste Glaskörperbestandteile vorgefallen, so mache ich die Entscheidung zur Vitrektomie davon abhängig, ob nach vorläufigem Wundverschluß durch die Sicherungsnaht ein über den Starschnitt geführter Schwammtupfer zur Verziehung der Pupille führt oder nicht. Bleibt die Pupille rund, kann man im allgemeinen davon ausgehen, daß keine festen Glaskörperstränge in der Wunde eingeklemmt sind, und daß ein späterer Höherstand der Pupille unwahrscheinlich ist. Verzieht sich die Pupille, so ist eine Vitrektomie angezeigt.

Die Ergebnisse der trp. V. nach unerwartetem Glaskörpervorfall bei der Staroperation sind im allgemeinen gut. Vom 16. 7. 1969 bis zum 28. 2. 1975 wurde unter 5680 Kataraktextraktionen 106mal Glaskörpervorfall beobachtet (= 1,8 %). Nahezu 90 % dieser Fälle blieben ohne jede Komplikation, wenn man von einer vermehrten Hornhautquellung mit passagerem Epithelödem und Descemetfalten sowie von einer postoperativ vermehrten Opaleszenz der Vorderkammer absieht. Diese Erscheinungen sind sämtlich Folge einer vermehrten Reizung von Hornhaut und Iris durch den Eingriff. Sie pflegen spätestens nach 3–4 Wochen zu verschwinden. In einzelnen Fällen ließen sich postoperativ feinste punkt- und strichförmige Netzhautblutungen erkennen, die nach entsprechender Zeit folgenlos resorbiert wurden. In 5 % wurden Vorderkammer-, Glaskörper- oder Aderhautblutungen beobachtet, in 3 % eine postoperative Netzhautablösung, in 1 % der Fälle ein Sekundärglaukom und in 2 % eine zystoide Makuladegeneration vom Typ *Irvine-Gass* (Klinische Prüfung, keine Fluoreszenzangiographie!). Diese relativ geringen Komplikationsraten weichen nicht wesentlich von entsprechenden Vorkommen nach Kataraktextraktionen ohne Vitrektomie ab. Insgesamt ist festzustellen, daß die richtig ausgeführte trp. V. nach Glaskörpervorfall während der Staroperation gute Erfolgschancen und wenig schwerwiegende und irreversible Komplikationen hat. Ihre funktionellen wie kosmetischen Ergebnisse dürften insgesamt besser sein als die der früher üblichen Maßnahmen.

Ergebnisse

Postoperative Komplikationen

2. Luxation oder Subluxation der Linse mit Glaskörperprolaps in die Vorderkammer

Hierher gehören vornehmlich Verlagerungen der Linse nach Contusio bulbi, seltener solche, die spontan entstanden sind. Die Ausgangssituation ist dementsprechend in der Mehrzahl der Fälle durch weitere Läsionen des Bulbus (Blutung, Iridodialyse, Netzhautödeme oder -risse) erschwert. Fast immer gaben sekundäre Drucksteigerungen die Veranlassung zum Eingriff. Die trp. V. wird nach der Kryoextraktion der in Vorderkammer oder Glaskörperraum dislozierten Linse durchgeführt.

Luxatio lentis mit Glaskörper in der V. K.

Die Ergebnisse sind schlechter als die in Gruppe 1. Ungünstige Endzustände und Komplikationen, vornehmlich Netzhautablösung und Glaskörperblutung sind hier häufiger vertreten. Dennoch konnte bei fast $^2/_3$ der eigenen Patienten die schwierige Ausgangssituation mit einer adäquaten Operationstechnik (kornealer Schnitt, Kryoextraktion, sicherer Wundverschluß durch fortlaufende Naht, antibiotische Abdeckung) zu einem günstigen Ausgang, z. T. sogar mit beachtlicher Funktion gebracht werden. Die Erfolgschancen der Vitrektomie werden offenbar durch die übrigen Läsionen des Bulbus bestimmt.

Ergebnisse

3. Perforierende Keratoplastik und Vitrektomie

Trp. V. bei Keratoplastik

Die trp. V. kann hier indiziert sein, wenn Glaskörperanteile der Hornhauthinterwand anliegen (z. B. nach Katarakt-Operation, perforierender Verletzung oder nach Implantation von Vorderkammerlinsen), kann sich aber auch daraus ergeben, daß bei sehr großen Transplantaten und bei engem vorderen Augenabschnitt oder aufgehobener Vorderkammer Linse und vorderer Glaskörper entfernt werden müssen, um die Iris von Kammerwinkel und Hornhaut fern zu halten. Die Ausgangssituation ist meist so schwierig (Katarakt, flache Vorderkammer, ausgedehnte vordere Synechien, ausgedehnte Hornhautnarben, Hornhautstaphylome, ggf. perforierte Hornhautulzera), daß eine erfolgreiche Keratoplastik nur nach ausreichender Vitrektomie möglich ist.

Ergebnisse

In $^3/_4$ unserer 16 Fälle kam es zu einer (z. T. deutlichen!) Besserung. 5mal blieb der Eingriff letztlich erfolglos, jedoch weniger als Folge der Vitrektomie, sondern eher aufgrund anderer schwerwiegender Befunde (Sekundärglaukom, rezidivierende Primärerkrankung).

4. Vitrektomie nach perforierender Verletzung

Perforierende Verletzung

Sie ist bei der Primärversorgung indiziert, wenn Anteile der zerstörten und gequollenen Linse sich mit Glaskörperanteilen vermischt haben, die Vorderkammer ausfüllen und zu einer narbigen Verschwartung von Hornhaut, Iris, Pupille und Kammerwinkel zu führen drohen (*Faulborn,* 1970; *Coles* u. *Haik,* 1972; *Faulborn* u. *Birnbaum,* 1974). Als sekundäre Maßnahme kommt die trp. V. in Betracht, wenn nach Diszision der traumatisch getrübten Linse eine nicht resorptionsfähige Glaskörperlinsenmischung entsteht, wie sie bei primärer oder intraoperativer Verletzung der hinteren Kapsel nicht selten vorkommt, oder wenn derbe Iris-Linsen-Glaskörperschwarten nach primärer Versorgung zurückgeblieben sind und ausgeschnitten werden müssen, um die Funktion des Auges wieder herzustellen.

Erfahrungen und Resultate

Meine Erfahrungen mit der sekundären Ausschneidung von solchen Schwarten und anschließender Vitrektomie nach breiter Vorderkammeröffnung sind allerdings eher ungünstig. Ob in Zukunft VISC-ähnliche Schneidegeräte eine kontrollierte Exzision derber Wundstarschwarten durch die Vorderkammer erlauben und zu besseren Ergebnissen führen werden, wird sich zeigen müssen.

Ermutigend sind dagegen die Resultate einer transpupillaren VISC-Vitrektomie, wenn Diszision und Ablassung der traumatischen Katarakt ein weiches Linsenglaskörpergemisch in der Vorderkammer mit geringer Resorptionstendenz hinterlassen haben.

5. Malignes Glaukom

Als eine wesentliche Indikation hat sich die trp. V. bei malignem Glaukom erwiesen. Da in typischen Fällen weder die konservative Therapie, noch die antiglaukomatöse Linsenextraktion den Druck dauerhaft zu beherrschen pflegt, sind wir dazu übergegangen, die nahezu stets notwendige Linsenextraktion primär mit einer trp. V. zu verbinden. Die vordere Glaskörpergrenzmembran ist dabei auffallend stabil; sie muß fast immer absichtlich zerschnitten werden.

Malignes Glaukom

Die Ergebnisse der vier von mir bisher in dieser Weise behandelten Fälle sind ermutigend. Bei allen Patienten konnte die Tension dauernd normalisiert oder ein zufriedenstellender Visus erhalten werden. Außer einer Vorderkammerblutung und einer umschriebenen Hornhautdystrophie im Schnittbereich sind bisher keine postoperativen Komplikationen bekannt geworden.

Ergebnisse

6. Sonstige Indikationen

Eine trp. V. kann auch in den folgenden Situationen indiziert sein und dazu beitragen ein zufriedenstellendes Therapieergebnis zu erzielen oder eine Therapie überhaupt erst zu ermöglichen. Entsprechende Indikationen sind selten und im eigenen Krankengut jeweils nur durch einen oder wenige Fälle belegt.

6.1 Amotio retinae, wenn eindeutig durch postoperative oder posttraumatische Glaskörperinkarzeration in Starschnitt oder Perforationswunde bedingt

Der Kausalzusammenhang zwischen präpupillarer Glaskörpertraktion und Netzhautablösung muß eindeutig erkennbar oder überwiegend wahrscheinlich sein. In einem entsprechenden eigenen Fall ließ sich durch trp. V. und anschließender Eindellungsoperation eine Heilung erzielen (*Böke* und *Hübner*, 1972). Als praktisch wertlos erwies sich dagegen die transpupillare Saugtupfervitrektomie in drei anderen – allerdings prognostisch sehr ungünstigen – Fällen von Netzhautablösung durch intravitreale Traktionsprozesse. Diese ließen zwar eine Kausalbeziehung zwischen Glaskörpertraktion und Amotio retinae erkennen, doch fehlten eindeutige transpupillare Glaskörperstränge zu Hornhaut und Kammerwinkel mit entsprechender Zugwirkung. Intravitreale Glaskörpertraktionen sind offenbar keine Indikation für die transpupillare Saugtupfervitrektomie. Die Frage, ob eine transpupillare VISC-Vitrektomie zur Behandlung der Aphakie-Amotio durch ausgeprägte intravitreale Traktionen besser geeignet sein würde, muß mangels eigener Erfahrung offen bleiben. Wenig ermutigend waren anderenorts durchgeführte Versuche, diabetogene Glaskörperblutungen durch trp. V. zu beseitigen (v. *Heuven*, 1972; *Scott*, 1972; *Shafer* 1972); sie sollten heute der Pars-plana-Vitrektomie vorbehalten bleiben.

Trp. V. bei Amotio retinae

Indikation und Ergebnisse

6.2 Postoperative Wundsprengung nach Katarakt-Extraktion mit Iris- und Glaskörper-Vorfall

Trp. V. bei postop. Wundsprengung

Genügend breite Wiedereröffnung der Wunde, trp. V. und Reposition der Iris dürften nach Ausschluß einer späten (!) expulsiven Blutung die sinnvollsten Maßnahmen sein und zu besseren kosmetischen wie funktionellen Ergebnissen führen als die früher geübte Sektor-Iridektomie und das Übernähen der Prolapsstelle.

6.3 Postoperativer Glaskörper-Vorfall in die Vorderkammer nach Kataraktoperation

Aphakie mit GK. in der Vorderkammer

Nach komplikationsloser intrakapsulärer Katarakt-Extraktion kann früher oder später die zunächst intakte vordere Glaskörpergrenzmembran rupturieren. Solide Glaskörperanteile fallen in die Vorderkammer vor und können diese vollständig ausfüllen. Die Katarakt-Wunde bleibt verschlossen; die Pupille ist rund. Eine Blockade des Kammerwinkels oder eine Läsion des Hornhautendothels können dann zu intraokularer Drucksteigerung oder Hornhautdystrophie führen. Bisher habe ich in zwei entsprechenden Fällen die trp. V. durchgeführt und zwar einmal durch Saugtupfervitrektomie nach Wiedereröffnung der Starwunde und das andere Mal mit dem VISC-Gerät nach Parazenthese. Bei beiden Patienten wurde die vollständige Entfernung des Glaskörpers aus der Vorderkammer erreicht; im ersten Fall normalisierte sich der intraokulare Druck, im zweiten ging die Stromaquellung völlig zurück. Da die transpupillare VISC-Vitrektomie wesentlich schonender ist als die breite Eröffnung der Vorderkammer und die Entfernung des Glaskörpers mit dem Saugtupfer, wird bei den hier genannten Indikationen die VISC-Vitrektomie vorzuziehen sein. Sie kann auch in Betracht kommen, wenn ein aphakes Glaukomauge unter der erforderlichen Miosis eine wesentliche Visusabnahme durch Glaskörpertrübung im Pupillarbereich erfährt oder wenn nach extrakapsulärer Extraktion Linsen-Glaskörperschwarten die Pupille verlegen.

VISC-Vitrektomie

6.4 Eingriffe an Hornhaut (perforierende Keratoplastik), Iris und Kammerwinkel des aphaken Auges

Trp. V. bei Eingriffen am aphaken Auge

Sie können bei Epithelimplantation in die Vorderkammer, bei Iris-Zysten und -Tumoren, bei Ziliarkörperresektion oder bei Fremdkörpern im Kammerwinkelbereich notwendig werden. Zum operativen Vorgehen ist die breite Eröffnung der Vorderkammer und bei Vorfall von Glaskörper in die Inzisionswunde die Vitrektomie unvermeidlich. Daraus ergibt sich prinzipiell die gleiche Situation wie beim Glaskörperprolaps während der Staroperation oder wie bei der Extraktion dislozierter Linsen: feste Glaskörperanteile müssen im Interesse eines unkomplizierten Heilverlaufes aus dem Wundbereich entfernt werden. Nicht selten wird schon der Zugang zum pathologischen Prozeß und dessen operative Beseitigung eine Ausschneidung von Glaskörperanteilen notwendig machen.

6.5 Wiederherstellung einer aufgehobenen Vorderkammer am aphaken Auge

Kommt es über längere Zeit nach intrakapsulärer Staroperation nicht zu einer ausreichenden Wiederherstellung der Vorderkammer, und lassen sich sowohl Aderhautabhebung wie Athalamie und Pupillarblock ausschließen, so kann die Situation durch ein relativ großes Glaskörpervolumen bei relativ zu kleinem vorderen Augensegment bedingt, also pathogenetisch der des malignen Glaukoms ähnlich sein, ohne, daß die Hauptkriterien des malignen Glaukoms – der unmittelbare und erhebliche Anstieg des intraokularen Druckes nach einer antiglaukomatösen Operation – eindeutig gegeben wären. Gleichwohl können sekundäre Drucksteigerungen bestehen. Als ultima ratio – ein Patient wurde zur Enukleation eingewiesen – habe ich in entsprechenden Fällen eine trp. V. versucht und zwar einmal nach breiter Eröffnung der Vorderkammer und einmal mit dem in die Vorderkammer eingeführten VISC-Gerät. Im ersten Fall kam es zur Wiederherstellung der Vorderkammer aber auch zu einer bleibenden Hornhautdystrophie. Im zweiten Fall konnte die Vorderkammer ganz wieder hergestellt, der Druck normalisiert und ein funktionsfähiger Bulbus erhalten werden. Dennoch muß vorerst die Frage offenbleiben, ob derartige Situation sich in Zukunft wirklich als Indikation für die transpupillare Vitrektomie erweisen werden.

Aphakie mit aufgehobener VK

Komplikationen

Intraoperative Komplikationen der Vitrektomie sind selten. Am ehesten werden Blutungen in den von Teilen des soliden Corpus vitreum entleerten Glaskörperraum und eine direkte Netzhautschädigung in Betracht gezogen (*Gombos*, 1972). Abnehmender intraokularer Druck und Bulbuskollaps während der Vitrektomie mögen auch die Entstehung einer expulsiven Blutung im Verlauf des Eingriffes begünstigen. Aus eigener Erfahrung ist mir ein solches Ereignis nicht bekannt. Auch eine intraoperative Netzhautablösung wurde hier nicht beobachtet.

intraoperativ

Blutungen, Netzhautschädigung

Unter den *frühen postoperativen Komplikationen* ist an erster Stelle eine Hornhautendothel- oder Stromadystrophie sowie eine nahezu regelmäßige Iritis oder iritische Reizung mit mehr oder minder starker Vorderkammeropaleszenz zu nennen. Beide Reaktionen sind fast immer reversibel; sie verschwinden innerhalb von 3–4 Wochen unter adäquater Therapie. Bei der transpupillaren VISC-Vitrektomie ist die Iritis weniger ausgeprägt als nach Saugtupfer-Vitrektomie; offenbar spielt die unvermeidlich wiederholte direkte Berührung der Iris mit dem Tupfer eine Rolle. Eine echte intraokulare Infektion habe ich nach trp. V. unter dem oben angegebenen antibiotischen Schutz bisher nicht gesehen. Intraokulare Blutungen aus Inzisionswunde oder Iridektomie sind auch in der ersten postoperati-

postoperativ

Keratopathie, Iritis

i. o. Blutung

ven Phase nach Vitrektomie möglich. Eine kurzfristig (4–7 Tage) nach dem Eingriff auftretende Amotio retinae wurde nur bei zwei unserer Patienten mit Contusio bulbi und dislozierter Linse beobachtet.

Spätkomplikationen

Als *postoperative Spätkomplikationen* sind bleibende Hornhautdystrophien, Netzhautrisse und -ablösungen, zystoides Makulaödem und Sekundärglaukom in Betracht zu ziehen. Chronische intraokulare Entzündungen (Uveitis, „Vitreitis“), verzögerte Wundheilung und Aderhautabhebung (*Gombos*, 1972) oder ein häufiger Hochstand der Pupille (*Cerasoli* u. *Kasner*, 1971) nach trp. V. wurden bisher bei den eigenen Patienten nicht beobachtet. Die Ergebnisse langfristiger Nachuntersuchungen stehen allerdings noch aus.

Häufigkeit

Die *Komplikationsrate* für alle hier operierten Patienten, einschließlich der primär sehr schlechten Ausgangssituationen, stellt sich derzeit wie folgt dar: Gesamtzahl (16. 7. 1969 bis 28. 2. 1975) *164 Patienten.* Bleibende Hornhautdystrophie etwa 2,4 %. Zystoide Makuladegeneration etwa 1,2 %. Netzhautriß ohne Ablösung etwa 0,6 %. Netzhautablösung mit oder ohne Riß insgesamt etwa 5,4 %, davon mehr als die Hälfte nach Contusio bulbi oder nach perforierender Verletzung. Sekundärglaukom etwa 1,7 %; Glaskörper- oder Aderhautblutungen etwa 4,3 %.

Insgesamt sind damit die nach trp. V. aufgetretenen Komplikationen gering; sie dürften nicht wesentlich über den entsprechenden Zahlen nach Katarakt-Extraktion ohne Vitrektomie liegen. Eine hohe Rate ernster Komplikationen (*Gombos*, 1972) ging aus unserer Beobachtung bisher nicht hervor.

Vitrektomie und Lebensalter

Die für die therapeutische Entscheidung wichtige Frage, ob die trp. V. in bestimmten Lebensaltern schlechtere, in anderen bessere Erfolgschancen habe, ist in der Literatur noch nicht eingehend untersucht worden. Sie läßt sich auch aufgrund der eigenen Erfahrungen nicht schlüssig beantworten. Die Mehrzahl unserer Patienten waren alte Menschen. Aus bestimmten und zwingenden Indikationen (Linsenglaskörpergemisch oder -schwarte nach Operation einer angeborenen oder traumatischen Katarakt) wurde die Operation aber auch bei jüngeren Patienten und sogar bei einigen Kindern durchgeführt. Die zunächst gehegte Befürchtung, daß sie eine erhebliche Gefährdung des kindlichen und jugendlichen Auges bedeute, hat sich nicht generell bestätigt. Die Ergebnisse waren in der Mehrzahl der Fälle sogar erstaunlich gut. Eine weitergehende Auswertung der diesbezüglichen eigenen Erfahrungen muß einer späteren Publikation vorbehalten bleiben.

Kritische Schlußbetrachtung

Die bei richtiger Indikation sorgfältig und mit mikrochirurgischen Mitteln durchgeführte trp. V. hat sich als eine wertvolle Ergänzung der Chirurgie des vorderen Augenabschnittes erwiesen. Die funktionell-optischen wie kosmetischen Ergebnisse sind in der großen Mehrzahl der Fälle gut. Die Komplikationsrate ist im Vergleich zu den Besonderheiten des Eingriffes gering. Gleichwohl sollte der verantwortungsbewußte Operateur nach wie vor dem Glaskörper den notwendigen Respekt erweisen, die Indikation zur Vitrektomie nicht leichtfertig riskieren (Staroperation!) oder großzügig stellen. Auch für die trp. V. gilt, daß sie so selten wie möglich, aber so oft wie nötig ausgeführt werden sollte.

Schrifttum

Barraquer, J.: Mesa redondo sobre temas oftalmologicos de actualidad. An. Inst. Barraquer *10*, 723–729 (1971/72).

Böke, W. u. H. Hübner: Heilung einer Traktionsamotio durch transpupillare Vitrektomie und Skleraeindellung. Klin. Mbl. Augenheilk. *160*, 142–145 (1972).

Böke, W. u. G. Wätzig: Erfahrungen mit der transpupillaren Vitrektomie. Ber. DOG Heidelberg *72*, 333–337 (1974).

Cerasoli, J. R. and D. Kasner: A follow-up study of vitreous loss during cataract surgery managed by anterior vitrectomy. Am. J. Ophthal. *71*, 1040–1043 (1971).

Coles, W. H. and G. M. Haik: Vitrectomy in intraocular trauma: Its rationale and its indications and limitations. Arch. Ophthal. (Chic.) *87*, 621–628 (1972).

Faulborn, J.: Die Vitrektomie bei der Versorgung perforierender Verletzungen. Erste Erfahrungen. Ber. 122. Vers. Rhein-Westf. Augenärzte *1970*, 55–59.

Faulborn, J. u. F. Birnbaum: Die Rekonstruktion schwer verletzter Augen als mikrochirurgischer Eingriff. Klin. Mbl. Augenheilk. *165*, 409–418 (1974).

Girard, L.: Mesa redonda sobre temas oftalmologicos de actualidad. An. Inst. Barraquer *10*, 723–729 (1971/72).

Gombos, G. M.: Vitreous surgery and the operating microscope. Ann. Ophthal. *4*, 268–270 (1972).

Henning J., u. H. Borgmann: Geräte zur Vitrektomie. Klin. Mbl. Augenheilk. *166*, 29–35 (1975).

Kasner, D.: A new approach to the management of vitreous. Highl. Ophthal. *11*, 304–329 (1968).

Kasner, D., G. R. Miller, W. H. Taylor, R. J. Sever and E. W. D. Norton:

Surgical treatment of amyloidosis of the vitreous. Trans. Am. Acad. Ophthal. a. Otolarygol. *72*, 410 (1968).

Machemer, R., J. M. Parel and H. Buettner: A new concept for vitreous surgery: I. Instrumentation. Am. J. Ophthal. *73*, 1–7 (1972).

Michels, R. G. and D. Paton: Results of radical anterior vitrectomy. A preliminary report of 26 cases. Ophthal. Surg. *1*, 33 (1970).

Sanders, N.: New treatment for bullous keratopathy: Penetrating grafts and radical anterior vitrectomy. Highl. Ophthal. *11*, 296–303 (1968) series (publ. July 1969).

Scott, J. D.: Vitrectomy. Mod. Probl. Ophthal. *10*, 680–683 (1972).

Shafer, D. M.: Total vitrectomy in six eyes with hopeless vitreous hemorrhage. Mod. Probl. Opthal. *10*, 677–679 (1972).

Shea, M.: A microprobe for intraocular cryosurgery. Canad. J. Ophthal. *2*, 163–168 (1967).

Strampelli, B.: Mesa redonda sobre temas oftalmologicos de actualidad. An. Inst. Barraquer *10*, 723–729 (1971/72).

Troutman, R. C.: Vitrectomy in cataract and corneal surgery. Trans. Pacif. Cst. Oto-Ophthal. Soc. *51*, 157–173 (1970).

Turtz, A. I.: Vitrectomy. Ann. Ophthal. *4*, 929–959 (1972).

van Heuven, W. A. J.: Experiences with partial vitrectomy in patients with proliferative diabetic retinopathy. Mod. Probl. Ophthal. *10*, 684–689 (1972).

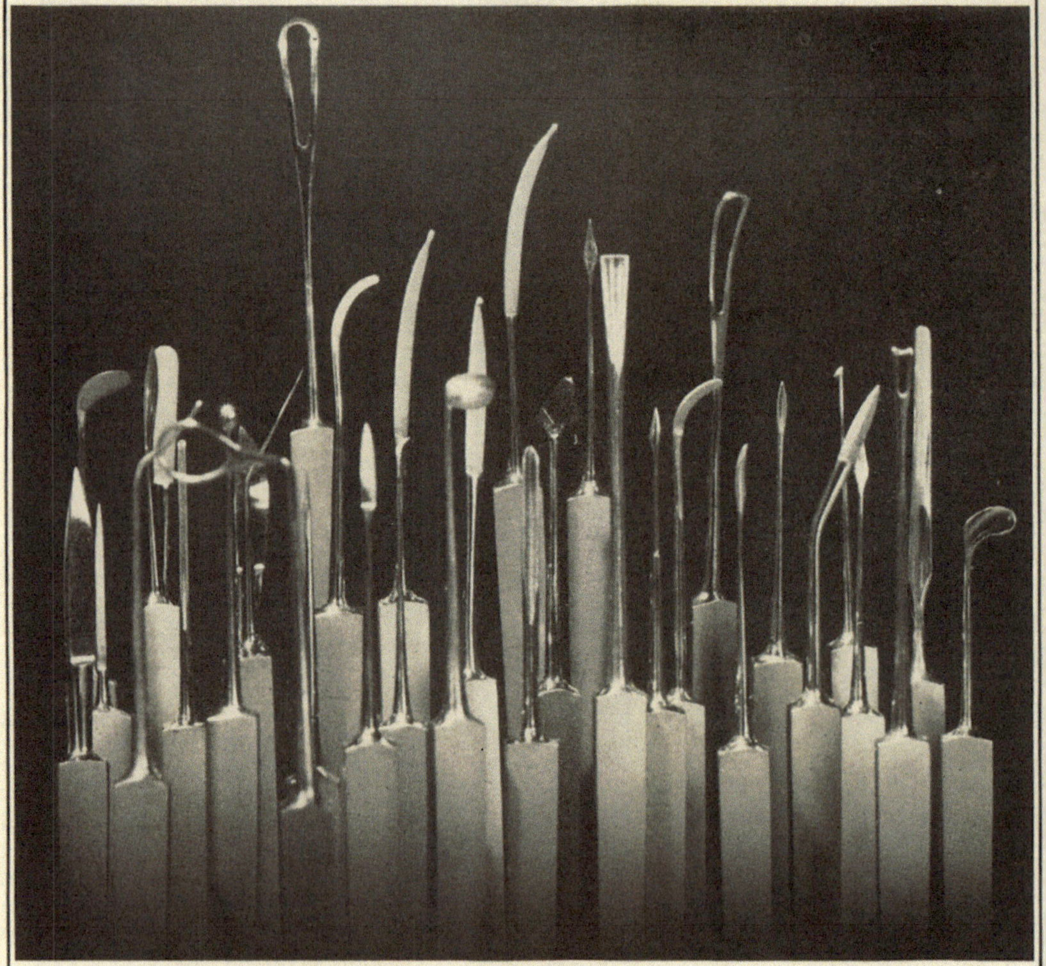

Elektrophysiologische Untersuchungsmethoden der Netzhaut und ihre praktisch-klinische Bedeutung

Von Professor Dr. Dr. h. c. *Wolfgang Straub*, Marburg

Einleitung

Die äußeren Netzhautschichten verhalten sich zu den inneren elektronegativ, die Hornhaut verhält sich zu den inneren Retinaschichten elektropositiv. Dieses corneo-retinale Potential (= Ruhepotential, Bestandspotential, *Elektrooculogramm [EOG]*), das ohne Reizung der Netzhaut entsteht, wurde 1849 von *Dubois-Raymond* entdeckt. Es läßt sich mit Hilfe von zwei Elektroden, eine auf der Hornhaut, die andere in der periorbitalen Region, ableiten. Eine Lichtreizung der Netzhaut bringt Schwankungen des Ruhepotentials mit sich. Dabei handelt es sich um das Aktionspotential *(Elektroretinogramm, ERG)*, das zum ersten Mal am Tierauge 1866 von *Holmgren* abgeleitet wurde.

Elektrooculogramm (EOG)

Elektroretinogramm (ERG)

Das Vorhandensein des Ruhepotentials und die Auslösung des Aktionspotentials sind an *ionisierende Prozesse* gebunden, die hauptsächlich die *Natrium- und Kaliumionen* betreffen. Auch wenn die Zelle ruht, besteht ein Ionentransport, es findet ständig ein Austausch zwischen der Oberfläche und dem Inneren der Zelle statt. Wird dagegen die Zelle gereizt, so kommt es zu einer Depolarisation, die eine Störung dieses Gleichgewichtes anzeigt und die durch das Eindringen von Natrium in die Zelle charakterisiert ist, während Kalium die Zelle verläßt. Hört die Reizung auf und stellt sich der Gleichgewichtszustand wieder her, so tritt Kalium wieder in die Zelle ein und Natrium verläßt diese. In den Stäbchen und Zapfen entstehen also im Augenblick der Netzhautreizung mit Licht elektrische Phänomene, die im Zusammenhang mit dem Stoffwechsel des Sehpigmentes stehen, das sie enthalten.

Ionisierende Prozesse

Natrium- und Kalium-Ionen

Das Aktionspotential läßt sich in das frühe Aktionspotential (Early Receptor Potential, ERP) und ein spätes Aktionspotential (Elektroretinogramm, ERG) unterteilen.

Das frühe Aktionspotential (early receptor potential, ERP)

Seine Registrierung stellt eine neue Methode bei der Untersuchung der Sehfunktion des Menschen dar. Man kann diese Potentiale als elektrisches

Early Receptor Potential (ERP)

Substrat des Abbaus von Sehpigment unter dem Einfluß von Licht ansehen. Zu ihrer Registrierung wird das Auge mit kurzen, sehr intensiven Lichtblitzen gereizt, die etwa 10000-fach stärker sind als diejenigen, die in der Elektroretinographie Verwendung finden.

Das ERP wurde erstmals 1966 beim Menschen abgeleitet. Sein Einsatz erfolgte in der Zwischenzeit bei einer Reihe von Funduserkrankungen. Dabei zeigte sich, daß diese neue Methode Hinweise ergibt, die das ERG als schon lange etablierte klinische Methode ergänzen. Denn mit dem ERP lassen sich funktionell die äußeren Rezeptorensegmente erfassen und quantitative Hinweise auf ihre evtl. Schädigung gewinnen, wie sie durch das ERG nicht zu erbringen sind. Dies scheint in Zukunft besonders auch im Hinblick auf bestimmte medikamentöse Intoxikationen zum Studium toxischer Effekte an der Netzhaut wichtig.

Bedeutung des ERP

Das Elektroretinogramm (ERG)

Elektroretinogramm (ERG)

Für den in der Praxis tätigen Augenarzt ist die Elektroretinographie das wesentlichste Kapitel elektrophysiologischer Untersuchungsmethoden. Durch das ERG lassen sich sowohl diagnostische, prognostische als auch therapeutische Fragen beantworten. Ausgehend von physiologischen Vorarbeiten, insbesondere von *Granit,* hat *Karpe* 1945 als erster ein für die Klinik geeignetes Verfahren entwickelt, das von zahlreichen Autoren angewandt und erweitert wurde. An vielen Kliniken wird heute das ERG untersucht, was ohne weiteres auch ambulant vorgenommen werden kann.

Wesen des ERG

Das ERG entspricht den Potentialschwankungen, die nach einer oder mehreren Belichtungen zwischen der inneren und äußeren Oberfläche der Retina entstehen. Es handelt sich dabei um ein Summenpotential, das sich – ähnlich dem EKG – aus einer Reihe von Einzelpotentialen zusammensetzt. Die Ableitung vom lebenden Menschenauge geschieht beim Erwachsenen im allgemeinen durch eine in eine Kontaktlinse eingelassene aktive Elektrode, die Gegenelektrode befindet sich an der Haut in der Nähe des Bulbus. Die abgeleiteten Spannungen werden verstärkt und dann von dem Schirm eines Kathodenstrahloscillographen abphotographiert oder direkt auf Registrierpapier geschrieben.

Seine Ableitung

Bis vor relativ kurzer Zeit war es erforderlich, bei Kleinkindern oder Debilen die Untersuchung in Narkose vorzunehmen, weil in solchen Fällen unkontrollierte Bewegungen als Störspannungen das eigentliche Potential überlagerten. Setzt man Computer ein, wie dies mehr und mehr geschieht, so ist eine Narkoseuntersuchung nicht mehr erforderlich. Vielmehr werden dann von zwei Hautelektroden in der Umgebung des Augapfels beispielsweise 200 Einzelregistrierungen vorgenommen. Die in den Computer eingegebenen Einzelregistrierungen werden aufsummiert, wobei sich die

Einsatz von Computern

Störspannungen gegenseitig aufheben, so daß ein gut auswertbares ERG als Mittelwert übrig bleibt.

Einflüsse der Methodik

Die jeweilige Methodik beeinflußt entscheidend das ERG. Neben der Wellenlänge, Intensität, Anstiegsgeschwindigkeit und Darbietungszeit des Lichtreizes spielen u. a. die Dunkeladaption, die vor der Dunkeladaption stattgefundene Hellanpassung, die Art der Ableitung, Schmerzreize, Sauerstoffmangel, forcierte Atmung u. v. a. m. eine Rolle. Deshalb lassen sich nach unterschiedlichen Methoden gewonnene Ergebnisse nicht ohne weiteres miteinander vergleichen.

Das ERG zeigt Tagesschwankungen, auch individuelle Unterschiede sind deutlich vorhanden. Es ist also für jedes ERG-Labor erforderlich, die benutzte Technik genau zu definieren. Die Deutung eines Potentials selbst bei ein und demselben Patienten hat mit Vorsicht zu geschehen, denn selbst Schwankungen von mehr als 15 Prozent können physiologisch sein.

Die klinische ERG nach Einzelbelichtungen gibt die Anfangsphasen der Netzhautpotentiale wieder. Im helladaptierten Auge bleibt diese Antwort klein, sie hat mit der zentralen Sehschärfe nichts zu tun.

Bild des ERG
a-Welle

Kurze Zeit, nachdem der Lichtreiz die Netzhaut trifft, kann eine negative Welle, die *a-Welle*, entstehen. Ihr Ursprung ist im Niveau der Photorezeptoren. Dann folgt eine positiv gerichtete Erhebung, das b-Potential, dessen Ursprung im Niveau der inneren Körnerschicht (*Müller*'sche Zellen) liegen dürfte. Die Kurve kehrt danach zur Basislinie zurück.

b-Welle

Das Schwergewicht der klinischen Elektroretinographie liegt vorerst auf der Analyse der *b-Welle*. Dabei werden Latenz, Gipfelzeit, Dauer und Amplitude des b-Potentials analysiert. Als normale Amplitude betrachtet man bei den meisten Methoden eine Spannung von rund 0,3 mV.

Die verschiedenen ERG-Typen

In der Klinik werden verschiedene *Typen des ERG* unterschieden: 1) normal, 2) supernormal (übermäßig großes b-Potential), 3) subnormal (abgeflachte b-Welle), 4) negativ (tiefe a-Welle) und 5) ausgelöscht bzw. nicht registrierbar (keine erkennbare Antwort). Bei intermittierender Lichtreizung entsteht ein Oscillationspotential, das ebenfalls seinen Ursprung in der inneren Körnerschicht hat. Die Ganglienzellschicht hat mit dem ERG nichts zu tun, wenngleich manche Autoren eine inhibitorische Wirkung höher gelegener nervöser Zentren diskutieren.

Das ERG spiegelt die Dualität der Netzhaut wider. Bei Dunkeladaptation führen schwache Reize oder solche mit kurzwelligem Licht zu einer Antwort überwiegend des skotopischen Systems. Stärkere Reize bewirken eine Antwort des photopischen Apparates.

Klinische Bedeutung des ERG

Eine entscheidende Rolle spielt das klinische ERG bei der *Differentialdiagnose* zwischen den diffusen *tapetoretinalen Degenerationen* vom Pigmentosatypus, also der Retinitis pigmentosa und ihren Varianten, *und* der sog. *Pseudoretinitis pigmentosa.* Bei der letzteren kann das ophthalmoskopische Bild demjenigen bei einer echten Pigmentdegeneration sehr ähneln. Manchmal sind auch subjektive Funktionen (Gesichtsfeld, Dunkeladaptation) wie bei einer echten Pigmentdegeneration verändert. Bei der Pseudoretinitis pigmentosa sind jedoch nicht die Sinneszellen, sondern wohl stets die Netzhautgefäße primär geschädigt. Sie tritt u. a. im Rahmen der Rötelnembryopathie sowie nach anderen Infektionen wie Masern, Windpocken usw. auf.

D.D. Pigmentosa-Pseudopigmentosa

ERG bei echter Pigmentdegeneration

Während man bei der *echten Pigmentdegeneration* und ihren Varianten in der Regel ein *ausgelöschtes ERG* findet, ist es bei der *Pseudoretinitis pigmentosa* mehr oder weniger gut *erhalten.* Es sei denn, die Retina wäre dabei praktisch vollständig destruiert. Damit bestätigt das ERG in vivo die Histologie: bei der Retinitis pigmentosa ist das Sinnesepithel elektiv und früh geschädigt, bei der Pseudoretinitis pigmentosa zwischen den Narben erhalten.

Wesen der Erkrankung

Bei den diffusen tapetoretinalen Degenerationen vom Pigmentosatypus degenerieren die Stäbchen und die äußeren Netzhautschichten, später auch Pigmentepithel, Chorioidea und die übrigen Retinaabschnitte. Ursächlich werden neuerdings pathologische Enzyme angeschuldigt. Schon früh ist ein Defizit an Vitamin A in der Retina nachweisbar, speziell ein Mangel des Cis-Isomers, wodurch die Rhodopsin-Synthese gehemmt wird.

Enzymstörung?

Obwohl in klassischen Fällen das ERG ausgelöscht ist, findet sich oft eine im übrigen noch gute Funktion. Theoretisch wäre deshalb zu erwarten, daß noch Potentiale vorhanden sind, die jedoch durch das ERG als Summenpotential nicht erfaßt werden, weil die ERG-Schwelle über der sensorischen liegt. Mit entsprechend starken Lichtreizen, einer optimalen Verstärkung und einer Senkung des Rauschpegels lassen sich in solchen Fällen bisweilen noch kleine Restpotentiale registrieren. Sie sind aber im Vergleich zur herkömmlichen Potentialbildung so klein, daß ihr Nachweis die diagnostische Aussagekraft des in der Regel ausgelöschten ERG bei diffusen tapetoretinalen Degenerationen nicht herabsetzt.

Nachweisbare Restpotentiale

Ausgelöschtes ERG-Frühsymptom!

Zahlreiche Fälle zeigen, daß bei Kindern, die später an einer Pigmentdegeneration oder einer ihrer Varianten erkranken, das ERG ausgelöscht ist, auch wenn die übrigen klinischen Zeichen der Erkrankung noch fehlen. Durch das ERG läßt sich also bei Kindern aus belasteten Sippen voraussagen, ob bei ihnen später eine Degeneration auftreten wird oder nicht! Die große Bedeutung gerade dieses Punktes liegt auf der Hand.

prognostische Bedeutung

Einseitige Pigmentdegeneration

Schon lange wurde vermutet, daß eine *einseitige Pigmentdegeneration* vorkommt. Ohne den Einsatz der elektrophysiologischen Untersuchungsmethoden war aber die Möglichkeit einer erheblich späteren Krankheitsmanifestation am zweiten Auge nicht sicher auszuschließen und daher ein Beweis für die Existenz der auf ein Auge beschränkten Erkrankung kaum möglich. Ihn haben das ERG und das EOG erbracht. Zahlreiche publizierte Fälle hielten der Kritik nicht stand. Folgende *Kriterien* müssen *bei* einer *echten einseitigen Pigmentdegeneration* erfüllt sein:

1. eine entzündliche Genese muß ausgeschlossen sein.
2. Am erkrankten Auge müssen die typischen Symptome einer Pigmentdegeneration vorhanden sein.
3. Im gesunden Auge dürfen sich keinerlei Zeichen einer tapetoretinalen Degeneration erkennen lassen.
4. Das ERG des gesunden Auges muß normal, das des erkrankten Auges ausgelöscht sein.
5. Das EOG des gesunden Auges muß normal sein, dasjenige des erkrankten Auges darf weder ein Dunkeltal noch einen Lichtgipfel aufweisen.
6. Schließlich ist eine genügend lange Beobachtungszeit zu fordern.

Umschriebene Pigmentosa-Formen

Es gibt zahlreiche Beispiele für *umschriebene Retinitis pigmentosa-Formen*. Meist sind sie sektorenförmig ausgebildet, man kennt aber auch zentrale und perizentrale Bilder. Bei der sektorenförmigen hereditären Pigmentdegeneration ist primär nur ein Teil der Netzhaut ergriffen, was durch ein normales Empfindungsrelief der übrigen Netzhaut, normale Dunkeladaptation und das weitgehend normale ERG belegt werden kann. Findet sich ein ausgelöschtes ERG so ist eine genuine Pigmentdegeneration anzunehmen, die atypisch fortschreitet.

Ret. punctata albescens

Daß bei den diffusen tapetoretinalen Degenerationen vom Pigmentosatypus nicht die Intensität der Pigmentierung, sondern die primäre und diffuse Schädigung des Neuroepithels ausschlaggebend ist, zeigen die Befunde bei der *Retinitis punctata albescens*. Für eine genetische Einheit spricht auch das alternierende Vorkommen von typischer Pigmentdegeneration und Retinitis punctata albescens in derselben Familie. Klinisch sind funktionelle Störungen und Verlauf in beiden Fällen identisch. Das ERG ist bei der Retinitis punctata albescens praktisch immer erloschen.

Fundus albipunctatus

Während es sich bei der Retinitis punctata albescens um ein progressives Leiden handelt, ist der ophthalmoskopisch sehr ähnliche *Fundus albipunctatus cum hemeralopia* stationär. Bei diesem ist das ERG normal, die subjektive Dunkeladaptationskurve verzögert, ihre Endschwelle leicht erhöht. Deshalb hat man den Fundus albipunctatus auch als eine Sonderform der kongenitalen Nachtblindheit angesehen. Dabei sind verschiedene Varianten bekannt. Das *ERG* ist beim Fundus albipunctatus *normal* und dient damit zur Unterscheidung von der progressiven Retinitis punctata albescens, die ja eine schlechte Prognose hat.

D.D. Atrophia gyrata-Chorioideremie

Weiterhin bietet das ERG u. a. die Möglichkeit, die *Atrophia gyrata retinae et chorioideae* von der Chorioideremie abzugrenzen. Diese Erkrankungen zeigen verschiedene gemeinsame Züge und sind klinisch, wenn man nicht langjährige Verlaufskontrollen durchführt, manchmal kaum zu unterscheiden. Bei der *Chorioideremie* sind die Potentiale erloschen, bei der *Atrophia gyrata* mehr oder weniger gut erhalten. Daher steht die Chorioideremie den disseminierten tapetoretinalen Degenerationen vom Pigmentosatypus nahe, nicht aber die Atrophia gyrata.

Fundus flavimaculatus

Beim *Fundus flavi-maculatus* finden sich gelbliche Herde am Fundus, die, zuweilen diffus lokalisiert, im Niveau der Retina liegen. Funktionelle Ausfälle fehlen, das ERG ist normal. Also handelt es sich um keine diffuse tapetoretinale Degeneration vom Pigmentosatypus.

Versuche zur Erfassung der isolierten Maculafunktion

Das klinische ERG stellt die komplexe Antwort der gesamten Netzhaut dar, die isolierte Macula-Funktion läßt sich damit in der Regel nicht testen. Zwar wurde vielfach versucht, die objektive Funktion der Macula mit farbigen Lichtreizen, speziell mit Rotlicht, besser zu erfassen mit dem Ziel, im Summenpotential der Retina den Maculaanteil stärker in Erscheinung treten zu lassen.

Neuere Untersuchungen gehen dahin, mit der Computertechnik bessere Ergebnisse zu erzielen, so wie eine Blau-Adaptation vorzunehmen, um die Stäbchenaktivität zu unterdrücken.

Maculaerkrankungen

Bei den verschiedenen Formen der auf die Maculagegend beschränkten und auch später beschränkt bleibenden Erkrankungen sind daher die Potentiale normal oder weitgehend normal. Man kennt aber diffuse tapetoretinale Degenerationen vom Pigmentosatypus, die nicht, wie üblich, am Äquator oder in der Peripherie beginnen und dann zentripetal fortschreiten, sondern den umgekehrten Weg gehen. Das heißt, sie beginnen im Zentrum und breiten sich in die Peripherie aus. Klinisch unterscheiden sich solche Bilder zunächst nicht von einer banalen Maculadegeneration. Bei ihnen ist jedoch von vornherein das ERG ausgelöscht oder fast erloschen.

Als Sonderform der Maculadegeneration ist die *vitelliforme Maculacyste* anzusehen. Hierbei ist das ERG normal, was besagt, daß das Sinnesepithel erhalten ist. Da aber das EOG auch bei den Überträgern pathologisch ausfällt, müssen Veränderungen im Pigmentepithel angenommen werden.

Infantile Amaurose

Bei der *infantilen Amaurose* mit normalem Fundus und erloschener Lichtreaktion setzt uns ausschließlich das ERG in die Lage, am lebenden Auge über die Lokalisation der Schädigung etwas auszusagen. Sind die Potentiale erloschen, so liegt die Ursache in der Netzhaut (Amaurose durch tapetoretinale Degeneration), im Falle eines erhaltenen ERG ist die Ursache zentral davon zu suchen.

Morbus OGUCHI

Seinen Wert für die systematische Klassifizierung von Erkrankungen erweist das ERG weiterhin bei Untersuchungen über die *Oguchische Krankheit,* die zu den angeborenen Hemeralopien gerechnet werden muß und nicht zu den tapetoretinalen Degenerationen.

Medikamentöse Retinopathien

Die bei *medikamentösen Retinopathien* entstehenden Fundusveränderungen gehören auf Grund ihrer Symptomatik zur Pseudoretinitis pigmentosa. Als wichtigste retinotoxische Medikamente haben die Anti-Malariamittel wie Chinin und insbesondere Resochin sowie die Phenothiazine zu gelten. Resochin wird auch zur Therapie der Polyarthritis rheumatica und des Lupus erythematosus angewandt. Seit 1956 ist die *Resochin-Retinopathie* bekannt mit blasser Papille, engen Gefäßen, Pigmentierungen sowie einer intensiv rot gefärbten Macula, dem sog. bull's eye. Ähnliche Veränderungen können auch durch Chinoline entstehen.

Resochin-Retinopathie

Bei Patienten im Frühstadium, solange noch keine Fundusveränderungen nachweisbar sind, sind in zahlreichen Fällen ERG-Veränderungen beschrieben worden. Diese pathologischen ERG's sind anfangs reversibel, später können sie auch nach dem Absetzen des Medikamentes noch zunehmen. Die Resochin-Retinopathie stellt eine ernste Komplikation dar; andererseits kann man in bestimmten Fällen wegen des Allgemeinbefundes auf das Präparat nicht verzichten. Daher erscheint es wesentlich, rechtzeitig, d. h. vor der Entwicklung von Dauerschäden, den Beginn einer Intoxikation zu erfassen. Die elektrophysiologischen Untersuchungen – ERG und EOG – haben sich als das bisher sicherste Kriterium für die Frühdiagnose erwiesen.

Früherfassung durch ERG

Außer der klassischen *amaurotischen Idiotie* vom Typus *Tay-Sachs* existieren bekanntlich mehrere andere Formen, die sich durch das ERG differenzieren lassen. Bei der typischen *Tay-Sachs*'schen Krankheit ist das ERG normal, da Sinnesepithel und erstes Neuron nicht betroffen sind. Vielmehr ist die Krankheit durch einen selektiven Befall der Ganglienzellschicht charakterisiert. Von der *spätinfantilen und juvenilen Form* kennt man pathologische ERG's. Dies entspricht dem anatomischen Befund, da hierbei auch das Neuroepithel befallen sein kann.

Amaurotische Idiotie

Diff.-Diagnose durch ERG

Selbst dichte *Trübungen der brechenden Medien* verändern das ERG nur unwesentlich, wenn die Netzhaut intakt ist. Bei Patienten, die aufgrund ihres Allgemeinzustandes keine sicheren subjektiven Angaben zu machen vermögen, wird man sich beispielsweise zu einer Star-Operation leichter entschließen, wenn bei unzuverlässiger Lichtlokalisation das ERG einwandfrei ausfällt.

Bedeutung des ERG's bei Medientrübungen

Optikusatrophien D.D. durch ERG

Primäre *Sehnervenerkrankungen* beeinflussen das ERG nicht, daher lassen sich Optikusatrophien retinaler Genese von absteigenden Sehnervenatrophien aller Art abgrenzen. Dies kann im Einzelfall von großer klinischer Bedeutung sein.

Arterielle Stammverschlüsse der Netzhaut

Selbstverständlich hängt das ERG mit den *Zirkulationsverhältnissen der Netzhaut* recht eng zusammen; die Potentiale geben Hinweise auf die retinale Sauerstoffversorgung. Nach bisherigen Erfahrungen ist bei *arteriellen Stammverschlüssen* das b-Potential meist erheblich abgeflacht. Das ERG erlaubt prognostische Schlüsse. So kommt ihm für die Auswahl des im Einzelfall am besten wirkenden Gefäßmittels sowie für die Kontrolle des Erkrankungsverlaufs Bedeutung zu.

Intraokulare Metallsplitter

Schon lange kennt man die wichtige Rolle des ERG bei der Anwesenheit von *intraokularen Metallsplittern.* Verschiedenartige Metallfremdkörper führen zu im Prinzip ähnlichen *Veränderungen des ERG:* Im Initialstadium einer Metallosis retinae sind die positiven und negativen Komponenten des ERG erhöht. In dieser Phase ergeben jedoch andere klinische Untersuchungen noch nichts Pathologisches. Später wird das b-Potential abgeflacht und schließlich ausgelöscht, auch dann, wenn die Netzhaut sonst noch eine verhältnismäßig gute Funktion aufweist. Sind bei einer Metallose die ERG's negativ oder ausgelöscht, so ist dieser Befund irreversibel. In früheren Stadien dagegen kann nach der Entfernung des Splitters die b-Welle wieder normal werden. Das ERG ist somit in manchen Fällen ein wichtiger Ratgeber bei der Stellungnahme für oder gegen eine schwierige Operation: Steckt beispielsweise ein Splitter in der hinteren Bulbuswand und steht nicht sicher fest, ob er in die Netzhaut hineinragt, so wird es sich bei einem entsprechend pathologischen ERG empfehlen, einen Extraktionsversuch durchzuführen. Kann der Fremdkörper nicht extrahiert werden oder ist die Beurteilung durch Komplikationen erschwert, so sind regelmäßige Kontrollen der Potentiale angezeigt.

ERG wichtig für Indikationsstellung zur Operation

Das Elektrooculogramm (EOG)

Elektrooculogramm (EOG)

Das im EOG aufgezeichnete Ruhepotential wird seit vielen Jahren zur *Elektronystagmographie* und zur elektrischen *Aufzeichnung von Bulbusbewegungen* benutzt. Als objektive Funktionsuntersuchung der Netzhaut hat seine Messung aber erst seit relativ kurzer Zeit Eingang in die Klinik gefunden. Die Herkunft des EOG ist noch nicht mit Sicherheit geklärt. Man darf aber aus der Tatsache, daß das Ruhepotential während der Helladaptation ansteigt, schließen, daß das EOG von der Wechselwirkung zwischen Pigmentepithel und sensorischen Zellen abhängt.

Registriert man ein EOG längere Zeit hindurch, so fällt auf, daß sich das Potential ändert. Durch eine Variation der Netzhautbeleuchtung läßt sich der Wechsel verstärken. In der Ophthalmologie finden vornehmlich diese *Änderungen des Ruhepotentials* als *klinische Untersuchungsmethode* Verwendung.

Änderungen des Ruhepotentials

Auch das EOG läßt sich am lebenden Menschenauge natürlich nur indirekt registrieren, da eine Elektrode nicht am hinteren Augenpol angelegt werden kann. Deshalb greift man zu indirekten Verfahren, wobei die Elektroden seitlich von den Augen befestigt werden. Führen nun die Bulbi Bewegungen nach rechts und links aus, so nähert sich einmal der positive vordere Augenpol der differenten Elektrode, danach der negative hintere. Als Elektrode können der Haut angelegte Silberplättchen Verwendung finden.

Registrierung des EOG

Da die übliche Technik Bulbusbewegungen voraussetzt, also eine aktive Mitarbeit des Patienten, ist diese Art der Untersuchung nur bei größeren Kindern und Erwachsenen möglich. *Henkes* u. *Verduin* haben eine sehr sinnvolle Vorrichtung angegeben, mit deren Hilfe bei Kleinkindern in Narkose die Augen passiv hin und her bewegt werden können.

Bei *Gesunden* verlaufen die Kurven beider Augen gleich, d. h. sie fallen während der Dunkeladaptation mit dem gleichen Winkel, erreichen in der gleichen Minute den Tiefpunkt und steigen während der Helladaptation gleichmäßig an. Auch die Gipfelzeit ist dieselbe, Unterschiede bestehen nur in der absoluten Höhe der Potentiale.

EOG des Augengesunden

Bei der *Retinitis pigmentosa* ist das Bestandpotential erniedrigt und bleibt durch Hell- und Dunkeladaptation unbeeinflußt. Damit erhärtet das einseitig *flache EOG* beim Verdacht auf einseitige Pigmentdegeneration die Diagnose.

EOG bei Ret. pigmentosa

Bei *Maculadegenerationen* ist das EOG häufig stark pathologisch. Auch bei der vitelliformen Maculacyste ist sowohl bei dem Erkrankten wie bei den Überträgern ein hochgradig pathologisches EOG vorhanden.

EOG bei Maculadegenerationen

Bestimmte *medikamentöse Retinopathien* lassen sich offenbar zuerst im EOG erfassen. Die Potentiale werden flacher.

Medikamentöse Retinopathien

Schließlich ist der Einsatz des *EOG bei Netzhautablösungen* von Interesse. Grundsätzlich läßt sich sagen, daß Erkrankungen, die vorwiegend die äußere Netzhautschichten und das Pigmentepithel sowie die Aderhaut betreffen, stärkere Veränderungen im EOG als im ERG mit sich bringen.

Visuell evoziertes Potential (visuell evoked responses, VEP, VER)

VEP, VER

Von der Regio occipitalis in Höhe der medialen Hemisphärenfläche des Occipitallappens, d. h. der Rinde im Bereich des Sulcus calcarinus mit den Arealen 17, 18 und 19 *(corticales Sehzentrum)*, lassen sich als Antwort *auf Lichtreize Potentiale* ableiten. Diese Antwort fällt sehr klein aus und wird meist von den übrigen Hirnpotentialen überlagert. Daher ist sie aus der Einzelantwort oft schwer erkennbar. Bei der klinischen Untersuchung werden deshalb eine Reihe von Antworten übereinander geschrieben und mit Hilfe eines Computers analysiert.

Problematik der Deutung

Die corticale Antwort des die Retina treffenden Lichtreizes besteht aus mehreren Wellentälern und Wellenbergen; vieles ist hier jedoch noch im Fluß. Fast jeder Autor wählte bisher eigentlich andere Parameter, so daß die Ergebnisse schwer vergleichbar sind. Die verschiedenen Versuchsanordnungen erklären das in der Literatur angegebene unterschiedliche Vorkommen der Wellen sowie ihre verschiedenen Latenzen und Amplituden. Auch die Pupillenweite beeinflußt die retinale Beleuchtungsstärke und entsprechend das VEP. Bis zum zweiten Lebensjahr ist das VEP noch unvollständig entwickelt. Mit steigender Reizintensität nimmt die Häufigkeit des Auftretens der Wellen zu, die Latenz wird kürzer, ihre Amplituden werden größer. Auch die Wellenlänge des Reizlichts spielt eine Rolle.

Bisher noch geringe klinische Bedeutung des VEP

Der *klinische Gebrauch* des VEP ist vorerst u. a. *noch* durch ungeklärte Amplitudenschwankungen *eingeschränkt*. Allerdings weisen zumindest die Latenzen eine Konstanz auf, so daß sich dadurch wenigstens zusätzliche Hinweise bei pathologischen Veränderungen der Sehbahn und des Cortex gewinnen lassen, die zur besseren Kenntnis bestimmter Krankheitsbilder beitragen können.

EEG als Ergänzung der Perimetrie?

Schon lange hat man versucht, das *Elektroencephalogramm* zu Ausdeutungen nach Art der Perimetrie zu benutzen. Eine Gesichtsfeldbestimmung im streng klassischen Sinne ist auf dieser Grundlage wohl allerdings auch in nächster Zukunft noch nicht möglich, da bei einer umschriebenen Belichtung eines definierten Netzhautareals mindestens etwas Streulicht in die nicht unmittelbar gereizte Umgebung fällt und eine direkte Ableitung von der Netzhaut des lebenden Menschenauges natürlich nicht durchgeführt werden kann. Immerhin vermögen solche „perimetrischen“ Untersuchungen dann von praktischem Nutzen zu sein, wenn keine subjektive Gesichtsfelduntersuchung möglich ist.

Schrifttum

Armington, J. C.: The Electroretinogram. Academic Press New York, San Francisco, London *1974.*

François, J., A. de Rouck, E. Cambie u. A. Zanen: L'Electrodiagnostic des affections rétiniennes. Imprimerie médicale et scientifique. Brüssel *1974.*

Granit, R. J.: Sensory mechanisms of the retina. Oxford University Press. London, New York, Toronto *1947.*

Jayle, G. E., R. L. Boyer u. J. B. Saracco: L'Electrorétinographie. Masson, Paris *1965.*

Karpe, G.: The basis of clinical electroretinography. Acta Ophthalm. Suppl., *25.* Stockholm 1945.

Straub, W.: Das Elektroretinogramm. Enke, Stuttgart, *1961.*

Kryopexie in der Netzhaut-Chirurgie

Von Professor Dr. *Ingrid Kreissig*, Bonn

I. Einleitung

Die Kryochirurgie der Netzhaut – auch Kryopexie genannt, weil durch sie die Netzhaut zur Anheftung gebracht werden kann – ist zwar seit Beginn dieses Jahrhunderts bekannt, findet aber erst seit etwa 10 Jahren allgemeine Anwendung in der Netzhaut-Chirurgie. Es mußten erst bestimmte klinische Voraussetzungen geschaffen werden, damit die Kältechirurgie ihren heutigen Platz in der Netzhaut-Chirurgie einnehmen konnte. Der endgültige Durchbruch der Kryopexie war weniger durch die neu aufkommende Idee der prophylaktischen Netzhautbehandlung – denn hierfür stand schon die von *Meyer-Schwickerath* entwickelte Lichtkoagulation zur Verfügung –, sondern mehr durch einen grundlegenden Wandel in der Operationstechnik der Ablatio-Chirurgie begründet. Einleitung

II. Geschichtliche Entwicklung

Geschichtliche Entwicklung

Die Anwendung von Kälte am Auge zur Ausbildung von Netzhautnarben ist seit 1918 durch *Schöler* bekannt. Auch nach erneuten Berichten von *Bietti* und *Deutschmann* im Jahre 1933 hat sich die Kryopexie klinisch nicht durchgesetzt. Es schien damals keine Veranlassung zu bestehen, die bewährte Diathermie zugunsten einer anderen Koagulationsform aufzugeben.

Dies änderte sich aber, als *Custodis* 1953 seine Plombenoperation angab, bei der auf die Punktion der subretinalen Flüssigkeit und damit auch auf ihre Substitution durch eine intravitreale Injektion verzichtet werden konnte. Diese Art von Ablatio-Operation war extraokular durchführbar, beschränkte sich allein auf die Ausdehnung des Netzhaut-Loches und stellte damit als operatives Vorgehen die letzte Konsequenz der Lehre von *Gonin* dar. Der Eingriff war intraoperativ praktisch komplikationslos, postoperativ konnten aber ernstere Komplikationen auftreten. Durch den Druck der elastischen Plombe auf die Sklera, die vorher durch ihre gesamte Dicke mit Diathermie behandelt worden war, konnte es zur Nekrose und im Extremfall zur Perforation kommen.

Lincoff erkannte trotz der erwähnten Komplikationen den Vorteil und die Bedeutung dieser Plombenoperation, die eine neue Richtung in der Ablatio-Chirurgie einleitete. Nach zahlreichen Versuchen stieß er auf die Kryochirurgie. 1962 konnte er durch Vereisen mit Kohlendioxyd-Applikatoren erste Retina-Adhäsionen bei verschiedenen Tierarten erzeugen (*Lincoff* u. Mitarb., 1964). Danach entwickelte er ein spezielles Kryo-Gerät, das *Linde*-Instrument. Es hatte den Vorteil, jede Temperatur zwischen + 37° und –180° C herzustellen und gleichzeitig bei jeder Läsion die angewandte Temperatur und Zeit zu registrieren. Dieses Gerät hat sich später besonders für die tierexperimentellen Untersuchungen der Kryopexie-Läsionen bewährt. Mit der Kryopexie hat also *Lincoff* die Koagulationsform gefunden, mit der die möglichen postoperativen Komplikationen der *Custodis*-Methode ausgeschaltet werden konnten. 1963 behandelte er bereits 30 Ablatio-Patienten mit der so modifizierten Plombenoperation. In der Folgezeit entwickelte er zur Vermeidung einer ungewollten Punktion beim Legen der langen Intraskleralnaht noch eine spezielle Spatelnadel (1965) und ersetzte die Polyviolplombe durch eine gewebefreundlichere Silikonschaumplombe (1967). Trotzdem kam diese von *Lincoff* 3fach modifizierte *Custodis*-Methode, jetzt auch als sogen. *kryochirurgische Ablatio-Operation* bezeichnet, nur langsam zum Durchbruch. Es bestand noch immer größte Skepsis gegenüber der Festigkeit der kryogenen Netzhaut-Narbe.

Lindegerät

Kryochirurgische Ablatio-Operation

Auch weitere Berichte sehr zahlreicher Autoren (*Kelman, Bellows, Böke, Brihaye* u. a.) konnten diese Zurückhaltung gegenüber der Kryochirurgie als einer zuverlässigen Koagulationsmethode nicht beseitigen.

Das hatte schließlich zur Folge, daß gerade die Kryopexie wie bis dahin keine andere Koagulationsform im Tiermodell nach verschiedenen Gesichtspunkten untersucht wurde. Im folgenden soll näher auf die kryochirurgischen Untersuchungen von *Lincoff* und seinen Mitarbeitern (1970) – zu denen ich mich damals auch zählen durfte – eingegangen werden. In großen Tierversuchsreihen wurden die Fragen der Dosierbarkeit, der Narbenfestigkeit u. a. analysiert.

III. Experimentelle Grundlagen der Kryopexie

1. Dosierung

Experimentelle Grundlagen

Dosierung

Ende der 60iger Jahre wurde von *Lincoff* eine klinisch einfach durchführbare Dosierung der Kryopexie angegeben. Zunächst sollten objektivere Daten zur Dosierung herangezogen werden, wie Zeitdauer, Temperatur, Druck der Kryode auf den Bulbus während der Applikation und Dicke der Sklera bzw. Chorioidea. Da dies aber nicht der tatsächlichen klinischen Situation während einer Netzhaut-Operation entsprechen würde, wurde auf Anraten von Biomathematikern (*Bloch* u. Mitarb.) eine ophthalmoskopische Dosierung jedes einzelnen Herdes zugrunde gelegt. Mit Hilfe des ophthalmoskopischen Erscheinungsbildes der vordringenden Eisfront lassen sich folgende Dosierungen abgrenzen:

a) Die schwache Kryopexie-Läsion
ist als eine Kälte-Applikation definiert, durch die die *Chorioidea soeben weiß* erscheint. Nach Entfernen der Kryode ist die Läsion nicht mehr erkennbar, die Retina behält ihre Transparenz bei.

b) Die mittelstarke Kryopexie-Läsion
ist eine Kälte-Applikation, durch die die *Retina soeben weiß* erscheint. Nach Entfernen der Kryode verschwindet die Weißfärbung in der Retina, es bleibt aber ein blasses Grau fortbestehen, das dem retinalen Ödem entspricht.

Ophthalmoskopische Dosierungen

c) Die starke Kryopexie-Läsion
ist ophthalmoskopisch als eine Kälte-Applikation definiert, bei der die *Retina* durch die vordringende Eisfront *3 Sekunden lang weiß* erscheint. Nach Entfernen der Kryode ist die Netzhaut im Läsionsbereich weiß-opak.

Beim Gebrauch des *Linde-Gerätes* liegt bei diesen Dosierungen die Temperatur zwischen –30° bis –60° C und die Zeit, jeweils vom Operateur zu bestimmen, zwischen 2 bis 5 Sekunden; seltener bei 8 Sekunden. Nach 10-jähriger klinischer Anwendung der Kälte-Chirurgie hat sich schließlich ein anderes Gerät durchgesetzt, und zwar das von *Amoils*. Es ist in seiner Handhabung einfach und zuverlässig, wenngleich auch technisch nicht so differenziert wie das *Linde*-Gerät. Die Kältetemperaturen sind aber bei diesem Gerät höher, d. h. zwischen –60° bis –80° C, lassen sich aber nicht regulieren. Das hat als gewissen Nachteil zur Folge, daß die Eisfront schneller vordringt und die Netzhaut früher erreicht. Daher erfordert der Gebrauch dieses Gerätes vom Operateur ein sehr schnelles ophthalmoskopisches Erkennen der Eisfront, um ihr Vordringen – je nach beabsichtigter Dosierung – bereits im Niveau der Chorioidea oder erst im Bereich der Retina zu unterbrechen.

Amoils-Gerät

2. Ophthalmoskopisches Erscheinungsbild

Das ophthalmoskopische Erscheinungsbild der Kryopexie-Läsion hängt in den ersten Tagen vom Ausmaß der vorhandenen Transparenz der Retina ab. Nach einer mittelstarken oder starken Kälteeinwirkung liegt eine ödematöse Retina vor. Sie verhindert den Einblick in die tiefer gelegenen Schichten und damit in die Veränderungen, die bei der Adhäsionsausbildung stattfinden. Dieser 1- bis 5tägigen ödematösen Phase – sie ist abhängig von der Applikationsstärke – folgt zwischen dem 2. und 7. Tag vom Rande der Läsion her eine Pigmentation. In der 2. bis 4. Woche schreitet diese Pigmentation allmählich zum Zentrum vor.

Frühstadium

In einer *mittelstarken Läsion* zeigt die Pigmentation einen feintüpfeligen Charakter, und die Läsion erscheint wie mit „Pfeffer und Salz“ bestreut.

Bis zur 16. Woche hin wird die Pigmentation immer gleichmäßiger. Häufig kann dann der Kryopexie-Herd nur noch durch den schmalen und dunkleren peripheren Pigmentsaum von der übrigen Netzhaut abgegrenzt werden.

Bei einer *starken Läsion* hingegen ist die Pigmentation in den ersten 2 Wochen grobschollig und klumpig mit dazwischen liegenden weißen Arealen. In den folgenden Monaten nimmt die Pigmentation ab, so daß die starke Läsion häufig *im Spätstadium* nur noch als *weiße Narbe* mit wenigen Pigmentklumpen in der Peripherie zu erkennen ist. Wie wir aus den anschließend zu besprechenden Tierexperimenten wissen, verfügen diese jahrealten weißen Kryopexie-Narben noch über eine *ausreichende Festigkeit.* Auch die histologischen Untersuchungen konnten eine feste Vernarbung bestätigen.

Spätstadium

3. Festigkeit der Netzhaut-Adhäsion nach Kryopexie und Diathermie

Tierversuche

Durch die Tierexperimente von *Lincoff* u. Mitarb. (1970) stehen uns genauere Daten über die Festigkeit der Netzhaut-Narben nach Kryopexie zur Verfügung. Hierfür wurde die Narbenfestigkeit von 640 verschieden alten Kryopexie- und Diathermieläsionen – sie wiesen eine schwache, mittelstarke oder starke ophthalmoskopische Dosierung auf – durch einen speziellen Retina-Ziehversuch ermittelt. Nach statistischer Analyse dieser Ergebnisse – sie sind im einzelnen in Abb. 1 angegeben – konnte gezeigt werden: 1. die ophthalmoskopisch dosierte schwache, mittelstarke und starke Kryopexie-Applikation verursacht eine Netzhaut-Adhäsion, die direkt von der Intensität der Applikation abhängt, 2. zwischen den einzelnen Applikationsstärken besteht ein signifikanter Unterschied, 3. bei den Diathermie-Herden ist kein signifikanter Unterschied zwischen den einzelnen Intensitätsgraden vorhanden und 4. das Adhäsionsmaximum aller thermischen Läsionen ist zwischen dem 10. und 14. Tag erreicht; danach erfolgt kein weiterer Zuwachs.

Statistische Ergebnisse

Durch dieses Tierexperiment konnte bewiesen werden, daß die Kryochirurgie ausreichend feste Netzhaut-Narben erzeugen kann und als neue Koagulationsmethode für die Netzhaut-Chirurgie hervorragend geeignet ist. Im Gegensatz zur Diathermie kann mit der Kryopexie bei ophthalmoskopischer Dosierung sogar eine Netzhaut-Narbe mit voraussagbarer Adhäsionsstärke erzeugt werden.

Es stellt sich jetzt die Frage: welche histologischen Veränderungen liegen diesen 3 verschieden festen kryogenen Netzhaut-Narben zugrunde? Bevor auf einige dafür unumgängliche histologische Einzelheiten eingegangen wird, zunächst ein Wort über die

4. Ultrastruktur der normalen Netzhaut-Adhäsion

Normale Ultra-Struktur

Wie wir uns erinnern, besteht die Netzhaut aus 2 Schichten: der sensorischen Retina und dem Pigmentepithel. Bei der Netzhaut-Ablösung kommt

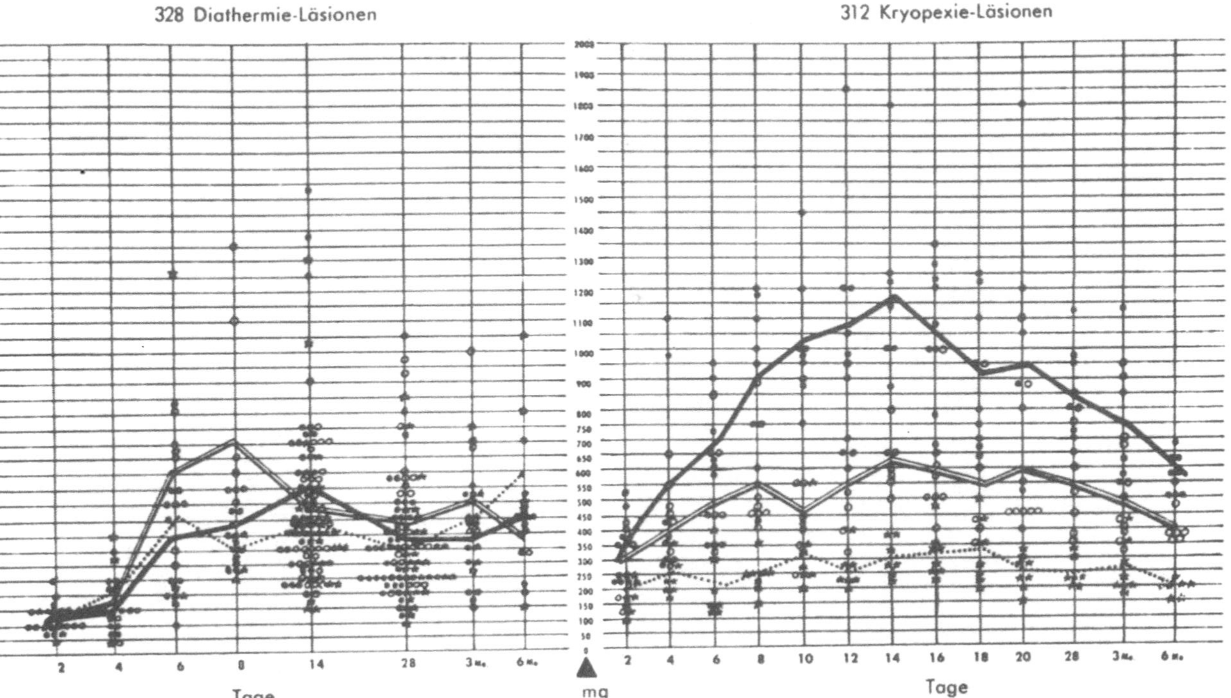

Abb. 1: *Ergebnisse von 640 thermischen Läsionen im Retina-Ziehversuch:* In der Horizontalen: Zeitangabe (2 Tage bis 6 Monate); in der Vertikalen: Angaben der Kraft in Milligramm (eingezeichnet von 0–2000 mg in Abständen von je 50 mg), die nötig ist, um die Läsion zu trennen. Die Läsionen sind durch Symbole repräsentiert: Sternchen (*) bedeutet leichte, Kreis (◯) mittelstarke und Punkt (•) starke Läsion. Der Gruppendurchschnitt für leichte Läsionen ist durch eine punktierte Linie, für mittelstarke durch eine doppelte und für starke durch eine kräftige Linie wiedergegeben.

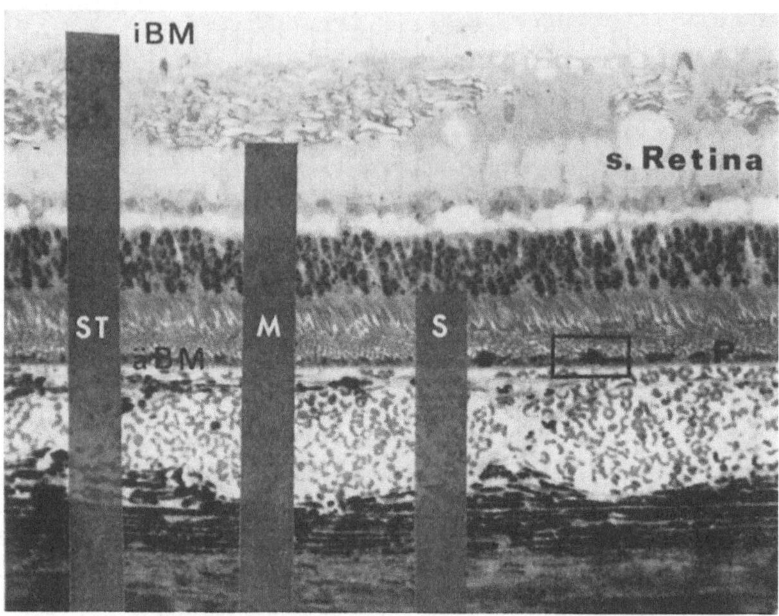

Abb. 2: *Normale Retina: Schematische Darstellung der penetrierenden Eisfront* (von links nach rechts) bei starken (ST), mittelstarken (M) und schwachen (S) Kryopexie-Läsionen und des entsprechenden Vordringens der kryogenen Nekrose. Die Netzhaut ist als Ganzes nach innen (iBM) und nach außen (äBM) von je einer Basalmembran umschlossen.
Im Rechteck rechts ist der Bezirk der normalen Adhäsion zwischen den beiden Netzhaut-Schichten, der sensorischen Retina und dem Pigmentepithel (P), angezeigt. (Vergrößerung 80 × 5, Toluidin-Blau).

es zur Trennung dieser beiden Schichten, d. h. die sensorische Retina hebt sich vom Pigmentepithel ab. Zwischen den Stäbchen und Zapfen der sensorischen Retina und den feinen Fortsätzen des Pigmentepithels (s. Abb. 2) besteht nur eine sehr *schwache Adhäsion*, in etwa *vergleichbar der Verzahnung bei einem Reißverschluß*. Durch die Kryopexie kommt es in diesem Bereich zu einem anatomischen Strukturwandel; es entsteht eine irreversible Adhäsion unterschiedlicher Festigkeit.

5. Ultrastruktur der verschiedenen Kryopexie-Adhäsionen

a) Einführung

Ultrastruktur nach Kryopexie

Bei den histologischen Untersuchungen haben sich 3 verschiedene anatomische Adhäsionsstrukturen unterscheiden lassen (*Lincoff, Kreissig*, 1971,

1974). In diesem Zusammenhang erinnern wir uns daran, daß die Netzhaut nach innen und nach außen von je einer Basalmembran umschlossen ist; zum Glaskörper hin durch die innere Basalmembran (iBM) und zur Aderhaut hin durch die Lamina basalis des Pigmentepithels (äBM). Diese Membranen sind – im Gegensatz zur Netzhaut – gegenüber thermischen Einwirkungen äußerst widerstandsfähig. Die Kryopexie-Läsionen haben je nach Dosierung eine unterschiedlich starke Nekrose der Netzhaut zur Folge (Abb. 2).

Kryogene Schädigung der Netzhaut

Mit gewisser Einschränkung kann man es so formulieren: je ausgeprägter die Nekrose nach Anfrieren ist, desto fester ist die daraus resultierende Netzhaut-Narbe. Das überlebende Neuroepithel kann trotzdem weiterhin von den intakt gebliebenen Basalmembranen umschlossen und so vom Glaskörper und der Chorioidea abgegrenzt bleiben.
Nur bei *extremer Kälteanwendung* liegt eine so starke Schädigung vor, daß es zu einer Defektbildung in der Lamina basalis des Pigmentepithels oder der inneren Basalmembran kommt. Dann kann eine Infiltration des retinalen Neuroepithels in das angrenzende mesenchymale Gewebe oder umgekehrt stattfinden. Auf diese Weise kommt es zum Entstehen einer chorioretinalen bzw. vitreoretinalen *Narbe*. Die möglichen Netzhaut-Vernarbungstypen sollen im Folgenden anhand histologischer Beispiele veranschaulicht werden.

b) Ultrastruktur der Kryopexie-Läsion

schwache Kryopexie-Läsion

Reicht die Netzhaut-Nekrose nur bis zum Niveau der Membrana limitans externa, d. h. sind die äußeren Körnerzellen nicht von ihr erfaßt, so kommt es zu einer Regeneration der Stäbchen, die dann wieder mit den Fortsätzen des Pigmentepithels verzahnt sind. Diese *selektive kryogene Retina-Schädigung mit nachfolgender Stäbchen-Regeneration* konnten wir (*Lincoff*, *Kreissig*, 1971, 1974) durch eine Kryopexie-Applikation erzielen, durch die bei ophthalmoskopischer Kontrolle die *Chorioidea von der vordringenden Eisfront nur soeben weiß* wurde. Ist die kryogene Schädigung ausgeprägter, so daß es zur Zerstörung der äußeren, aber nicht der inneren Körnerzellen kommt, so erfolgt keine Regeneration der Stäbchen. Stattdessen bildet sich eine Adhäsion zwischen fingerartigen Fortsätzen des Neuroepithels – die an Stäbchenstrukturen erinnern – und den Fortsätzen des Pigmentepithels aus. Es kommt zu einer Verbindung durch eine *dichte Verzahnung* (Abb. 3).

mittelstarke Läsion

Die kryogene Schädigung kann noch ausgeprägter sein und auch die inneren Körnerzellen erfassen. Dann sind die Vernarbungsstrukturen primitiver. Das neu gebildete Pigmentepithel besitzt keine Fortsätze mehr, sondern eine glatte Oberfläche. Auch das benachbarte Neuroepithel weist eine glatte Begrenzungsfläche auf. Es kommt zwischen diesen beiden Schichten zu einer Verbindung durch *Desmosomen*. Dabei handelt es sich um um-

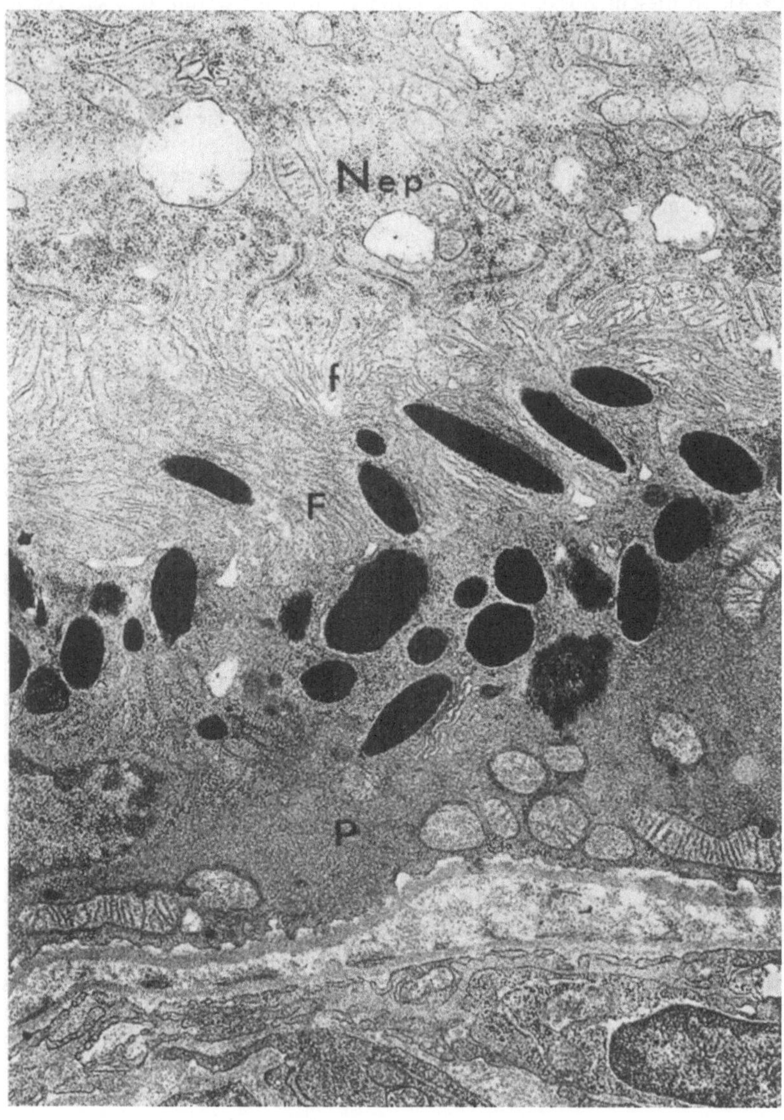

Abb. 3: *Netzhautvernarbung durch dichte Verzahnung:* die neue Adhäsion zwischen den beiden Netzhaut-Schichten erfolgt durch eine dichte Verzahnung zwischen fingerartigen (f) Fortsätzen des Neuroepithels (Nep) und den feinen Fortsätzen (F) des Pigmentepithels (P).
(*Mittelstarke Kryopexie-Läsion nach 20 Monaten*, 18.000fach vergrößert, elektronenoptisch).

schriebene Verdichtungen im Bereich der gegenüberliegenden Plasmamembranen, was bekanntermaßen eine sehr feste Adhäsion zur Folge hat (Abb. 4).
Die Regeneration des Pigmentepithels kann aber so verzögert sein, daß das Neuroepithel direkt mit der Basalmembran des Pigmentepithels in Kontakt kommt und mit ihr durch *Hemidesmosomen* (*Kreissig* u. Mitarb., 1974) verbunden wird.
Bei den bis jetzt besprochenen retinalen Vernarbungsformen ist die, wenn auch teilweise erheblich verdünnte Netzhaut immer noch als ein schmales neuroepitheliales Band zwischen den beiden intakt gebliebenen begrenzenden Basalmembranen zu erkennen. Die retinale Vernarbung kann aber auch über die Basalmembran hinaus in die beiden benachbarten mesenchymalen Gewebe übergreifen.

starke Läsion

Wird durch die kryogene Schädigung eine stellenweise Nekrose der Basalmembran des Pigmentepithels verursacht, so *infiltriert* das Neuroepithel zwischen die Kollagenfaser-Schichten der Bruch'schen Membran bis hin zur Aderhaut. Dann kommt es zur Ausbildung einer *chorioretinalen Narbe* (Abb. 5).
Nur im Ausnahmefall kann es durch thermische Schädigung auch zur Defektbildung in der inneren Basalmembran und unter bestimmten Voraussetzungen zur Entstehung einer *vitreoretinalen Narbe* kommen.

Zusammenfassend läßt sich sagen, daß der *Netzhaut-Vernarbung* mindestens 3 verschiedene anatomische Strukturen zugrunde liegen:

Vernarbungstypen

Verzahnung: entweder von regenerierten Stäbchen oder stäbchenartigen Strukturen (von Müller'schen Zellen gebildet) mit den feinen Fortsätzen des Pigmentepithels,
Desmosomen: zwischen den überlebenden Müller'schen Zellen und der glatten Oberfläche des neugebildeten Pigmentepithels bzw. durch *Hemidesmosomen* mit der Basalmembran des Pigmentepithels,
Infiltration: hierbei infiltrieren Müller'sche Zellen durch Defekte in der Basalmembran des Pigmentepithels zwischen die Kollagenfaserschichten der Bruch'schen Membran und der angrenzenden Aderhaut. Es kommt zum Entstehen einer *chorioretinalen Narbe.*

dosierungsabhängige Narbenfestigkeit

Die Vernarbung durch *Verzahnung* herrscht bei der Netzhaut-Adhäsion nach einer schwachen Kryopexie-Applikation vor und stellt die *schwächste Form der Adhäsion* dar. Die *desmosomale Vernarbung* ist vorzugsweise nach einer mittelstarken Kryopexie-Applikation anzutreffen und ist als Ergebnis unserer Retina-Ziehversuche erheblich *fester.* Die *chorioretinale Narbe* ist im allgemeinen Folge einer starken Kryopexie-Applikation und stellt aufgrund unserer Tierexperimente den *festesten Narbentyp* dar.

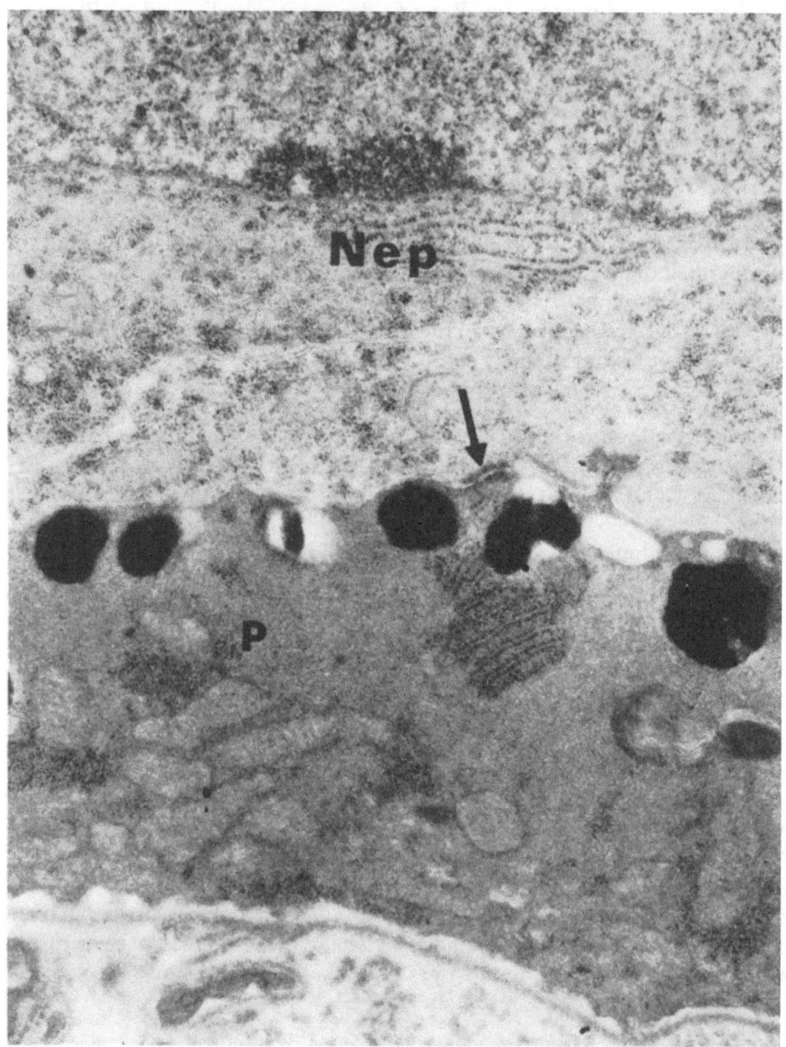

Abb. 4: *Netzhautvernarbung durch Desmosomen:* Verbindung des neugebildeten Pigmentepithels (P) und Neuroepithels (Nep) mit glatter Oberfläche durch Desmosomen (s. Pfeil).
(*Mittelstarke Kryopexie-Läsion nach 4 Wochen,* 20.000fach vergrößert, elektronenoptisch).

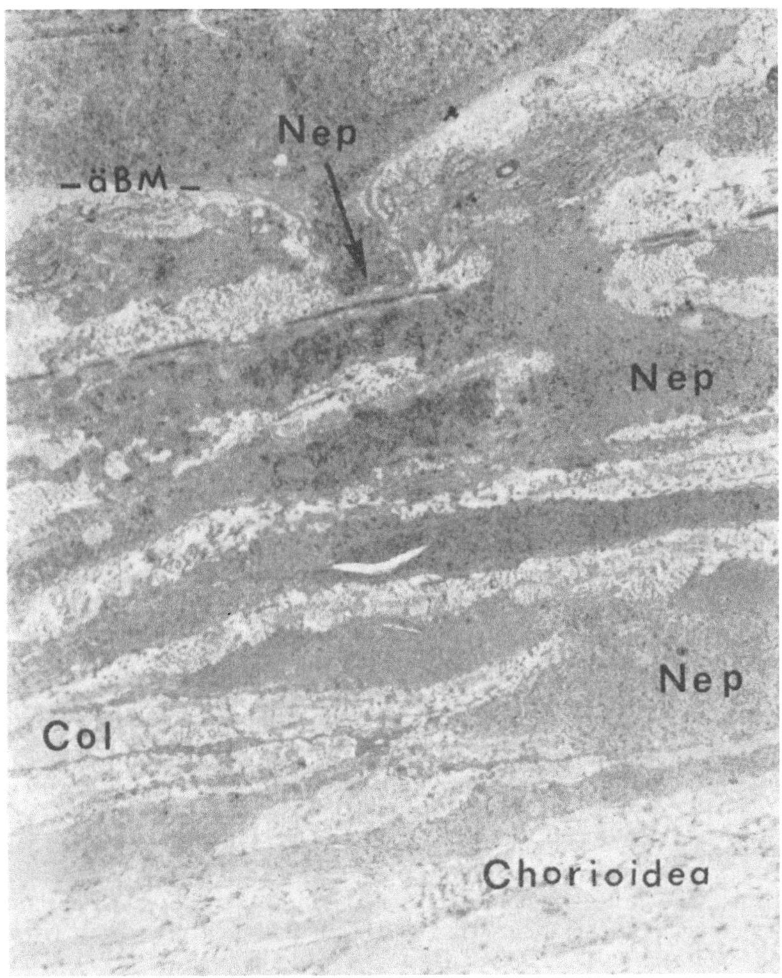

Abb. 5: *Netzhautvernarbung durch Infiltration:* Das Neuroepithel (Nep) ist durch Defekte in der äußeren Basalmembran (äBM) zwischen die Kollagenfaserschichten (Col) der Bruch'schen Membran bis hin zur Chorioidea infiltriert.
(*Mittelstarke Kryopexie-Läsion nach 2 Jahren,* 5.850fach vergrößert, elektronenoptisch).

6. Klinische Konsequenzen

a) Adäquate Kryopexie-Applikation für verschiedene Netzhautsituationen
Aufgrund der statistischen Analyse der Retina-Ziehversuche wissen wir, daß die *Festigkeit* der Kryopexie-Narben direkt von der ophthalmoskopischen Dosierung abhängig ist. Wir haben diese Erkenntnisse auf die Netzhaut-Chirurgie übertragen. Dadurch bietet sich dem Netzhaut-Chirurgen die Möglichkeit, für jeden Netzhaut-Befund die entsprechende Kryopexie-Narbe auszuwählen. Unsere klinischen Erfahrungen haben gezeigt, daß die *schwache Applikation* für die prophylaktische Behandlung von Rundlöchern und Netzhautdegenerationen ausreichend ist. Hufeisenforamina und Löcher bei bestehender Netzhautablösung werden dagegen mit *mittelstarken Kryopexie-Applikationen* behandelt. Die *starke Kryopexie-Läsion* bleibt für Netzhautareale mit starker Glaskörpertraktion vorbehalten, wie das z. B. am peripheren Rand eines Hufeisenforamens der Fall ist.

Ausmaß der Kryopexie

Aus der Kenntnis der Ultrastruktur der verschieden festen Netzhaut-Narben ist andererseits eine *unterschiedliche retinale Funktion* dieser Kryopexie-Narben zu erwarten. Bei der starken Läsion erfaßt die kryogene Nekrose die gesamte Retina und zerstört sie einschließlich der Nervenfaserschicht. Die Folge wird der Verlust der Sehfunktion im Behandlungsgebiet mit zusätzlichem Leitungsdefekt sein. Nach einer mittelstarken Läsion bleibt die Nervenfaserschicht erhalten, und ein Leitungsdefekt ist sehr unwahrscheinlich. Bei schwachen Läsionen kommt es zur Regeneration von Photorezeptoren. Hier ist die Wiederherstellung einer gewissen Sehfunktion zu erwarten.

b) Kryopexie-Applikation bei noch abgehobener Netzhaut
Aufgrund der histologischen Kenntnisse erscheint es durchaus möglich, eine Netzhaut-Adhäsion bereits durch Zerstörung des Pigmentepithels hervorzurufen. Dies haben wir uns in der Ablatio-Chirurgie zu Nutze gemacht, wenn Kryopexie bei hoch abgehobener Netzhaut appliziert werden muß und die *Eisfront nur die Chorioidea und das Pigmentepithel* erreichen kann. Wie wir wissen, ist es andererseits durch die Netzhaut-Abhebung bereits zur Degeneration von Stäbchen und Zapfen gekommen (*Kroll* und *Machemer*). Der Differenzierungsgrad des regenerierten oder überlebenden Pigmentepithels nach vorausgegangener Kryochirurgie stellt jetzt den kontrollierenden Faktor für den Adhäsionstyp dar, der sich bei der Netzhaut-Vernarbung herausbilden wird. Ein Vorteil dieser sozusagen *„indirekten Kryopexie der Netzhaut“* besteht wohl darin, daß nur das Pigmentepithel und nicht die Retina von der Eisfront erfaßt wird; es aber trotzdem zur Netzhaut-Vernarbung kommen kann.

indirekte Kryopexie der Netzhaut

c) Kürzere Invalidisierung des Patienten
Aufgrund der experimentellen Retina-Ziehversuche wissen wir, daß die endgültige Vernarbung der Kryopexie-Läsionen – wie auch der übrigen thermischen Läsionen – schneller als bisher angenommen erfolgt. Die retinale Adhäsion ist schon am 3. Tag fester als die normale und am 7. Tag

bereits als sicher zu betrachten. Sie nimmt bis zum statistisch definierten Tag des Adhäsionsmaximums an Stärke zu, das für alle Kryopexie-Läsionen bis zum 12. Tag erreicht ist. Danach – die Untersuchungen erstreckten sich über 2 Jahre – erfolgt kein weiterer Zuwachs der Narbenfestigkeit. Als klinische Konsequenz ergibt sich hieraus, daß nach der 2. postoperativen Woche keine weitere Narbenverfestigung erfolgt oder anders ausgedrückt: *die Netzhaut-Narbe ist nach 2 Wochen genauso fest wie nach 2 Jahren.* Diese Erkenntnis hat für das postoperative Verhalten des Patienten entscheidende Konsequenzen.

Statistische Daten

Aus diesem Grund könnte ein Patient mit postoperativ anliegender Netzhaut und inzwischen festen Kryopexie-Narben nach der 2. Woche wieder ein Leben mit normaler Aktivität führen, d. h. auch seine Arbeit wieder aufnehmen. Aus dem Vorhergesagten erscheint es daher auch nicht angebracht, einen Patienten nach der 2. Woche eine Lochbrille tragen zu lassen oder ihm besondere Verhaltensmaßnahmen aufzuerlegen – wie z. B. Verbieten von Bücken, Heben, Autofahren oder Reisen per Flugzeug –; sie haben keine oder nur eingeschränkte Berechtigung. Sport ist erlaubt; außer den Sportarten, durch die bekanntermaßen eine Ablatio ausgelöst werden kann, wie z. B. Boxen, Turmspringen oder ein direkter Schlag aufs Auge.

Klinische Konsequenzen

Als Facit haben wir in der klinischen Praxis unser Vorgehen dahingehend angeglichen, daß wir den Patienten postoperativ *zwischen dem 6. und 12. Tag entlassen* und ihn bei normalem Heilverlauf *nach der 3. bis 4. Woche wieder seiner normalen Arbeit ohne besondere Einschränkungen* nachgehen lassen.

IV. Klinische Anwendung

1. Kryochirurgische Ablatio-Operation

Wir erinnern uns, daß bei der kryochirurgischen Ablatio-Operation nicht die Netzhaut-Ablösung, sondern vielmehr das ursächliche Netzhaut-Loch behandelt wird. Diese Operationsmethode erzieht deswegen bewußter zur Netzhautloch-Suche, da dem Netzhaut-Chirurgen nach jeder Operation in eindrucksvoller Weise demonstriert wird, daß *erst durch die Tamponade aller Netzhaut-Löcher das spontane Verschwinden der gesamten Ablösungsflüssigkeit eintritt.* Damit stellt bereits die präoperative Netzhautloch-Diagnostik einen entscheidenden Bestandteil des späteren operativen Vorgehens dar und ist zugleich Voraussetzung für den Operationserfolg mit dieser Methode. Deswegen erscheint es gerechtfertigt, im Rahmen dieser Ausführungen über die kryochirurgische Ablatio-Operation auf ein bewährtes Schema bei der präoperativen Untersuchung einzugehen. Es konnte von *Lincoff* nach 9jähriger Erfahrung mit dieser Operationsmethode aufgestellt werden, und es hat sich bei uns seit 4 Jahren klinisch bewährt (*Kreissig*, 1973).

Bedeutung präoperativer Lochsuche

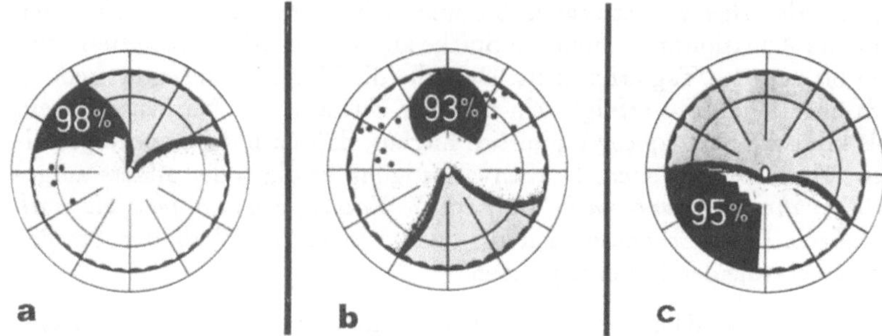

Abb. 6: *Lokalisation des primären Netzhaut-Loches entsprechend den 3 Lincoff-Regeln:*
a) oben temporal oder nasal gelegene Ablatio,
b) Ablatio, die den 12-h-Meridian überquert, oder totale Ablatio,
c) Ablatio der unteren Bulbushälfte; *weiße Flächen:* abgelöste Netzhaut, *graue Flächen:* noch anliegende Netzhaut

a) präoperative Netzhaut-Loch-Diagnostik nach Lincoff

Netzhautloch und Ablatioform

Das Ziel dieser Diagnostik besteht im Lokalisieren des Netzhaut-Loches, dagegen dient das Feststellen der Ablatio lediglich als ein Hilfsmittel zur Netzhaut-Lochsuche. Von der Ausdehnung der Netzhaut-Ablöung kann im allgemeinen auf die Lokalisation des Netzhaut-Loches geschlossen werden. Die Ablösung bildet sich in voraussagbarer Weise um das Ursprungsloch herum aus. Aufgrund ihrer Ausdehnung können 3 verschiedene Ablatio-Typen unterschieden werden. Das Netzhaut-Loch, das am weitesten oben gelegen ist und das auch letztlich die Form der Ablatio bestimmt, wird hierbei als *Primärloch* bezeichnet.

Oben temporal oder nasal gelegene Ablationen:

Ablatio oben temporal oder nasal

Sie haben ihren Ursprung in einem Netzhaut-Loch in der oberen Bulbushälfte. Die Ablösung bildet sich zunächst um das Loch herum und dehnt sich dann zur Ora serrata und weiter zur Papille hin aus. Danach breitet sie sich nach unten aus, geht um den unteren Rand der Papille herum und steigt auf der gegenüberliegenden Seite wieder nach oben, aber niemals so hoch wie auf der primären Seite. Deshalb müssen die *Grenzen der Ablatio genau festgestellt werden,* weil das Primärloch auf der höheren Seite nahe der Begrenzungslinie liegen wird. Nach Auswertung von 279 Ablationen dieser Gruppe ließ sich Folgendes feststellen:

1. *Lincoff-Regel:*
Bei oben temporal oder nasal gelegenen Ablationen befindet sich das Primärloch in 98 % der Fälle in einem Bereich von 1 1/2 Stunden innerhalb der höchsten Begrenzungslinie (Abb. 6a).

Ablationen, die den 12-h-Meridian überqueren und totale Ablationen: Sie haben ihren Ursprung in einem Loch bei oder in der Nähe von 12 h. Bekommt man sie in einem Zwischenstadium zu sehen, so zeigt die Seite, auf der die Ablatio weiter nach unten reicht, daß das Loch auf dieser Seite von 12 h gelegen ist. Je zentraler das Loch liegt, desto mehr kann es vom 12-h-Meridian abweichen. Nach Auswertung von 340 Ablationen dieser Gruppe ergab sich folgende

Ablatio obere Hälfte oder total

2. *Lincoff-Regel:*
Bei Ablationen der oberen Hälfte, die die vertikale Mittellinie überschreiten oder bei totalen Ablationen liegt in 93% der Fälle das Primärloch bei 12 h oder innerhalb eines Dreiecks, dessen Spitze an der Ora serrata und dessen beide Seitenflächen je 1½ Stunden rechts und links von 12 h zum Äquator hin reichen (Abb. 6b).

Ablationen der unteren Bulbushälfte:
Sie sind durch ein Netzhaut-Loch unterhalb der Horizontalen zwischen 3 h und 9 h verursacht. Sie unterscheiden sich dadurch von den beiden anderen Ablatio-Typen, daß sie 1. nicht bullös sind, 2. im allgemeinen langsam fortschreiten und daher 3. häufig erst spät erkannt werden. Unabhängig vom Alter der Ablösung zeigt trotzdem die höhere Begrenzungslinie immer noch die Seite des Loches an.
Die folgende Regel basiert auf einer Auswertung von 153 Ablationen dieser Gruppe.

Ablatio untere Hälfte

3. *Lincoff-Regel:*
Bei Ablationen der unteren Bulbushälfte zeigt in 95% der Fälle die höhere Seite der Ablatiobegrenzung an, auf welcher Seite der Papille ein in der unteren Hälfte befindliches Netzhaut-Loch liegt (Abb. 6c).

Diese Regeln bewähren sich bei der präoperativen Diagnostik. Sie erleichtern, das Netzhaut-Loch aufzufinden, das die entsprechende Ablatio-Ausdehnung zur Folge hat. Dabei sollte man aber *niemals vergessen, noch nach zusätzlichen Netzhaut-Löchern zu suchen.*

b) operatives Vorgehen
Eröffnen der Bindehaut und der Tenon'schen Kapsel etwa 2 Stunden zu beiden Seiten des Netzhaut-Loches. Danach Freilegen der Sklera und Lokalisation des Netzhaut-Loches (Abb. 7). Hierbei bewährt sich eine Kombination von binokularer indirekter Ophthalmoskopie und gleichzeitigem Eindellen mit der Kryode von der Sklera her, wodurch sich das Netzhaut-Loch von seiner Umgebung besser abgrenzen läßt. Der Gebrauch eines indirekten, *binokularen Kopfophthalmoskopes* bietet den Vorteil, daß der Operateur beim Ophthalmoskopieren eine Hand frei behält und zum anderen, daß durch das stereoskopische Sehen das abgehobene Netzhaut-Loch sicherer ins Niveau des geplanten Plombenbuckels zu lokalisieren ist.

Lokalisation des Netzhaut-Loches

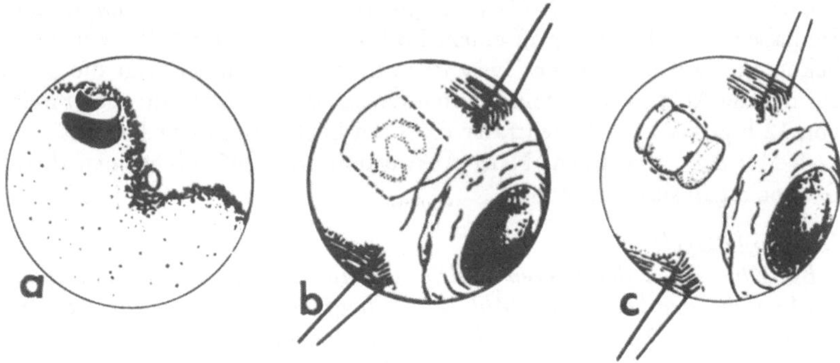

Abb. 7: *Kryochirurgische Ablatio-Operation* (von Lincoff modifizierte Custodis-Methode):
a) 3-Quadranten-Ablatio mit Hufeisenloch bei 11 h.
b) Nach Lokalisation der radiären Achse des Netzhaut-Loches wird dieses mit ophthalmoskopisch dosierten Kryopexie-Herden umstellt und einer weiter gefaßten radiären Matratzennaht umgeben.
c) Eine Silikonschaumplombe kann ohne Punktion über dem Loch unter Spannung komprimiert und fixiert werden.

Liegt nicht gerade ein vorwiegend limbusparallel orientiertes Netzhaut-Loch vor, so ist es zweckmäßig, zunächst den *zentralen und peripheren Mittelpunkt des Lochrandes* zu bestimmen, ihn auf der Sklera – z. B. mit Gentianaviolett – zu markieren und dadurch eine *radiäre Plombenanordnung* vorzubereiten. Danach unter *ophthalmoskopischer Kontrolle* Umstellen des Netzhaut-Loches mit Kryopexie-Herden. Hierbei kommt im allgemeinen die mittelstarke Applikation zur Anwendung. Ist der Lochrand so hoch abgehoben, daß trotz stärkeren Eindellens mit der Kryode die Netzhaut von der Eisfront nicht erfaßt wird, so wird Kryopexie nur im Niveau der Chorioidea bzw. des Pigmentepithels durchgeführt und die Kälteeinwirkung nach ein bis zwei Sekunden unterbrochen. Seit genauerer Kenntnis der histologischen Vorgänge bei der Ausbildung der Netzhaut-Narbe bemühen wir uns, die *Kryopexie-Applikation weiter zu differenzieren:* lediglich für die 2 Herde zur Lokalisation der radiären Lochachse und evtl. der Herde an der Deckelbasis werden mittelstarke Dosierungen angewandt. Für die restliche Lochzirkumferenz werden Kryopexie-Läsionen appliziert, bei denen die *Eisfront nur bis zum Niveau der Chorioidea* und des *Pigmentepithels* vordringt. Ophthalmoskopisch gesehen erscheint dann eine solche Läsion als das *erste gelbliche Weiß*. Die darüber noch abgehobene Netzhaut wird dabei von der Eisfront nicht erfaßt. Danach Aufnähen einer Silikonschaumplombe in der markierten Lochachse. Die Plombe wird größer gewählt als es der Größe des Netzhaut-Loches entspricht und die vorgelegte Matratzennaht weiter als die Plombendicke.

Kryopexie

Dosierung

(Für eine 3 mm dicke Silikonschaumplombe ist eine Nahtbreite von 4,5 mm, für eine 4 mm Plombe von 6,5 mm, für eine 5 mm Plombe von 8 mm und für eine 7,5 mm dicke Plombe eine Matratzennahtbreite von 10 mm notwendig).

Aufnähen der Plombe

Nach Aufknoten der elastischen Plombe unter Spannung kommt es zu einem plötzlichen *Anstieg des intraokularen Druckes.* Es ist jetzt entscheidend, auf die *Durchblutung der Zentralarterie zu achten.* Im allgemeinen tritt diese nach wenigen Sekunden wieder ein. In den seltenen Fällen, wo die Pulsation nach 3–5 Minuten noch nicht wieder erfolgt, kann zur Druckerniedrigung die Silikonschaumplombe unter dem Knoten etwas zurückgeschoben und dann später, aber langsamer, wieder gestrafft werden. Ist die Lokalisation der Plombe nicht korrekt, so kann sie durch Versetzen der Matratzennaht leicht korrigiert werden.

i. o.-Drucksteigerung

Änderung der Plombenlokalisation

Im allgemeinen kann bei dieser Operationstechnik auf die *Punktion verzichtet* werden. Um einer späteren Abstoßung der Plombe vorzubeugen ist es entscheidend, daß die Plombe vor Aufnähung in einer *antibiotischen Lösung getränkt,* die *Matratzennaht* zur Plombenfixation genügend *tief* (Hälfte der Skleradicke) und genügend *lang* (mindestens 5 mm; hierfür bewährt sich die flache Spatelnadel) gelegt und die Plombe durch eine *fortlaufende intrasklerale Tenonnaht* und eine zusätzliche Bindehautnaht abgesichert wird.

Plombensicherung

Das Prinzip dieser Operationstechnik besteht darin, daß eine große *elastische Plombe unter Spannung* auf die Sklera *direkt* unterhalb des *abgehobenen Netzhaut-Loches* aufgenäht wird. In den nächsten Stunden dehnt sich die Plombe in dem Maße aus, wie die subretinale Flüssigkeit – etwa im Sinne einer *inneren Drainage* – abfließt. Das hat eine Vorbuckelung der Plombe mit Verschluß des Netzhaut-Loches zur Folge. Das Loch liegt auf dem Plombenwall und die kryogene Narbenbildung kann beginnen. Nach *Tamponade des Netzhaut-Loches* verschwindet die übrige subretinale Flüssigkeit. Es kommt also nur zum Anliegen der Netzhaut, wenn die Plombenlokalisation korrekt war und kein Netzhaut-Loch übersehen worden ist.

Prinzip der Operation

Postoperativ erhält der Patient einen *Binoculus* und das *operierte Auge* einen *Kompressionsverband,* um einer stärkeren Schwellung vorzubeugen. Im allgemeinen liegt die Netzhaut *am 1. bzw. 2. postoperativen Tag* an; der Patient erhält dann einen *Monoculus*; eine Lochbrille wird nicht gegeben. Liegt ausnahmsweise eine verzögerte Resorption der subretinalen Flüssigkeit vor, so wird der Binoculus postoperativ insgesamt 3 bis 4 Tage belassen. Bei gutem Allgemeinzustand und anliegender Netzhaut kann der Patient in der 2. Woche nach der Operation entlassen werden.

Postoperative Behandlung

c) Anwendbarkeit der kryochirurgischen Ablatio-Operation ohne Punktion

Nach Erfahrung mit dieser Operationstechnik konnte im Verlaufe von 5 Jahren zunehmend auf die Punktion der subretinalen Flüssigkeit verzichtet werden. Bei Auswertung von *600 aufeinanderfolgenden Netzhautablösungen*, die an der Bonner Augenklinik mit der kryochirurgischen Ablatio-Operation behandelt wurden, konnte in 90,2 % auf die Punktion verzichtet werden.

Keine Indikation zur Punktion:

Keine Punktion

Ausgedehnte oder totale Ablatio

Bullöse Ablatio

Voraussetzung bei beiden ist eine genaue Lokalisation der Plombe. Das Netzhaut-Loch kann sogar am Ende der Operation noch hoch abgehoben sein. Im allgemeinen liegt das Loch am 1. Tag auf dem Plombenbuckel, nur im Ausnahmefall kann es 3–4 Tage dauern.

Ablatio mit multiplen Löchern

Liegt eine korrekte Tamponade der einzelnen Löcher vor, so legen sich diese genauso schnell auf den Plombenbuckel und die subretinale Flüssigkeit verschwindet, als ob nur 1 Loch vorhanden gewesen wäre.

Ablatio mit mehreren Plomben

Ein Auge mit einem normalen Kammerwasserabfluß toleriert zahlreiche Plomben. Es ist sogar möglich, eine *Cerclage* (40-Band von Schepens, 3 mm Silikonschaumplombe von Lincoff) *ohne Punktion* durchzuführen. Voraussetzung ist nur, daß nach dem Knoten jeder Matratzennaht einige Minuten abgewartet und so die Pulsation der Zentralarterie gewährleistet wird, und daß die Plombe *nicht über 10–20 % verkürzt* wird (Lincoff et al. 1974 und 1976).

Pulsation der Zentralarterie

Reablatio

Auch eine Reablatio als solche bedeutet keine Indikation, den Eingriff zu vergrößern und eine Punktion der subretinalen Flüssigkeit vorzunehmen. Augen, bei denen eine Reoperation nötig wird, sind im allgemeinen ohnehin hyperämisch und gerade dadurch blutungsgefährdet. Hier gilt es besonders, das operative Risiko zu mindern: einmal durch eine nur schwach dosierte Kryopexie des Loches und zum anderen durch den Verzicht auf die Punktion.

Jahrealte Ablatio

Hierbei ist an Ablationen gedacht, bei denen das Abhebungsalter durch eine atrophisch dünne Netzhaut mit Zystenbildungen, Glialeisten oder Pigmentdemarkierungslinien angezeigt wird. Besteht auch hier eine korrekte Lochtamponade, so kann trotz des Alters der Ablatio und des Alters des Patienten eine kryochirurgische Ablatio-Operation ohne Punktion durchgeführt werden; *Voraussetzung scheint nur eine gut funktionierende Aderhaut zu sein.*

Nur bei folgenden Ablationen wird zum heutigen Zeitpunkt bei der kryochirurgischen Operation noch eine

Punktion durchgeführt:

hoch bullöse Ablationen mit Lokalisationsschwierigkeiten eines weit zentral gelegenen Netzhaut-Loches, Ablationen bei gleichzeitigem Glaukom oder bei extrem staphylomatöser Sklera und
Ablationen, – z. B. bei Riesenrissen –, bei denen durch die Punktion eine innere Lochtamponade mit Luft oder Gas (SF_6) ermöglicht werden soll.

Punktion

d) Ergebnisse

Die Ergebnisse mit der kryochirurgischen Ablatio-Operation sollen anhand einer Auswertung von 600 aufeinanderfolgenden Netzhautablösungen dargelegt werden, die wir von Januar 1970 bis Januar 1975 an unserer Klinik behandelt haben.
(Zusammensetzung des Ablatio-Krankengutes: 32 % bei Myopie, 16 % bei Aphakie, 8 % mit präoperativen Sternfaltenbildungen, 6 % nach stumpfem Trauma bzw. 5 % nach perforierender Verletzung, 5 % bei Orariß, 1 % bei Riesenriß, 4 % waren bereits außerhalb voroperiert). Bei insgesamt 541 Netzhautablösungen, d. h. in 90,2 %, konnte die kryochirurgische Ablatio-Operation ohne Punktion der subretinalen Flüssigkeit durchgeführt werden (Abb. 8). Bei allen 600 Ablationen kam es in 80,8 % nach der 1. Operation und in weiteren 9 % nach Reoperation zur Anlegung der Netzhaut. Eine Ablatio wurde dann als anliegend gewertet, wenn die Netzhaut postoperativ länger als 4 Monate anlag.

Ergebnisse der Kryooperation bei 600 Ablationen

e) Komplikationen

Eine nicht unwesentliche Ursache für operative Komplikationen in der Ablatio-Chirurgie stellt zunächst einmal die *Punktion* der subretinalen Flüssigkeit dar. Auf diese kann aber nach einer gewissen Erfahrung mit der kryochirurgischen Ablatio-Operationsmethode in etwa 90 % der Fälle verzichtet werden. Damit wird auch gleichzeitig die zweite Möglichkeit evtl. Komplikationen reduziert, nämlich diejenigen, die als Folge einer *intravitrealen Injektion* auftreten können. Eine solche kommt daher bei dieser Operationsmethode nur nach spezieller Indikationsstellung zur Anwendung. Komplikationen durch die Koagulation selbst, d. h. durch die *Kryochirurgie,* sind praktisch zu umgehen, wenn jeder Kryopexie-Herd unter ophthalmoskopischer Kontrolle gesetzt wird. Damit sind Überdosierungen zu vermeiden. Nun zur 4. Ursache möglicher Komplikationen, zum *Plombenbuckel.* Das Anlegen der Plombenvorwölbung ist technisch einfach. Es ist keine Sklerapräparation notwendig. Die Plombe wird lediglich episkleral durch eine Matratzennaht fixiert. Postoperativ kann es in etwa 3 % zu einer extraokularen Komplikation, nämlich der Plombeninfektion mit evtl. Abstoßung kommen. Nach einfachem Entfernen der Plombe wird das Auge wieder reizfrei. Bei den wenigen Plombenent-

mögliche Komplikationen

Plombeninfektion, Abstoßung

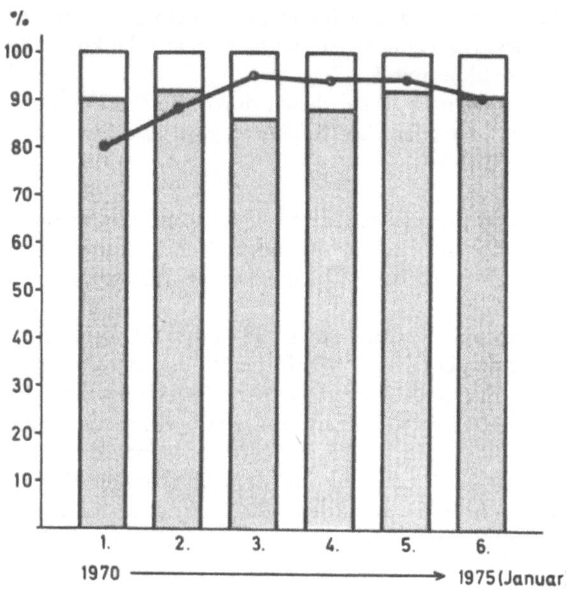

Abb. 8: Auswertung von 600 aufeinanderfolgenden Ablationen, die von 1970 bis Januar 1975 mit der *kryochirurgischen Ablatio-Operation* behandelt wurden. Der Verzicht auf die Punktion wurde durch eine eingezeichnete Kurve dargestellt. Eine Netzhaut wurde postoperativ als anliegend bezeichnet, wenn dies länger als 4 Monate der Fall war.

fernungen, die wir vorgenommen haben, blieb postoperativ die Netzhaut weiterhin anliegend.

Damit stellt die *kryochirurgische Ablatio-Operationsmethode* einen relativ risikoarmen Eingriff dar. Wenn gleichzeitig auf die Punktion verzichtet werden kann, können *praktisch nur extraokulare Komplikationen* auftreten, die zudem *reversibel* sind.

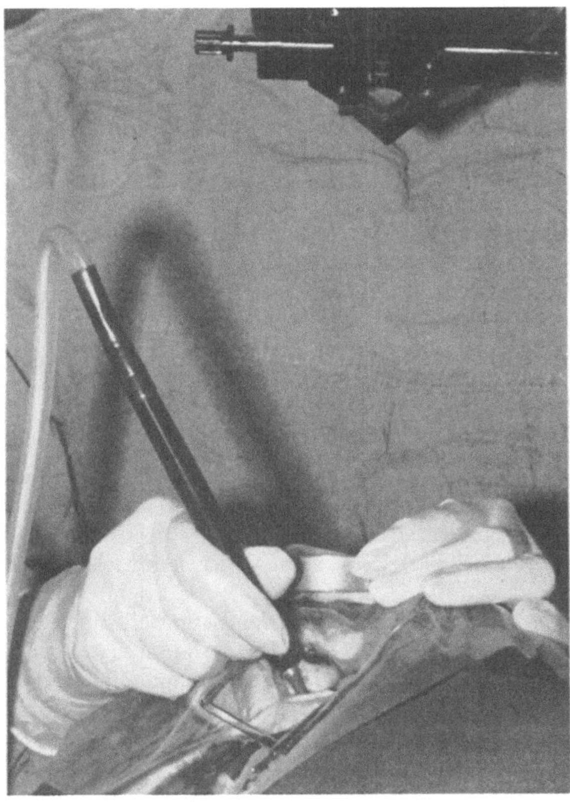

Abb. 9: *Kryopexie-Prophylaxe ohne Assistenz:* Die Kryopexie wird transkonjunktival vorgenommen. Bei Verwendung des *binokularen indirekten Kopfophthalmoskopes* kann der Operateur die Kryode selbst führen.

2. Kryopexie in der Prophylaxe

Nach mehr als 10jähriger klinischer Anwendung hat die Kryopexie einen festen Platz in der prophylaktischen Behandlung der Netzhaut-Ablösung. Sie stellt eine wichtige Alternative zur Licht- und Laserkoagulation dar und kommt praktisch dann zur Anwendung, wenn diese beiden Methoden nicht durchführbar sind. Sie stellt eine technisch einfachere und risikoärmere Alternative als die Diathermie dar. Die Kryopexie kann ohne lamelläre Skleraresektion und ohne Eröffnung der Bindehaut, also direkt *transkonjunktival*, appliziert werden. Wird bei der Durchführung der Kryopexie das *binokulare Kopfophthalmoskop* benutzt, so kann der Operateur die Kryode selbst führen und benötigt dadurch häufiger *keine Assistenz* (Abb. 9). Vorgehen

a) Indikation

An dieser Stelle soll nicht auf die Indikationsstellung zur Prophylaxe selbst eingegangen werden; hier vollzieht sich insofern ein Wandel, als man darin viel zurückhaltender wird. Die Indikation zur Kryopexie erscheint dann gegeben, wenn optische Hindernisse oder eine sehr enge Pupille vorliegen, wenn die Veränderungen zu peripher gelegen sind oder der periphere Rand eines hochstehenden Deckels nicht ausreichend mit Licht- oder Laserkoagulation zu umstellen ist.

akute Glaskörperblutung

Erwähnt sei noch die akute Glaskörperblutung, bei der sich die Kryopexie besonders bewährt hat. Kommt es nach sofortigem *Binokulus* und *Kopfhochlagerung* (*Lincoff* und *Kreissig*, 1975) soweit zum Absetzen des Blutes, daß ein noch anliegendes *Netzhautloch* gefunden wird, so kann dieses trotz eines noch schlechten Fundus-Einblickes bereits mit *Kryopexie*-Herden umstellt und so eine Ablatio-Prophylaxe eingeleitet werden.

b) Dosierung

verschiedene Netzhautbefunde

Bei der Dosierung stützen wir uns auf die erwähnten experimentellen und histologischen Untersuchungen. Bei Rundlöchern und löchrigen äquatorialen Degenerationen kommen schwache und nur ausnahmsweise mittelstarke, bei Hufeisenlöchern dagegen mittelstarke Dosierungen zur Anwendung.

Ziel und Art der Prophylaxe

Die *äquatorialen Degenerationen* umstellen wir besonders sorgfältig am zentralen und an den seitlichen Rändern, da es bei der Lochentstehung im allgemeinen hier zum Einreißen kommt. Die Kryopexie-Herde werden direkt am Rande der Degeneration gesetzt. Bei einem *Hufeisenloch*, wo mit weiterem Einreißen im Bereich der Deckelbasis zu rechnen ist, wird der periphere Rand evtl. durch zusätzliche oder durch starke Applikationen abgesichert. Es sei hier nochmals betont, daß *jeder Kryopexie-Herd unter ophthalmoskopischer Kontrolle zu setzen ist*, da nur so eine Überdosierung mit Komplikationen vermieden werden kann.

c) Komplikationen

Die Nachbeobachtungszeit beträgt hierbei minimal 1/2 und maximal 5 Jahre. Bei den ersten 14 Patienten hatten wir noch überdosiert. Seit Durchführen der Kryopexie unter strenger ophthalmoskopischer Dosierung jedes einzelnen Herdes ist es bei den nachfolgenden 304 Augen postoperativ zu keiner Blutung oder Visusbeeinträchtigung durch Pigmentmigration gekommen. Eine postoperative Sternfaltenbildung wurde nie beobachtet. Bei den insgesamt 318 Augen, die mit Kryopexie prophylaktisch behandelt wurden, kam es in 4 Fällen (1,3 %) während der erwähnten Nachbeobachtungszeit zum Entstehen einer Ablatio trotz Prophylaxe. Die Ablatio war hierbei von einem neu entstandenen Netzhaut-Loch außerhalb der Kryopexie-Herde ausgegangen.

Ablatio trotz Prophylaxe

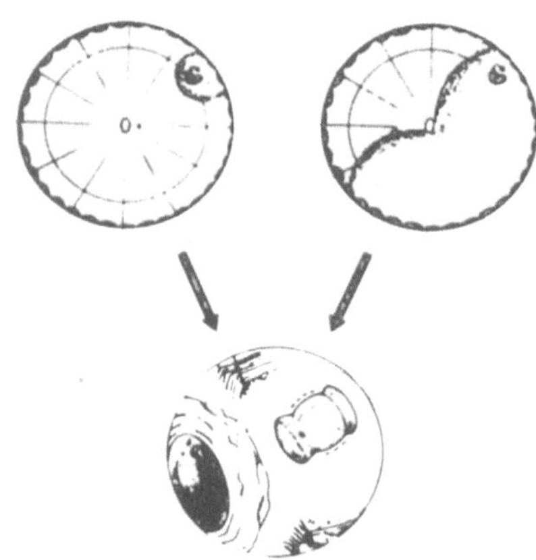

Abb. 10: Bei den hier gezeigten 2 Ablationen ist die Ausdehnung verschieden, jedoch die Größe des Netzhautloches gleich und daher auch der operative Eingriff zum Verschließen des Netzhautloches bei beiden Netzhautablösungen gleich groß.

V. Schlußfolgerungen

Aus den experimentellen Untersuchungen der Kryopexie-Adhäsionen wissen wir einmal, daß die Narbe ausreichend fest ist und zum anderen, daß dem Netzhaut-Chirurgen mit der ophthalmoskopischen Dosierung der Kryopexie-Herde die Möglichkeit gegeben ist, je nach Netzhautbefund 3 unterschiedlich feste Netzhautnarben im voraus zu bestimmen.

Bedeutung der Kryopexie

Die klinische Bedeutung der Kryopexie liegt besonders in der Ablatio-Chirurgie, wo sie einen bemerkenswerten Wandel in der Operations-Technik eingeleitet hat. Die Operationsergebnisse mit der *kryochirurgischen Ablatio-Operation* sind gut, die möglichen Komplikationen bei Vermeiden der Punktion extraokular und reversibel. Durch die Tatsache, daß bei dieser Operation auf die Punktion verzichtet werden kann, hat folgerichtig die Ausdehnung der Netzhaut-Ablösung an Bedeutung verloren. Im Mittelpunkt der Chirurgie steht nunmehr das Netzhaut-Loch. Es wird im Grunde genommen *keine Ablatio-Chirurgie,* sondern nur noch eine *Netzhautloch-Chirurgie* vorgenommen (Abb. 10).

Wandel in der Ablatio-Chirurgie

Das führte dazu, daß Lincoff nach längerer Erfahrung mit dieser Operationsmethode klinisch wichtige *Regeln zur Netzhautloch-Suche* aufstellen konnte.

Da nicht punktiert wird und nur das Loch gezielt tamponiert werden muß, genügen *kleinere Plomben.* Weiterhin kommt damit die Cerclage und die intravitreale Injektion weniger, d. h. nur bei spezieller Indikationsstellung, zur Anwendung. Stattdessen rückt die optimale Lochtamponade mehr in den Mittelpunkt der Therapie. Es stellte sich bald heraus, daß eine *radiäre Plombe* einen zuverlässigeren Lochverschluß gewährleistet und daher besser einer Reablatio vorbeugen kann. Durch die radiäre Plombenanordnung können nämlich sowohl der zentrale, zur Schnutenbildung neigende Lochrand als auch die Deckelbasis im gleichen Ausmaß tamponiert werden.

diagnostisches Anfrieren

Intraoperativ bewährt sich die Kryochirurgie zum *diagnostischen Anfrieren suspekter Areale in abgehobener Netzhaut.* Ein Netzhautloch kann dadurch häufig erst sichtbar gemacht oder besser aufgefunden werden. Ist eine Reoperation notwendig, so weist die Sklera keine Nekrose auf, noch wird zu erwarten sein, daß der Funduseinblick durch die Voroperation beeinträchtigt ist. Erst durch die experimentellen Untersuchungen der Kryopexie-Läsionen wissen wir auch Genaueres über den Zeitraum, in dem sich die Netzhaut-Narben ausbilden und noch an Festigkeit zunehmen. Diese Ergebnisse lassen sich auf die übrigen thermischen Läsionen übertragen. *Die Kenntnis über die Narbenfestigkeit* hatte wiederum zur Folge,

frühere Mobilisierung

daß der *Ablatio-Patient postoperativ früher mobilisiert* werden und auch eher seinem gewohnten Leben sowie seiner Arbeit ohne besondere Einschränkungen nachgehen kann. Bei der kryochirurgischen Ablatio-Operation ohne *Punktion* war ja erst der ausreichende Verschluß aller Netzhaut-Löcher die Voraussetzung für die postoperative Anlegung der Netzhaut-Ablösung. Daher braucht sich der Patient auch postoperativ nicht anders zu verhalten als vor Auftreten der Ablatio. Es ist nämlich nicht nötig, durch ein spezielles Verhalten dem Durchbrechen einer abgeriegelten Abhebung oder eines noch abgehobenen Netzhaut-Loches vorzubeugen.

Prophylaxe der Ablatio

In der prophylaktischen Behandlung der Ablatio retinae hat sich die Kryopexie als eine technisch einfache Koagulationsform ohne nennenswerte Komplikationen bewährt. Sie stellt eine *wichtige Alternative zur Licht- und Laserkoagulation* bei getrübten optischen Medien oder einer zu engen Pupille dar. Sie kann *transkonjunktival* und bei Benutzen eines Kopfophthalmoskopes auch *ohne Assistenz* durchgeführt werden.

Schrifttum

Amoils, P. u. *J. Kaufman:* Retinal detachment treated by cryosurgery. Med. Proc. (Johannisburg) *14,* 570–574 (1968).

Bellows, J.: The application of cryogenic techniques in ophthalmology. Amer. J. Ophth. *57,* 29 (1964).

Bloch, D., P. O'Connor u. *H. Lincoff:* The mechanism of the cryosurgical adhesion. III. Statistical analysis. Amer. J. Ophth. *71,* 666–673 (1971).

Böke, W. u. *F. Hollwich:* Zur Kryochirurgie am Auge. Ber. Dtsch. Ophth. Ges. *67,* 212–217 (1965).

Bribaye, M., J. Oosterhuis et *A. de Haan:* Cryocoagulation et diathermocoagulation transsclérales experimentales. Bull. Soc. Belge Ophth. *144,* 771 (1966).

Custodis, E.: Die Behandlung der Netzhautablösung durch umschriebene Diathermiekoagulation und einer mittels Plombenaufnähung erzeugten Eindellung der Sklera im Bereich des Risses. Klin. Mbl. Augenheilk. *129,* 476–495 (1956).

Deutschmann, R.: Über zwei Verfahren bei Behandlung der Netzhautablösung (eines davon der Diathermie scheinbar entgegengesetzt) nebst Bemerkungen zur Genese des Netzhautrisses zur Entstehung der Ablösung. Klin. Mbl. Augenheilk. *91,* 450–456 (1933).

Gonin, J.: La thermoponction oblitérante des déchirures dans le décollement de la rétine. Ann. Oculist. (Paris) *168,* 1–29 (1931).

Kelman, C. u. *I. Cooper:* Cryosurgery of retinal detachment and other ocular conditions. Preliminary report. Eye, Ear, Nose und Throat Monthly *42,* 42–43 (1963).

Kreissig, I. u. *H. Lincoff:* Ultrastruktur der Kryopexieadhäsion. DOG Symp. „Die Prophylaxe der idiopathischen Netzhautabhebung", Verlag Bergmann, München, 191–205 (1971).

Kreissig, I. u. *A. Sbaiti:* Kryopexie in der Ablatio-Prophylaxe. Klin. Mbl. Augenheilk. *159,* 588–596 (1971).

Kreissig, I.: Kryopexie in der Ablatio-Chirurgie. Klin. Mbl. Augenheilk. *159,* 737–741 (1971).

– Modifizierte Custodis-Methode bei der Ablatio-Operation nach Lincoff. Klin. Mbl. Augenheilk. *161,* 516–519 (1972).

– Gezielte Ablatio-Diagnostik nach Lincoff zum Auffinden des Netzhautloches. Klin. Mbl. Augenheilk. *163,* 314–323 (1973).

– Wandlungen in der Behandlung der Netzhautablösung. Dtsch. Ärzteblatt *4,* 229–231 (1974).

Kreissig, I. u. *H. Lincoff:* Die Bruch'sche Membran und ihr Strukturwandel nach Kryopexie. Klin. Mbl. Augenheilk. *164,* 71–89 (1974).

– – Tierexperimentelle Untersuchungen über Vernarbungsvorgänge in der Netzhaut. Albrecht v. Graefes Arch. Ophth. *190,* 165–182 (1974).

Kreissig, I.: Ablatio-Chirurgie: Wandel durch Kryopexie. Sitzungsbericht der 128. Vers. Rhein. Westf. Augenärzte, 34–43 (1974).

Kreissig, I. u. I. Ruge: Langzeitbeobachtung der Ablatio-Prophylaxe mit Kryopexie. Klin. Mbl. Augenhlk., 1976 (im Druck).

Kroll, A. u. *R. Machemer:* Experimental retinal detachment in the owl monkey. III. Electron microscopy of retina and pigment epithelium. Amer. J. Ophth. *66*, 410–427 (1968).

Lincoff, H., J. McLean u. *H. Nano:* Cryosurgical treatment of retinal detachment. Trans. Amer. Acad. Ophth. Otol. *68*, 412–432 (1964).

Lincoff, H. u. *H. Nano:* A new needle for scleral surgery. Amer. J. Ophth. *60*, 146 (1965).

Lincoff, H. u. *J. McLean:* Modifications to the Custodis-procedure: II. A new silicone implant for large tears. Amer. J. Ophth. *64*, 877–879 (1967).

Lincoff, H., P. O'Connor u. *I. Kreissig:* Die Retina-Adhäsion nach Kryopexie. Klin. Mbl. Augenheilk. *156*, 771–783 (1970).

Lincoff, H. u. *I. Kreissig:* Die Behandlung der Netzhautablösung ohne Drainage der subretinalen Flüssigkeit. Klin. Mbl. Augenheilk. *162*, 160–170 (1973).

Lincoff, H., V. Ramirez, I. Kreissig, N. Baronberg u. *D. Kaufman:* Encircling operations without drainage of subretinal fluid. Mod. Probl. Ophth. 15, 188–196 (1975).

– – The conservative management of vitreous hemorrhage. Trans. Amer. Acad. Ophth. Otol. 19, 858–864 (1975).

Lincoff, H., I. Kreissig u. *L. P. Parver:* Limits of constriction in the treatment of retinal detachment. Arch. of Ophth., 1976 (in Druck).

Meyer-Schwickerath, G.: Koagulation der Netzhaut mit Sonnenlicht. Ber. Dtsch. Ophth. Ges. *55*, 256–259 (1949).

– Lichtkoagulation. Eine Methode zur Behandlung und Verhütung der Netzhautablösung. Graefes Arch. Ophth. *156*, 2–34 (1954).

Schöler, R.: Experimentelle Erzeugung von Aderhaut-Netzhautentzündung durch Kohlensäureschnee. Klin. Mbl. Augenheilk. *60*, 1 (1918).

Tumoren der Sella und ihrer Umgebung

Klinik, Diagnostik und Differentialdiagnose

Von Professor Dr. *Alfred Huber*, Zürich

Allgemeines

Ursachen einer Leitungsstörung des Optikus

Jede doppelseitige, gelegentlich aber auch einseitige retrobulbäre Leitungsstörung des Optikus hat neben der eigentlichen Retrobulbärneuritis, den Tabak-Alkohol-Amblyopien, den Intoxikationen des Sehnerven, neben den Optikusschädigungen durch Vitamin B_{12}-Mangel und neben den dominant erblichen Optikus-Atrophien, stets einen raumfordernden Prozeß im Bereiche der Sella oder der Sehnerven mit zu berücksichtigen. Es besteht kein Zweifel darüber, daß die Analyse der Gesichtsfeldausfälle insbesondere der Nachweis von bitemporalen Gesichtsfelddefekten, resp. bitemporalen Skotomen eminent wichtige Hinweise auf die Präsenz eines sellären, supra- oder parasellären Tumors geben kann. Die Feststellung typischer bitemporaler Gesichtsfeldausfälle macht bei Anwendung subtiler Perimetrie (kinetische, statische Perimetrie) im allgemeinen keine Schwierigkeiten. Um so schwerer ist aber die richtige Interpretation atypischer asymmetrischer bitemporaler Gesichtsfeldausfälle sowie nur angedeuteter bitemporaler Ausfälle für die Frühdiagnose eines raumfordernden Prozesses im Bereiche des Chiasmas. Es sei gerade hier am Anfang mit allem Nachdruck bemerkt, daß *Gesichtsfeldausfälle mit bitemporalem Charakter nicht nur bei Tumorläsionen des Chiasmas vorkommen können, sondern auch bei entzündlichen, toxischen und hereditär-atrophischen Prozessen im Bereiche des Chiasmas, resp. der Sehnerven.* Aus einer Statistik der Tübinger Augenklinik *(Aulhorn)* geht hervor, daß bei 150 Fällen mit bitemporalen Gesichtsfeldausfällen nur knapp die Hälfte aller einen Tumor im Bereiche des Chiasmas aufwies (vorwiegend Hypophysentumoren), während bei 44 Fällen Refraktionsskotome, in 9 Fällen Tabak-Alkohol-Amblyopien, in 5 Fällen Multiple Sklerose und in 21 Fällen dominant erbliche Optikusatrophien vorlagen. Diese außerordentlich eindrückliche Statistik demonstriert, daß *nicht jeder Gesichtsfeldausfall mit bitemporalem Charakter von vorneherein als tumorbedingt anzusehen ist.* Demzufolge heißt es für den Ophthalmologen und Neurologen in solchen Fällen mit der sofortigen Anwendung umfangreicher Untersuchungsmethoden, insbesondere von neuroradiologischen Kontrastmittelmethoden zurückhaltend zu sein und vorerst alle neuro-ophthalmologischen Untersuchungsmöglichkeiten auszuschöpfen, um zu einer klaren Diagnose zu

bitemporale Gesichtsfeldausfälle

Ursachen

kommen. Es ist und bleibt eine Tatsache, daß Läsionen im Bereiche des Chiasmas Gesichtsfelddefekte von außerordentlicher Vielfältigkeit und Inkongruenz produzieren. Im Gegensatz zu den suprachiasmatischen Prozessen, die im allgemeinen durch uniform homonyme Gesichtsfeldausfälle charakterisiert sind, zeigen Chiasmaprozesse nicht selten neben den charakteristischen bitemporalen Ausfällen einseitige Störungen oder Defekte auf beiden Augen von sehr unterschiedlicher Form und Größe, wobei der bitemporale Charakter kaum mehr erkennbar ist, oder unter Umständen sogar bei retrochiasmatischer Extension homonyme Ausfälle. Dies gilt sowohl für tumoröse, wie für entzündliche, toxische und hereditär-atrophische Prozesse. Die *Vielfalt der chiasmabedingten Gesichtsfeldausfälle* hat ihre Ursache nicht nur im enorm komplexen Nervenfaserverlauf (Schleifenbildungen und Kreuzungen) des Chiasmas, sondern auch in dem Umstand, daß die in Frage kommenden Läsionen über ganz verschiedene Mechanismen auf die Axone einwirken, so einerseits durch rein mechanischen Druck (besonders Tumoren) anderseits aber auch durch Beeinträchtigung der das Chiasma versorgenden Blutgefäße, sowie durch toxische Einflüsse. Zur erwähnten Vielfalt der Gesichtsfeldausfälle kommt ferner noch hinzu, daß auch im Verlaufe besonders von neoplastischen Prozessen im Bereiche der Sella und des Chiasmas schwerverständliche Schwankungen der Gesichtsfelddefekte auftreten können, die ihre Ursachen in Volumenveränderungen von zystischen Tumoren, in Blutungen oder auch in Veränderungen der Blutversorgung des Chiasmas haben müssen.

Atypische Gesichtsfeldausfälle

Ursachen

Schwankungen der Gesichtsfeldausfälle

Als praktische Richtlinien für das Verhalten im Falle von bitemporalen Gesichtsfeldausfällen mögen folgende gelten: *Bei klassischen bitemporalen voll ausgeprägten Gesichtsfeldausfällen ist die Wahrscheinlichkeit eines Tumors im Bereiche der Sella (meistens Hypophysenadenom) sehr groß.* Nicht selten kann in solchen Fällen durch eine Nativ-Röntgenaufnahme der Sellagegend (eventuell kombiniert mit Tomogramm) die Sachlage relativ rasch und eindeutig abgeklärt werden. *Bei atypischen oder angedeuteten bitemporalen Gesichtsfeldausfällen sollte man sich nicht sofort auf die Diagnose eines raumfordernden Prozesses im Chiasmabereich festlegen, sondern unbedingt versuchen, die anderen möglichen Ursachen für solche Defekte auszuschließen.* Ohne hier auf Einzelheiten eingehen zu können, seien in diesem Zusammenhange erwähnt: Die Tabak-Alkohol-Amblyopien, die Refraktionsskotome *(Aulhorn)*, die dominant erblichen Optikusatrophien, sowie die ein- oder doppelseitigen Neuritiden und Intoxikationen des Sehnerven. Bei den Neuritiden ist besondere Beachtung der nicht seltenen Möglichkeit einer multiplen Sklerose zu schenken. Hat man diese relativ einfachen differentialdiagnostischen Überlegungen am Anfang bereits angestellt, so ist es im allgemeinen nicht schwer, einen chiasmalen raumverdrängenden Prozeß zu diagnostizieren: wie bereits oben angeführt wurde, ist ein solcher ja immer noch die häufigste Ursache bitemporaler Gesichtsfeldausfälle!

Praktische Richtlinien

Zur Besprechung der raumverdrängenden Prozesse im Bereiche der Chiasmagegend gehen wir gleichsam von der Achse dieser Gegend, der Sella und ihrem Inhalt aus, um dann in zentrifugaler Richtung supraseIlär nach oben und vorn, sowie parasellär nach lateral zu fortzuschreiten, und damit gleichzeitig eine folgerichtige Differentialdiagnose der sellären raumverdrängenden Prozesse zu entwickeln. Als Prototyp des intrasellären Neoplasmas gilt das *Hypophysenadenom,* das trotz seiner häufigen späteren extrasellären Ausdehnung den Ursprung stets in der Sella nimmt. Intra- und extraselläres Wachstum zeigt das *Kraniopharyngeom,* wobei die extraselläre Ausdehnung meistens in suprasellärer Richtung erfolgt. Ausgesprochen supraselläre Geschwülste sind die *Meningeome des Tuberculum sellae,* sowie die von der Olfactoriusrinne ausgehenden Meningeome, die sog. *Olfactoriusmeningeome.* Schließlich sind auch typisch paraselläre Tumoren, die *Keilbeinflügelmeningeome* zu besprechen.

Typische Tumoren der Sellaregion

1. Hypophysenadenome

Die zahlenmäßig größte Gruppe der raumfordernden Prozesse im Bereiche der Sella sind zweifelsohne die *Hypophysenadenome.* Hat man früher unter den Hypophysengeschwülsten prinzipiell drei Typen, nämlich die *chromophoben Adenome,* zweitens die *eosinophilen Adenome* und drittens die *basophilen Adenome* unterschieden, so besteht heute auf Grund der neueren Erkenntnisse der Endokrinologie eher der Trend zur Unterteilung in zwei Gruppen, nämlich *hormonaktive* und *hormoninaktive Hypophysenadenome.* Frühsymptom des hormoninaktiven Hypophysenadenoms ist eine Insuffizienz des Hypophysenvorderlappens mit daraus resultierender Gonadenunterfunktion. Die dadurch bedingte Abnahme von Libido und Potenz führt den Patienten nur selten zum Arzt. Erst bei suprasellärer Ausdehnung des Adenoms kommt es zu Sehstörungen, die den Patienten in ungefähr 70 % der Fälle zum Augenarzt bringen, dem dann die ganze Verantwortung der endgültigen Diagnose und damit der frühzeitigen Behandlungsmöglichkeit durch den Neurochirurgen obliegt (Abb. 1).

Einteilung

Frühsymptom HVL-Insuffizienz

Die neurologische Kardinalsymptomatologie der Hypophysenadenome läßt sich mit einem Wort zusammenfassen: *Chiasmasyndrom.* Zu diesem Syndrom gehören in erster Linie *Störungen des Gesichtsfeldes, Abnahme des Sehvermögens und Veränderungen des Augenhintergrundes,* mit andern Worten Folgen einer durch Tumordruck bedingten Leitungsstörung im Bereiche des Chiasmas, resp. der benachbarten Nervi optici oder Tractus optici.

Chiasma-syndrom

Die subjektiven Klagen der Patienten sind auffallend einheitlich und oft bereits wegweisend. Immer wird eine *Abnahme des Sehvermögens* oft zuerst einseitig, gelegentlich auch doppelseitig angegeben, eine Abnahme, die als Schleier, als Nebel vor den Augen, als unsauberes oder mattes Brillen-

Subjektive Klagen

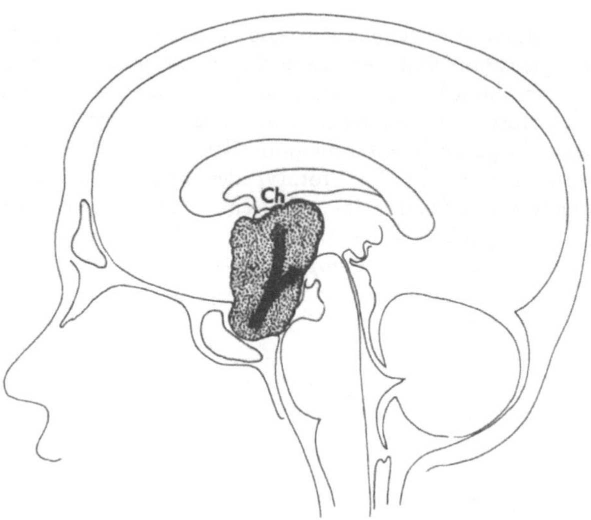

Abb. 1: Hypophysenadenom mit extrasellärer Ausdehnung sowie Verschiebung und Kompression des Chiasmus von unten her.

glas, als Wolke oder als Sehen durch eine dunkle Brille definiert wird und nicht selten im Patienten den Wunsch erweckt, sich eine neue Brille machen zu lassen. Eine charakteristische Angabe gewisser Kranker geht dahin, daß sie die Abnahme der Sehkraft erst bei Dunkelheit oder nach größeren körperlichen Anstrengungen verspüren. Eine einseitige, mehr oder weniger plötzlich einsetzende Abnahme der Sehkraft kann unter Umständen zur fälschlichen Diagnose einer Retrobulbärneuritis Anlaß geben. Sind Angaben über eine Abnahme des Sehvermögens bei den Hypophysenadenomen praktisch immer zu eruieren, so wird der Kranke selbst seltener Mitteilungen über eine von ihm beobachtete Gesichtsfeldstörung machen. Dies hängt zu einem gewissen Teil damit zusammen, daß die im Anfangsstadium eines sich entwickelnden Hypophysentumors auftretenden temporal oberen Gesichtsfeldausfälle dem Patienten einerseits gar nicht zum Bewußtsein kommen und ihn andererseits bei der peripheren Lage auch nicht stören. In fortgeschrittenen Stadien dagegen sind Klagen, welche die *Gesichtsfeldstörungen* in sich enthalten, recht typisch: der Patient stößt unvermutet mit Leuten, die von der Seite kommen, zusammen; er sieht beim Lesen nur noch einen Teil oder sogar nur noch eine Hälfte der Zeilen; er habe das Gefühl, zu beiden Seiten der Augen eine Art Scheuklappen zu haben; er sehe von den Gesichtern der Mitmenschen nur noch den mittleren Teil.

bitemporale Hemianopsie

Beim objektiven Symptom der Gesichtsfeldveränderungen ist die typische Störung durch das Stichwort *bitemporale Hemianopsie* skizziert. Bei etwa

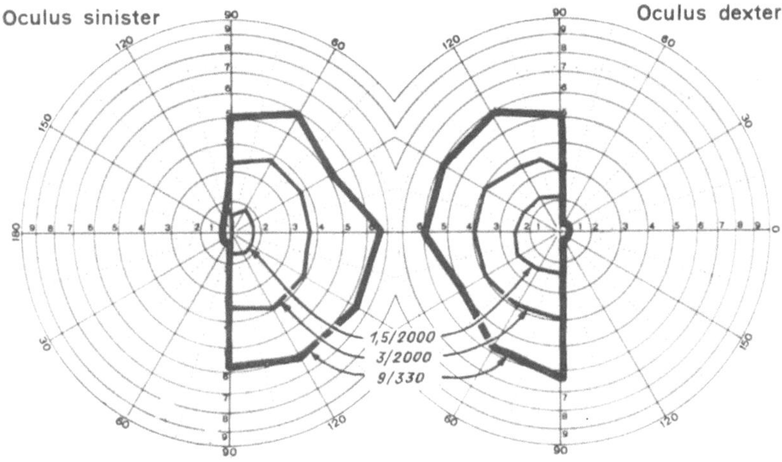

Abb. 2: Klassische bitemporale Hemianopsie symmetrischer Natur mit vertikaler Trennungslinie und leichter Aussparung der Macula bei Hypophysenadenom.

der Hälfte der Patienten kann man denn auch diese klassische Gesichtsfeldstörung schon bei der ersten Untersuchung vorfinden, und zwar mit mehr oder weniger vertikaler Trennungslinie durch den Fixationspunkt oder häufiger unmittelbar neben demselben mit Aussparung der Macula (Abb. 2).

Symmetrie der bitemporalen Gesichtsfeldausfälle ist für die Hypophysenadenome charakteristisch und wichtig in der Differentialdiagnose gegenüber den extrasellären Prozessen. Diese symmetrische bitemporale Hemianopsie betrifft meistens sowohl die äußeren wie die inneren Isopteren. Allerdings muß festgestellt werden, daß die klassische, voll ausgebildete bitemporale Hemianopsie gleichsam nur ein fortgeschrittenes Stadium in der zeitlichen Entwicklung der Gesichtsfeldveränderungen darstellt. *Die allerersten Gesichtsfelddefekte beim Hypophysentumor beginnen im oberen temporalen Quadranten vielfach symmetrisch doppelseitig*, was einer Schädigung der Unterfläche des Chiasmas, und zwar zuerst der gekreuzten Faserbündel aus den nasalen unteren Quadranten beider Retinae durch den aus der Sella hervorwachsenden Tumor entspricht (Abb. 3a). Nicht selten beschränkt sich in den Frühstadien der Ausfall des temporalen oberen Quadranten auf ein Auge, wobei das andere zu einem späteren Zeitpunkt mit der gleichen Veränderung nachfolgt. Es ist unerläßlich mit den Methoden subtilster Perimetrie und Campimetrie nach solchen peripheren temporalen oberen Gesichtsfelddefekten zu suchen (Abb. 3b). Die Aufstellung einer größeren Zahl von peripheren und zentralen Isopteren bei der kinetischen Perimetrie ist unerläßlich, weil erfahrungsgemäß die periphe-

bitemporale Quadrantenanopsie

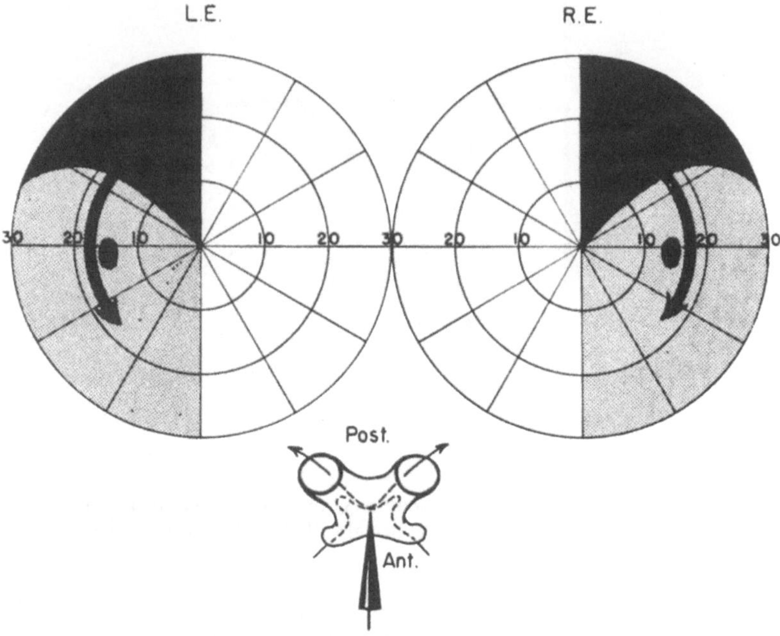

Abb. 3a: Schema des Kompressionsmechanismus der Unterfläche des Chiasmas durch ein Hypophysenadenom mit Beginn der Gesichtsfelddefekte in den oberen temporalen Quadranten.

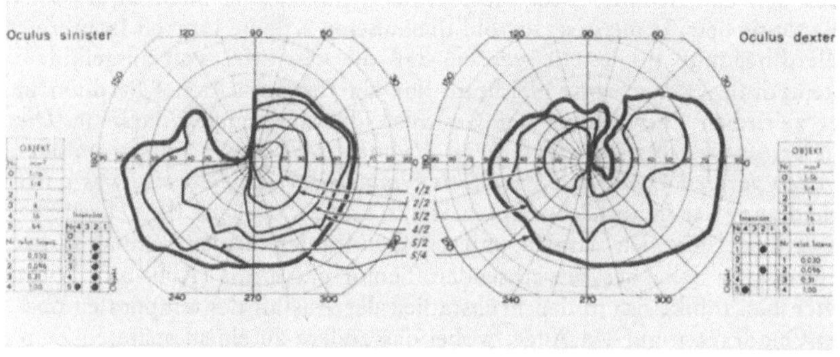

Abb. 3b: Asymmetrische bitemporale obere Quadrantenanopsie als Anfangsstadium des Chiasmasyndroms (großzystisches intra- und supraselläres chromophobes Hypophysenadenom).

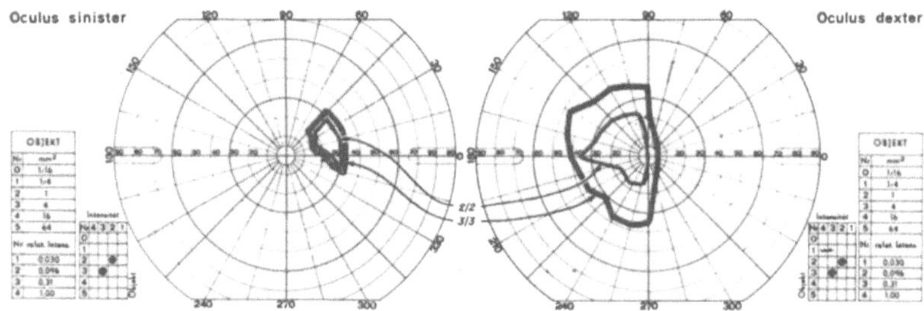

Abb. 4: Fortgeschrittener Gesichtsfeldzerfall bei chromophobem Hypophysenadenom: Temporale Hemianopsie rechts, Gesichtsfeldrest im nasalen oberen Quadranten links (Tumor hat den linken äußern Chiasmarand erreicht).

ren Isopteren entweder überhaupt keine Veränderung oder lediglich eine temporale obere Einbuchtung zeigen können, während die zentralen bereits deutlich die bitemporale Hemianopsie manifestieren. Zeitlich schreiten nun die Gesichtsfeldausfälle beim Hypophysenadenom derart weiter, daß sie vom temporalen oberen auf den temporal unteren Quadranten übergreifen, wodurch dann die obenerwähnte vollausgebildete bitemporale Hemianopsie entsteht. Diese bleibt oft über längere Zeit stationär, bis dann der Zusammenbruch des nasalen Gesichtsfeldteiles, und zwar zuerst der unteren Quadranten erfolgt, während die nasalen oberen am längsten intakt bleiben (Abb. 4). Auch in der zeitlichen Entwicklung muß der einigermaßen symmetrische Verlauf des Gesichtsfeldverfalles an beiden Augen immer wieder als typisch für den Hypophysentumor betont werden.

Atypischer Gesichtsfeldzerfall

Neben diesen charakteristischen Gesichtsfeldveränderungen gibt es auch weniger pathognomonische. So kann beispielsweise der Gesichtsfeldzerfall am einen Auge rascher fortschreiten als am anderen und am erstbefallenen zu einer totalen Amaurose führen, während das andere Auge noch eine temporale Hemianopsie aufweist. *Amaurose des einen Auges mit temporaler Hemianopsie des andern* findet sich in ungefähr 10 % der Fälle von Hypophysenadenomen. Da jedoch auch extraselläre Tumoren, wie Meningeome des Tuberculum sellae oder Keilbeinflügelmeningeome ein ähnliches Gesichtsfelddefektbild erzeugen können (vgl. Seite 166 u. 175), muß die Amaurose des einen Auges mit temporaler Hemianopsie des anderen für die Diagnose eines Hypophysenadenoms mit aller Vorsicht gewertet werden.

Diff.-Diagnose

Skotome

Außer den Störungen des peripheren Gesichtsfeldes finden sich bei Hypophysentumoren auch Skotome verschiedener Größe und Natur (skotomatöser Typus des Chiasmasyndroms). Sie finden sich vor allem bei schnellwachsenden Tumoren, entweder allein oder in Kombination mit peripheren Gesichtsfelddefekten vom temporalen Ausfalltyp. Diese *zentralen oder parazentralen Skotome* haben Quadranten- oder hemianopi-

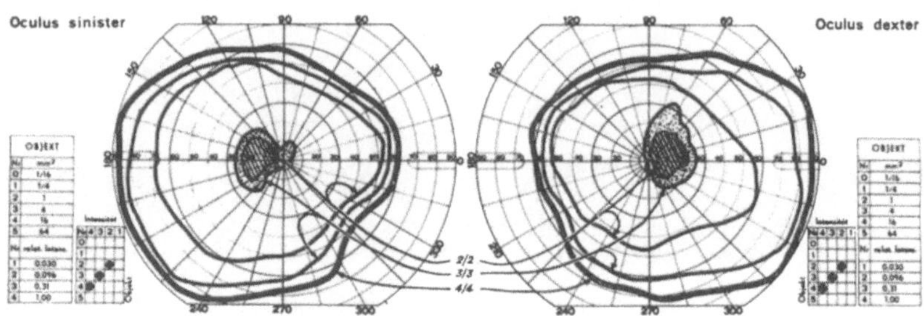

Abb. 5: Bitemporal-hemianopische Parazentralskotome bei chromophobem Hypophysenadenom (Interferenz des Tumors mit den hinteren Chiasmateilen).

sche Form und sind temporal vom vertikalen Meridian lokalisiert. Ihre Präsenz weist auf eine Interferenz des Hypophysenadenomes mit den hinteren Chiasmateilen (Maculafasern in der Nähe des hinteren Chiasmarandes) hin. Für die topische Diagnostik sind diese Skotome dann wichtig, wenn sie, was allerdings nicht häufig zutrifft, als einzige Gesichtsfeldmanifestation in Frühstadien eines rasch sich entwickelnden Hypophysentumors auftreten (Abb. 5).

Homonyme Hemianopsie

Nur ganz selten kann bei ausgesprochen retrochiasmatischer Extension ein mächtiges Hypophysenadenom einmal zu einer homonymen Hemianopsie Anlaß geben, wobei in solchen Fällen vorwiegend eine Schädigung des einen Tractus opticus angenommen werden muß.

Sinus-cavernosus-Syndrom

Neben der suprasellären Extension des Hypophysenadenoms, welche ja das Chiasmasyndrom erzeugt, kann es auch zu parasellärer Ausdehnung durch die feine Wand des Sinus cavernosus nach lateral zu kommen: in solchen Fällen resultiert ein *Sinus-cavernosus-Syndrom* charakterisiert durch Paresen des Oculomotorius, des Abducens, sowie durch Ausfälle im Bereiche des Trigeminus (Neuralgie oder Anästhesie).

Optikusatrophie

Die Veränderungen des Augenhintergrundes bei Hypophysenadenomen lassen sich mit dem Stichwort der *primären einfachen Optikusatrophie* umschreiben. Von der partiellen temporalen Abblassung bis zur schneeweißen totalen atrophischen Papille finden sich alle graduellen Übergänge. Die Schärfe der Papillengrenze in allen Stadien ist charakteristisch. Stauungsphänomene an den Papillen sind extrem selten. Die Atrophie ist stets bilateral und zeigt hinsichtlich ihrer Ausdehnung über den Sehnerven folgende Varianten: gleichmäßige Blässe der ganzen Papille; Blässe nasal ausgesprochener als temporal; Blässe temporal deutlicher als nasal. Nicht selten bestehen im Grad der Atrophie Seitenunterschiede auf beiden Augen. Ist zusätzlich zur Läsion des Chiasmas ein Sehnerv in Mitleidenschaft gezogen (z. B. bei Amaurose des einen Auges mit temporaler Hemianopsie

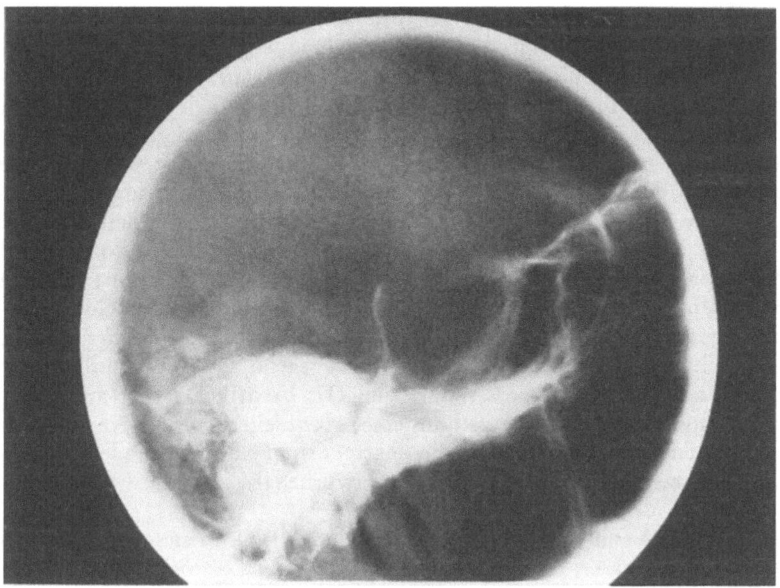

Abb. 6: Nativ-Röntgenbild der Sellagegend (seitlich) bei chromophobem Hypophysenadenom: Ballonförmige Ausweitung der Sella, Verdünnung des Sellabodens, Aufrichtung des Dorsum sellae und Arrosion der Processus clinoidei.

des andern), so ist die Atrophie auf der homolateralen Seite besonders ausgesprochen. In extremen Fällen schließt die Atrophie nicht nur weiße Verfärbung, sondern auch atrophische Exkavation der Papillen in sich. Zwischen dem Grad der Papillenatrophie und der zentralen Sehschärfe besteht meist keine Relation; besonders bei Hypophysentumoren ist es charakteristisch, daß die Papillenatrophie der Visusverminderung nachhinkt.

Röntgenologische Sellaveränderungen

Die typischen Veränderungen des knöchernen Sellagerüstes im Röntgenbild seien kurz zusammengefaßt, nicht zuletzt deswegen, weil der Augenarzt oft als erster in die Lage kommt, ein entsprechendes Bild zu veranlassen und auch selbst zu interpretieren. Charakteristika der röntgenologischen Sellaveränderungen sind folgende (Abb. 6): *Ballonförmige Auftreibung der Sella mit einheitlicher Verlängerung und Vergrößerung aller Durchmesser, Verdünnung des Sellabodens, der in die Keilbeinhöhle vorragt, Aufrichtung des Dorsum sellae und Arrosion der Processus clinoidei.* Wichtig und bemerkenswert ist die Tatsache, daß erkennbare röntgenologische Veränderungen an der Sella bei den intrasellären Hypophysenadenomen auftreten, *bevor* Veränderungen am Gesichtsfeld sich manifestieren (dies im Gegensatz zu den primär suprasellär sich entwickelnden Tumoren, wo vielfach zuerst Gesichtsfeldveränderungen auftreten und die röntgenologischen Veränderungen erst später folgen). Die für das Hypophysenadenom charakteristischen röntgenologischen Zeichen an der Sella dürfen nicht verwechselt werden mit den Folgen der allgemeinen intrakraniellen Drucksteigerung auf das Skelett des Sellagerüstes. Eine solche erzeugt in der Regel eine Atrophie der Processus clinoidei und des Dorsum sellae, sowie manchmal eine gewisse Ausweitung der Sellaöffnung. Wo der röntgenologische Sellabefund im einfachen Nativ-Röntgenbild nicht genügend Auskunft erteilt, verlange der Augenarzt eine gezielte Sellaaufnahme oder lasse auch Tomogramme, eventuell sogar Computer-Tomogramme der Sellagegend durchführen. Pneumoencephalographische Darstellungen der Cysternen der Chiasmagegend sowie Darstellung der Relation des Hypophysenadenoms zum III. Ventrikel, ferner auch cerebrale Angiographie zum Ausschluß eines eventuellen sellären Aneurysmas sind Untersuchungsmethoden, die später dem Neurologen oder Neurochirurgen beim hospitalisierten Patienten vorbehalten bleiben.

Diff.-Diagnose

Tomographie der Sella

Typische Symptomentrias

Zusammenfassend kann gesagt werden, daß *für das Hypophysenadenom die Symptomentrias Hormonausfall, bitemporaler Gesichtsfeldbefund und Sellaerweiterung charakteristisch ist und oft schon dem Augenarzt die Möglichkeit gibt, mit größter Wahrscheinlichkeit die sichere Diagnose zu stellen.*

Hormonaktive Hypophysenadenome

Die *hormonaktiven Adenome,* wie das eosinophile Adenom, das zum Krankheitsbild der Akromegalie, sowie das basophile Adenom, welches zum Krankheitsbild des Morbus Cushing führt, haben in der Regel weniger Tendenz zu extrasellärer Ausbreitung und damit zur Chiasmakompression. Außer ihrer endokrinologischen Eigenart sind sie jedoch, sofern sie als raumfordernder Prozeß in Erscheinung treten, dem inaktiven Adenom in der neuro-ophthalmologischen Symptomatologie absolut gleichzustellen.

2. Kraniopharyngeome

Diese Tumoren nehmen ihren Ursprung von Resten von Plattenepithelien, welche als Überreste der Rathke'schen Tasche im Hypophysenstiel verstreut liegen. Solche Epithelreste finden sich einerseits über dem Diaphragma sellae, an der Frontalseite des Infundibulums, andererseits unter dem Diaphragma unmittelbar beim Übergang des Hypophysenstieles in den Hypophysenvorderlappen. Dementsprechend gibt es primär supraselläre Kraniopharyngeome und, allerdings selten, primär intraselläre, welche erst im Verlaufe ihrer weiteren Entwicklung sich suprasellär ausdehnen. Die Kraniopharyngeome sind Tumoren vorwiegend des Kindesalters (ca. 2/3), kommen jedoch auch bei älteren Leuten bis zum 60. Altersjahr vor. Sowohl die allgemeine wie auch die neuro-ophthalmologische Symptomatologie ist bei Kindern und Erwachsenen verschieden.

Kraniopharyngeom im Kindesalter

Intrakranielle Drucksteigerung

Bei den *Kindern* sind es vor allem die *Zeichen der intrakraniellen Drucksteigerung*, die das Krankheitsbild beherrschen, nämlich Stauungspapillen, Kopfweh und Erbrechen. Durch die suprasellläre Entwicklung des Tumors kommt es zur Blockierung der Foramina Monroi und zur Entwicklung eines Hydrocephalus internus. Bei der Perkussion des Schädels solcher Kinder erhält man vielfach das typische Geräusch des gesprungenen Topfes als Zeichen der Sprengung der Nähte. Entsprechend der mehr intra- oder supraselllären Ausdehnung des Kraniopharyngeoms kommt es zur Insuffizienz des Hypophysenvorderlappens und des Hypophysenhinterlappens bzw. zu hypothalamischen Ausfallzeichen und damit zu vorwiegend in der Pubertät sich manifestierenden Krankheitsbildern vom Typus der *Dystrophia adiposo-genitalis*, der *hochgradigen Magersucht* oder des *hypophysären Zwergwuchses*. Bei den Kindern mit Vorwiegen der Phänomene des erhöhten Hirndruckes zeigen sich am Augenhintergrund mehr oder weniger ausgebildete *Stauungspapillen*. Sie sind nicht selten durch eine gleichzeitige Atrophie im Sinne der atrophischen Stauungspapille charakterisiert. Manchmal kann eine ausgeprägte Stauung auch fehlen, jedoch kommt es zu einer Optikusatrophie mit unscharfen oder sogar leicht prominenten Rändern, gleichsam eine „forme fruste" der chronisch-atrophischen Stauungspapillen. Die Abnahme des Sehvermögens ist bei Kraniopharyngeomen der Kinder eine Erscheinung, welche meistens erst in der späteren Entwicklung auftritt und dann oft sich rapid vollziehend bis zur Amaurose führen kann, wobei Chiasmakompression einerseits und einsetzende progressive Atrophie der Papillen andererseits in wechselndem Maße zusammenwirken dürften. Es braucht hier kaum näher erwähnt zu werden, daß gerade bei Kleinkindern die Registrierung eines Gesichtsfeldes auf unüberwindliche Schwierigkeiten stößt. Immerhin wird man in gewissen Fällen dennoch mit den Methoden der groben Gesichtsfeldprüfung (z. B. Finger oder Hand) bitemporale Ausfälle nachweisen können.

Hypophyseninsuffienz

Atrophische Stauungspapillen

Kraniopharyngeom des Erwachsenen

Subjektive Zeichen

Beim *erwachsenen Patienten* sind es nicht die Erscheinungen der intrakraniellen Drucksteigerung, sondern die Sehstörungen, welche zum Arzt führen. Daneben zeigen auch die Erwachsenen vielfach endokrine Symptome im Sinne der Hypophysenunterfunktion, sowie von seiten des Hypothalamus in Form von *Polyurie, Polydipsie, Schläfrigkeit, Hyperthermie* usw. Die subjektiven Augenzeichen der Erwachsenen sind denjenigen beim Hypophysenadenom sehr ähnlich. So finden sich Angaben über Abnahme der Sehkraft, und zwar besonders häufig einseitig. Charakteristisch für das Kraniopharyngeom ist eine nicht seltene *Fluktuation der Sehkraft*. Bei der oft cystischen Natur dieser Tumoren sind solche Änderungen verständlich. Verwechslungsmöglichkeiten der durch das Kraniopharyngeom hervorgerufenen Leitungsstörung mit den Zeichen der retrobulbären Neu-

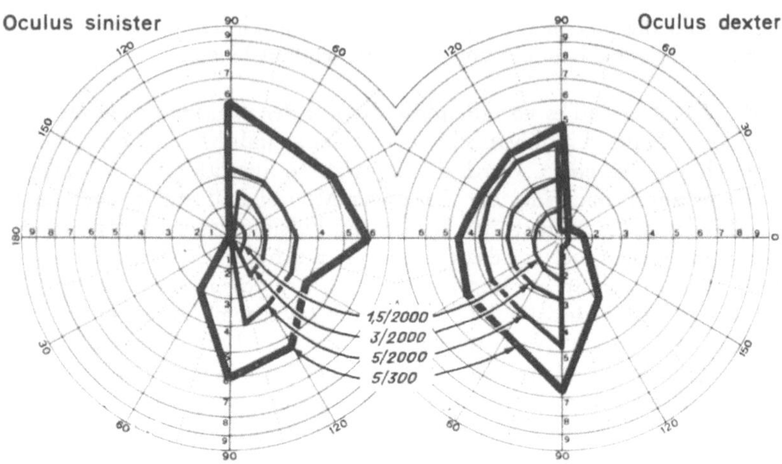

Abb. 7: Bitemporale Hemianopsie asymmetrischer Ausbildung bei größtenteils intrasellärem Kraniopharyngeom (keine durchgehende vertikale Trennungslinie, rechts vorhandene, links fehlende maculare Aussparung).

ritis sind groß und bedürfen besonderer Beachtung. Neben den Angaben über die Abnahme der Sehschärfe finden sich in der Anamnese stets auch Mitteilungen über entsprechende Gesichtsfeldeinschränkungen, wie sie bereits bei den Hypophysenadenomen besprochen wurden (Einengung des Gesichtsfeldes von temporal her, Gefühl der Scheuklappen usw.). Beim Erwachsenen sind die objektiven Augensymptome durch das *Chiasmasyndrom* gekennzeichnet, im Gegensatz zum Hypophysenadenom jedoch *mit asymmetrischer Entwicklung* und Ausbildung. Wohl existieren beim Kraniopharyngeom Gesichtsfeldveränderungen, die denjenigen des Hypophysenadenoms zum Verwechseln ähnlich sind (intrasellärer Typus) (Abb. 7). Im allgemeinen muß jedoch auf die mehr oder weniger ausgesprochene *Asymmetrie der Gesichtsfelddefekte* hingewiesen werden. Es besteht nicht eine vertikale Trennungslinie zwischen sehendem und blindem Gesichtsfeldteil, sondern diese Trennungslinie stößt in einigen Fällen vom vorhandenen Gesichtsfeldteil noch etwas in den blinden vor oder zieht sich in anderen Fällen von der Mittellinie in den sehenden Gesichtsfeldteil zurück (Abb. 8). Die Asymmetrie kann sich auch in der Weise manifestieren, daß das eine Auge noch ein vollkommen normales Gesichtsfeld zeigt, während das andere bereits schon von der temporalen Seite her oben oder unten eine Einbuchtung aufweist. Da die primär extrasellär sich entwickelnden Kraniopharyngeome eine retro- und suprachiasmatische Expansionstendenz haben und das Chiasma von oben und von hinten her komprimieren, ist ein Beginn der Gesichtsfelddefekte in den unteren Quadranten eher wahr-

Objektive Symptome

Gesichtsfeld

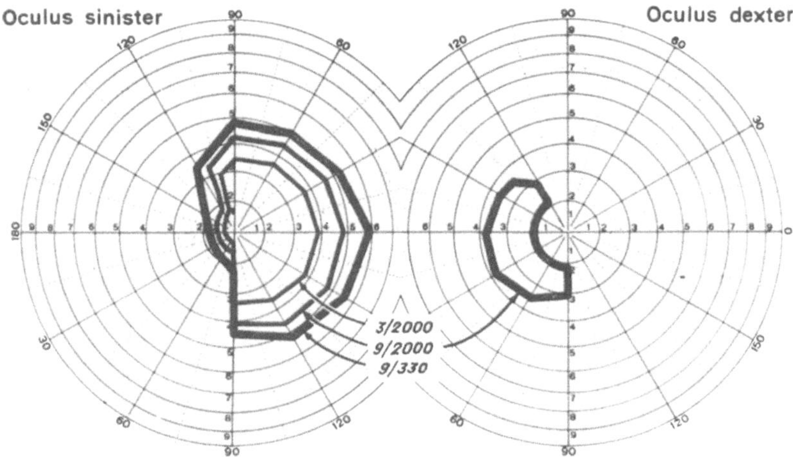

Abb. 8: Bitemporale Hemianopsie mit extremer Asymmetrie der Gesichtsfelddefekte bei Kraniopharyngeom cystischer Natur.

scheinlich. Die bei den Kraniopharyngeomen zu beobachtenden einseitigen oder bilateralen zentralen oder parazentralen Skotome verhalten sich ähnlich wie diejenigen bei den Hypophysenadenomen; sie werden jedoch viel seltener angetroffen. Beim Erwachsenen, wo es vorwiegend zur Kompression des Chiasmas und weniger zu einer Hydrocephalus-internus-Bildung kommt, liegt am Augenhintergrund das Bild der einfachen *Optikusatrophie* mit scharfen Grenzen vor. Es ist bekannt, daß eine atrophische Papille im Prinzip nicht mehr fähig ist, die Zeichen der Stauung richtig zu entwickeln. In diesem Sinne, aber auch im Hinblick auf die unterschiedliche Tendenz zur Hydrocephalusentwicklung muß man den Unterschied der Augenhintergrundsbilder beim Kraniopharyngeom zwischen Kindern und Erwachsenen interpretieren. Meistens besteht zwischen beiden Augen im Grad der Atrophie eine deutliche Differenz. Nur selten zeigt sich bei Erwachsenen eine leicht unscharf begrenzte und etwas prominente atrophische Papille als Zeichen der sich manifestierenden zusätzlichen intrakraniellen Drucksteigerung. Infolge der cystischen Natur der Kraniopharyngeome können sowohl die Allgemein- wie auch die Augensymptome ohne irgendwelche Behandlung in ihrer Progredienz stillstehen oder sich sogar bessern. Dieser Umstand hat in nicht seltenen Fällen zu berechtigten *Verwechslungen mit ein- oder doppelseitiger Neuritis retrobulbaris* Anlaß gegeben. In solchen Situationen kann nur das unermüdliche, wiederholte Suchen nach Gesichtsfelddefekten am scheinbar gesunden Auge helfen und die Diagnose eines möglichen sellären raumfordernden Prozesses erhärten.

Optikusatrophie

D. D. Neuritis retrobulbaris

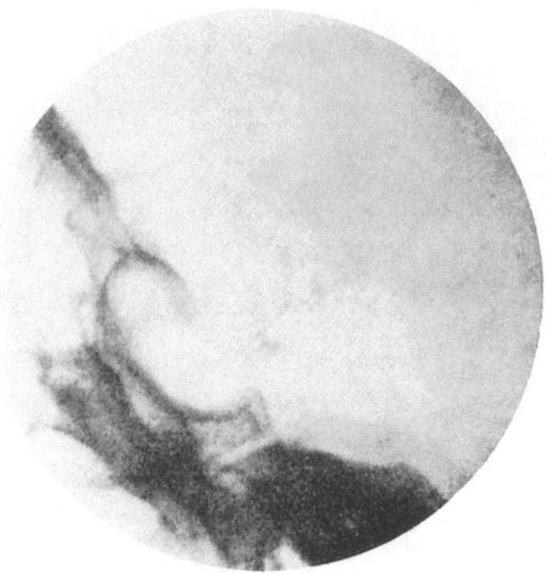

Abb. 9: Nativ-Röntgenbild der Sella (seitlich) bei Kraniopharyngeom: Zusammengedrückte Sella, charakteristische supraselläre Verkalkungen.

Röntgenbild

Von diagnostisch großem Wert bei den Kraniopharyngeomen ist der Nachweis der *typischen krümeligen Verkalkungen im Röntgenbild.* Diese sind teils massiv, teils aber nur fein und spritzerartig, meistens supraselläir, selten intrasellär (Abb. 9). Diese Verkalkungen treten in ungefähr der Hälfte aller Fälle auf. Während die bereits im Kindesalter sich manifestierenden Kraniopharyngeome fast regelmäßig Calcifikationen zeigen, sind die meisten der erst im Erwachsenenalter klinisch in Erscheinung tretenden Kraniopharyngeome frei von Verkalkung. Die Sella kann infolge der Zerstörung der Processus clinoidei und der Sattellehne wie zusammengedrückt erscheinen. Nur bei intrasellärem Wachstum des Kraniopharyngeoms kommt es zur Auftreibung und Erweiterung der Sella, wie es als typisch für die Hypophysenadenome beschrieben wurde. Wichtig ist hier ferner die Tatsache, daß bei den vorwiegend suprasellär sich entwickelnden Tumoren – wie beim Kraniopharyngeom – die Gesichtsfeldsymptome den röntgenologischen Zeichen meistens vorausgehen, so daß den ersteren in diesem Zusammenhange eine ganz besondere diagnostische Bedeutung zukommt.

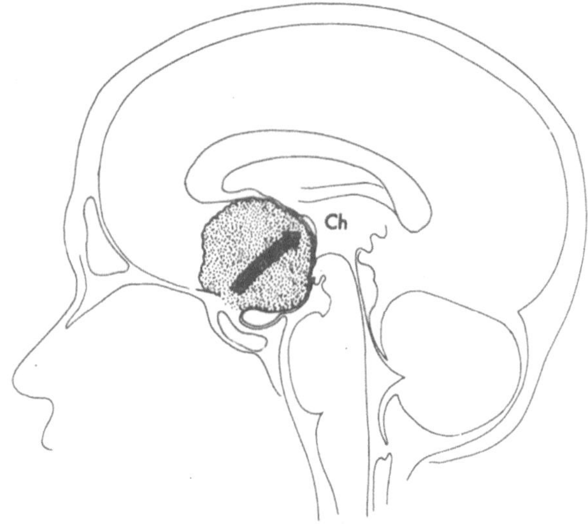

Abb. 10: Schematische Darstellung eines Meningeoms des Tuberculum sellae. Verdrängung des Chiasmas nach oben und nach hinten.

3. Meningeome des Tuberculum sellae

Diese Tumoren nehmen ihren Ursprung von der Dura des Tuberculum sellae und seiner näheren Umgebung. Die ausgesprochen supraselläre Entwicklung führt zu einer Verdrängung des Chiasmas nach oben und hinten (Abb. 10). Die Geschwülste pflegen oft asymmetrisch zu wachsen und zuerst nur einen Teil des Chiasmas, resp. eines Sehnerven in Mitleidenschaft zu ziehen, so daß eine ausgesprochene *Asymmetrie des Chiasmasyndroms* zustande kommt. Die Meningeome des Tubercullum sellae sind durch ein außerordentlich *langsames Wachstum,* das sich über Jahre erstrecken kann, charakterisiert. Endokrin-hypophysäre oder hypothalamische Syndrome sind in den Anfangsstadien äußerst selten und treten erst in Spätstadien bei entsprechender Größe des Tumors auf. Bemerkenswert ist die Tatsache, daß beim Meningeom des Tuberculum sellae vor allem häufig Frauen von über 45 Jahren betroffen werden (ca. 85 %).

Sitz und Wachstum

Charakteristisch für das *Chiasmasyndrom* des Meningeoms des Tuberculum sellae ist die *Inkongruenz* in seiner Entwicklung und endgültigen Ausbildung. Die allerersten subjektiven Augensymptome beginnen stets mit einer ausgesprochen einseitigen Abnahme der Sehkraft meistens in Form von Nebel, Schleier oder Schimmer vor dem erstbefallenen Auge.

Subjektive Symptome

Charakteristisch in der Anamnese ist, daß diese *unilaterale Reduktion der Sehkraft am einen Auge* langsam fortschreitet, oft bis zur Amaurose, ohne daß irgendwelche Zeichen am andern Auge sich manifestieren.
Die Latenzzeit zwischen der Affektion des einen und des andern Auges kann Jahre, ja sogar Jahrzehnte betragen. Diese einseitige Beeinträchtigung der Sehfunktion, die nicht selten von einem zentralen oder parazentralen Skotom begleitet wird, ist symptomatologisch der Neuritis retrobulbaris in ihrem weitesten Sinne sehr ähnlich. Die *Verwechslungsmöglichkeit mit der Retrobulbärneuritis* ist begreiflicherweise sehr groß: in unserem eigenen Krankengut zeigte sich, daß in ungefähr $^1/_6$ aller Fälle die einseitige retrobulbäre Leitungsstörung, wie sie durch das Meningeom des Tuberculum sellae bedingt ist, mit einer Retrobulbärneuritis verwechselt wurde.

D. D. Retrobulbärneuritis

Gesichtsfeld

Bei den Meningeomen des Tuberculum sellae ist die *Asymmetrie der Gesichtsfelder* im Vergleich zu der bei Kraniopharyngeomen noch ausgesprochener. Die *Amaurose des einen Auges mit temporaler Hemianopsie des andern Auges ist die häufigste und charakteristischste Erscheinung* (in ungefähr der Hälfte der Fälle). Sie erklärt sich aus der Tatsache, daß der Tumor sich zuerst während längerer Zeit an einen Sehnerven, und zwar besonders an die innere Seite im Bereiche des vorderen Chiasmawinkels hält, wo sich bekanntlich die gekreuzten Fasern befinden. Einseitige Amaurose mit temporaler Hemianopsie des andern Auges wird denn auch als *Syndrom der Kompression des vorderen Chiasmawinkels* bezeichnet (Abb. 11a). Für die Meningeome des Tuberculum sellae ist es besonders charakteristisch. Die temporale Hemianopsie des zweitbefallenen Auges zeigt einerseits symmetrische Prägung mit Trennung der beiden Gesichtsfeldhälften durch die Mittellinie, andererseits aber auch nicht selten asymmetrische temporale Defekte mit Überlappen der Trennungslinie entweder nach dem temporalen oder nach dem nasalen Gesichtsfeldteil.

Syndrom der Kompression des vorderen Chiasmawinkels

In fortgeschrittenen Stadien finden sich auf der Gegenseite des amaurotischen Auges unter Umständen nur noch untere oder obere Quadrantenreste (Abb. 11b). Nur in einem Fünftel der Fälle lassen sich beim Meningeom des Tuberculum sellae die Gesichtsfelder an beiden Augen noch nachweisen, und zwar unter Ausbildung von außerordentlich asymmetrischer, inkongruenter bitemporaler Hemianopsie, z. T. mit größeren zentralen und parazentralen Skotomen. Die meist in Verbindung mit peripheren Defekten auftretenden unilateralen zentralen oder parazentralen Skotome temporal hemianopischer Natur entsprechen den von *Traqair* beschriebenen sog. junction-Skotomen, wie sie charakteristisch sind für eine Läsion des Übergangsgebietes zwischen Sehnerv und Chiasma im vorderen Chiasmawinkel.

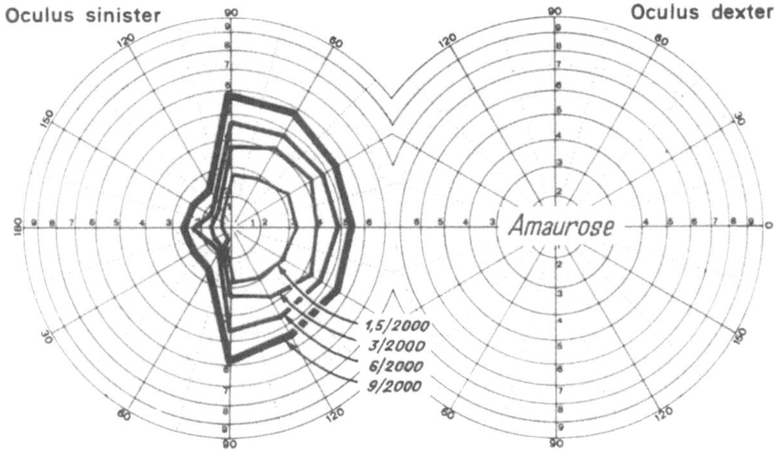

Abb. 11a: Amaurose der einen Seite und temporale Hemianopsie der Gegenseite (Syndrom der Kompression des vorderen Chiasmawinkels) bei Meningeom des Tuberculum sellae.

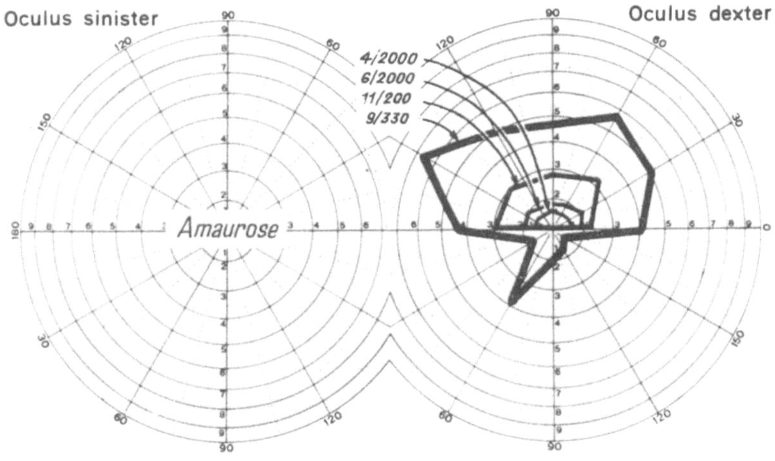

Abb. 11b: Amaurose links mit altitudinaler Hemianopsie rechts (Ausfälle in den beiden unteren Quadranten) bei Meningeom des Tuberculum sellae.

Augen-hintergrund

Die Augenhintergrundbefunde beim Meningeom des Tuberculum sellae sind wie bei den Hypophysenadenomen und den Kraniopharyngeomen durch das Bild der *einfachen Optikusatrophie mit scharfen Grenzen* charakterisiert. Entsprechend dem Befallensein vorwiegend des einen Auges ist in den Anfangsstadien einseitige Atrophie oder einseitig stärker ausgeprägte Atrophie die Regel. Sie kann alle Grade von der partiellen Abblassung bis zur schneeweißen Verfärbung und Exkavation der Papille annehmen. Intrakranielle Drucksteigerung und damit auch eine Stauungspapille pflegen in der Regel zu fehlen, weil die Augensymptome alarmierend wirken, bevor der Tumor eine größere Ausdehnung erfahren hat.

einfache Optikusatrophie

Frühdiagnose durch Augenarzt

Es sei noch einmal auf die besondere Verantwortung des Augenarztes für die Frühdiagnose dieser Tumoren hingewiesen. Schon *Cushing* und *Eisenhardt* haben betont, daß es meist sehr lange dauert, bis endlich die richtige Tumordiagnose gestellt wird. Vom Auftreten der Erstsymptome bis zur Diagnose und Operation können Jahre und Jahrzehnte verstreichen. Die häufigste vorausgehende Fehldiagnose ist die der retrobulbären Neuritis. *Der Augenarzt sollte deshalb eine über längere Zeit bestehende sog. Retrobulbärneuritis nicht annehmen, bevor er die Möglichkeit einer retrobulbären Leitungsstörung durch einen Tumor, insbesondere durch ein Meningeom des Tuberculum sellae mit Hilfe von Computer-Tomographie, Encephalographie und Angiographie hat ausschließen können.*

Röntgenbild

Schon das Nativ-Röntgenbild gibt bei den Meningeomen des Tuberculum sellae wertvolle diagnostische Hinweise. Da der Tumor die Sella gewöhnlich nicht angreift, erscheint diese wenigstens in den Anfangsstadien vollkommen normal (erst später läßt sich eventuell eine Zerstörung der Processus clinoidei anteriores feststellen). Von diagnostisch viel größerer Bedeutung ist der Nachweis einer *Hyperostose im Bereich des Tuberculum sellae und der angrenzenden Abschnitte des Planum sphenoidale* (Abb. 12). Verkalkungen in der Tumormasse kommen selten vor. Gelegentlich ist die Hyperostose am Tuberculum sellae so diskret, daß sie infolge Überlagerung durch die vorderen Clinoidfortsätze auf den Übersichtsaufnahmen dem Nachweis entgeht. In solchen Fällen wird eine tomographische Untersuchung des Sellabereiches die richtige Diagnose ergeben, eventuell unter Zuhilfenahme des sagittalen Carotisangiogrammes, wo eine Verdrängung der Pars circularis der A. cerebri anterior nach oben und in der frühen venösen Phase eine mehr oder weniger homogene Anfärbung des Tumors selbst sichtbar werden. Gelegentlich findet sich auf dem Angiogramm auch eine hypertrophische A.ophthalmica als Zeichen einer Mitbeteiligung dieser Arterie an der Blutversorgung des Tumors.

Tomographie der Sella

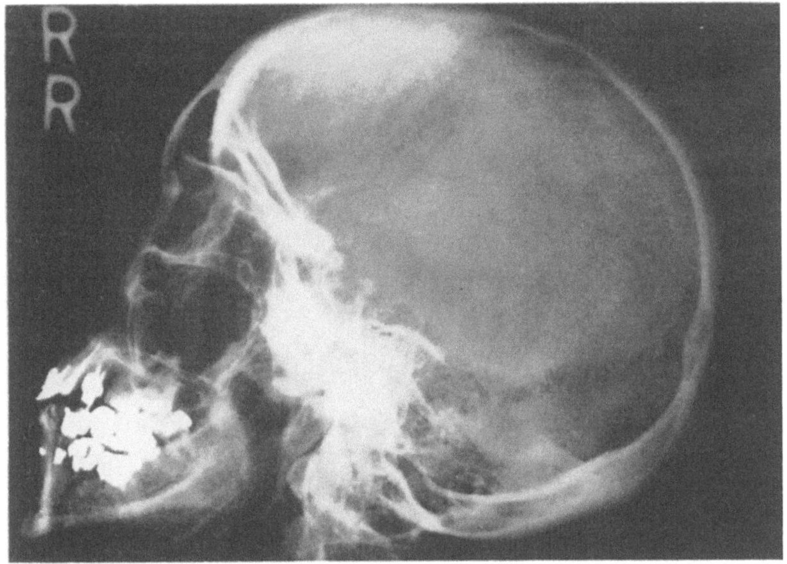

Abb. 12: Hyperostose am Tuberculum sellae bei Meningeom des Tuberculum sellae (seitliche Schädelleeraufnahme).

4. Olfactorius-Meningeome

Sie nehmen ihren Ursprung von den arachnoidalen Zellen in der Nähe der Olfactorius-Rinne und der Crista galli. Vordere und mittlere Olfactorius-Meningeome führen selten zu Erscheinungen am Sehapparat. Vor allem das hintere Meningeom ist es, welches geeignet ist, gegen Chiasma und Nervus opticus zu drücken und diese Gebilde von vorne nach hinten und von oben nach unten zu drängen und zu komprimieren (Abb. 13). Das klinisch wichtigste Zeichen ist ein- oder später doppelseitige *Anosmie.* Bei entsprechendem Größenwachstum des Tumors kann es im Laufe der Zeit zu einem mehr oder weniger ausgeprägten organischen Psychosyndrom kommen (als Folge der Kompression der Stirnhirnbasis).

Tumorsitz

Anosmie

Den Augensymptomen gehen bei den Olfactorius-Meningeomen meistens die Zeichen der Anosmie und diejenigen der allgemeinen Hirndruckerhöhung in Form von Kopfweh, Brechreiz, Erbrechen und Schwindel voraus. Meistens handelt es sich um Angaben der Abnahme der Sehkraft auf der einen Seite, wobei trübes Sehen, Nebelsehen, Dunklerwerden des Augenlichtes usw. mitgeteilt werden. Die Abnahme des Sehvermögens erfolgt in der Regel zuerst auf der einen, später auf der andern Seite, kann aber auch schon primär bilateral beginnen.

Allgemeine Hirndrucksteigerung

Subjektive Augensymptome

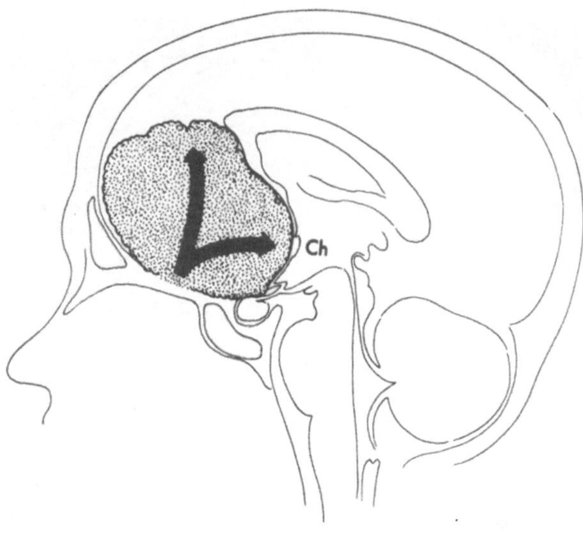

Abb. 13: Schematische Darstellung eines Olfactorius-Meningeoms mit Kompression von Chiasma und Nervus opticus von vorne nach hinten.

Gesichtsfeld- und Augenhintergrundbefunde sind weitgehend abhängig von der Lage und der Größe des Tumors. Bei zunächst vorn gelegenem Olfactorius-Meningeom ohne Interferenzmöglichkeit mit Sehnerv oder Chiasma kommt es am Augenhintergrund zu den Erscheinungen des allgemeinen Hirndruckes, mit andern Worten zum Bilde der *Stauungspapille.* Die Prominenz variiert dabei von einer leichten Unschärfe der Papillengrenzen bis zu 3 und mehr Dioptrien. Bei der langen Dauer der intrakraniellen Drucksteigerung kommt es vielfach zur Entwicklung von *chronisch-atrophischen Stauungspapillen,* wo dann neben der bekannten Vergrößerung des blinden Fleckes eine progressive konzentrische Einschränkung des peripheren Gesichtsfeldes mit Abnahme der zentralen Sehschärfe erfolgt. Bei konzentrisch eingeschränkten Gesichtsfeldern muß stets noch an den Zusammenhang mit dem organischen Psychosyndrom gedacht werden. Stauungspapille auf der einen Seite und Optikusatrophie auf der andern Seite im Sinne des *Foster-Kennedy-Syndroms* wird in ungefähr einem Fünftel der Fälle angetroffen, jedoch meist nicht immer in typischer Ausbildung (z. B. doppelseitige Stauungspapille, wobei die eine Seite auffallend stark atrophisch ist oder doppelseitige Atrophie, wobei auf der einen Seite deutliche Papillenunschärfe und leichte Prominenz zu beobachten ist) (Abb. 14). Wo das Olfactorius-Meningeom nach rückwärts wachsend mit Sehnerv und Chiasma interferiert, kommt es zu Erscheinungen der *einfachen primären Opticusatrophie* entweder einseitig oder doppel-

Stauungspapille

FOSTER-KENNEDY-Syndrom

Einfache Optikusatrophie

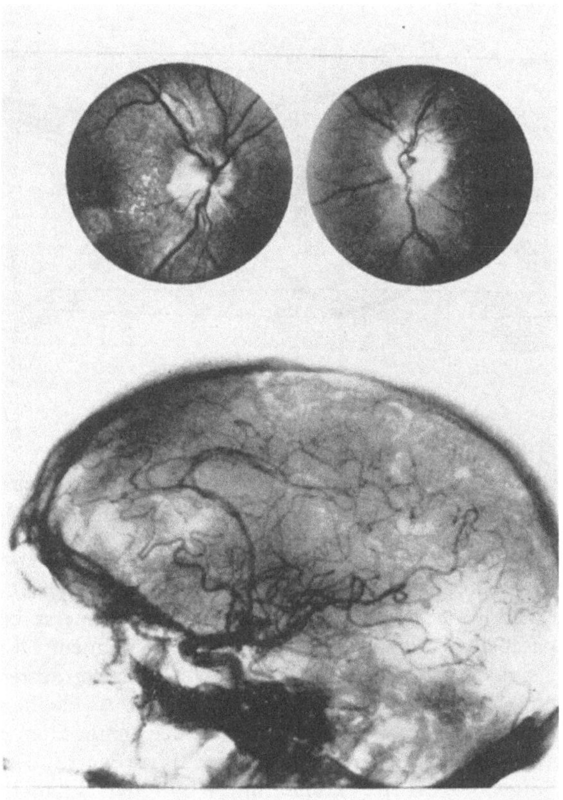

Abb. 14: Foster-Kennedy-Syndrom bei Olfactorius-Meningeom: Papillenödem von 1.5 Dioptrien Prominenz rechts, Optikusatrophie mit scharfen Grenzen links. Die cerebrale Angiographie zeigt die Dorsalverlagerung der A. cerebri anterior, ferner die Kompression des Carotissyphons.

seitig; letzteres nicht so selten, da der Tumor von der Mittellinie her wächst und in symmetrischer Weise gegen Sehnerv und Chiasma vorstößt. Die Gesichtsfeldveränderungen bei den Menigeomen der Olfactorius-Rinne sind abgesehen von den oben erwähnten Folgen der Stauungspapillen im allgemeinen bizarr und unzuverlässig. Normale Gesichtsfelder können bei vorderen Meningeomen ohne weiteres vorkommen. Amaurose des einen Auges und temporale Defekte des andern sind nicht selten und stimmen dann mit denjenigen beim suprasellären Tumor überein. Eigentliche bitemporale Hemianopsien finden sich äußerst selten und meistens nur in unvollkommener Form. *Diagnostisch wichtiger und charakteristi-*

Gesichtsfeldveränderungen

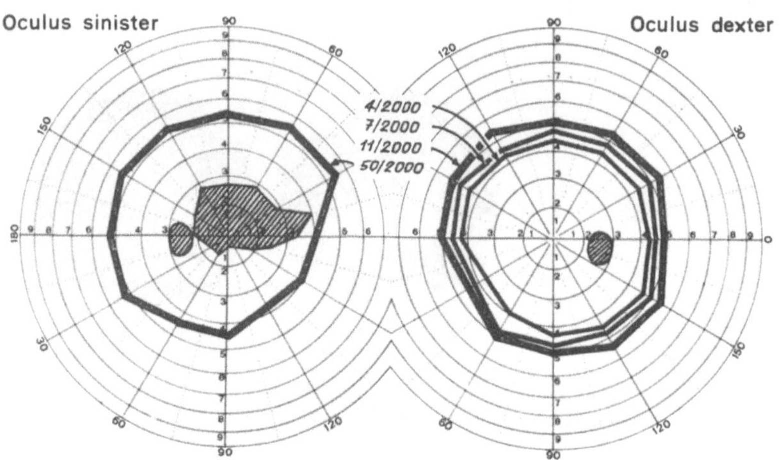

Abb. 15: Nach nasal und temporal sich ausdehnendes Zentral- und Parazentralskotom links bei vorwiegend nach links sich ausdehnendem Olfactorius-Meningeom.

scher erscheinen die zentralen und parazentralen Skotome mit oder ohne temporale Hemianopsie, welche meistens zuerst einseitig (Tumorseite), später aber auch doppelseitig auftreten können. Diese müssen als direkte Läsionsfolgen einer oder beider Sehnerven betrachtet werden. Solche Skotome haben in der Regel eine recht große Ausdehnung und erstrecken sich sowohl in den nasalen wie auch in den temporalen Bereich, meistens früher oder später mit dem blinden Fleck verschmelzend (Abb. 15). Die röntgenologischen Veränderungen auf der Schädelleeraufnahme können

Röntgenbild

wichtige diagnostische Anhaltspunkte liefern: es zeigen sich zum Teil atrophische Veränderungen am Boden der vorderen Schädelgrube, ferner in ungefähr der Hälfte der Fälle charakteristische Hyperostosen an der Crista galli und eventuell Verkalkungen des Tumors selbst. Im *Carotisangiogramm* wird auf der sagittalen Aufnahme die charakteristische Verlagerung der A. cerebri anterior nach oben und in einer späteren venösen Phase eine direkte Tumoranfärbung sichtbar sein. Auch hier erweist sich nicht selten die A. ophthalmica als hypertrophisch und nimmt an der Blutversorgung des Meningeoms durch Vermittlung der Ethmoidalarterien teil (s. Abb. 14).

Die Diagnose der Olfactorius-Meningeome stützt sich kaum mehr auf die neuro-ophthalmologischen Zeichen, sondern auf die beiden wichtigen Symptome, die uni- oder bilaterale *Anosmie* und das mehr oder weniger ausgeprägte *organische Psychosyndrom.* Die Geschwülste müssen eine erhebliche Größe erreichen, bevor sie durch Druck auf Sehnerven oder Chiasma von oben her die Sehfunktion im Sinne von Leitungsstörungen des Optikus mit Skotomen und Gesichtsfeldausfällen beeinträchtigen.

5. Keilbeinflügel-Meningeome

Tumorsitz

Vom Chiasmasyndrom am meisten abweichend ist die Symptomatologie der durch ihre laterale Lage gekennzeichneten Meningeome der Keilbeinflügel. Man unterscheidet 3 Typen von Keilbeinflügel-Meningeomen: vom äußeren Drittel der Keilbeinkante, vom mittleren Drittel und vom inneren Drittel der Keilbeinkante ausgehende Tumoren. Der letzte Typus verdient das meiste neuro-ophthalmologische Interesse, weil er sich ganz in der Nähe der Processus clinoidei und der Fissura orbitalis superior entwickelt und damit mit dem Sehnerven und den durch die Fissura orbitalis superior austretenden Augenmuskelnerven interferiert. Im folgenden werden die *Augensymptome der Meningeome des innern Drittels der Keilbeinkante* („clinoidal type") besprochen.

Subjektive Symptome

Objektive Zeichen

Neben der häufigen einseitigen langsam progredienten Abnahme der Sehkraft gehört die *Diplopie* zu den wichtigsten subjektiven Augensymptomen. Sie hat ihr pathologisches Substrat in Augenmuskelparesen, welche durch das im Verlaufe der Entwicklung eines Keilbeinflügel-Meningeoms auftretende *Syndrom der Fissura orbitalis superior* bedingt sind. Die objektive Symptomatologie der Keilbeinflügel-Meningeome läßt sich prinzipiell in zwei Phänomengruppen einteilen:

1. in die Gruppe, welche durch das Einwachsen des Tumors in die Fissura orbitalis superior bedingt ist,
2. in die Gruppe, welche durch Interferenz des Tumors mit dem Sehnerven gekennzeichnet ist.

Syndrom der Fissura orbitalis superior

Exophthalmus

Läsion des I. Trigeminusastes

Das im Verlaufe der Entwicklung eines Keilbeinflügel-Meningeoms auftretende Syndrom der Fissura orbitalis superior ist gekennzeichnet durch das Vorhandensein von Augenmotilitätsstörungen, und zwar des Abducens, des Oculomotorius und des Trochlearis. Es handelt sich meistens um eine Kombination der verschiedenen Augenmuskelnerven ohne Bevorzugung des einen oder des anderen. Zum Syndrom der Fissura orbitalis superior gehört auch der *unilaterale Exophthalmus*, der ein außerordentlich wichtiges und häufiges Augensymptom bei Keilbeinflügel-Meningeomen darstellt (er ist in mehr als der Hälfte der Fälle vorhanden). Entsprechend dem Entwicklungsstadium des Tumors kann dieser Exophthalmus alle Abstufungen von den leichtesten Graden, die kaum meßbar sind, bis zum schweren Exophthalmus von 10 bis 15 mm (bis zum grotesken Chamäleon-Auge) erreichen (Abb. 16). In extremen Fällen kommt es neben der gewöhnlichen axialen Hervortreibung des Auges auch zu einer Verlagerung des Bulbus, z. B. nach außen und nach unten. Zum Syndrom der Fissura orbitalis superior gehört auch die *Läsion des I. Trigeminusastes* mit Hypästhesie in seinem Ausbreitungsgebiet, besonders aber mit Abschwächung des homolateralen Cornealreflexes.

Fundusbefunde

In ungefähr der Hälfte der Fälle zeigen Keilbeinflügel-Meningeome ausge-

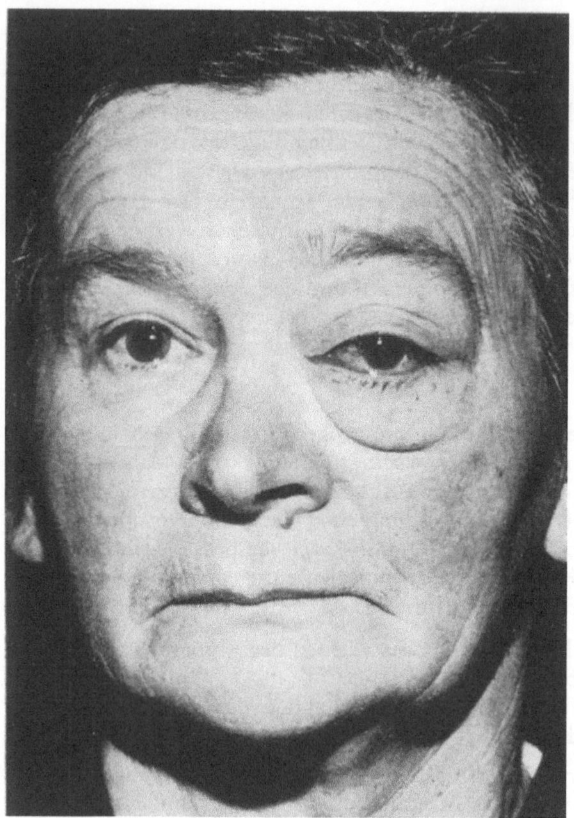

Abb. 16: Unilateraler Exophthalmus links mit Lidschwellung und leichter Verlagerung des Bulbus nach unten bei linksseitigem Keilbeinflügel-Meningeom. Beweglichkeitsbehinderung des linken Auges nach allen Richtungen (Syndrom der Fissura orbitalis superior).

sprochene *Stauungspapillen,* und zwar in der überwiegenden Mehrzahl doppelseitig. Bei dem oft langsamen Wachstum dieser Tumoren ist das Auftreten einer chronisch-atrophischen Stauungspapille nicht selten und verständlich. Das Foster Kennedy'sche Syndrom, einseitige Optikusatrophie mit scharfen Grenzen auf der Seite des Tumors und Stauungspapille auf der Gegenseite, kann gelegentlich auch bei Keilbeinflügel-Meningeomen beobachtet werden. Bei ausgesprochener Affektion des einen Sehnerven manifestiert sich eine *unilaterale Atrophie,* die alle Abstufungen von der leichten temporalen Abblassung bis zur totalen Optikusatrophie mit Papillenexkavation umfassen kann.

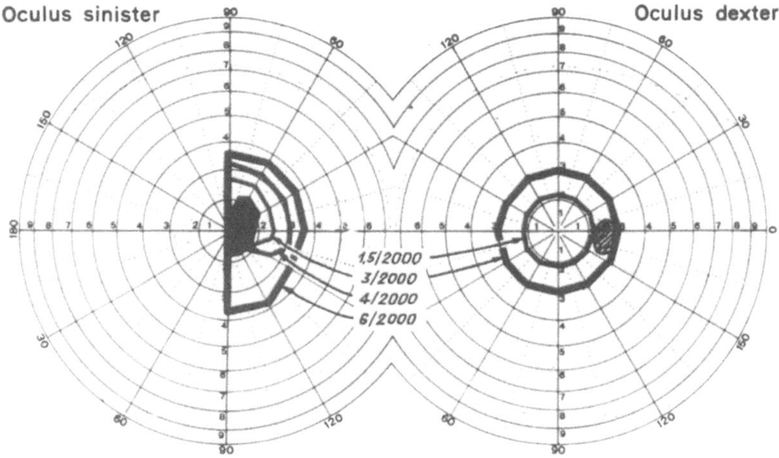

Abb. 17: Temporale Hemianopsie des linken Auges mit Zentralskotom (linksseitige Optikusatrophie) bei Meningeom des linken Keilbeinflügels (inneres Drittel der Keilbeinflügelkante).

Die Gesichtsfeldveränderungen beim Keilbeinflügel-Meningeom sind sehr mannigfaltig. In einem Drittel der Fälle sind keine Gesichtsfeldveränderungen festzustellen. Am häufigsten sind *unilaterale Gesichtsfeldveränderungen auf der Tumorseite als Ausdruck der Läsion eines N. opticus, nämlich monokulare, nasale oder temporale Hemianopsien* (Abb. 17). Als allererste Zeichen einer Schädigung des einen Sehnerven manifestieren sich gelegentlich einseitige zentrale Skotome. Der Gesichtsfeldzerfall kann bis zur totalen Amaurose auf der Tumorseite bei noch vollkommen normalem Gesichtsfeld der Gegenseite fortschreiten. Gelegentlich zeigen Keilbeinflügel-Meningeome auch *homonyme Hemianopsien kongruenter Natur*, wobei anzunehmen ist, daß diese aus einer Interferenz des Tumors mit dem Temporallappen oder eventuell auch mit dem Tractus opticus zustande kommen (Abb. 18).

Gesichtsfeldveränderungen

Von großer diagnostischer Bedeutung sind die röntgenologischen Veränderungen beim Keilbeinflügel-Meningeom: entweder findet sich eine richtige *Hyperostose des affizierten Keilbeinflügelbereiches in Form von Verdichtung und eventueller Verengerung der Fissura orbitalis superior* (Abb. 19), oder es zeigen sich Destruktion und Arrosion des Keilbeinflügels mit pathologischer Erweiterung der Fissura orbitalis superior und Dekalzifizierung der Foramina optica. Wenn auch das Nativbild bereits zur Diagnosestellung genügt, so hilft die Computer-Tomographie und Carotisangiographie Lage und Typus des Neoplasmas zu bestätigen. Auch hier zeigt sich in vielen Fällen, daß die A. ophthalmica maßgebend an der Blutversorgung des Tumors beteiligt ist.

Röntgenbefunde

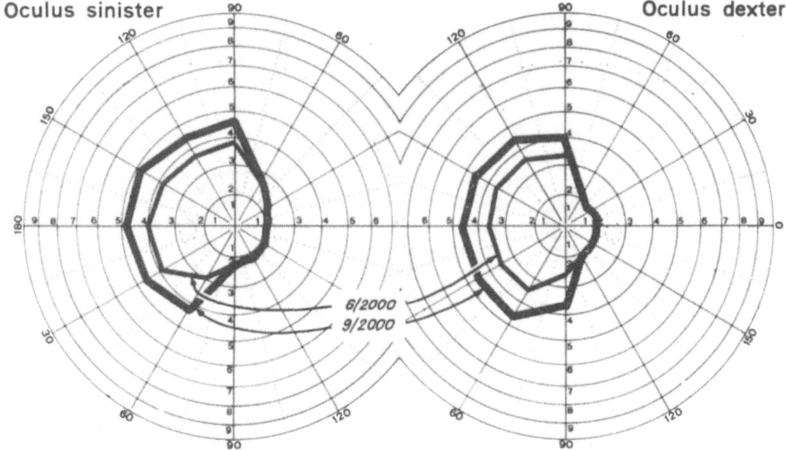

Abb. 18: Rechtsseitige homonyme Hemianopsie mit Aussparung der Macula bei linksseitigem Keilbeinflügel-Meningeom mit Extension gegen den linken Temporallappen zu.

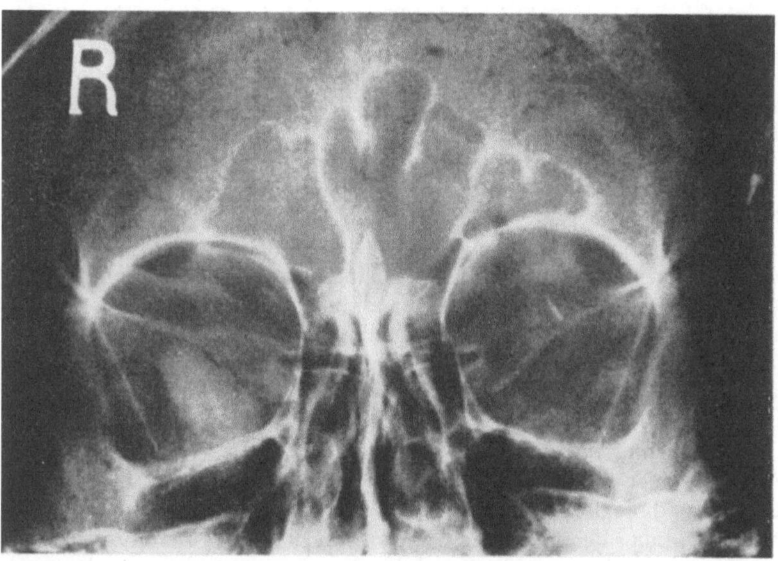

Abb. 19: Hyperostose im Bereiche des rechten Keilbeinflügels mit Verengerung der Fissura orbitalis superior bei rechtsseitigem Keilbeinflügel-Meningeom.

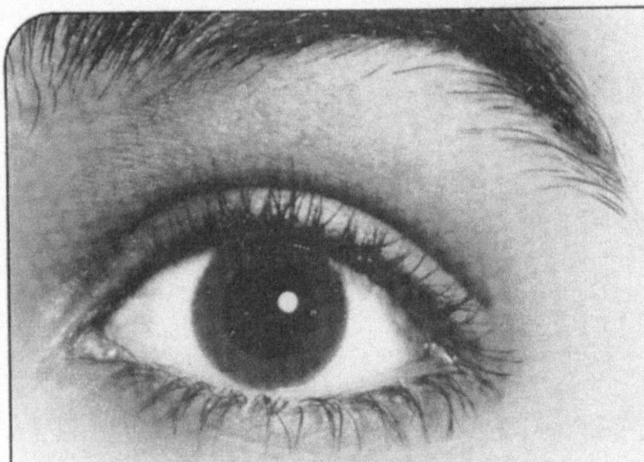

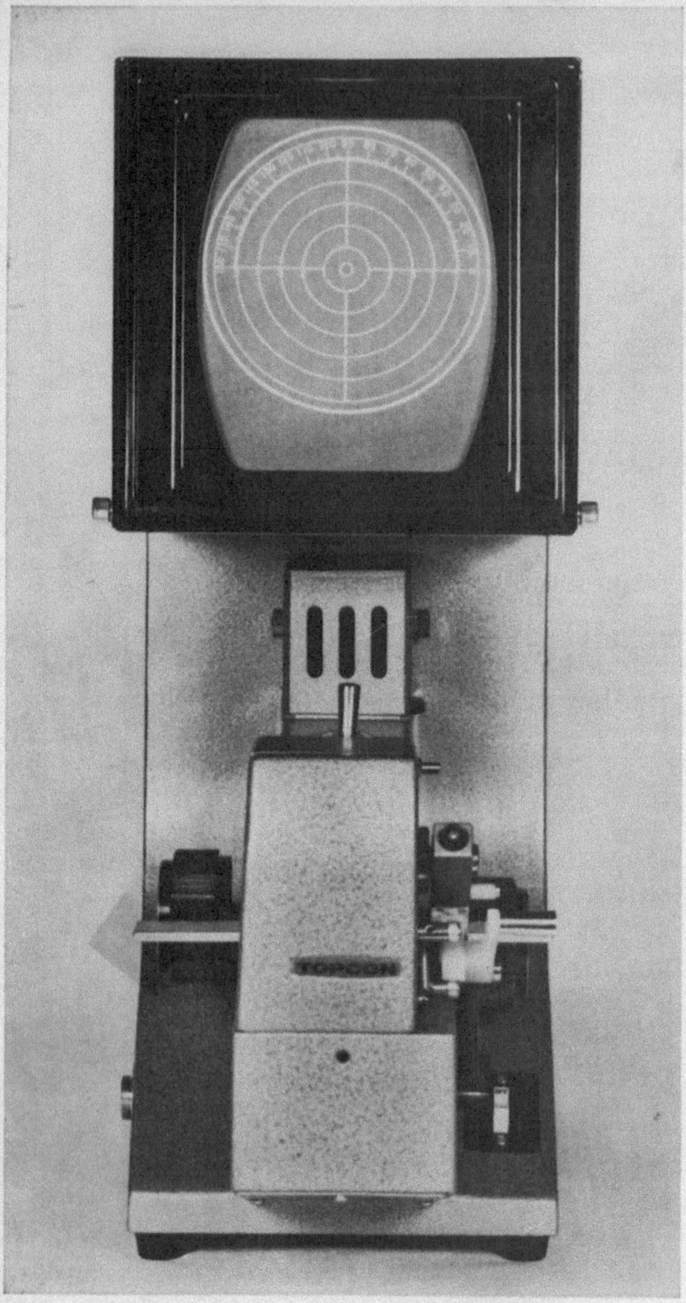

Bei den subjektiven Klagen eines Patienten über Diplopie und einseitige Visusabnahme kombiniert mit Hervortreten des einen Auges muß man neben orbitalen Prozessen und basalen Aneurysmen stets an die Möglichkeit eines Keilbeinflügel-Meningeoms denken. Schmerzloser, langsam sich entwickelnder Exophthalmus mit palpabler Schwellung der gleichseitigen Schläfengegend bei später eintretender Beeinträchtigung von Visus und Augenmotilität deutet auf ein sog. *Meningeom „en plaque" der Pteriongegend* (äußeres Drittel der Keilbeinkante, zugehörig dem großen Keilbeinflügel) hin.

Typische Bild- und Diff.-Diagnose

6. Differentialdiagnose der Tumoren der Sella und ihrer Umgebung

Beim Vorhandensein eines Chiasmasyndroms sind neben den sellären supra-, prä- und parasellären Tumoren, wie sie oben dargelegt wurden, stets auch diejenigen des Chiasma selbst, die sogenannten *Gliome des Chiasmas,* ferner die von den Optikusscheiden ausgehenden Tumoren, die *Meningeome der Sehnerven* in Betracht zu ziehen. Alle Tumoren der Schädelbasis können in einem fortgeschrittenen Stadium zu einer Chiasmakompression Anlaß geben, doch kombiniert sich diese meistens mit einem mehr oder weniger ausgeprägten Sinus-cavernosus-Syndrom, welches ja für selläre Tumoren eher eine Seltenheit darstellt (vgl. extraselläre Extension der Hypophysenadenome in den Sinus cavernosus, S. 158). *Von viel größerer Bedeutung in der Differentialdiagnose der sellären und extrasellären Geschwülste sind die Aneurysmen.* Weiterhin muß stets an die Möglichkeit einer indirekten Kompression des Chiasmas gedacht werden, und zwar meistens durch die *Fernwirkung eines Hydrocephalus des III. Ventrikels,* wie er bei Tumoren des III. Ventrikels, aber auch unter Umständen durch Tumoren im Bereiche der hinteren Schädelgrube zustande kommen kann. Dazu kommt noch eine Gruppe entzündlicher Veränderungen am Chiasma, die sog. *Arachnoiditis optico-chiasmatica,* welche ebenfalls imstande ist, mehr oder weniger typische Chiasmasyndrome zu erzeugen. Eine solche Differentialdiagnose des Chiasmasyndroms mag auf den ersten Blick komplex und schwierig erscheinen. Sie ist es jedoch im Grunde genommen nicht. Für die praktisch klinischen Bedürfnisse kommen die bereits besprochenen sellären, supra- und parasellären Tumoren in Frage, deren Differentialdiagnose auf Grund der neuro-ophthalmologischen Symptomatik und mit Hilfe der modernen neuro-radiologischen Methoden (einschl. Computer-Tomographie) keine Schwierigkeiten bereitet. Daneben kommen in der Differentialdiagnose hauptsächlich Aneurysmen, die Gliome des Chiasmas, die Arachnoiditis optico-chiasmatica und die indirekte Kompression des Chiasmas durch den Hydrocephalus des III. Ventrikels in Betracht.

Tumoren des Chiasmas und Sehnervs

Aneurysmen

Arachnitis

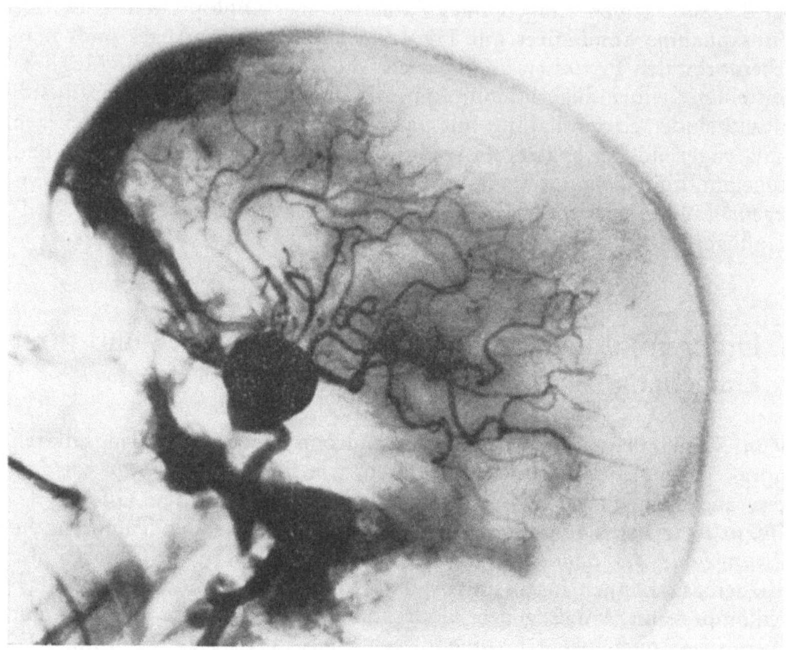

Abb. 20a: Infraclinoidales Aneurysma der A. carotis interna mit intrasellärer Ausdehnung (rechtsseitiges Carotisangiogramm).

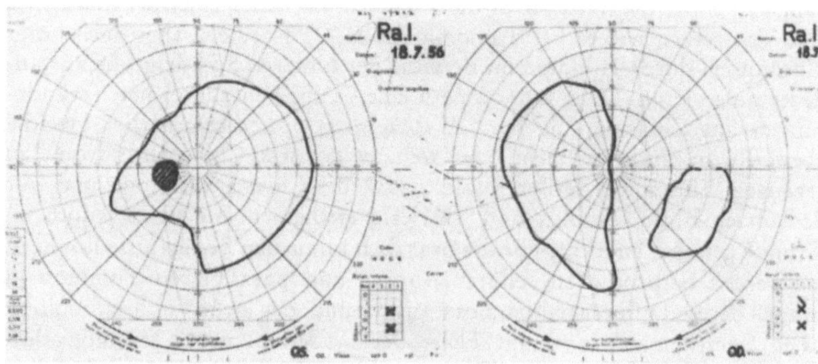

Abb. 20b: Asymmetrische bitemporale Hemianopsie mit Erhaltenbleiben von temporalen Gesichtsfeldresten bei infraclinoidalem Aneurysma der A. carotis interna im Sinus cavernosus mit intrasellärer Ausdehnung.

a. Aneurysmen

In 2–4 % der operativ angegangenen Chiasmaprozesse finden sich Aneurysmen. Chiasmasyndrome bei Aneurysmen können zustande kommen durch das *infraclinoidale Aneurysma der A. carotis interna im Sinus cavernosus,* wenn dasselbe die Innenwand des Sinus cavernosus durchbricht und eine intraselläre Ausdehnung erreicht (Abb. 20a u. b). Häufiger wird jedoch ein Chiasmasyndrom durch die *suprasellären Aneurysmen des supraclinoidalen Carotisabschnittes* erzeugt, welche ihren *Ursprung von der A. cerebri anterior bezw. der A. communicans anterior* nehmen (Abb. 21a u. b). *Plötzliches Auftreten einer Sehstörung unter dem Bild eines asymmetrischen Chiasmasyndroms verbunden mit Kopfschmerzen, eventuell sogar mit peripheren Augenmuskellähmungen, ist außerordentlich verdächtig auf ein intraselläres oder supraselläres Aneurysma. Sehstörungen und Gesichtsfeldveränderungen sind dabei charakteristischen Schwankungen unterworfen.* Der Augenhintergrund zeigt das Bild der primären Optikusatrophie, meistens bilateral, jedoch mit deutlichen Seitenunterschieden. Die bitemporale Hemianopsie ist eher asymmetrischer Natur.

infraclinoidal

supraclinoidal

typische Symptomatik

Eine bitemporale untere Quadrantenhemianopsie ist eher im Sinne eines suprasellären Aneurysmas zu werten, während der Beginn der Gesichtsfeldveränderungen in den beiden temporal oberen Quadranten mehr für ein Hypophysenadenom spricht. *Im Verlaufe des Krankheitsbildes können die Gesichtsfelddefekte beim Aneurysma variieren,* was bei den Tumoren in der Regel kaum der Fall ist. Das Nativ-Röntgenbild wird in vielen Fällen wichtige Hinweise geben. Bei den Aneurysmen können röntgenologische Veränderungen entweder vollkommen fehlen oder es kommt zu einer Zerstörung der Umrisse der Sella turcica und der Processus clinoidei meistens zuerst nur auf einer Seite. Gelegentlich sind Kalkablagerungen in den Aneurysmawänden in Form von wellig verlaufenden Linien oder schmaler kompakter Kreise schon in der Röntgenleeraufnahme, besonders schön aber in den Tomogrammen erkennbar. *Die endgültige Diagnose liefert der Nachweis des Aneurysmas mit Hilfe der cerebralen Angiographie,* wobei jedoch gleichzeitig bemerkt sei, daß infolge Thrombosierung gelegentlich größere Aneurysmen gar nicht mehr oder nur partiell angiographisch zur Darstellung kommen.

wechselnde Gesichtsfeldbefunde

Röntgenbefunde

Angiographie

b. Arachnoiditis optico-chiasmatica

Bei dieser entzündlichen Form der Chiasmaerkrankung handelt es sich um ein sehr umstrittenes und wahrscheinlich ätiologisch nicht einheitliches Krankheitsbild, das trotz der zahlreichen Publikationen eher als seltenes Ereignis betrachtet werden muß. Man kommt nicht umhin festzustellen, daß diese Diagnose besonders früher offenbar zu häufig gestellt wurde und daß sich in zahlreichen Fällen hinter derselben letztlich entweder ein sellärer oder extrasellärer Tumor oder ein primär neuritischer Prozeß

relativ selten!

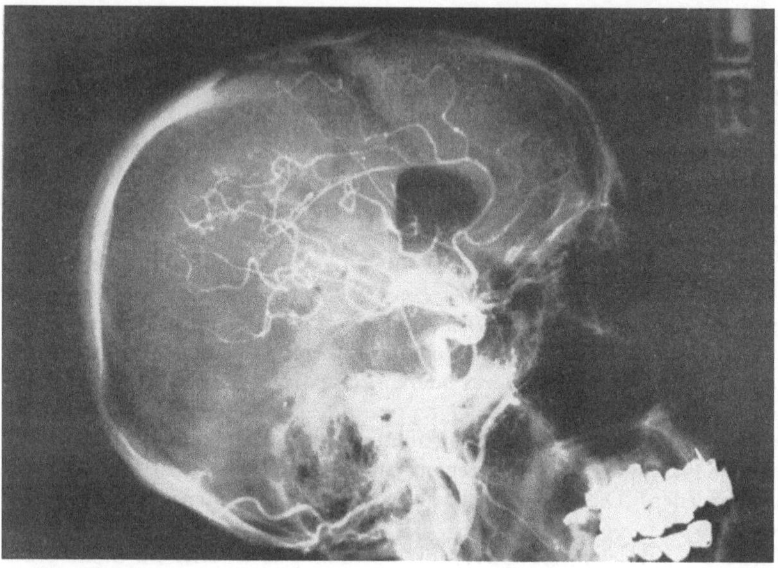

4bb. 21a: Suprasellares Aneurysma der linken A. cerebri anterior bezw. A. communicans anterior. Partielle Thrombosierung des Aneurysmas (linksseitiges Carotisangiogramm).

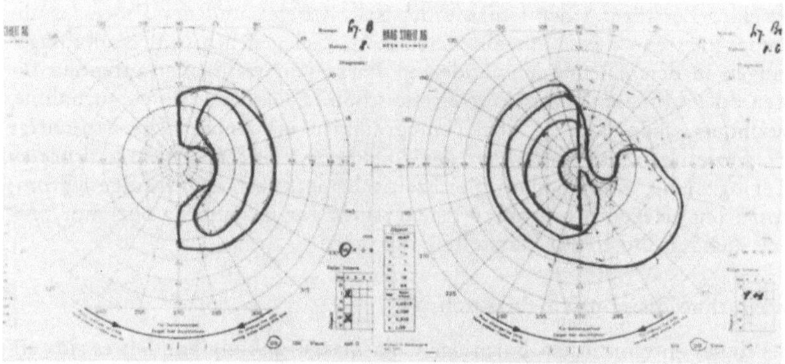

Abb. 21b: Symmetrische bitemporale Hemianopsie mit totalem temporalem Ausfall links und oberem temporalem Quadrantenausfall rechts bei suprasellärem Aneurysma der linken A. cerebri anterior bezw. A. communicans anterior.

verbarg. Auch die häufig überraschend positiven Operationsergebnisse bei der sog. Arachnoiditis optico-chiasmatica sind nicht beweisend, nicht zuletzt auch deswegen, weil die arachnitischen Veränderungen in den meisten Fällen lediglich Begleitphänomene und nicht Ursache der Optikusausfälle gewesen sein dürften. Die Affektion beginnt wie bei den sellären und extrasellären Geschwülsten mit dem Symptom der Abnahme der Sehkraft, und zwar meistens zuerst auf einem Auge und später auf dem andern. Die *Gesichtsfelddefekte sind durch eine ausgesprochene Unregelmäßigkeit charakterisiert.* Das Fortschreiten ist ungleichmäßig. Häufigstes und frühzeitig auftretendes Symptom ist das *Zentralskotom* (meistens bilateral). In der Häufigkeit folgen *konzentrische Einschränkung* und die *uni- oder bitemporale Hemianopsie.* Seltener sind binasale, altitudinale oder homonyme Hemianopsien. Auch die Veränderungen des Augenhintergrundes sind außerordentlich mannigfaltig und können bei ein- und demselben Patienten in verschiedenen Krankheitsphasen variieren. Am häufigsten finden sich *primäre Optikusatrophien* mit scharfen Rändern, an zweiter Stelle folgt Papillenatrophie mit verschwommenen Rändern und nur in einem Zehntel der Fälle läßt sich eine Stauungspapille nachweisen, die auf eine Ausbreitung des Prozesses gegen den hinteren Teil der Schädelbasis und die Erfassung der großen Cysterne hindeutet. Ein Zehntel der Fälle zeigt einen vollkommen normalen Augenhintergrund. *Die Röntgenleeraufnahme des Schädels fällt völlig normal aus, eine Tatsache, die in der Differentialdiagnose gegenüber andern Prozessen, insbesondere den Tumoren dieser Gegend, äußerst wertvoll ist.* Gelegentlich mag die fraktionierte Luftencephalographie unter gleichzeitiger Anwendung der Tomographie die Diagnose erleichtern, durch die der Zustand der intrakraniellen Sehnerven und des Chiasmas direkt beurteilt werden kann. Die bei Arachnoiditis optico-chiasmatica im *Luftencephalogramm* festzustellenden Alterationen lassen sich wie folgt typisieren: Volumenzunahme von Sehnerven und Sehnervenkreuzung; unregelmäßiger Aspekt der chiasmatischen Cysternen als Folge des Vorhandenseins arachnitischer Stränge vor allem zwischen den Sehnervenfasern und den Blutgefäßen; mangelnde oder ungenügende Luftfüllung der suprasellären Cysternen. *Selbstverständlich gestattet die fraktionierte Encephalographie wohl die klinische Diagnose einer nichttumoralen arachnitischen Läsion in der optochiasmatischen Gegend,* jedoch nicht ihre ätiologische Diagnose. Ursächlich kommen akute spezifische und unspezifische entzündliche Prozesse in Frage, auch massive Röntgenbestrahlung der Sella, Allgemeininfekte (Syphilis, Tuberkulose, Grippe usw.), Nebenhöhlenprozesse, schwere Schädeltraumen, gewisse Parasitosen, exo- oder endogene Vergiftungen, allergische Erscheinungen oder virale Infektionen mit einem besonders neurotopen Virus. In jüngster Zeit ist die Arachnoiditis optico-chiasmatica sicherlich seltener geworden, was möglicherweise auf die häufig schon früh durchgeführte kombinierte Corticosteroid- und Antibiotica-Therapie zurückzuführen ist. Im Hinblick auf die häufig überraschend positiven Operationsergebnisse bei Arachnoiditis

Subjektive Zeichen

Gesichtsfeld

Augenhintergrund

Röntgenbefunde

Luftencephalogramm

Ätiologie

optico-chiasmatica ist trotz des Risikos, das bei intrakraniellen Eingriffen bei aller Sorgfalt nie ganz auszuschalten ist, ein aktives operatives Vorgehen in all jenen Fällen gerechtfertigt, wo ein progredientes konservativ nicht zu beeinflussendes Ausfallsbild vorherrscht, ganz abgesehen von denjenigen Fällen, bei denen ein ätiologisch unklares progredientes Chiasmasyndrom ohnehin eine Probefreilegung der Chiasmagegend erforderlich macht.

Operatives Vorgehen

c. Gliome des Chiasmas und der Nervi optici

Das Gliom des Chiasmas als Sonderfall eines primären Optikustumors ist in den meisten Fällen (36 %) lediglich ein Symptom einer weiter verbreiteten Affektion des peripheren und zentralen Nervensystemes, nämlich der *Neurofibromatosis Recklinghausen.* Ein isolierter primärer Chiasma- oder Sehnerventumor kann sogar das erste oder einzige Symptom einer solchen Recklinghausen'schen Systemerkrankung darstellen. Das Gliom des Chiasma opticum tritt vor allem im *Kindesalter* auf und ist dann am ehesten mit dem Kraniopharyngeom in Differentialdiagnose zu setzen. Nicht immer finden sich die allgemeinen Zeichen einer Neurofibromatose; manchmal sind nur die „café au lait"-Flecken auf der Haut nachweisbar. Da hier nur vom Gliom des Chiasma gesprochen wird, sei noch erwähnt, daß der primäre Optikustumor im Prinzip in sämtlichen Bereichen des Sehnerven, also auch als isoliertes Optikusgliom auftreten kann (intraorbital, intrakanikulär und intrakraniell). *Intraorbitale Optikusgliome* scheinen häufig isoliert aufzutreten und sind durch einseitige Sehstörung bis zur Amaurose, sowie durch Exophthalmus charakterisiert. Gelegentlich kann der Optikustumor von der einen Seite über das Chiasma auf den andern Optikus übergreifen.

Meist Morbus Recklinghausen

Das Chiasmasyndrom durch Gliom des Chiasmas ist gekennzeichnet durch progressive *Sehschärfenabnahme an beiden Augen.* Die Veränderungen des Gesichtsfeldes verlaufen irregulär und weichen vom üblichen Schema des Chiasmasyndroms ab. Es handelt sich um *einseitige temporale oder bitemporale Gesichtsfelddefekte, wobei eine gewisse Asymmetrie die Regel ist* (Abb. 22). Sogar homonyme Hemianopsien kommen vor. Der Augenhintergrund zeigt meistens das Bild einer einfachen Optikusatrophie mit scharfen Grenzen. Bei entsprechender Expansion des Tumors kann es zur Beeinträchtigung der Liquorzirkulation sowie zu Hypothalamus-Symptomen kommen. Von großer diagnostischer Bedeutung sind die radiologischen Befunde. Ist der Tumor vom Chiasma bereits gegen den knöchernen Kanal des Foramen opticum gewuchert, so ist die *Vergrößerung eines oder beider Foramina optica* deutlich nachzuweisen. Die Konturen der vergrößerten Foramina weisen weder Usurierung noch reaktive Hyperostose auf (Abb. 22). Eine weitere diagnostisch wichtige Veränderung ist die *Deformierung der Sella turcica,* welche die Form eines *Omegas oder I-Form* annimmt, eine Folge der lokalen Druckwirkung des Chiasmatumors auf

Visus und Gesichtsfeld

Augenhintergrund

Röntgenbefunde

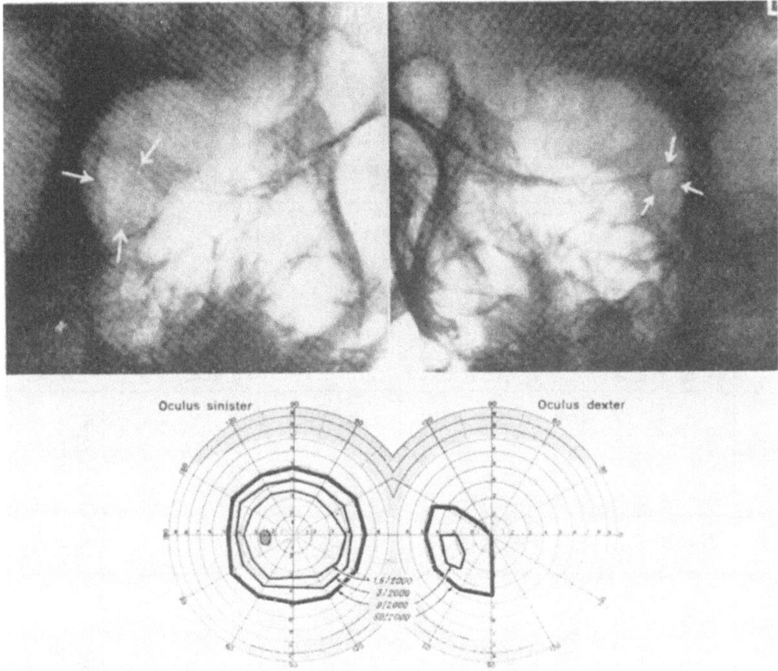

Abb. 22: Gliom des rechten Nervus opticus und des Chiasmas.
Oben: Röntgenbilder der Foramina optica: Starke einseitige Erweiterung des rechten Foramen opticum.
Unten: entsprechende Gesichtsfelder: Temporale Hemianopsie rechts mit beginnendem Zerfall des oberen nasalen Quadranten (das noch normale Gesichtsfeld links zeigt 3 Jahre später ebenfalls eine temporale Hemianopsie).

Dorsum und Tuberculum sellae. Gerade für die Differentialdiagnose gegenüber dem Kraniopharyngeom sind diese beschriebenen Röntgenzeichen außerordentlich wichtig. Verkalkungen im Chiasmagliom sind sehr selten. Im Computer-Tomogramm sind die verdickten Sehnerven bzw. das vergrößerte Chiasma direkt sichtbar.
Die wichtigsten Besonderheiten in der Differentialdiagose des Chiasma-Syndroms sind in der folgenden Tabelle noch einmal zusammengestellt.

Differentialdiagnose des Chiasmasyndroms

	Hypophysen-adenom	*Meningeom des Tuberculum sellae*	*Craniopharyngeom*	*Chiasmagliom*	*Aneurysma*	*Arachnoiditis optico-chiasmatica*
Alter	30–50	30–50	eher Kindesalter, auch Erwachsene	Kindheit	in der Regel Erwachsene	in allen Altersstufen
Augen-hintergrund	primäre Opticusatrophie	primäre Opticusatrophie, oft einseitig stärker	bei Kindern Stauungspapillen, bei Erwachsenen Opticusatrophie	primäre Opticusatrophie	normale Papillen oder primäre Opticusatrophie	Opticusatrophie oder Papillen-ödem, ein- oder doppelseitig
Gesichtsfeld	symmetrische bitemporale Hemianopsie	asymmetrisches Chiasmasyndrom, oft Amaurose des einen Auges mit temporaler Hemi-anopsie des anderen	asymmetrische bitemporale Hemianopsie	einseitige tempo-rale oder bitem-porale Gesichts-felddefekte	mehr oder weniger ausgesprochene bitemporale Hemianopsie (Schwankungen!)	Zentralskotome, konzentrische Einschränkung, uni- oder bitem-porale Hemian-opsie
Endokrine Zeichen	Hypopituita-rismus	keine	Hypopituitarismus, evtl. hypothalami-sche Zeichen (Polyu-rie, Polydipsie, Schläfrigkeit usw.)	keine oder Hypopituitaris-mus	keine	keine
Lokalisation	sellär	supraselIär evtl. parasellär	intra- und extrasellär	suprasellär	suprasellär (su-praclinoidales Aneurysma) in-trasellär (infracli-noidales Aneu-rysma)	Arachnoidea von Sehnerven und Chiasma
Röntgenbild	ballonförmige Auftreibung der Sella, Verdün-nung des Sella-bodens, Arrosion der Processus clinoidei	Sella normal, Hyperostose am Tuberculum sellae	suprasellläre Verkalkungen	ein- oder doppel-seitige Erweite-rung des Foramen opticum	oft negativ, evtl. ringförmige Kalkschatten	negativ

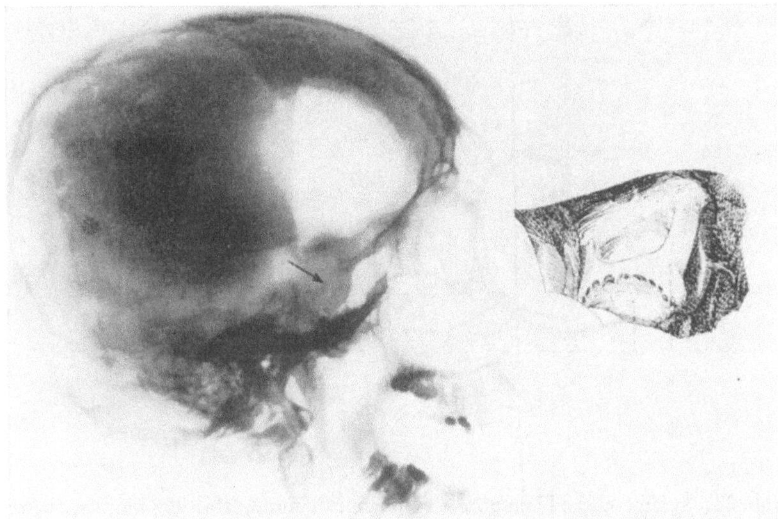

Abb. 23: *Links:* Ventrikulogramm bei Occlusivhydrocephalus infolge Aquäduktstenose. Durch den Hydrocephalus wird der erweiterte III. Ventrikel nach unten verlagert und greift in die Sella turcica hinein (Pfeil).
Rechts: Dilatation des III. Ventrikels und Kompression von Chiasma und rechtem Nervus opticus bei Hydrocephalus internus infolge Aquäduktstenose.

d. Indirekte Kompression des Chiasmas

Die Fernwirkung chiasmaferner Tumoren auf das Chiasma geht meistens über den Mechanismus der Bildung eines *Hydrocephalus des III. Ventrikels, dessen gedehnte Vorderwand von oben und hinten auf das Chiasma drückt und so zu einer Schädigung desselben führt* (Abb. 23). Eine solche Fernwirkung ist möglich durch Tumoren des III. Ventrikels, ferner durch Tumoren des Aquaeductus Sylvii, sowie durch Tumoren der hinteren Schädelgrube (Kleinhirn, Kleinhirnbrückenwinkel usw.). Charakteristisch für eine solche indirekte Kompression des Chiasmas ist eine mehr oder weniger ausgesprochen *bitemporale Hemianopsie* (Abb. 24) mit mehr oder weniger fortgeschrittener ein- oder beidseitiger Abnahme des Sehvermögens, wobei jedoch die gleichzeitig auftretende Steigerung des intrakraniellen Druckes nicht selten zu *Stauungsphänomenen am Augenhintergrund* Anlaß gibt. Schwankungen des Liquordruckes können zu erheblichen Besserungen oder Verschlechterung der Gesichtsfelddefekte und des Sehvermögens führen. Neben den bitemporalen Gesichtsfelddefekten sind bei solchen indirekten Kompressionen des Chiasmas auch ein- oder doppelseitige Zentralskotome mit stärkerer Bevorzugung der temporalen Gesichtsfeldhälften zu beobachten. Als Ursache für die Entstehung dieser Zentral-

Hydrops des III. Ventrikels

Ursachen

Symptome

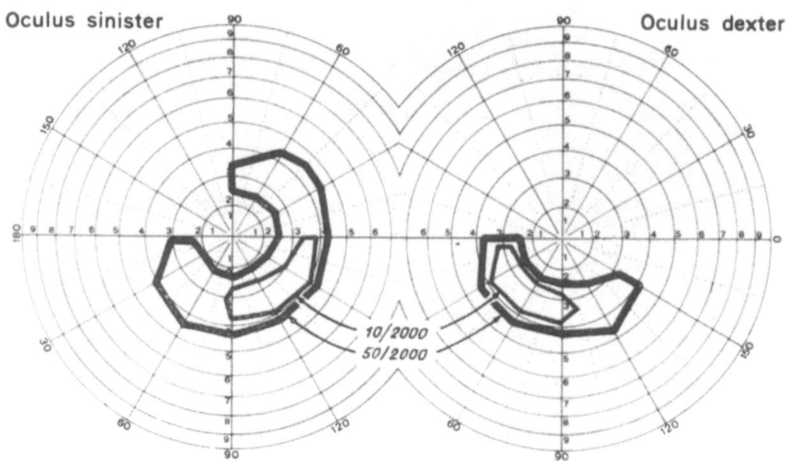

Abb. 24: Symmetrische bitemporale Hemianopsie mit Ausfall des nasalen oberen Quadranten rechts und nierenförmiger Umklammerung des linken Gesichtsfeldzentrums bei Astrocytom des Kleinhirnwurmes mit ausgesprochenem Occlusivhydrocephalus.

skotome wird eine Abknickung des Nervus opticus nach unten kurz vor dem Eintritt ins Foramen opticum durch den Hydrocephalus internus, eventuell auch ein besonderer Druck des III. Ventrikels auf den hinteren Chiasmarand angenommen.

Die differentialdiagnostischen Betrachtungen über die sellären und extrasellären Tumoren seien nicht abgeschlossen ohne den wichtigen Hinweis, daß *die häufigste Ursache bitemporaler Gesichtsfeldausfälle stets in chiasmanahen raumverdrängenden Prozessen zu suchen ist.* Es ist der Verantwortung des konsultierten Ophthalmologen anheimgestellt, alle zur Verfügung stehenden einfachen (Ophthalmoskopie, Perimetrie, Nativ-Röntgenbild, usw.), aber auch kompliziertere Untersuchungen (Computer-Tomographie, Luftenzephalographie, zerebrale Angiographie, Echographie, Szintigraphie usw.) zu veranlassen, um in nützlicher Frist zu einer eindeutigen Diagnose zu kommen und keine Zeit für das nicht selten rasch erforderliche Eingreifen des Neurochirurgen zu verlieren. *Jeder intrakranielle Eingriff darf und soll aber nur unter strengster Indikation erfolgen.* Für den Neurologen und Neurochirurgen ist es deshalb von größter Wichtigkeit, im gegebenen Falle zu wissen, daß auf Grund einer subtil durchgeführten Untersuchung nichttumoröse Prozesse im Bereich von Chiasma und Sehnerven ausgeschlossen worden sind. Hierzu zählen in erster Linie die vielfältigen Formen von doppelseitigen *Neuritiden*, die *Refraktionsskotome*, die *Tabak-Alkohol-Amblyopien*, die *dominant erblichen Optikusatrophien*, die

Aufgaben des Augenarztes

Operationsindikation

Ausschluß nichttumoröser Prozesse

Sehnervenaffektionen bei *multipler Sklerose* und die *Optikusschädigungen durch Intoxikationen, Vitamin B_{12}-Mangel oder andere Mangelerscheinungen.* Wohl eine der schwierigsten und mit größter Verantwortung belasteten Operationsindikationen ist die der *Arachnoiditis optico-chiasmatica:* hier wird man, wie bereits oben ausgeführt wurde, trotz des Operationsrisikos bei progredienten, zum vollkommenen Sehverlust neigenden Verlaufsformen ein aktives operatives Vorgehen befürworten und bei der Probefreilegung die fibro-adhäsiven Verwachsungen oder Cystenbildungen (sofern überhaupt vorhanden) beseitigen in der Hoffnung, den Sehzerfall damit aufzuhalten. Die Probefreilegung des Chiasmas hat immer noch den Vorteil, daß ein eventuell trotz aller diagnostischen Methoden nicht zu erfassender neoplastischer Prozeß im Sellabereich oder ein thrombosiertes, im cerebralen Angiogramm nicht dargestelltes Aneurysma entdeckt wird.

Vorgehen bei Arachnitis

Schrifttum

Aulhorn, E.: Gesichtsfeldausfälle bei sellären oder parasellären Prozessen. Ber. dtsch. Ophthal. Ges. 1972. J. F. Bergmann, München 1974.

Huber, A.: Augensymptome bei Hirntumoren. H. Huber, Bern–Stuttgart, 1956.

Huber, A.: Eye Symptoms in Brain Tumors. C. V. Mosby Company, St. Louis, 1976.

Jantzen, R.: Zur Klinik der nichtraumfordernden Prozesse aus neurologischer Sicht. Ber. dtsche Ophthal. Ges. 1972. J. F. Bergmann, München 1974.

Kazner, E., W. Lanksch, H. Steinhoff und *I. Wilske:* Die axiale Computer-Tomographie des Gehirnschädels. Georg Thieme Verlag, Stuttgart 1975.

Marguth, F. und K. Fischer: Klinik der raumfordernden Prozesse im Bereich von Sella und Optikus. Ber. dtsche Ophthal. Ges., 1972. J. F. Bergmann, München.

Mundinger, A. und T. Riechert: Hypophysentumoren, Hypophysektomie. Georg Thieme Verlag, Stuttgart 1967.

Tänzer, A.: Die radiologische Diagnostik der peripheren Sehbahn. Ber. dtsche Ophthal. Ges. 1972. J. F. Bergmann, München 1974.

Glaukom

Von Professor Dr. *Hanns-Jürgen Merté* und
Privatdozent Dr. *Klaus Heilmann*

A. Diagnostik

1. Allgemeines

Zahlreiche Untersucher versuchten, die Aufdeckungsquote von glaukomverdächtigen Personen zu erhöhen (s. auch Provokationsmethoden).
Nørskov untersuchte auf der Insel Falster 2031 freiwillige Probanden (56 % waren über 40 Jahre, 32 % über 65 Jahre). Bei 55 von ihnen wurde Glaukomverdacht erhoben, bei 12 Personen ein Glaucoma chronicum simplex festgestellt. Ein Großteil der verdächtigen Personen konnte nach 5 Jahren nachkontrolliert werden, zu einem weiteren Druckanstieg bzw. zu morphologischen oder funktionellen Schäden war es nicht gekommen. In Anlehnung an anglo-amerikanische Vorstellungen schlägt der Verfasser vor, bei gesteigertem intraokularem Druck und intakten Funktionen von Augenhochdruck statt von Glaukom zu sprechen.

Reihenuntersuchungen zur Glaukomerfassung

Aus einer Übersicht von Arbeiten skandinavischer Autoren geht hervor, daß der Wert von Reihenuntersuchungen unterschiedlich eingeschätzt wird und daß die Möglichkeiten, auf diese Weise Glaukomfälle zu entdecken, etwa bei 0,5 % bis 2,5 % liegen. In der DDR werden hinsichtlich der Glaukomfrüherfassung große Anstrengungen unternommen. *Adam* gibt für die DDR eine Erkrankungsquote von etwa 2 % bei den über 40jährigen an.
Als Ergebnis einer Reihenuntersuchung in einem schwedischen Dorf fand *Bengtsson* vier den Augeninnendruck beeinflussende Faktoren: Geschlecht, Tageszeit, Jahreszeit, Blutdruck. Diese Faktoren sollten bei der Festlegung des Grenzwertes des intraokularen Druckes berücksichtigt werden; so müßte die obere Grenze für Nachmittagsmessungen im Sommer um 1 mm Hg erhöht, für Vormittagsmessungen im Winter um 1 mm Hg erniedrigt werden. Bluthochdruck im Bereich von 30 mm Hg über der Norm würde eine Erniedrigung des gemessenen Augeninnendruckes um 1 mm Hg erlauben.
In der sogenannten „Bedforder Glaukomstudie“ berichtete *Perkins* über Langzeitbeobachtungen von glaukomverdächtigen Personen sowie über Wiederholungsuntersuchungen Gesunder. Von 141 Personen mit Glaukomverdacht bekamen 4 während 5 bis 7 Jahren ein sicheres Glaukom.

Langzeitbeobachtungen

74 von 770 Personen, die vor 5 bis 7 Jahren als gesund angesehen worden waren, erschienen jetzt als verdächtig; bei 4 Personen hatte sich ein Glaukom entwickelt. *Perkins* betont, daß ein normaler Befund eine Glaukomentwicklung später nicht ausschließen muß.

Remizow u. Mitarb. beobachteten bei Glaukompatienten eine typische Erweiterung der Ciliararterien nahe an den skleralen Emissarien; dieses sog. „Kobra-Symptom" sei mit einer intraokularen Druckerhöhung eng verbunden, weswegen es zur Frühdiagnose von Glaukom benutzt werden kann.

Pilokarpinprobe

Zur Sicherung der Diagnose bei Glaukomverdacht kann auch die Pilokarpinprobe nach *Hollwich* durchgeführt werden. Die Probe beruht auf der Erfahrung, daß ein gesundes Auge auf Pilokarpin nicht mit Drucksenkung reagiert. Da der Innendruck normaler Augen etwa um 3 mm Hg im Tagesverlauf schwankt, muß zunächst applanatorisch eine Tagesdruckkurve erstellt werden. Tritt durch Pilokarpin eine Drucksenkung ein, die deutlich über die individuelle Amplitude der Tagesschwankung hinaus geht, so ist das Auge pilokarpin-sensibel, d. h. glaukomdisponiert.

2. Tonometrie, Tonographie

Neue Tonometer

Thorburn gibt ein Gerät zur Messung der Applanationskraft bei konstantem intraokularem Druck an. Das Gerät dient dazu, den intraokularen Druck während eines Experiments konstant zu halten, kann aber auch als Tonometer verwendet werden.

Moses u. Mitarb. beschrieben eine Tonographie unter konstantem Druck auf der Grundlage eines elektronischen Schiøtz-Tonometers: der Stempel des Instrumentes ist durch einen Magnetstab verlängert, der in einem Solenoid, das am Tonometerhalter sitzt, läuft. Die Kraft, mit der der Stempel nach unten gedrückt wird, ist vom Strom abhängig, der durch das Solenoid fließt. Eine elektronische Schaltung programmiert den Strom durch das Solenoid so, daß jeweils während einer Tonographie Pt konstant bleibt, während der Stempelvorfall zunimmt. Die Skalenablesung zeigt somit nur die Zunahme des verdrängten Volumens an; die ermittelten C-Werte weichen von den mit üblicher Methode erhaltenen nicht wesentlich ab.

Wind u. Mitarb. verglichen das Tonometer von *Halberg* mit dem von Schiøtz und dem Goldmannschen Applanationstonometer an normotensiven und aphaken Augen sowie an solchen nach Skleraeindellungsoperationen. Das Halbergsche Tonometer soll an normotensiven Augen genau sein. Das pneumatische Tonometer von *Langham* wurde von *Collin* u. Mitarb. mit dem Goldmannschen Tonometer verglichen, vorwiegend an Augen mit Druckwerten zwischen 10 und 20 mm Hg. Die Werte mit dem Langham-Tonometer lagen etwa 5 mm Hg höher, entgegen Langhams Angaben sind Messungen auf der Sklera weniger verläßlich.

Das im Almanach 1973 besprochene *Grenzwert-Tonometer Glaucotest*

(Optotechnik Heine KG) ist weitgehend unverändert geblieben und hat vor allem für Reihenuntersuchungen große Verbreitung gefunden. *Kaiden* u. Mitarb. fanden das Tonometer einfach in der Handhabung, rasch erlernbar und genau. *Krieglstein* u. Mitarb. verglichen das Grenzwerttonometer mit dem Tonometer von Goldmann und fanden eine ausgezeichnete Übereinstimmung der Ergebnisse. Von den Autoren wird das Instrument zum raschen Auffinden von Personen mit erhöhtem Augendruck in der augenärztlichen Praxis empfohlen. Das Glaucotest entspricht jetzt auch in der Ausführung mit sterilen „Tips" für den Einmalgebrauch den gesetzlichen Eichvorschriften.

Grenzwert-Tonometer

Das *elektronische Schiøtz Tonographiegerät* der Fa Berkley ist jetzt auch bei uns erhältlich (Chemie Grünenthal, Abt. Medikonzept). Das Gerät ist in den Abmessungen klein gehalten, tragbar und mit Digital-Anzeigern für kontinuierliche Kontrolle von Druckwerten und Zeit ausgerüstet.

Das am 11. 7. 1969 in Kraft getretene Gesetz über Eich- und Meßwesen hat sich bestens bewährt und ist als ein wesentlicher Fortschritt für die Tonometrie und Tonographie anzusehen. Die Instrumente müssen während der Benützungszeit z. Z. alle 2 Jahre amtlich geprüft werden.

Tonometer-Eichgesetz

3. Provokationsmethoden, Kompressionsteste

Makabe stellte hinsichtlich der Bedeutung von Provokationsmethoden fest, daß die Steigerung des intraokularen Druckes durch die Provokation in Glaukomaugen bedeutend größer sei als in Normalaugen. Die Verläßlichkeit der gebräuchlichsten Teste (Dunkelaufenthalt, Mydriasis, Coffein, Priscol, Wassertrink-Test) könne erhöht werden, wenn für die Interpretation des Ergebnisses 2 verschiedene Kriterien herangezogen werden: der Anstieg des intraokularen Druckes und sein maximal erreichtes Niveau.

Provokationsteste

Von verschiedenen Untersuchern wurde der schon im Almanach 1973 erwähnte Gesichtslagetest weitergeprüft. Es handelt sich im wesentlichen um einen Test zur Erkennung des Engwinkelglaukoms, dessen Vorteil gegenüber einer Mydriasisprovokation in der Gefahrlosigkeit gesehen wird (*Kalthoff*, *Harries* u. Mitarb., *Neumann* u. Mitarb.).

4. Perimetrie

Wegen der Bedeutung der Perimetrie für Diagnose und Verlauf von Glaukomen werden ständig neue Untersuchungsverfahren erprobt und auch apparative Weiterentwicklungen angestrebt.

Die Rodenstock Instrumente GmbH brachte zwei neue Perimeter auf den Markt: Das *Projektions-Perimeter PHZ 74* ist ein Halbkugel-Projektions-Perimeter für kinetische Perimetrie; Umfeldbeleuchtung und Testmarkenhelligkeit sind regulier- und messbar. Der *Rodenstock-Perimat* ist ein neuentwickeltes Projektionsperimeter für kinetische und statische Perimetrie. Wenn auch Einstell- und Bewegungsvorgänge weitgehend automatisiert sind, so ist der Perimat kein „automatisches" Perimeter (s. unten). Das

Neue Perimeter

Gerät bietet zur genauen Untersuchung des Gesichtsfeldzentrums eine durch Umschaltung erreichbare dreifach gesteigerte Registriergenauigkeit, so daß Skotome präziser übertragen werden können. Die Aufzeichnung der Gesichtsfelddiagramme ist weitgehend automatisiert.

Villar-Mascarell u. Mitarb. berichteten über Perimetrie bei herabgesetzter Beleuchtung, wobei die Untersuchungen an einem *Adapto-Kampimeter* nach *Jayle-Mosse* durchgeführt wurden. Dieses besteht aus einem matt-schwarzen Bjerrumschirm mit zentralem, rotem Fixierpunkt; die Untersuchung findet bei absoluter Dunkelheit statt. Die weißen Testmarken können in abgestuften Helligkeiten von photopisch über mesopisch bis skotopisch dargeboten werden. Es zeigte sich, daß bei mesopischer Untersuchung beginnende Gesichtsfelddefekte bei Glaukom nachgewiesen werden können, während das photopische Gesichtsfeld noch normal erscheint. *Greve* beschäftigte sich in einer breitangelegten Studie mit dem Verfahren, mehrere Prüfmarken gleichzeitig anzubieten *(Multiple Stimulus Static Perimetry)*. Da die statische Perimetrie am Tübinger Perimeter zeitaufwendig ist, wurde dieses Verfahren erprobt, vor allem um zu einem geeigneten Screening-Verfahren zu kommen. Als bestes zur Zeit verfügbares Screening-Gerät wurde der *Visual-Field-Analyser* von *Friedmann* gefunden. *Heilmann* gibt für das Tübinger Perimeter ein Screening-Verfahren an, mit dem man in kürzester Zeit das gesamte Gesichtsfeld innerhalb von 30° nach Defekten absuchen kann.

Statische Relief-Perimetrie

Eisfeld führte den Begriff der *statischen Relief-Perimetrie* ein, worunter eine statische und quantitativ genaue Bestimmung der Funktionshöhe des parazentralen Gesichtsfeldes verstanden wird. Es handelt sich um ein praxisnahes perimetrisches Vorgehen, bei dem an einer Anzahl von netzartig verstreuten Prüfstellen unter Bevorzugung von pathologischen Prädilektionsstellen untersucht wird. Eine selektive Perimetrie für Gesichtsfeldausfälle für Patienten mit Augenhochdruck beschreibt *Armaly*.

Das subjektive und für Arzt wie Patient schwierige Verfahren der Perimetrie mittels der Technik zu erleichtern, wird vielerorts versucht. Die meisten der heute von der Industrie als sog. automatische Perimeter angebotenen Geräte sind jedoch nur herkömmliche Apparate, bei denen einige manuelle Funktionen automatisiert wurden. Das erste wirklich einsetzbare

Computer-Perimeter

Computer-Perimeter stammt von *Fankhauser*; es besteht aus einem Prozeßrechner, einer Bücherei für Magnetbänderkassetten, einem Magnetbänderkassetten-Recorder, einem Monitor, der eigentlichen Perimeterkugel und einer Infrarot-TV-Kamera. Derartige Geräte werden nicht nur die Befunderhebung erleichtern, sie werden sie auch präzisieren. Die finanziellen Kosten für derartige Geräte werden wohl in Zukunft nicht mehr vom einzelnen Arzt, sondern nur noch von Kliniken oder Spezialinstituten übernommen werden können.

5. Ophthalmoskopie, Fluoreszenzangiographie

In zahlreichen Arbeiten wird das Bemühen deutlich, die durch Glaukom verursachten Defekte an der Papille und den Sehnervenfasern direkt sichtbar zu machen. Hierbei treten vor allem gerätetechnische Probleme auf.

Ophthalmoskopie in rotfreiem Licht

Hoyt u. Mitarb. benutzen hierfür seit langer Zeit die *Ophthalmoskopie im rotfreien Licht.* Es ist ihnen gelungen, sogar Defekte im Verlauf der Nervenfasern auf der Netzhaut, besonders im Bereich der großen temporalen Gefäße, wo die Nervenfaserstruktur am besten auszumachen ist, zu erkennen. Unterschieden werden direkt sichtbare Veränderungen (Fehlen von Nervenfasern) und indirekte Veränderungen (deutliches Hervortreten der Netzhautgefäße, die nicht mehr durch Nervenfasergewebe überdeckt sind). Die Verfasser glauben, daß diese Veränderungen den ersten sichtbaren Defekt bei Glaukom darstellen. Das Verfahren erfordert große Erfahrung. *Heilmann* empfiehlt die Verwendung von Interferenzfiltern statt Absorptionsfiltern sowie als Lichtquelle für das Ophthalmoskop einen Kaltlichtprojektor mit Faseroptik.

Glaukompapille

Kirsch u. Mitarb. fanden durch Ophthalmoskopie und Stereophotographie, daß die physiologische Excavation fast nie, eine glaukomatöse Excavation jedoch fast immer vertikal oval ist. Auch *Weisman* u. Mitarb. sowie andere Untersucher fanden den vertikalen Papillendurchmesser bei Glaukom vergrößert. *Shaffer* legte eine große Studie über die glaukomatöse Excavation der Papille bei Jugendlichen vor und betont, daß die Ophthalmoskopie der Papille weit wichtiger sei, als man bisher angenommen habe.

Fluoreszenzangiographische Befunde

Laatikainen berichtete anhand einer größeren fluoreszenzangiographischen Studie, daß bei 60% aller Glaukome Defekte bei der peripapillären Aderhautfüllung bestünden. Während bei neuentdeckten Glaukompatienten Füllungsdefekte nur temporär seien, werden sie bei fortgeschrittenem Glaukom entsprechend dem Untergang der Choriokapillaris permanent. *Swidliczko* zeigte mit Hilfe der Fluoreszenzangiographie, daß Augen mit ausgesprochener Glaukomexcavation eine verminderte Vaskularisation der Papille und des chorioidalen peripapillaren Gebietes zeigen sowie eine Einengung des Kalibers der retinalen Arteriolen. *Blumenthal* u. Mitarb. wiesen anhand ähnlicher Untersuchungen bei Glaukompatienten nach, daß es bei intraokularer Druckerhöhung zu Durchblutungsstörungen im Bereich der Chorioidea komme, die vor allem in Form temporal der Papille gelegener nicht fluoreszierender Gebiete imponieren.

Rosen u. Mitarb. gaben eine neue Methode zur Einschätzung der Aderhautmangeldurchblutung bei gesteigertem Augeninnendruck an, wobei der Gipfel der arteriellen Netzhautfluoreszenz im Bereich der Papille mit dem Gipfel der Aderhautfluoreszenz verglichen wird. In normalen Augen erreichen arterielle Netzhautfluoreszenz und Aderhautfluoreszenz gleichzeitig ihren Gipfel, während bei Glaukompatienten eine verspätete Aderhautfluoreszenz festzustellen ist; diese Differenz wird „circum papillary choroid perfusion delay“ genannt.

6. Morphologischer und funktioneller Glaukomschaden

Die Ansicht, daß die Intaktheit von Papille und Gesichtsfeld an ein ungestörtes Gleichgewicht zwischen Augeninnendruck und arteriellem Druck im Versorgungsgebiet des Sehnerven gebunden ist, findet weite Unterstützung. Nach *Hayreh* kann vorläufig gesagt werden, daß die Papille und die papillennahen Anteile des Nervus opticus von den Ziliararterien versorgt werden und daß die Senkung des Blutdruckes oder die Steigerung des intraokularen Druckes gleichermaßen zu Schäden in diesem Bereich führen könne. *Demailly* berichtete in seinem Überblick über die Glaukomliteratur, daß *Swidliczko* aufgrund von Fluoreszenzangiographien zeigte, daß die Blutversorgung des Sehnervenkopfes hauptsächlich von den hinteren Ziliararterien und von den peripapillären chorioidalen Blutgefäßen beeinflußt wird. *Begg* u. Mitarb. wiesen darauf hin, daß die Zone des umschriebenen Gefäßunterganges bei glaukomatösen Optikusveränderungen größer sein kann als es dem klinischen Aspekt und dem Gesichtsfeldausfall nach zu erwarten ist; *Primrose* betonte den Wert sektorenförmiger Aderhautatrophien sowie von Blutungen und dilatierten Venen als Glaukomzeichen.

Papillendurchblutung

Bedeutung parazentraler Skotome

Lindsay bestätigte, daß die Aussparung des blinden Flecks für die Glaukomdiagnose keine Bedeutung besitze und daß die von *Harms* und *Aulhorn* beschriebenen parazentralen Skotome als erste Gesichtsfeldveränderungen anzusehen seien. Bestätigt wird auch, daß der nasale Sprung nur selten allein vorkommt und daß Bogenskotome nicht immer mit dem blinden Fleck in Verbindung stehen müssen. Auch *Beauter* betonte die Häufigkeit der parazentralen Skotome, die er mit den Objekten I–2 und I–4 am Goldmann-Perimeter sucht.

Reversibilität von Skotomen

Erhöhte Aufmerksamkeit wurde auch der Frage zugewandt, ob es unter bestimmten Bedingungen eine Reversibilität von Skotomen gibt. *Paterson* prüfte die Wirkung von intravenös injiziertem Acetazolamid auf das Gesichtsfeld und fand, daß Skotome erheblich an Ausdehnung abnehmen können. Individuelle Unterschiede werden darauf zurückgeführt, daß nicht nur das Verhältnis zwischen intraokularem Druck und der Blutversorgung der Papille eine Rolle spiele, sondern auch eine etwaige Vorschädigung der Neurone durch Stoffwechselerkrankungen oder endokrine Störungen. Die Ergebnisse stimmen teilweise gut mit den von *Heilmann* erhobenen Befunden überein. Auch *Greve* hat eindrucksvolle Beispiele für Reversibilität gezeigt; *Aulhorn* betont die Schwierigkeit einer Beweisführung mit Hilfe eines subjektiven Untersuchungsverfahrens. *Neumann* u. Mitarb. berichten über einen in diesem Zusammenhang interessanten Fall, bei dem die glaukomatöse Excavation und ein bis zum Zentrum reichender Gesichtsfeldausfall im oberen nasalen Quadranten nach Drucksenkung nicht mehr nachweisbar waren; nach einwöchiger Behandlung stieg der Augeninnendruck spontan wieder an, worauf die Excavation wieder tiefer wurde, der Gesichtsfelddefekt jedoch nicht festzustellen war. Dies stimmt mit den Ergebnissen von *Heilmann* überein, nach denen die Wiedererholung der Funktion bei Druckentlastung rascher zu erfolgen scheint, als die Funktionsverschlechterung bei Druckerhöhung.

Das zentrale Problem beim chronisch einfachen Glaukom ist nach Ansicht *Goldmanns*, individuell so früh wie möglich die Relation zwischen Drucksteigerung und künftigem Gesichtsfeldverlust zu bestimmen, wobei lediglich eine quantitative Bestimmung der Druckempfindlichkeit des Gesichtsfeldes sinnvoll ist. In dieses Problem betreffenden Untersuchungen zeigte der Verfasser, daß Papillengebiete, die nasalen Gesichtsfeldbereichen entsprechen, gegen eine Steigerung des intraokularen Druckes empfindlicher sind als solche, die temporalen Gesichtsfeldbereichen zugehören. Über erste Ergebnisse mit einem noch schwierigen, jedoch vielversprechenden Verfahren einer quantitativen Bestimmung der Druckempfindlichkeit wurde bereits berichtet. Relation Drucksteigerung/ Gesichtsfeldverlust

B. Konservative Therapie

1. Medikamententräger

Membran-kontrollierte therapeutische Abgabesysteme stellen die neueste Entwicklung auf dem Gebiet medikamentöser Therapie dar und sind besonders für ein chronisches Leiden wie das Glaukom interessant. Es bedurfte einer Entwicklungszeit von vielen Jahren, bis jetzt ein klinisch brauchbarer Medikamententräger vorliegt (Ocusert, Alza-Corporation, Palo Alto, Calif.; Alleinvertrieb in Belgien, Deutschland, Holland und der Schweiz: Chemie Grünenthal GmbH, Stolberg). Ocusert

Ocusert-Pilokarpin-20 und *P-40* befindet sich bei uns seit Mai 1975 im Handel; die Kosten für eine 4wöchige Behandlung betragen 103,50 DM. Der Medikamententräger besteht aus 2 durchsichtigen Kunststoffmembranen, zwischen denen sich das Medikamentendepot befindet. Die Membran kontrolliert die Diffusion des Medikamentes aus dem Depot in das Auge, die Abgaberate pro Stunde beträgt 20 µg für die Dauer von 7 Tagen.

Aufgrund der Untersuchungen von *Armaly, Heilmann* sowie *Leydhecker* u. Mitarb. kann gesagt werden, daß Ocusert 7 Tage wirkt und sein drucksenkender Effekt dem von Pilokarpin 2% 4mal täglich in etwa entspricht. Der pupillenverengende und myopisierende Effekt ist im Vergleich zur Tropfenapplikation signifikant geringer und äußerst konstant; besondere lokale Nebenwirkungen wurden bisher nicht festgestellt. Bei 4mal täglichem Tropfen werden in 7 Tagen 28 mg Pilokarpin zugeführt, wohingegen das Ocusertsystem mit nur 3,4 mg auskommt. Da nicht mehr getropft werden muß, kommt es zu einer sehr positiven psychischen Veränderung bei den Patienten, zu einer Distanzierung von der Krankheit. Die bisherigen Ergebnisse sind im allgemeinen für die Glaukomtherapie vielversprechend, bei dem vollkommen neuartigen Anwendungsprinzip kann ein abschließendes Urteil jedoch erst nach langjähriger Erfahrung mit Medikamententrägern abgegeben werden. Vorteile

Im Almanach 1973 wurde berichtet, daß die Tendenz, Antiglaukomatosa in Methylzellulose oder anderen Trägersubstanzen gelöst anzubieten, deutlich zugenommen habe, da dadurch die Verweil- und Wirkungsdauer der Substanzen verlängert werden kann. Auch das Ocusertsystem baut hierauf auf, sowie auf der klinischen Erfahrung, daß durch häufige Anwendung einer cholinergen Substanz in niedriger Konzentration der intraokulare Druck stärker und gleichmäßiger gesenkt werden kann, als durch seltenere Gabe des gleichen Stoffes in höherer Konzentration. *Lerman* sowie *Lerman* und *Reininger* bestätigten, daß bei Gebrauch schwachprozentiger Pilokarpin-Lösungen mit Langzeitwirkung der Augeninnendruck mit 20 bis 25mal kleineren Dosen als heute gebräuchlich kontrolliert werden könne.

2. Parasympathikomimetika

Glaucostat

Pilokarpin ist auch weiterhin das meistverwendete und am besten verträgliche Miotikum. Das von uns schon früher vorgestellte *Aceclidin* (Glaucostat „Chibret") hat sich in der Glaukomtherapie bewährt. Obwohl Aceclidin ein synthetisches Pilokarpin-Präparat ist, kann es in vielen Augen auch dann noch drucksenkend wirken, wenn Pilokarpin seine Wirkung verloren hat. Nach unseren Erfahrungen ist der Akkommodationsspasmus bei manchen, keineswegs aber bei allen Patienten geringer als unter Pilokarpin. *Pilz* u. Mitarb. fanden noch neuerdings, daß Nebenwirkungen wie Kopfschmerz und Augenschmerz bei Pilokarpin, Rötung und Augenbrennen dagegen beim Glaucostat häufiger vorkommen. Glaucostat wird jetzt auch in Kombination mit Adrenalin als Glaucadrin angeboten. Die zur Anwendung von Adrenalinpräparaten anzustellenden Überlegungen (s. S. 197) sollten auch für die Verordnung von Kombinationspräparaten als Grundlage dienen.

Carbachol

Das Cholinderivat *Carbachol* findet weiterhin zunehmende Verwendung. Nachdem von der Firma Alcon schon seit längerem eine 1,5 und 3 %ige Lösung im Handel ist, wird nun auch eine 0,75 %ige sowie 2,25 %ige Lösung angeboten. Das 2 %ige Chibro-Carbachol ist bei uns nicht mehr erhältlich. *Kitazawa* u. Mitarb. fanden, daß mit Carbachol bei vielen vorher nicht regulierten Glaukomaugen eine Drucksenkung über eine erhöhte Abflußleichtigkeit zu erreichen sei; *Linnert* stellte dagegen in tonometrischen und tonographischen Untersuchungen zwischen Pilokarpin und Carbachol keinen nennenswerten Unterschied fest. Carbachol besitzt neben einer cholinergischen Wirkung bekanntlich noch eine Cholinesterase hemmende Komponente und stellt in jedem Fall eine Bereicherung unseres Medikamentenschatzes dar.

Phospholinjodid

Die *irreversiblen Anticholinesterasen* kommen bei uns praktisch nicht mehr zur Anwendung; gelegentlich wird noch über *Phospholinjodid* (Echothiopathe) berichtet. *Hoffmann* kommt zu dem Ergebnis, daß die Verträglichkeit von Phospholinjodid besser sei als die von DFP und Mintacol und daß es nicht zu einer allzu extremen Miosis führe. Iriszysten wurden auch von ihm beobachtet.

Die früher vereinzelt vorgenommenen Versuche mit *Ubretid*, einem neuen Cholinesterasehemmer, wurden fortgesetzt. *Hammer* sah eine ausgezeichnete Drucksenkung, die nach einmaligem Tropfen etwa 24 Stunden anhielt; *Benedikt* fand bei Dauerbehandlung Ubretid 1 % dem 2 %igen Pilokarpin hinsichtlich der Drucksenkung überlegen, empfiehlt jedoch eine langfristige klinische Prüfung vor allgemeiner Einführung als Antiglaukomatosum.

Ubretid

3. Sympathikomimetika

Adrenalinderivate

Adrenalin und verwandte Präparate werden vor allem in Kombination mit Miotika verbreitet angeboten. Im Hinblick auf die schon früher erwähnten und hier wiederholten Vorstellungen zur Pathogenese des Glaukomschadens möchten wir erneut betonen, daß die Durchblutungssituation im Bereich des Sehnerven durch eine adrenalinbedingte Gefäßverengung möglicherweise verschlechtert werden kann. Interessant ist, daß Veränderungen im Bereich der Macula durchaus nicht nur in aphaken Augen beobachtet werden.

Glaucadrin (Chibret) ist eine Kombination von Aceclidin und 1 %igem Adrenalin. *Collignon* u. Mitarb. fanden das Kombinationspräparat dem Aceclidin überlegen. *Demailly* bestätigte dies, schlägt aber eine gewisse Vorsicht bei sklerotischen Netzhautgefäßleiden und Maculopathien vor. *Etienne* u. Mitarb. empfahlen Glaucadrin für Patienten, bei denen andere Therapie versagt und der Druck nicht unter 30 bis 25 mm Hg zu senken ist; über Fälle von Allergie wird berichtet.

Glaucadrin

4. Sympathikolytika

Ismelin

Bei dem peripher wirksamen Sympathikushemmstoff *Guanethidin* (Ismelin, Zyma-Blaes) erfolgt die Augeninnendrucksenkung vorwiegend über eine Reduzierung der Kammerwassersekretion, die tonographisch und fluorometrisch nachweisbar ist. Ismelin ist bei Glaukomen mit relativ niedriger Ausgangslage indiziert (*Merté* u. Mitarb.) und wird als 5 %ige Augentropf-Lösung angewendet. Die Kombination mit Pilokarpin ist günstig; *Galloway* u. Mitarb. setzten sich erneut für die Kombinationstherapie ein. Die 10 %ige Lösung wurde aufgegeben, da gehäuft Hornhautepitheldefekte beobachtet worden waren. Ismelin 5 % befindet sich bei uns in Registrierung.

6-Hydroxydopamin

6-Hydroxydopamin bewirkt auf chemischem Wege eine Sympathektomie des vorderen Augenabschnittes. Nach *Holland* ist die Behandlung mit 6-HD insofern interessant, als die augendrucksenkende Wirkung von Adrenalin in einem chemisch sympathektomierten Auge signifikant zunimmt; 6-Hydroxydopamin wird subkonjunktival injiziert, die Injektion muß 2- bis 4mal im Jahr wiederholt werden. Adrenalin wird wie gewohnt getropft. Dieses medikamentöse Verfahren wird vom Autor nur als Alternativbehandlung in schwierigen, aussichtslosen Situationen vorgeschlagen.

Das Imidazolinderivat *Clonidin* (Isoglaucon, Boehringer-Sohn Ingelheim) ist als 1/8%ige, 1/4%ige und 1/2%ige Lösung im Handel. Auf einem von
Isoglaucon *Merté* einberufenen Symposion wurde der gute augendrucksenkende Effekt der Substanz bei allen Glaukomformen bestätigt, wegen der gleichzeitig eintretenden Blutdrucksenkung wurden jedoch auch warnende Hinweise ausgesprochen und eine strenge Indikation gefordert. In neueren tierexperimentellen Studien haben *Bill* und *Heilmann* den Wirkungsmechanismus der Substanz am Auge gefunden und festgestellt, daß Clonidin weder das Abflußvermögen verbessert, noch die Kammerwasserproduktion hemmt, sondern vielmehr über eine okulare Vasokonstriktion augendrucksenkend wirkt. Aufgrund dieses Ergebnisses und der früher von *Heilmann* erhobenen perimetrischen Befunde halten die Autoren die Anwendung von Clonidin bei chronisch einfachem Glaukom für bedenklich.

Propranolol Der Betarezeptorenblocker *Propranolol* wurde vereinzelt an Menschen zur Senkung des intraokularen Druckes erprobt. Nach *Bietti* senkt Propranolol in 1- bis 2%iger Lösung lokal appliziert bei Glaukom den intraokularen Druck, wobei die Wirkung durch Kombination mit Pilokarpin 2% potenziert wird. *Merté* fand eine deutliche Senkung des Augeninnendruckes bei Glaucoma simplex nach Anwendung 0,5%iger Propranolol-Lösung; tonographisch konnte keine Veränderung des Abflußvermögens festgestellt werden. Der Autor berichtete von einer geringgradigen Senkung des Blutdruckes während der Eintropfenkurve, die aber schon nach wenigen Tagen mehr oder weniger ausgeglichen ist. Der Mechanismus der Augendrucksenkung ist unbekannt.

5. Carboanhydrasehemmer

Diamox Der Carboanhydrasehemmstoff *Azetazolamid* (Diamox, Lederle) hat seine Bedeutung in der Ophthalmologie behalten. Diamox ist ein ungewöhnlich sicheres Medikament und führt auch bei Dauerbehandlung am Auge zu keinen Schädigungen. Berichtenswert ist der Fall eines älteren Patienten in schlechtem Allgemeinzustand, der ohne Auftreten von gravierenden Allgemeinsymptomen 2250 mg Diamox auf einmal zu sich genommen hatte. *Bietti* wies erneut darauf hin, daß alle Substanzen, die eine Blutazidose (sei es mit Senkung des Blut-pH oder Verminderung der Alkalireserve) hervorrufen, den Augendruck senken, und zwar parallel zum Grad der Azidose. Der Autor meint, daß nicht die Hemmung der Carboanhydrase, sondern allein eine Blutazidose für den drucksenkenden Effekt maßgebend sei. Dies erkläre auch die Unwirksamkeit von Carboanhydrasehemmern bei lokaler Applikation.

6. Osmotisch wirksame Medikamente

Wisznia u. Mitarb. empfahlen *Isosorbit* vor bulbuseröffnenden Eingriffen
Isosorbit und in der Glaukomtherapie, weil das Mittel gut verträglich ist und Nebenwirkungen selten sind. Nach oraler Anwendung von 1 bis 1,5 g pro kg Körpergewicht beträgt die intraokulare Drucksenkung zwischen 5 und

30 mm Hg. *Mehra* u. Mitarb. stellten fest, daß Isosorbit auch Diabetikern ohne Bedenken gegeben werden kann; die drucksenkende Wirkung entbrechen und Kopfschmerz seltener. Zu gleichem Ergebnis gelangten *Kulshrestha* u. Mitarb.
u. Mitarb.

Glycerin gilt weiterhin als eine sehr gut verträgliche osmotische Substanz; *Holtmann* empfiehlt bei Magenunverträglichkeit die intravenöse Applikation. *El-Shewy* u. Mitarb. fanden bei Glaukom eine Druckerniedrigung von etwa 70 % nach intravenöser Anwendung, nach 7 Stunden hatte der intraokulare Druck wieder den Ausgangswert erreicht. Glycerin

Fishbein u. Mitarb. untersuchten die Wirkung der *Ascorbinsäure* auf den Augendruck bei Patienten, die bereits unter maximaler Therapie standen; ein drucksenkender Effekt konnte durch die zusätzliche Therapie jedoch nicht erreicht werden. Beim Menschen führt nach *Bietti Propylenglykol* (70 %ige Lösung oral, 1,0 bis 1,5 g/kg Körpergewicht) zu starker Augendrucksenkung ohne Hyperglykämie, weswegen die Substanz für Diabetiker mit Glaukom geeignet ist. Propylenglykol

Insgesamt kann gesagt werden, daß von den osmotisch wirkenden Substanzen Mannit in intravenöser und Glycerin in oraler Applikationsform die Mittel der Wahl sind.

7. Weitere Medikamente

In einer ersten Mitteilung berichteten *Béchetoille* u. Mitarb. über die Wirkung von Indomethacin auf den intraokularen Druck; die Substanz ist ein Entzündungshemmer von stärkerer Wirkung als das Aspirin und hat bei Glaukomkranken einen deutlichen drucksenkenden Effekt gezeigt. Indomethacin

Cowen berichtete über 4 weibliche Patienten mit chronischem Weitwinkelglaukom, die 3× tägl. 5 mg Norethisteron für 2 Wochen bis einige Monate erhalten hatten, wobei gleichzeitig der intraokulare Druck unter die Normgrenze gesenkt wurde. *Khasanova* u. Mitarb. fanden, daß sich bei Weitwinkelglaukom der intraokulare Druck erniedrigen, die Hydrodynamik des Auges normalisieren und die Sehfunktionen des Auges verbessern lassen, wenn regelmäßig Vitamin B 15 zugeführt wird. Norethisteron Vitamin B 15

Eine Beeinflussung des intraokularen Druckes durch Thalamonal wurde von *Ghaleb* u. Mitarb. im Tierexperiment und beim Menschen gefunden; die Neuroleptanalgesie mit Thalamonal wird wegen der guten intraokularen Drucksenkung empfohlen, allerdings nur vor intraokularen Eingriffen. Thalamonal

Rutkowski u. Mitarb. behandelten Winkelblockglaukome mit 0,5 %igen Tropfserien von *Thymoxin* (Opilon), einem 1955 von *Pau* erstmalig lokal am Auge angewandten Alpha-Rezeptorenblocker. Die Augendrucksenkung war so stark, daß nur in 2 von 12 Fällen zur Drucksenkung Pilokarpin und Osmotika zusätzlich gegeben werden mußten. Opilon

Daniele u. Mitarb. untersuchten die augendrucksenkende Wirkung von intramuskulär gespritztem *Tradozon AF 1161,* und fanden, daß das Mittel augendrucksenkend wirkt. Das Mittel wird allerdings nicht als Antiglaukomatosum empfohlen; es sollte lediglich ein psychotropes Pharmakon gefunden werden, das im Gegensatz zu den meisten anderen keine Augendrucksteigerung hervorruft.

Etamsylat

Etamsylat ist ein Hämostatikum, welches die Anzahl der zirkulierenden Thrombozyten erhöht sowie die Durchlässigkeit der Basalmembran der Kapillaren vermindert. Diese Eigenschaften haben *Vojniković* veranlaßt, das Mittel bei Glaukom mit weitem Kammerwinkel zu erproben. In 72% der Fälle soll sich der intraokulare Druck innerhalb von 4 Wochen ohne Zugabe anderer Medikamente normalisiert haben.

C. Operative Therapie

Drucksenkung

Durchblutungsverbesserung

Der operative Eingriff kann entweder darauf gerichtet sein, das Abflußvermögen zu verbessern oder die Kammerwasserproduktion zu reduzieren. In beiden Fällen ist es somit das Ziel des Eingriffs, den erhöhten intraokularen Druck zu senken. Ob diese Drucksenkung gleichzeitig bedeutet, daß die Excavation der Papille nicht fortschreitet und der Ausfall im Gesichtsfeld nicht zunimmt, kann nicht entschieden werden. Das Problem der drohenden Erblindung wird nicht am vorderen Augensegment gelöst sondern hängt weitgehend davon ab, inwieweit die bei Glaukom gestörte Durchblutung des Sehnerven durch die intraokulare Drucksenkung gebessert werden kann. In diesem Zusammenhang sind sich alle operativen Verfahren prinzipiell gleich. Ob im Einzelfall die operativ erzielte Augendrucksenkung „Heilung“ bedeutet, kann nicht gesagt werden, da wir derzeit über keine klinische Untersuchungsmethode verfügen, mit deren Hilfe prognostische Aussagen gemacht werden könnten. In jedem Fall ist es daher notwendig, den operierten Glaukompatienten zeitlebens zu kontrollieren.

1. Abflußverbessernde Operationen

Trabekulotomie

Gedeckte Fisteloperationen

Das vielerorts und ungewöhnlich eingehend geprüfte Verfahren der *Trabekulotomie* hat in vielen Fällen gute Ergebnisse gezeigt, insgesamt ist die von *Harms* und *Dannheim* angegebene Methode jedoch nicht das operative Vorgehen der Wahl bei Glaukom geworden. Nach den beim Symposion über die operative Therapie bei Glaukom mit offenem Kammerwinkel der Deutschen Ophthalmologischen Gesellschaft im Frühjahr 1975 in Tübingen vorgelegten Daten scheinen die Operationen unter Deckung der Fistel durch eine Skleralamelle (gedeckte Fistel) der Trabekulotomie überlegen zu sein, die zwar stets zu einer Drucksenkung, aber im Durchschnitt nicht bis in den Normbereich hinein, führte. Sehr gute Ergebnisse wies übrigens die *gedeckte Scheie-Fistel* auf, die ebenso wie die *gedeckte Elliot-Trepanation* nach dem vermittelten Eindruck den klassischen Fisteloperаtionen hinsichtlich der tensionserniedrigenden Wirkung offenbar nicht nachsteht. Der erste groß angelegte Versuch einer Übersicht konnte darüber hinaus naturgemäß noch keine umfassende Klärung der vielen anstehenden Fragen von unmittelbarer praktischer Bedeutung bringen.

Die von *Fronimopoulos* u. Mitarb. angegebene Modifikation der Elliotschen Trepanation kann als Prototyp der gedeckten Fisteloperationen angesehen werden, die sich heute weitgehend durchgesetzt haben. Die Autoren haben ihre eigene ursprünglich angegebene Methode modifiziert und an einem großen Krankengut sehr gute postoperative Druckergebnisse beobachten können, die von vielen anderen Seiten bestätigt wurden.

Trabekulektomie

Die *Trabekulektomie* scheint nach neueren Erkenntnissen auch zu einer gedeckten Fistel und dadurch zu Drucksenkung zu führen.

Drainage durch Röhrchen

Lindeman, der sich seit Jahrzehnten mit dem Problem der Drainage der Vorderkammer beschäftigt, verwendete bei seinen Versuchen die verschiedensten Materialien, wobei sich *Kanülen aus Feingold* am besten bewährt haben; sie sind allseits mit punktförmigen Öffnungen versehen und spiralförmig gebogen. Nach Anlegung eines Bindehautlappens wird die Vorderkammer an 2 Stellen eröffnet, die Kanüle durch die Incisionsöffnung eingeschoben und durch die andere Öffnung wieder herausgeführt. An 14 Patienten zeigte sich eine ausreichende Drucksenkung bei einer Beobachtungszeit von 3 1/2 Monaten bis zu 8 Jahren. *Richards* berichtete über Langzeitergebnisse mit der Gonioplastik nach *La Rocca*, die in dem Einlegen einer U-förmigen *Plastikröhre* zwischen Vorderkammer und subkonjunktivalem Raum durch einen Cyclodialysetunnel besteht. Die drucksenkenden Ergebnisse sollen unbefriedigend gewesen sein. *Stärk* pflanzte in das Trepanationsloch eines nach *Elliot* trepanierten Auges Tränenröhrchen in einer Länge von 4–5 mm ein; Langzeitbeobachtungen fehlen noch.

Laseranwendung

Wie vorauszusehen, war der Einsatz von *Laserstrahlen in der Glaukombehandlung* nur eine Frage der Zeit. *Krasnov* entwickelte eine Laserpunktur des Kammerwinkels, wobei 10–12 Impulse im inneren Teil des Kammerwinkels vorgenommen werden; der durchschnittliche hypotensive Effekt nach einer Sitzung erreichte 6,3 mm Hg. Die Senkung des Augeninnendruckes hielt 2–8 Wochen an, in wiederholten Sitzungen wurden in der Regel analoge Erfolge erzielt. Die Behandlung kann ambulant durchgeführt werden; über den Wert des Verfahrens zu sprechen ist verfrüht. H. *Hager* betonte für sein Verfahren der *Trabekulo-Punktur*, daß Löcher im trabekularen Maschenwerk nur bei ausreichender, nicht aber bei fehlender oder exzessiver Pigmentation erzeugt werden können. Insgesamt sei die Indikation für das Verfahren begrenzt, schätzungsweise bei einem von zwölf Augen käme der Eingriff primär in Betracht. Je enger der Kammerwinkel, um so größer die Komplikationsrate. Die Langzeitergebnisse sind bisher im Vergleich mit anderen operativen Verfahren unbefriedigend.

Trabekulo-Punktur

Abraham sowie später *Beckmann* u. Mitarb. berichteten über ambulant vorgenommene *Laseriridektomien* in Fällen von akutem Engwinkelglaukom. Auch hier fehlen Langzeitbeobachtungen; in den USA wird das Verfahren derzeit von verschiedenen Autoren erprobt.

2. Verödungsoperationen

Kryochirurgie des Ziliarkörpers

Zahlreiche Versuche wurden unternommen, die 1947 von *Bietti* angegebene Kryochirurgie des Ziliarkörpers zu verbessern. *Nemetz* setzt die Kryosonde für eine Minute mit einer Temperatur von –70° etwa 5 mm vom Limbus entfernt auf die Konjunktiva auf, wobei es zu einer raschen Drucksenkung kommt, die allerdings nur vorübergehend ist. *Faulborn* u. Mitarb. verwandten das Verfahren vor allem zur Beseitigung von Schmerzen bei hämorrhagischem Glaukom; als postoperative Komplikationen wurden Injektion und Chemosis der Konjunktiva, Hornhautepithelödem, intraokulare Reizzustände, Hyphäma sowie als Folgezustände Phthisis bulbi, Hypotonie, Goniosynechien, Irisatrophie und Katarakt beschrieben. Die Verfasser halten die Zyklokryotherapie bei hämorrhagischem Glaukom für eine brauchbare Alternative zu der sonst notwendig werdenden Enukleation. Auch *Bellows* u. Mitarb. wandten die Kryobehandlung als letzte Maßnahme an und berichten über ähnlich schwerwiegende Folgen. *Pinkerton,* der die Kryotherapie ebenfalls als wirksames Mittel gegen Schmerzzustände bei Sekundärglaukomen einsetzte, erklärt, daß der schmerzsenkende Effekt der Kältebehandlung durch Störung der Sensibilität des vorderen Augenabschnittes erzielt werde. Seine Erfahrungen hinsichtlich der Schmerzbekämpfung sind wie auch die von *Viunova* sehr gut. Technische Einzelheiten der hier zitierten Operationsmethoden sind in den Originalien nachzulesen.

Komplikationen

Schmerzmindernde Wirkung

3. Verschiedenes

Druckssteigerung nach fermentativer Zonulolyse

Vereinzelt wurden nach Kataraktextraktionen, bei denen nach dem Vorschlag von J. *Barraquer* Alpha-Chymotrypsin zur fermentativen Zonulolyse verwendet wurde, intraokulare Drucksteigerungen beobachtet. Als Ursache für die Drucksteigerung wurde Zonulamaterial identifiziert, das die Ausflußkanäle verstopft. Die Drucksteigerung hat sich bisher immer als *kurzdauernd und reversibel* erwiesen, so daß in dieser Hinsicht gegen die Verwendung von Alpha-Chymotrypsin nichts einzuwenden ist.

Schrifttum

Abraham, R. K.: Peripheral Iridectomies, Glaucoma Encounter, Cedars-Sinai Medical Center, Beverly Hills 1973.

Adam, M.: Dtsch. Gesundh.-Wes. *27,* 1529–1530 (1972).

Armaly, M.: Arch. Ophthal. (Chicago) *87,* 518–524 (1972).

Armaly, M. F. u. Mitarb.: Invest. Ophthalmol. *12,* 491–496 (1973).

Aulhorn, E.: Diskussionsbemerkung Internationales Symposion „Glaukomgenese“, München 1974.

Béchetoille, A., C. Lepêtre, et *L. Guillaumat:* Bull. Soc. Ophtal. Fr. *71,* 941–945 (1971).
Beckman, H. and *S. Sugar:* Arch. Ophthal. (Chicago) *90,* 453–455 (1973).
Begg, I. S., S. M. Drance and *V. P. Sweeney:* Brit. J. Ophthal. *55,* 73–90 (1971).
Bellows, A. R. and *W. M. Grant:* Amer. J. Ophthal., Ser. 3, *75,* 679–684 (1973).
Benedikt, O.: Klin. Mbl. Augenheilk. *160,* 336–340 (1972).
Bengtsson, B.: Acta ophthal. (Kbh.) *50,* 33–46 (1972).
Bietti, G.: Amer. J. Ophthal., Ser. 3, *73,* 475–500 (1972).
Bill, A. and *K. Heilmann:* Exp. Eye Res. 21, 481 (1975).
Blumenthal, M., M. Best, A. Galin and *H. Toyofuku:* Arch. Ophthal. (Chicago) *86,* 31–38 (1971).
Collignon, J. et *E. Prijot:* Ophthalmologica (Basel) *161,* 394–401 (1970).
Collin, H. B. and *H. G. Robbins:* Amer. J. Optometry *50,* 801–806 (1973).
Daniele, S. e *C. Fiore:* Ann. Ottal. *98,* 1–6 (1972).
Demailly, Ph.: Arch. Ophthal. *31,* 225–234 (1971).
– Arch. Ophthal. *31,* 361–367 (1971).
Eisfeld, M.: Augenspiegel *18,* 204–229 (1972).
– Augenspiegel *18,* 256–285 (1972).
El-Shewy, T. M. and *M. E. El-Sayed:* Ophthalmologica (Basel) *168,* 39–46 (1974).
Etienne, R. et *Ch. Barut:* Bull. Soc. Ophtal. Fr. *71,* 240–249 (1971).
Fankhauser, F. u. Mitarb.: Graefes Arch. Ophthalm. *184,* 126–150 (1972).
Faulborn, J. und *K. Höster:* Klin. Mbl. Augenheilk. *162,* 513–518 (1973).
Fishbein, S. L. and *S. Goodstein:* Ann. Ophtal. *4,* 487–491 (1972).
Fronimopoulos, J. und *G. Chilaris:* Arch. Soç. Ophtal. Grèce Nord *17,* 50–60 m. franz., engl. u. dtsch. Zusfass. (1968) (Griechisch).
Fronimopoulos, I., N. Lambrou, N. Pelekis und *Chr. Christalkis:* Arch. Soc. Ophthal. Grèce Nord *20,* 233–245 mit dtsch. Zus.fass. (1971) (Griechisch).
Galloway, N. R. and *A. T. Birmingham:* Ann. Ophtal. *3,* 901–903 (1971).
Ghaleb, H., M. A. Hegazy, K. El-Hawary, M. R. Hegazy and *El-Sherbini:* Bull. ophthal. Soc. Egypt. *64,* 155–161 (1971).
Goldmann, H. und *P. Blok:* Albrecht v. Graefes Arch. Ophthal. *183,* 232–243 (1971).
Goldmann, H.: Brit. J. Ophthal. *56,* 242–248 (1972).
– Klin. Mbl. Augenheilk. *162,* 427–436 (1973).
Greve, E. L.: Single and multiple stimulus static perimetry in glaucoma; the two phases of visual field examination. Dr. W. Junk, The Hague 1973.
Greve, E.: Diskussionsbemerkung. Internationales Symposion „Glaukomgenese“, München 1974.
Hammer, G.: Klin. Mbl. Augenheilk. *158,* 678–689 (1971).

Harris, L. S. and *M. A. Galin:* Arch. Ophthal. (Chicago) *87,* 493–496 (1972).

Hayreh, S.: Brit. J. Ophthal. *56,* 175–185 (1972).

Heilmann, K.: Augendruck, Blutdruck und Glaukomschaden. Bücherei des Augenarztes, Band 61, Ferdinand Enke, Stuttgart 1972.

– 17. Münchener Glaukompraktikum, München 1973.

– Medikamentöse Glaukomtherapie. Ferdinand Enke, Stuttgart 1974.

– Trans. Am. Acad. Ophthalmol. Otolaryngol. *78,* 304–308 (1974).

– u. Mitarb.: Ocusert, ein neuartiges Medikamententrägersystem für die Glaukombehandlung.
1. Mitteilung, Klin. Mbl. Augenhk. *165,* 519–524 (1974).
2. Mitteilung, Klin. Mbl. Augenhk. *166,* 289–292 (1975).
3. Mitteilung, Klin. Mbl. Augenhk. *167,* 534–542 (1975).

– Faseroptik als licht- und bildübertragendes System in der Ophthalmologie. Augenärztliche Fortbildung, Bd. 3–4, S. 467–484. Urban und Schwarzenberg, München 1975.

Hoffmann, K.: Klin. Mbl. Augenheilk. *158,* 413–417 (1971).

Holland, G.: Bull. Mém. Soc. franç. Ophtal. *84,* 461–474 (1972).

Holland, M. G. u. Mitarb.: Ann. Ophthalm. Vol. 5, No. 5, 539 (1973).

Holtmann, H. W.: Klin. Mbl. Augenheilk. *161,* 322–326 (1972).

Hoyt, W. F., L. Frisén and *N. M. Newman:* Invest. Ophthal. *12,* 814–829 (1973).

Kaiden, J. S. u. Mitarb.: Arch. Ophthalmol. *92,* 195–197 (1974).

Kalthoff, H.: Klin. Mbl. Augenheilk. *159,* 72–82 (1971).

Khasanova, N. Kh., F. G. Valiullina and *E. R. Devlikamova:* Oftal. Z. *27,* 114–119 mit engl. Zus.fass. (1972) (Russisch).

Kirsch, E. and *D. R. Anderson:* Trans. Amer. Acad. Ophthal. Otolaryng. *77,* OP 143–156 (1973).

Kitazawa, Y., I. Goto, C. Nakamura and *A. Kabuki:* Jap. J. clin. Ophthal. *24,* 1403–1408 mit engl. Zus.fass. (1970) (Japanisch).

Krasnov, M. M.: Vestn. Oftal. (Mosk.) *85,* Nr. 3, 27–31 mit engl. Zus.fass. (1972) (Russisch).

Krieglstein, G. u. Mitarb.: Klin. Mbl. Augenheilk. *166,* 354–359 (1975).

Kulshrestha, O. P. and *R. N. Mittal:* Brit. J. Ophthal. *56,* 439–441 (1972).

Laatikainen, L.: Fluorescein angiographic studies of the peripapillary and perilimbal regions in simple, capsular and lowtension glaucoma. Acta. ophthal. (Kbh.) Suppl. 111, Munksgaard, Copenhagen 1971.

Lerman, S.: Ann. Ophthal. *2,* 435–439 (1970).

Lerman, S. and *R. Reininger:* Canad. J. Ophthal. *6,* 14–23 (1971).

Leydhecker, W. u. Mitarb.: Klin. Mbl. Augenhk. *166,* 285–288 (1975).

Lindeman, H.-O.: Klin. Mbl. Augenheilk. *158,* 719–722 (1971).

Lindsay, A.: Canad. J. Ophthal. *6,* 212–217 (1971).

Linnert, D.: Klin. Mbl. Augenheilk. *161,* 293–296 (1972).

Makabe, R.: Jap. J. Clin. Ophthal. *24,* 1239–1242 mit engl. Zus.fass. (1970) (Japanisch).

Makabe, R.: Jap. J. Clin. Ophthal. *24,* 1243–1246 mit engl. Zus.fass. (1970) (Japanisch).
Mehra, S. and *R. Singh:* Arch. Ophthal. (Chicago) *86,* 623–625 (1971).
Merté, H.-J. u. Mitarb.: A. v. Graefes Arch. Ophthal. *176,* 30 (1968).
Merté, H.-J. und *K. Heilmann* (Herausg.): Clonidin in der Augenheilkunde. Bücherei des Augenarztes, Band 63, Ferdinand Enke, Stuttgart 1974.
Merté, H.-J.: Wirkungsweise eines Beta-Rezeptorenblockers. Tagung der Vereinigung Bayerischer Augenärzte, München 1974.
Moses, R. A. and *W. J. Grodzki:* Invest. Ophthal. *11,* 585–592 (1972).
Nemetz, U.: Klin. Mbl. Augenheilk. *160,* 56–59 (1972).
Nesterov, A. P., E. K. Churbanova and *A. I. Kolotkova:* Acta ophthal. (Kbh.) *50,* 633–640 (1972).
Neumann, E. and *S. W. Hyams:* Ophthalmologica (Basel) *166,* 9–14 (1973.)
– – Arch. Ophthal. (Chicago) *90,* 64–66 (1973).
Nørskov, K.: Acta ophthal. (Kbh.) *48,* 401–417 (1970).
– Acta ophthal. (Kbh.) *48,* 418–433 (1970).
Paterson, G.: Proc. roy. Soc. Med. (Lond.) *63,* 865–869 (1970).
Perkins, E. S.: Brit. J. Ophthal. *57,* 179–185 (1973).
Pilz, A., P. Lommatzsch und *W.-D. Ulrich:* Ophthalmologica (Basel) *168,* 376–391 (1974).
Pinkerton, R. M. H.: Canad. J. Ophthal. *8,* 408–412 (1973).
Primrose, J.: Brit. J. Ophthal. *55,* 820–825 (1971).
Remizow, M. S.: Vestn. Oftal. (Mosk.) *83,* Nr. 2, 44–48 mit engl. Zus.fass. (1970) (Russisch).
Richards, R. D.: Amer. J. Ophthal., Ser. 3, *70,* 715–718 (1970).
Rosen, S. and *T. A. S. Boyd:* Amer. J. Ophthal., Ser. 3, *70,* 912–921 (1970).
Rutkowski, P. C., J. L. Fernández, M. A. Galin and *A. H. Halasa:* Trans. Amer. Acad. Ophthal. Otolaryng. *77,* 137–142 (1973).
Shaffer, R. N.: Trans. opthal. Soc. N. Z. *25,* 77–81 (1973).
Stärk, N.: Ber. dtsch. ophthal. Ges. *71,* 647 (1972)
Thorburn, W.: Acta ophthal. (Kbh.) *50,* 720–736 (1972).
Vila-Mascarell, E., J. L. Perez Salvador, M. Marco y *J. Frances:* Arch. Soc. esp. Oftal. *34,* 137–150 (1974).
Viunova, D. M.: Oftal. Z. *27,* 133–134 mit engl. Zus.fass. (1972) (Russisch).
Vojniković, B.: Ophthalmologica (Basel) *166,* 15–26 (1973).
Weisman, R. L., C. F. Asseff, C. D. Phelps, S. M. Podos and *B. Becker:* Trans. Amer. Acad. Ophthal. Otolaryng. *77,* OP 157–161 (1973).
Wind, C. A. and *H. E. Kaufman:* Ann. Ophthal. *4,* 636–641 (1972).
Wisznia, K. I., M. Lazar and *I. H. Leopold:* Amer. J. Ophthal., Ser. 3, *70,* 630–634 (1970).

Die angeborenen Fehlinnervationen

Analyse, Diagnostik und chirurgische Behandlung

Von Professor Dr. *Wolfgang Papst*, Hamburg

Einleitung

Schielen infolge Fehlinnervation nimmt eine Sonderstellung in der Strabologie ein und hat in den letzten Jahren zunehmend an Bedeutung gewonnen. Grundsätzlich müssen in ätiologischer Hinsicht zwei Formen unterschieden werden:

1. die *erworbene Fehlinnervation*, die durch eine traumatisch bedingte Oculomotoriusparese infolge aberrierender Regeneration der Nervenfasern zustande kommt und
2. die *kongenitale oft hereditäre Fehlinnervation*, die unter allen Augenmuskeln möglich ist und die in dieser Veröffentlichung unter einem gemeinsamen Aspekt betrachtet werden soll.

Ätiologie und Pathogenese

Angeborene Fehlinnervation

Retraktionssyndrom

Die bekannteste Form der *angeborenen Fehlinnervation* ist das Retraktionssyndrom nach *Stilling*, *Türk* und *Duane*. Früher vermutete Störungen des peripheren und zentralen Nervensystems sowie mechanische Hindernisse und anatomische Veränderungen oder Anomalien der Muskeln, ihres Faszienapparates und ihrer Insertion konnten das komplexe Krankheitsbild in seiner Gesamtheit nicht erklären. Erst *elektromyographische Untersuchungen* ermöglichten es, alle Symptome dieser Motilitätsstörung unter eine ätiologische Einheit einzuordnen und als Ursache eine Fehlsteuerung aufzufinden, die wahrscheinlich durch eine Entwicklungsstörung in der frühen embryonalen Phase entsteht.

Pathogenetisch dürfte es sich um einen *embryonalen peripheren Fehlkontakt* handeln, wodurch beispielsweise der Rectus externus von Nervenfasern, die sich vom Stamm des Nervus oculomotorius abzweigen, zusätzlich mitinnerviert wird *(Hoyt* und *Nachtigäller)*. Analog hierzu sind auch periphere Fehlkontakte unter den einzelnen vom Oculomotorius innervierten Augenmuskeln vorstellbar, so daß in seinem Versorgungsgebiet Impulse fehlgeleitet werden und paradoxe Bulbusbewegungen entstehen können.

Neben dem angeborenen Auftreten sprechen gelegentlich erbliches Vorkommen und die gehäufte Koppelung mit Mißbildungen wie z. B. Epikanthus, Syndaktylie, Herzfehler usw. für eine embryonale Entwicklungsstörung. Auch die Kombination von *Duane-Syndrom* mit Krokodilstränen könnte diese Auffassung stützen.

Einteilung

Das *klinische Bild der angeborenen Fehlinnervation* ist so vielseitig, daß es kein starres Innervations- und somit Einteilungsschema gibt, sondern daß vielfältige Variationsformen bestehen, wie es die heutige pathogenetische Vorstellung erwarten läßt. Alle angeborenen Fehlinnervationen haben jedoch folgende Symptomatik gemeinsam:

Klinische Symptomatik

1. Eine partielle bis totale *Pseudo-Parese* von einem oder zwei Augenmuskeln.
2. Eine *abweichende Bewegung des Auges* bei Blickrichtungen, die nicht der Zugwirkung des Augenmuskels entsprechen.
3. Eine *kompensatorische Kopfhaltung* wie beim Lähmungsschielen zur Ausschaltung des Blickbereiches der fehlinnervierten Muskeln, falls kein manifester Strabismus vorhanden ist.
4. Ein *beidäugiges qualifiziertes Zusammensehen* mit differenziertem Stereosehen in einem durch die Fehlinnervation vorgegebenen Blickbereich, wenn keine manifeste Schielstellung vorliegt.

Um das große Gebiet der Fehlinnervation überschaubar zu machen und einen Leitfaden zum Auffinden der fehlinnervierten Muskeln zu geben, wurden die verschiedenen Motilitätsstörungen nach der Pseudo-Lähmung des befallenen Augenmuskels eingeteilt. Im einzelnen können folgende *Leitsymptome* unterschieden werden:

A. Leitsymptom: Pseudo-Abducensparese

Pseudo-Abducensparese mit Retraktionssyndrom

I. Retraktionssyndrom *(Duane-I)*, teils in Verbindung mit A-, V- oder X-Syndrom infolge paradoxer Innervation des Rectus externus.

II. Retraktionssyndrom mit Höhenabweichung bei Adduktion oder frustraner Abduktion infolge paradoxer Mitinnervation der vertikalen oder schrägen Augenmuskeln.

B. Leitsymptom: Pseudo-Internusparese

Pseudo-Internusparese

I. *Duane-II* mit Internusparese infolge paradoxer Innervation des Rectus externus.

II. Internusparese mit abnormer Bulbushebung bei frustraner Adduktion.

Pseudo-Vertikalparesen

C. Leitsymptom: Pseudo-Vertikalparesen

I. *Duane-III* mit Heber- und Senkerparese

II. Isolierte Heber- oder Senkerparese mit paradoxer Bulbusbewegung.

D. Leitsymptom: Gemeinsames Auftreten von zwei Pseudo-Paresen mit abnormen Bulbusbewegungen (Mischformen). Mischformen

A. Leitsymptom: Pseudo-Abducensparese

I. Retraktionssyndrom [Duane I]

Retraktionssyndrom (DUANE I)

1887 beschrieb *Stilling* Retraktionsbewegungen am Auge, *Türk* (1899) und *Duane* (1905) erweiterten die Symptomatik und definierten das Krankheitsbild in seiner heute bekannten Form. Wenn wir die abortiven Formen hinzunehmen, kommt dieses Syndrom verhältnismäßig häufig vor, wobei das linke Auge aus bisher nicht bekannten Gründen weitaus häufiger betroffen ist als das rechte. Dem *klinischen Gesamtbild* sind folgende Symptome zu eigen:

Symptome

1. Partielle bis totale Abduktionsunfähigkeit des betroffenen Auges.
2. Normale oder nur gering eingeschränkte Adduktion.
3. Inkomitanter Schielwinkel in verschiedenen Blickrichtungen.
4. Retraktion des Bulbus und Verengerung der Lidspalte in Adduktion, gelegentlich Retraktion des Oberlides der anderen Seite.
5. Höhenabweichung des adduzierten Auges mit Ein- oder Auswärtsrollung.

Schielstellung

Entsprechend zum Innervationsverhalten des Rectus externus kann es in *Primärstellung* zu einem teils konvergenten, teils divergenten Schielwinkel kommen, was selbst bei totaler Abduktionsunfähigkeit möglich ist. Zuweilen wird das Retraktionssyndrom von einem *A- oder V-Syndrom* begleitet, das durch eine Auswärtswendung des fehlinnervierten Auges bei Blickhebung oder -senkung zustandekommt. Als weitere Variationsform ist aber auch in beiden vertikalen Blickrichtungen, also bei Blickhebung- und -senkung des Auges, eine gleichzeitige Abweichung in die Divergenz entsprechend dem *X-Syndrom* möglich. Alle diese Formen können infolge der Inkomitanz des Schielwinkels in den horizontalen und vertikalen Blickrichtungen im Zusammenhang mit der Symptomatik des Retraktionssyndroms im allgemeinen leicht erkannt werden.

Paradoxe Innervation des Rectus externus

Retraktionssyndrom und Abducensparese lassen sich von der paradoxen synergistischen Innervation zwischen Rectus externus und Rectus internus ableiten (Abb. 1). In Primärstellung zeigen beide Augenmuskeln ein annähernd gleich großes, mittleres Innervationsausmaß. Bei der Adduktion nimmt jedoch die Aktivität des Rectus externus nicht ab, wie es es nach dem Gesetz der reziproken Innervation von *Sherrington* zu erwarten wäre, sondern im Gegensatz dazu ganz erheblich zu, bis ein vollständiges Interferenzbild entsteht. Beim frustranen Abduktionsversuch kommt es dagegen zum weitgehenden Innervationsausfall bis schließlich keine Aktionspotentiale mehr abzuleiten sind. Dieses Innervationsverhalten wird allgemein

Elektromyogramm

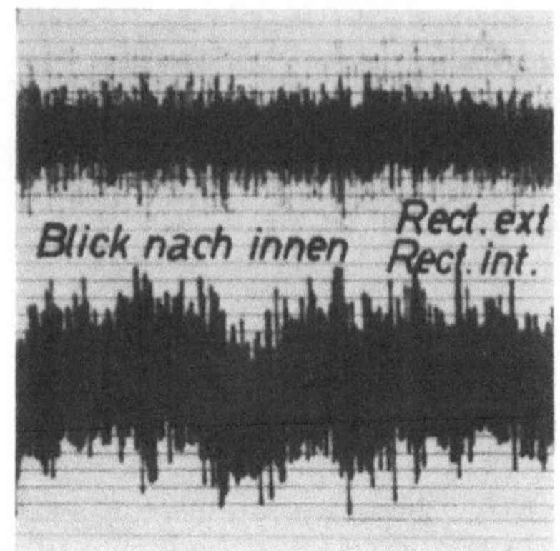

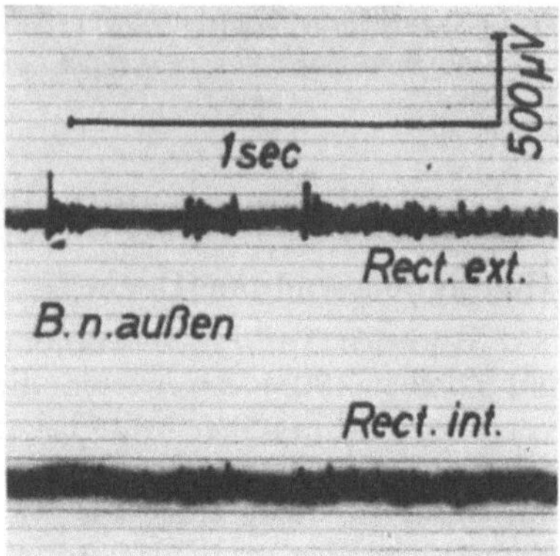

Abb. 1: *Pathologische Mitinnervation des M.rectus ext. bei der Adduktion.* Elektromyogramm vom Rectus externus und Rectus internus beim Blick nach innen und außen. Paradoxe synergistische Innervation zwischen Rectus externus und Rectus internus mit einer Interferenz bei der Adduktion.

als *paradoxe Innervation* bezeichnet und führt zur *Retraktion des Bulbus,* da es bei Adduktion zu einer Zugwirkung auf den Muskel nach hinten kommt.

A-, V- oder X-Syndrom

Nicht nur in den horizontalen, sondern auch in den vertikalen Blickrichtungen kann der Rectus externus eine Aktivierung oder Hemmung erfahren. Diese Formen sind dann durch eine gemeinsame Innervation des Rectus externus mit dem Rectus inferior oder bzw. und Rectus superior gekennzeichnet und erscheinen klinisch als A-, V- oder X-Syndrom (siehe Abb. 4 und 5). Der Rectus internus zeigt dagegen ein völlig normales elektromyographisches Verhalten mit einem Innervationsmaximum bei Adduktion und Inhibition bei Abduktion.

Aus dieser paradoxen Ko-Innervation resultiert die partielle bis totale Abduktionsunfähigkeit des befallenen Auges, desgleichen das A-, V- oder X-Syndrom sowie die Retraktion des Bulbus. Ebenso lassen sich Verrollung und Höhenabweichung durch die synchrone Mitinnervation der geraden und schrägen Vertikalmotoren erklären sowie die Lidspaltenverengung in Adduktion durch die Innervationsminderung des Lidhebers.

Kompensatorische Kopfhaltung

Durch die unterschiedliche Funktion des bewegungsgestörten Rectus externus werden Lage und Größe des qualifizierten Binokularsehens und damit die notwendige kompensatorische Kopfzwangshaltung bestimmt. Hierdurch ist das klinische Gesamtbild vielseitig und das operative Vorgehen sehr unterschiedlich. Die Abduktionsunfähigkeit sowie die Differenz des

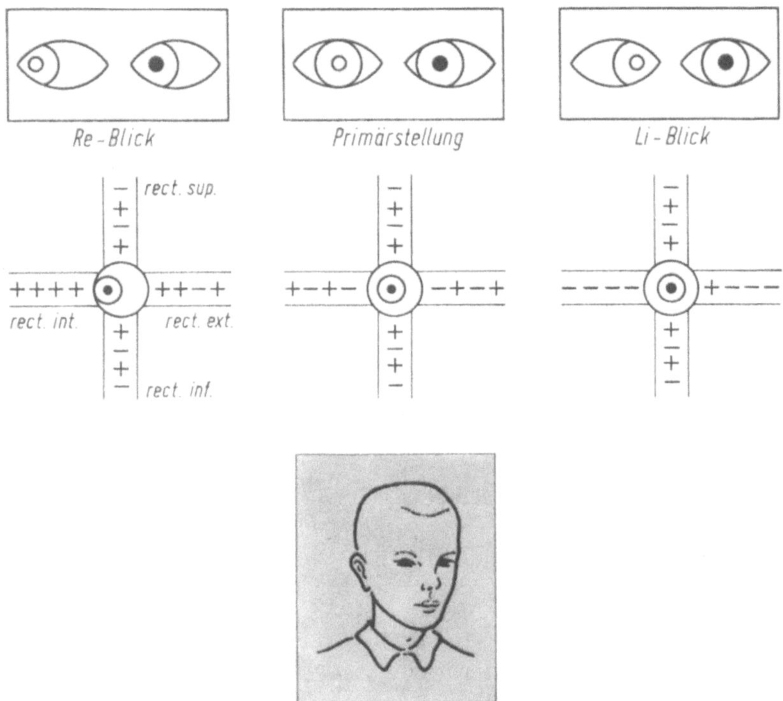

Abb. 2: *Duane-I-Syndrom links mit Strabismus convergens in Primärstellung.* Die Pupille des betroffenen Auges ist schwarz gezeichnet; Innervationsausmaß der geraden Augenmuskeln sind durch + und — wiedergegeben. Paradoxe Innervation des Rectus externus mit Interferenz in Adduktion und Inhibition beim Abduktionsversuch. Kompensatorische Kopfhaltung mit Drehung zur befallenen Seite.

Schielwinkels beim A-, V- oder X-Syndrom können verständlicherweise nicht gebessert werden, wohl dagegen eine ausgeprägte kompensatorische Kopfhaltung und eine manifeste Schielstellung. Das *chirurgische Vorgehen* hat dabei zum *Grundsatz,* das Muskelgleichgewicht unter möglichster Schonung der fehlinnervierten Muskeln entsprechend der Kopfhaltung zu verlagern. Bei den einzelnen Variationsformen müssen folgende Gesichtspunkte berücksichtigt werden: Therapie

1. *Beim einseitigen Retraktionssyndrom mit Strabismus convergens in Primärstellung* (Abb. 2) und einer hierdurch bedingten kompensatorischen Kopfhaltung mit Drehung zur befallenen Seite sollte zunächst an den normal innervierten Augenmuskeln operiert werden. Operative Regeln

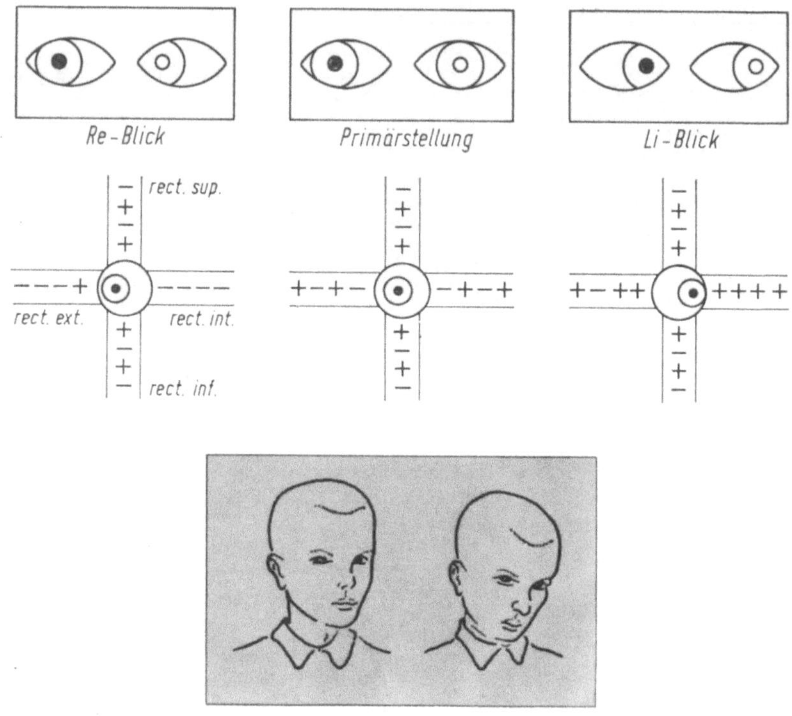

Abb. 3: *Duane-I-Syndrom rechts mit Strabismus divergens in Primärstellung.* Paradoxe synergistische Innervation zwischen Rectus externus und Rectus internus. Kompensatorische Kopfhaltung mit Drehung und Neigung zur nicht befallenen Seite.

Als erstes ist

Retraktionssyndrom mit Strab. convergens

a) eine *Rücklagerung* des *Rectus internus der befallenen Seite* mit *Rücklagerung* des *Rectus externus der anderen Seite* indiziert.
b) Nur bei nicht ausreichendem Effekt darf der *Rectus externus des befallenen Auges* um *höchstens 4 mm reseziert* werden.

Eine primäre Resektion des funktionsbehinderten und fehlinnervierten Rectus externus um *mehr als 4 mm* evtl. in Verbindung mit einer Rücklagerung des Rectus internus des befallenen Auges ist dagegen *kontraindiziert,* da dies zu einer Immobilität des Auges (Internusblockade) in den horizontalen Blickrichtungen und damit zur Verstärkung des Retraktionssyndroms führen würde.

Retraktionssyndrom mit Strab. divergens

2. Beim einseitigen Retraktionssyndrom mit Strabismus divergens in Primärstellung besteht eine Kopfhaltung mit Drehung und Neigung zur nichtbefallenen Seite (Abb. 3). Da in Primärstellung der fehlinnervierte

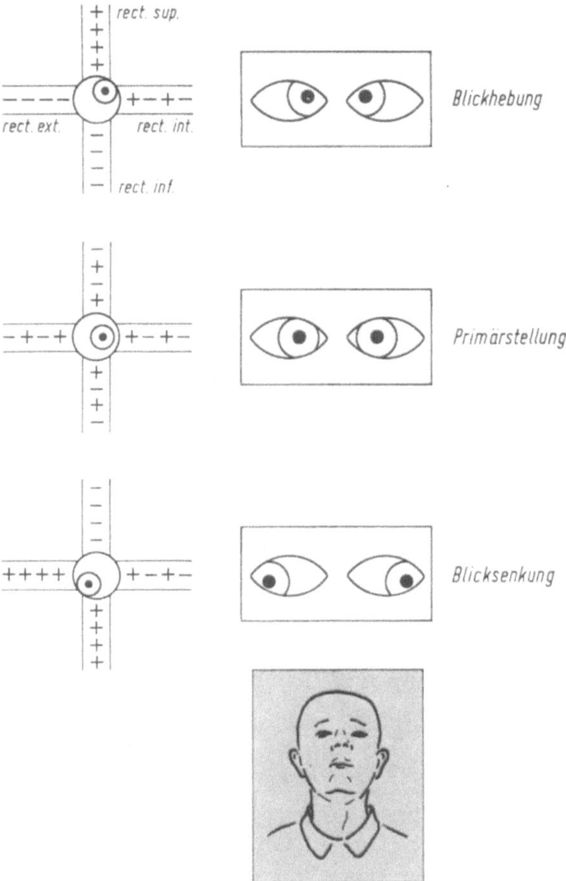

Abb. 4: *Beiderseitiges Duane-I-Syndrom mit A-Symptomatik und Strabismus convergens in Primärstellung.* Infolge Mitinnervation des Rectus externus beiderseits bei Senkung des Bulbus Auswärtswendung der Augen. In den horizontalen Blickrichtungen ist das Innervationsverhalten des Rectus externus wie beim *Duane*-I-Syndrom. Kompensatorische Kopfhaltung: Anhebung des Kinns.

Rectus externus überwiegt und damit eine Divergenz vorhanden ist, gibt es zur Verbesserung der Kopfhaltung hinsichtlich des operativen Vorgehens zwei Möglichkeiten, die bei nicht ausreichendem Effekt miteinander kombiniert werden können:

Operatives Vorgehen

a) *Rücklagerung des Rectus externus des befallenen Auges* um höchstens 6 mm, wodurch das Ausmaß der bestehenden Pseudo-Parese praktisch

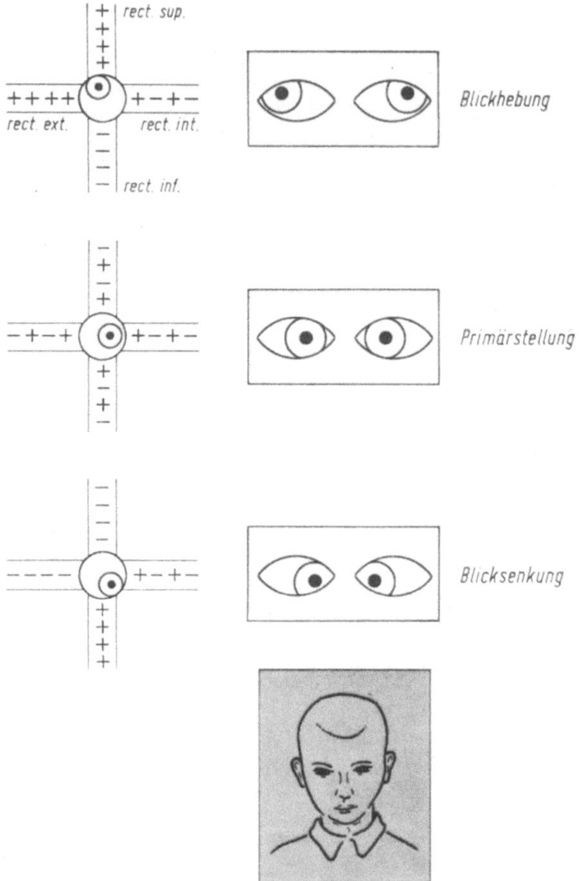

Abb. 5: *Beiderseitiges Duane-I-Syndrom mit V-Symptomatik und Strabismus convergens in Primärstellung.* Mitinnervation des Rectus externus bei Blickhebung. Innervation des Rectus externus in den horizontalen Blickrichtungen wie beim *Duane*-I-Syndrom. Kompensatorische Kopfhaltung: Neigung des Kopfes nach vorn.

nicht zunimmt und die geringe Restfunktion erhalten bleibt *oder Resektion des gleichseitigen Rectus internus.* Grundsätzlich sollte jedoch an dem fehlinnervierten Auge nur *ein Muskel* angegangen werden. Bleibt eine Restdivergenz zurück, so ist

b) eine *Rücklagerung des Rectus externus und Resektion des Rectus internus des nichtbefallenen Auges* anzuschließen.

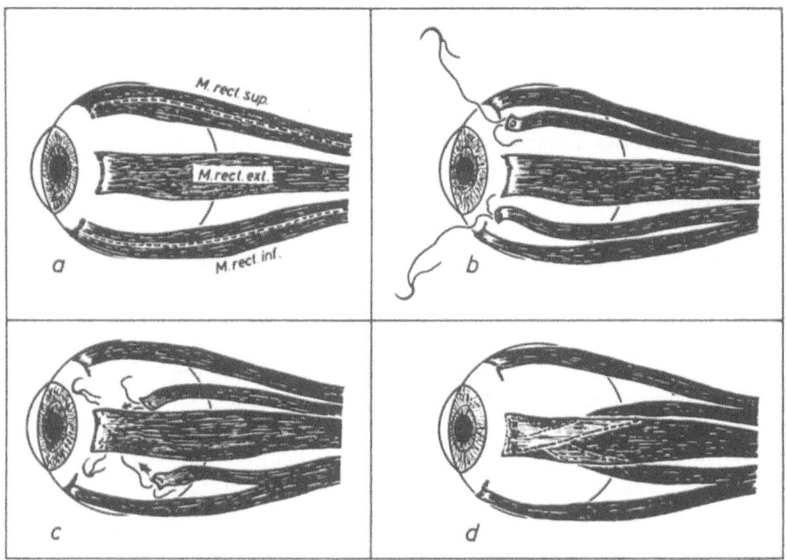

Abb. 6: *Modifikation der Muskeltransplantation nach* O'Connor.

Reatraktionssyndrom mit A-, V- oder X-Symptomatik

3. *Bei einem ein- oder beidseitigen Retraktionssyndrom mit A-, V- oder X-Symptomatik* wird der in Primärstellung vorhandene Strabismus convergenz durch Kippen des Kopfes nach hinten (A-Syndrom) oder nach vorn (V-Syndrom) kompensiert (Abb. 4 und 5). Ein in Primärstellung vorhandener Strabismus divergens kann durch das entgegengesetzte Verhalten der Kopfzwangshaltung beseitigt werden.

Operatives Vorgehen

Das operative Vorgehen ist von dem Schielwinkel in Primärstellung abhängig zu machen. Besteht ein *Strabismus convergens*, so ist eine *Rücklagerung der Recti interni* um ca. 3 mm angezeigt, während bei einem *Strabismus divergens* das gleiche Vorgehen an den Recti externi um ca. 6 mm erfolgen sollte.

Beidseitiges Retraktionssyndrom

4. *Bei einem beidseitigen Retraktionssyndrom,* gleichgültig, ob es mit oder ohne Strabismus convergens einhergeht, fehlt in der Regel eine Kopfzwangshaltung. Besteht ein *Strabismus convergens,* so sollte wegen der Gefahr der Immobilität des Auges keine Resektion des fehlinnervierten Rectus externus, sondern eine *Muskeltransplantation nach O'Connor* in einer modifizierten Form (Abb. 6), *gegebenenfalls kombiniert mit* einer ein- oder beiderseitigen *Rücklagerung des Rectus internus* durchgeführt werden.

Operatives Vorgehen

Differentialdiagnose

Differentialdiagnostisch müssen das Nystagmus-Blockierungs-Syndrom und die peripher-neurogene Abducensparese abgegrenzt werden.

Nystagmus-Blockierungs-Syndrom

Beim *Nystagmus-Blockierungs-Syndrom* besteht eine Hyperaktivität des Rectus internus mit unvollständiger Hemmung bei normalem Innervationsverhalten des Rectus externus *(Haase)*. Das klinische Bild ist durch einen Strabismus convergens mit deutlich eingeschränkter Abduktion gekennzeichnet. Der in Primärposition vorhandene Nystagmus nimmt in Abduktion zu. Die Kopffehlhaltung ist analog der einer Abducensparese. In Zweifelsfällen vermag die Untersuchung in Narkose weiterzuhelfen, in der es zu einer spontanen Abduktion mit grobschlägigem Nystagmus kommt.

Peripher-neurogene Abducensparese

Eine peripher-neurogene Parese kann durch das *Elektromyogramm* leicht abgegrenzt werden. Es finden sich hierbei in den ersten Wochen nach Auftreten der Parese Fibrillationspotentiale sowie ein totaler bis subtotaler Ausfall motorischer Einheiten. Eine stärkere Behinderung der Abduktion führt nach einigen Monaten zu einer Internuskontraktur mit sekundärer Veränderung des Bandapparates, was durch den Traktionstest erkannt werden kann. Es fehlen stets die bei der Fehlinnervation vorhandenen Begleitsymptome wie Bulbusretraktion, Änderung der Lidspaltenweite und Höhenabweichung, die es im allgemeinen ermöglichen, die Motilitätsstörungen auch ohne Elektromyogramm voneinander zu unterscheiden.

II. Retraktionssyndrom mit Höhenabweichung bei Adduktion oder frustraner Abduktion

Symptome

Neben der klassischen Form des Retraktions-Syndroms gibt es noch Fälle mit gleichzeitiger Fehlinnervation der Vertikalmotoren. Hierbei ist es zu einer zusätzlichen Verflechtung mit den Augenmuskeln, die vom Oculomotorius innerviert werden, gekommen. So kann das *Duane*-I-Syndrom mit einer Höhenabweichung verbunden sein, die nicht nur in der Adduktion, wie es bereits bekannt ist, sondern auch bei frustraner Abduktion auftritt (Abb. 7).

Pathogenese

Die Höhenabweichung kommt in der Adduktion durch eine paradoxe Mitinnervation des Obliquus inferior und des Rectus superior zustande, während sie beim frustranen Abduktionsversuch allein durch die Innervation des Rectus superior verursacht wird. Weitere Verflechtungen sind vorstellbar, jedoch bisher noch nicht beobachtet worden. Das paradoxe Innervationsverhalten des Rectus externus entspricht dem *Duane*-I-Syndrom, so daß zwischen den Horizontalmotoren kein Antagonismus, sondern ein paradoxes synergistisches Verhalten besteht und eine Abduktionsunfähigkeit sowie Retraktion des Bulbus in Adduktion die Folge ist. Analog zum *Duane*-I-Syndrom wird der in Primärstellung vorhandene Strabismus convergens oder divergens durch eine kompensatorische Kopfhaltung ausgeglichen.

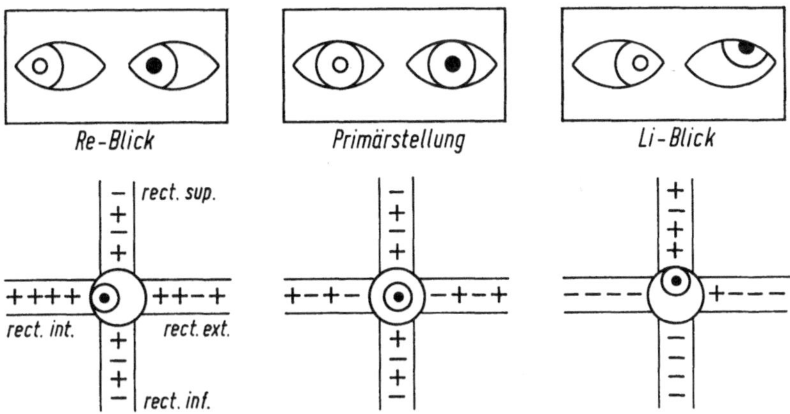

Abb. 7: *Duane-I-Syndrom links mit Höherstand bei frustraner Abduktion infolge Mitinnervation des Rectus superior.* Das Innervationsverhalten des Rectus externus ist in den horizontalen Blickrichtungen analog dem *Duane*-I-Syndrom.

Therapie

Operativ ist die kompensatorische *Kopfhaltung wie beim Retraktionssyndrom anzugehen* (Seite 211–215). Auf eine Korrektur der Höhenabweichung in Abduktion sollte dagegen verzichtet werden, da dieser Blickbereich infolge der Pseudo-Parese nicht ausgenutzt werden kann. Anders liegen die Verhältnisse bei der *Höhenabweichung in Abduktion;* sie wirkt vor allem beim einseitigen Retraktionssyndrom kosmetisch so entstellend, daß dies durch eine *Rücklagerung des Rectus superior und Obliquus inferior* gebessert werden sollte.

Operatives Vorgehen

B. Leitsymptom: Pseudo-Internusparese

I. Duane-II-Syndrom

Symptome

Anstelle der Abduktionsunfähigkeit besteht beim *Duane*-II-Syndrom eine *Adduktionslähmung* des befallenen Auges *mit geringer Divergenzstellung und intakter Abduktion* (Abb. 8). Lidspaltenverengerung und Retraktion des Bulbus bei frustraner Adduktion weisen den Weg zur richtigen Diagnose. Ähnlich wie beim *Duane*-I-Syndrom kann es auch hier in Adduktion zur Höhenabweichung kommen.

Pathogenese

Die atypische Symptomatologie ist ebenfalls durch eine paradoxe Innervation des Rectus externus zu erklären (Abb. 8). Trotz der klinisch bestehenden Internusparese ist das Innervationsverhalten des Rectus internus normal, während der Rectus externus zwei Innervationsmaxima zeigt und zwar sowohl in seiner eigentlichen Funktionsrichtung als eigenartigerweise auch in Adduktion *(Huber)*. Durch diese Mitinnervation des Rectus exter-

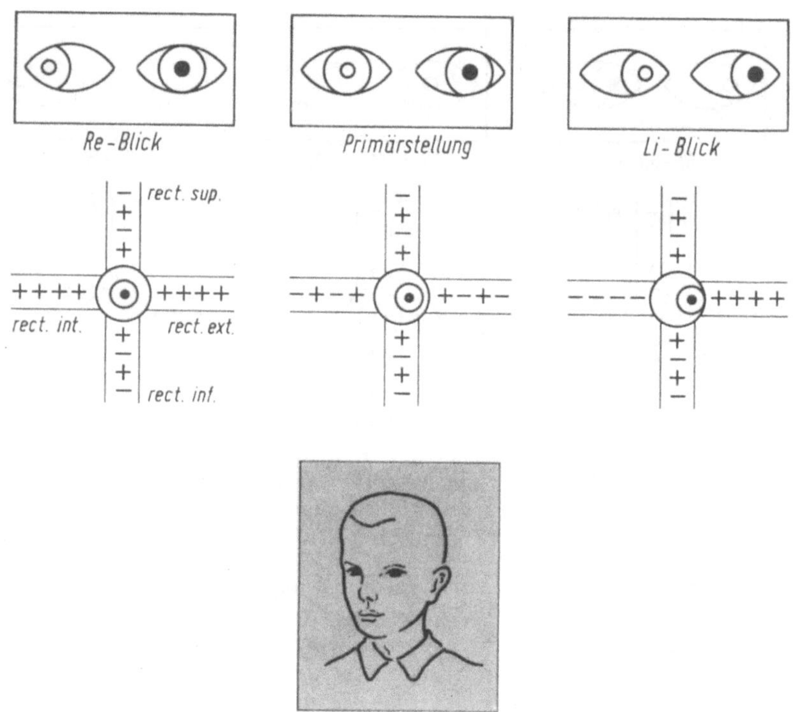

Abb. 8: *Duane-II-Syndrom links mit Internusparese und Strabismus divergens in Primärstellung.* Internusparese durch Innervationsmaximum des Rectus externus bei frustraner Adduktion. Innervationsverhalten des Rectus internus normal. Kompensatorische Kopfhaltung: Drehung des Kopfes zur nicht befallenen Seite.

nus bei der Einwärtswendung wird einerseits die Adduktion verhindert, andererseits der Bulbus retrahiert, während die Auswärtswendung durch ein zweites physiologisches Innervationsmaximum in Abduktionsstellung zustande kommt.

Kompensatorische Kopfhaltung

Die paradoxe Innervation des Rectus externus kann zu einem Strabismus divergens in Primärstellung führen, der durch *Drehung des Kopfes zur nicht befallenen Seite* kompensiert wird. Eine Verbesserung dieser Kopfhaltung ist durch eine *Resektion des Rectus internus des betroffenen Auges* möglich, die allerdings nicht mehr als *3–4 mm* betragen sollte, da sich andernfalls das paradoxe Innervationsverhalten des Rectus externus verstärkt auswirken würde. Bei nicht ausreichendem Effekt sollte daher zusätzlich wie beim *Duane*-I-Syndrom mit Strabismus divergens das Muskelgleichgewicht des nicht betroffenen Auges verlagert werden.

Therapie

Operatives Vorgehen

II. Internusparese mit abnormer Bulbushebung bei frustraner Adduktion

Neben dem klassischen *Duane*-II-Syndrom sind weitere Fehlinnervationen möglich, die neben einer partiellen oder totalen Pseudo-Parese des Rectus internus eine weitere abnorme Bulbusbewegung aufweisen. Sie manifestieren sich klinisch fast ausnahmslos durch eine paradoxe Höhenabweichung, so daß es *beim Adduktionsversuch* zur *Abweichung* des Bulbus nach oben kommt (Abb. 9). Diese abnorme Bulbushebung ist durch eine zusätzliche Fehlinnervation des Rectus superior bedingt und charakterisiert das klinische Bild dieser Motilitätsstörung. Das Innervationsverhalten der horizontalen geraden Augenmuskeln ist analog dem *Duane*-II-Syndrom und hat die hier bekannte Internusparese zur Folge. Symptome

Der in Primärstellung vorhandene Strabismus divergens kann entsprechend einem A- oder V-Syndrom beim Blick nach oben oder unten zu- bzw. abnehmen, wodurch die Symptomatik noch vielfältiger und das binokulare Blickfeld weiter eingeengt wird.

Der Kopf wird im allgemeinen zur nicht befallenen Seite gedreht, bis das fehlinnervierte Auge in die Mittelstellung verlagert wird und dadurch Internusparese und Höherstand bei der Blickintention nach innen nicht mehr in Erscheinung treten können. Kompensatorische Kopfhaltung

Operativ sollte in erster Linie die paradoxe Bulbushebung beim Adduktionsversuch angegangen werden, da sie kosmetisch besonders entstellend ist. Um einen ausreichenden Effekt zu erhalten, muß der *Rectus superior* im allgemeinen so weit *zurückgelagert* werden (ca. 6 mm), daß dies zur Vermeidung einer Überfunktion des Antagonisten mit einer *Rücklagerung* des *Rectus inferior* (ca. 3 mm) verbunden werden kann. Die Beseitigung des Strabismus divergens wird von dem Ausmaß der Kopfzwangshaltung bestimmt. Das operative Vorgehen entspricht dann dem einseitigen Retraktionssyndrom mit Strabismus divergens in Primärstellung, wobei der *Rectus internus*, falls erforderlich, nicht mehr als 4 mm *reseziert* werden darf. Therapie — Operatives Vorgehen

C. Leitsymptom: Pseudo-Vertikalparesen

I. Duane-III mit Heber- und Senkerparese

Pseudo-Paresen der Vertikalmotoren werden im Schrifttum als *Duane-III-Syndrom* zusammengefaßt. Hierbei kann es zur vollkommenen Immobilität des Bulbus in den vertikalen Blickrichtungen bei intakter Ab- und Adduktion kommen. Eine elektromyographische Untersuchung dieser angeborenen eigenartigen Motilitätsstörung steht noch aus. Wahrscheinlich dürfte diesem Syndrom ein paradoxes Innervationsverhalten des Rectus superior und Rectus inferior zugrunde liegen. Symptome

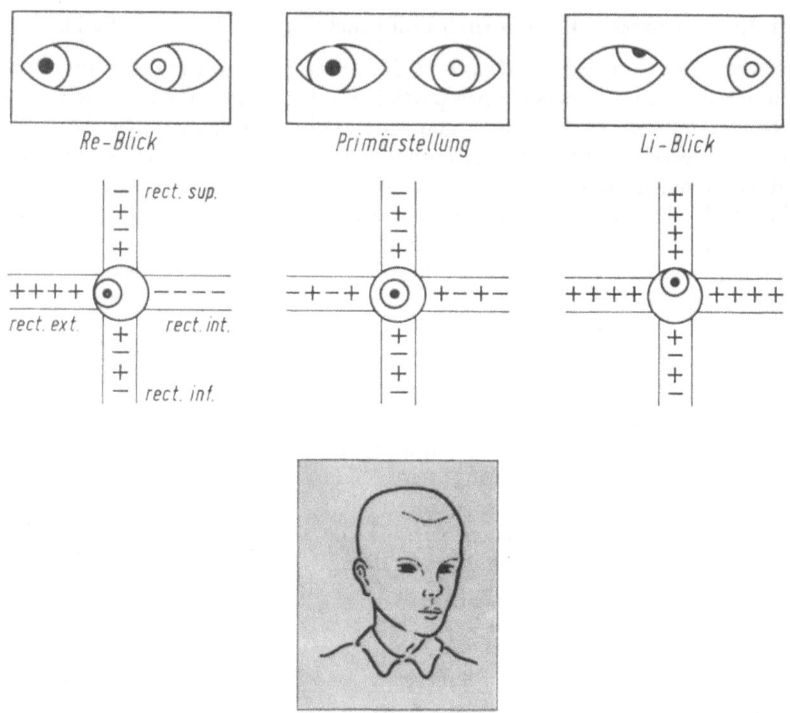

Abb. 9: *Duane-II-Syndrom rechts mit Höherstand in Adduktion infolge Mitinnervation des Rectus superior.* Das Innervationsverhalten des Rectus externus entspricht dem *Duane*-II-Syndrom. Kompensatorische Kopfhaltung: Drehung des Kopfes zur nicht befallenen Seite.

II. Isolierte Heber- oder Senkerparese mit paradoxer Bulbusbewegung

Heberparese Symptome

Wesentlich häufiger als das *Duane-III-Syndrom* wird eine isolierte Heberparese angetroffen, die mit einer paradoxen Bulbusbewegung einhergeht (Abb. 10). So kann es beispielsweise bei frustraner Hebung zu einer Adduktion des Auges kommen. Sie wird durch eine Fehlinnervation des Rectus internus hervorgerufen, die zusätzlich eine A-Symptomatik mit Divergenz des betroffenen Auges bei Blicksenkung zur Folge haben kann. Zuweilen ist außerdem eine Ptosis mit teilweise unterschiedlicher Ausprägung in den horizontalen Blickrichtungen vorhanden.

Pathogenese

Die Heberparese ist durch einen paradoxen Synergismus des Rectus inferior zu erklären. Trotz der klinisch sich manifestierenden Parese ist das Innervationsverhalten des Rectus superior normal. Stattdessen zeigt der Rectus inferior sowohl bei der Blicksenkung als auch eigenartigerweise bei

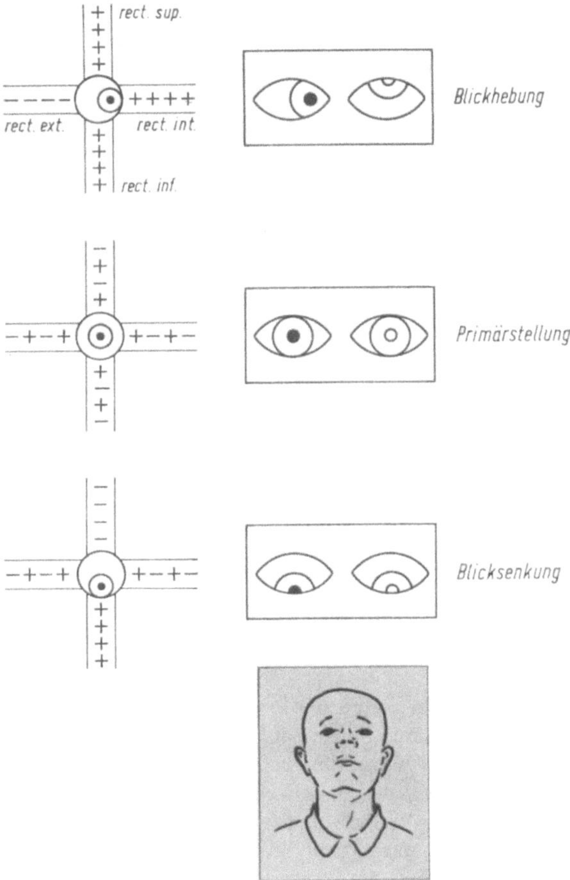

Abb. 10: *Heberparese rechts mit Konvergenzstellung* bei frustraner Blickhebung durch paradoxes Innervationsverhalten des Rectus inferior und Rectus internus, während der Rectus superior trotz der Heberparese normal innerviert wird. Kompensatorische Kopfhaltung: Anhebung des Kinns.

frustraner Blickhebung ein Innervationsmaximum. Die Heberparese beruht somit nicht auf einer echten Lähmung, sondern auf einer maximalen paradoxen Mitinnervation des Rectus inferior bei der Blickintention nach oben.

Kompensatorische Kopfhaltung

Die Kopfzwangshaltung ist bei diesem Syndrom gering, da die Augenstellung bereits unter normalen Bedingungen nur selten in den Wirkungsbereich der Heber kommt. Wenn überhaupt, wird deshalb der Kopf höchstens nach hinten geneigt.

Therapie

Auf Grund der vielseitigen Symptomatik ist die abnorme Bulbusbewegung kaum zu verbessern. Eine Rücklagerung des fehlinnervierten Rectus internus erübrigt sich, da eine Blickhebung am ehesten unterlassen werden kann. Einer *Korrektur* bedarf daher nur eine *Vertikaldivergenz in Primärstellung*, die entweder an den Hebern und Senkern des normal innervierten Auges erfolgen sollte oder, falls ein Tieferstand des betroffenen Auges in Primärstellung vorliegt, durch eine gleichseitige Rücklagerung des Rectus inferior erreicht wird. Eine Resektion des fehlinnervierten Rectus inferior zur Korrektur eines Höherstandes sollte wegen der Gefahr der Immobilität des Auges nicht mehr als 3 mm betragen.

Operatives Vorgehen

Senkerparese

Vervollständigt würden die vielseitigen Innervationsstörungen durch eine Senkerparese mit einer paradoxen Bulbusbewegung. Auf Grund der Pathogenese wäre diese Form vorstellbar, jedoch haben wir sie bis heute noch nicht beobachten können.

D. Leitsymptom: Gemeinsames Auftreten von zwei Pseudo-Paresen mit abnormen Bulbusbewegungen (Mischformen)

Symptome

Im allgemeinen treten die Pseudo-Paresen der horizontalen bzw. vertikalen Augenmuskeln isoliert auf. Durch Verflechtung der Fehlkontakte unter den einzelnen Augenmuskeln, die vom Oculomotorius und Abducens innerviert werden, können aber auch zwei *verschiedene paradoxe Innervationsstörungen miteinander kombiniert* sein. Hieraus resultieren die eigenartigsten paradoxen Bulbusbewegungen. So kann das klinische Bild von einer Heber- und Internusparese bestimmt werden. Andererseits ist eine Heber- und Abducensparese oder eine scheinbare Abducens- und Internusparese möglich. Bei diesen Pseudo-Paresen sind die Motilitätsstörungen so vielfältig, daß sich eine bestimmte Symptomatologie nicht herausarbeiten läßt. Im extremsten Falle kann es bei Innervation des gelähmten Muskels zu einer antagonistischen Zugwirkung kommen, wodurch beispielsweise eine Auswärtswendung des Bulbus bei frustranem Adduktionsversuch erfolgt (Abb. 11). Analog hierzu sind auch in den übrigen Blickrichtungen entgegengesetzte Bulbusbewegungen möglich.

Vielfältige klinische Bilder

Therapie

Operativ treten bei diesen Formen ungeahnte Schwierigkeiten auf, so daß eine Verbesserung der Augenstellung im allgemeinen nicht zu erreichen ist. Wenn man sich trotzdem zur Operation entschließt, muß das Innervationsverhalten berücksichtigt werden, das bei den vielfältigen klinischen Bildern zu unterschiedlich ist, um ein bestimmtes Vorgehen aufzeigen zu können.

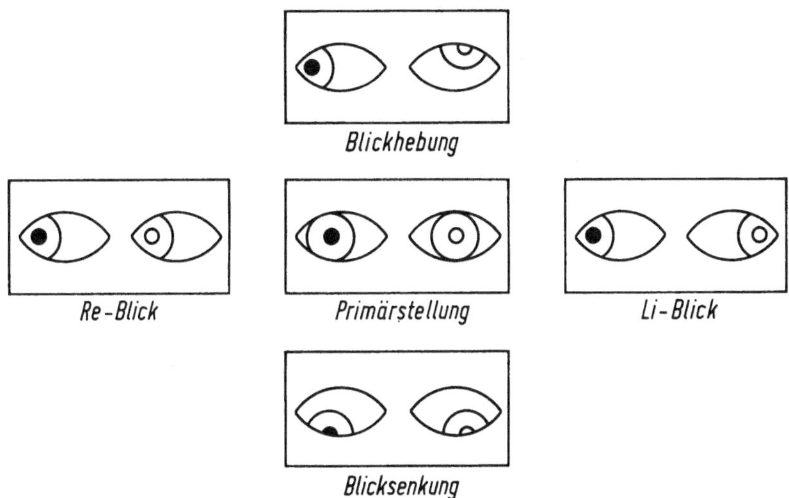

Abb. 11: *Heber- und Internusparese rechts (Duane-II und -III).* Infolge Mitinnervation des Rectus externus kommt es bei frustraner Blickhebung und beim Adduktionsversuch zur Auswärtswendung des Bulbus.

Aus der Vielfältigkeit dieser Darstellung ergeben sich die 4 folgenden Leitsätze

Leitsätze

1. Stark wechselnder Schielwinkel in verschiedenen Blickrichtungen, Veränderung der Lidspaltenweite, Retraktion des Bulbus sowie A-, V- oder X-Symptomatik sprechen für eine *Fehlinnervation.*
2. Neben einer Pseudo-Parese finden sich *paradoxe Bulbusbewegungen,* die nicht in der Führungsebene erfolgen und durch eine Fehl- bzw. Mitinnervation des Muskels in Richtung der Abweichung zustande kommen.
3. Manifeste Schielstellung und kompensatorische Kopfhaltung können operativ angegangen werden, wobei die Pseudo-Parese in keinem Falle zu bessern ist. Eine *Operation* kann nur das *Ziel* haben, *in Primärposition Parallelstellung* zu erreichen.
4. Als *operative Richtlinie* mag gelten, daß der fehlinnervierte Muskel in der Regel zurückgelagert wird; wenn überhaupt, darf nur eine vorsichtige Resektion durchgeführt werden, da andernfalls die Symptomatik verschlimmert wird. Zur Beseitigung einer kompensatorischen Kopfhaltung muß daher häufig eine Verlagerung des Augenmuskelgleichgewichtes an dem normal innervierten Auge erfolgen.

Schrifttum

Ausführliche Literaturangaben finden sich in folgenden Monographien und Veröffentlichungen:

Esslen, E. und W. Papst: Die Bedeutung der Elektromyographie für die Analyse von Motilitätsstörungen der Augen. Basel, New York: S. Karger 1961. Bibl. Ophthal. Fasc. 57.

Huber, A.: Spezielle Untersuchungsmethoden. Elektromyographie. In: Hamburger, Hollwich: Augenmuskellähmungen, S. 75–116. Bücherei des Augenarztes Heft 46 F. Enke, Stuttgart 1966.

Huber, A.: Elektromyographie der Augenmuskeln. Functional Examinations in Ophthalmology S. 111. Karger, Basel (1974).

Huber, A. und E. Esslen: Die Duane-Syndrome. Docum ophthal. *26,* 620 bis 627 (1969).

Papst, W.: Paralytischer Strabismus infolge paradoxer Innervation. Ber. dtsch. ophthal. Ges. *67,* 84 (1965).

– Die Bedeutung der Elektromyographie für die chirurgische Behandlung der paradoxen Innervation. Functional Examinations in Ophthalmology S. 442. Karger, Basel (1974).

– Diagnose und Therapie des paralytischen Strabismus infolge Fehlinnervation. Adv. Ophthal. *25* (1972), 104–163.

Die Bedeutung der Ultraschalldiagnostik in der Augenheilkunde

Von Professor Dr. *Arno Nover* und Dr. *Berthold Schwab*, Mainz

Historie

Erstmals 1956 berichteten *Mundt* und *Hughes* über die Anwendung von Ultraschall zur Diagnostik in der Ophthalmologie. In den folgenden Jahren gelang es *Oksala* und *Lehtinen* sowie *Baum* und *Greenwood*, mit Hilfe von Ultraschall Netzhautablösungen, intraokulare Tumoren, Fremdkörper, Aderhautabhebungen und Glaskörperblutungen festzustellen. Seither ist die experimentelle und klinische Anwendung durch weitere Entwicklung der Untersuchungsgeräte und Verbesserung der Untersuchungsmethoden ausgedehnt worden. (*Baum, Buschmann, Coleman, Gernet, Nover, Oksala* u. a.).

Vor allem auch die lange geforderte und in den letzten Jahren verwirklichte *Standardisierung* der Untersuchungsgeräte und der Untersuchungsmethodik (*Ossoinig* 1971) hat dazu geführt, daß die Echographie heute ein fester Bestandteil der ophthalmologischen Diagnostik ist. Außerdem erleichtert die Standardisierung auf wissenschaftlichem Gebiet eine Vergleichbarkeit der Ergebnisse verschiedener Untersucher.

Physikalische Grundlagen

Physik

Schallwellen sind mechanische Wellen. Vom menschlichen Ohr werden Frequenzen zwischen 16 Hz und 20 000 Hz wahrgenommen. Höhere Frequenzen bis zu 100 MHz werden als *Ultraschall* bezeichnet. Die Ausbreitung erfolgt in Flüssigkeiten als Longitudinalwellen, in Festkörpern auch als Transversalwellen. Die Gewebe des menschlichen Körpers verhalten sich mit Ausnahme des Knochens ultraschallphysikalisch wie Flüssigkeiten und die Schallausbreitung erfolgt demnach als Longitudinalwelle. In Luft und im luftleeren Raum ist eine Ausbreitung von Ultraschall praktisch nicht möglich, weshalb z. B. eine ultraschalldiagnostische Untersuchung der Lunge nicht gelingt.

Die Fortpflanzungsgeschwindigkeit der Schallwellen ist in Flüssigkeiten und Festkörpern bei bestimmter Temperatur konstant (Tab. 1). Sie beträgt z. B. in Wasser 1497 m/sec. bei 37° C.
Zwischen der Fortpflanzungsgeschwindigkeit c, der Frequenz f und der Wellenlänge λ besteht folgende Beziehung (Tab. 2): $c = f \cdot \lambda$

1497 m/sec.	in Wasser
1532 m/sec.	in Vorderkammer und Glaskörper
ca. 1550 m/sec.	in weichen Körpergeweben
1641 m/sec.	in der Linse
ca. 2700 m/sec.	in Plexiglas
ca. 3400 m/sec.	in Knochen
ca. 5500 m/sec.	in Stahl

Tab. 1: Schallgeschwindigkeit in verschiedenen Medien bei 37° C.

Frequenz (MHz)	Wellenlänge λ (mm)
6	0,25 mm
10	0,15 mm
14	0,107 mm

Tab. 2: Abhängigkeit der Wellenlänge λ von der Frequenz bei einer Schallgeschwindigkeit von 1500 m/sec.

Eindringtiefe

Die *Eindringtiefe* der Schallwellen in das Gewebe ist von der Frequenz abhängig. Je niedriger die Frequenz, um so größer ist die Eindringtiefe. Man verwendet deshalb beispielsweise in der Inneren Medizin, Gynäkologie oder Neurochirurgie Frequenzen von 1–5 MHz, da zur Untersuchung der Bauchorgane oder des Schädels eine hohe Eindringtiefe nötig ist.

Auflösungsvermögen

Das *Auflösungsvermögen*, d. h. die getrennte Darstellung zweier Echos auf dem Bildschirm, ist ebenfalls von der Frequenz abhängig und nimmt im Gegensatz zur Eindringtiefe mit steigender Frequenz zu. Da bei der Untersuchung des Auges und der Orbita wegen der geringen Größe der untersuchten Strukturen ein möglichst gutes Auflösungsvermögen wünschenswert, aber nur eine relativ geringe Eindringtiefe notwendig ist, benutzt man in der ophthalmologischen Ultraschalldiagnostik vorwiegend Frequenzen im Bereich von 6–12 MHz.

Für das physikalische Verhalten des Ultraschalls in Körpergeweben sind im allgemeinen die aus der Optik bekannten Gesetze der Reflexion, Brechung und Beugung anwendbar. Welches dieser Phänomene auftritt, hängt von der *Größe* der vom Schallstrahl getroffenen Grenzfläche, bezogen auf die Wellenlänge, ab.

Reflexion

Die diagnostisch wichtigste Eigenschaft ist die *Reflexion*. Trifft eine Schallwelle auf eine annähernd senkrecht zur Fortpflanzungsrichtung stehende

Grenzfläche zweier Medien, so wird ein Teil der Schallenergie reflektiert, ein anderer Teil durchgelassen. Das Verhältnis von einfallender zu durchgelassener Schallenergie bezeichnet man als *Reflexionsgrad*, der sich auf dem Bildschirm in der *Amplitudenhöhe* ausdrückt. Kennt man von zwei benachbarten Medien die akustische Impedanz, d. h. das Produkt aus Dichte und Schallgeschwindigkeit, so läßt sich der Reflexionsgrad annähernd genau berechnen. Die Werte der akustischen Impedanz liegen für Gewebe zwischen 1,5 und $1{,}7 \times 10^5$ g/cm^2 sec. Da die akustischen Impedanzen der verschiedenen Körpergewebe sich meist nur wenig unterscheiden, wird immer nur ein geringer Anteil des Schallstrahles reflektiert.

Die *Brechung* erfolgt nach dem *Snellius*'schen Gesetz, d. h. die Sinus der Einfalls- und Brechungswinkel verhalten sich wie die Schallgeschwindigkeiten vor und hinter der Grenzfläche. Je mehr der Schallstrahl von der senkrechten Stellung zur Grenzfläche abweicht, um so mehr Schallenergie wird reflektiert. Brechung

Die *Beugung* spielt bei Ultraschalluntersuchungen deswegen eine große Rolle, weil die Wellenlänge sehr viel größer als die des sichtbaren Lichtes ist. Beugungseffekte treten vor allem dann auf, wenn die Größe des im Schallstrahl liegenden Objekts im Bereich der Größenordnung der Wellenlänge liegt. Beim Eindringen des Ultraschalls in das Gewebe wird infolge von Streuung, Reflexion und vor allem durch *Absorption* ein Teil der Schallenergie „abgeschwächt". Vor allem die Absorption spielt infolge von Umwandlung der Schallenergie in Wärmeenergie eine große Rolle. Diese Abschwächung oder Dämpfung kann – ähnlich wie bei der Messung des Hörverlustes in der Audiometrie – in Dezibel, einer logarithmischen Maßeinheit gemessen werden. Anhand von vergleichbaren, biologischen Standards oder von Erfahrungswerten, können je nach Ausmaß der Abschwächung diagnostische Rückschlüsse auf die untersuchte Struktur gezogen werden. Beugung Absorption

Geräte und Untersuchungstechnik

Das Auge eignet sich durch seine anatomische Form, seine Lage und seine Beweglichkeit in besonderem Maße zur Ultraschalldignostik. Die Untersuchung erfolgt mit Hilfe eines sogenannten *Schallkopfes*. Dieser *sendet* Ultraschallwellen einer bestimmten Frequenz aus und dient gleichzeitig als *Empfänger* der ausgestrahlten und reflektierten Sendeimpulse. Jeder Schallkopf besitzt eine durch seine Bauweise bedingte, genau definierte und konstante Eigenfrequenz. In Abb. 1 sind einige Schallköpfe verschiedener Form und Frequenz dargestellt. Schallköpfe

Man unterscheidet zwei untersuchungstechnisch verschiedene Verfahren,

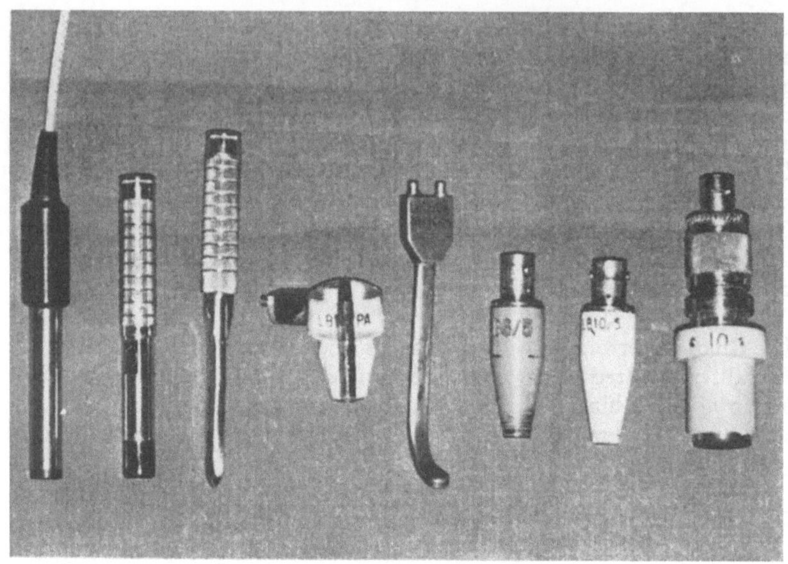

Abb. 1: Schallköpfe verschiedener Frequenzen für A- und B-Bildverfahren.

die sich in der Routinediagnostik bewährt haben. Sie werden als A-Bildverfahren und als B-Bildverfahren bezeichnet.

A-Bild

Echogramm

Das *A-Bildverfahren*, in Abb. 2 schematisch dargestellt, arbeitet nach dem Zeit-Amplitudenverfahren. Der Schallkopf wird nach vorheriger Oberflächenanästhesie auf den Augapfel aufgesetzt und von Hand geführt. Da schon kleine Luftblasen störend in Erscheinung treten, ist ein Kopplungsmedium zwischen Schallkopf und Cornea/Sklera erforderlich. Methylzellulose hat sich hier als geeignet erwiesen. Wie aus der Abbildung ersichtlich, erhält man bei axialer Durchschallung des Bulbus auf dem Bildschirm infolge Reflexion der vom Schallstrahl getroffenen Strukturen Echos unterschiedlicher Amplitudenhöhe, das *Echogramm.* Es besteht von links nach rechts aus dem gerätebedingten Initialecho, den Echos von Hornhaut, Linsenvorder- und rückfläche, dem echofreien Glaskörperraum und schließlich aus den Echos der Bulbusrückfläche und des dahinterliegenden retrobulbären Gewebes. Bei der Routineuntersuchung vermeidet man nach Möglichkeit die Durchschallung der Linse, da infolge Absorption und Streuung Sendeenergie verloren geht und außerdem störende Wiederholungsechos in Erscheinung treten.

A-Bildgerät

In Abbildung 3 ist eine Untersuchung im A-Bildverfahren dargestellt. Das abgebildete und in der Ophthalmologie meist benutzte A-Bildgerät 7200 MA wurde in den letzten Jahren von *Ossoinig* und Mitarbeitern in Zu-

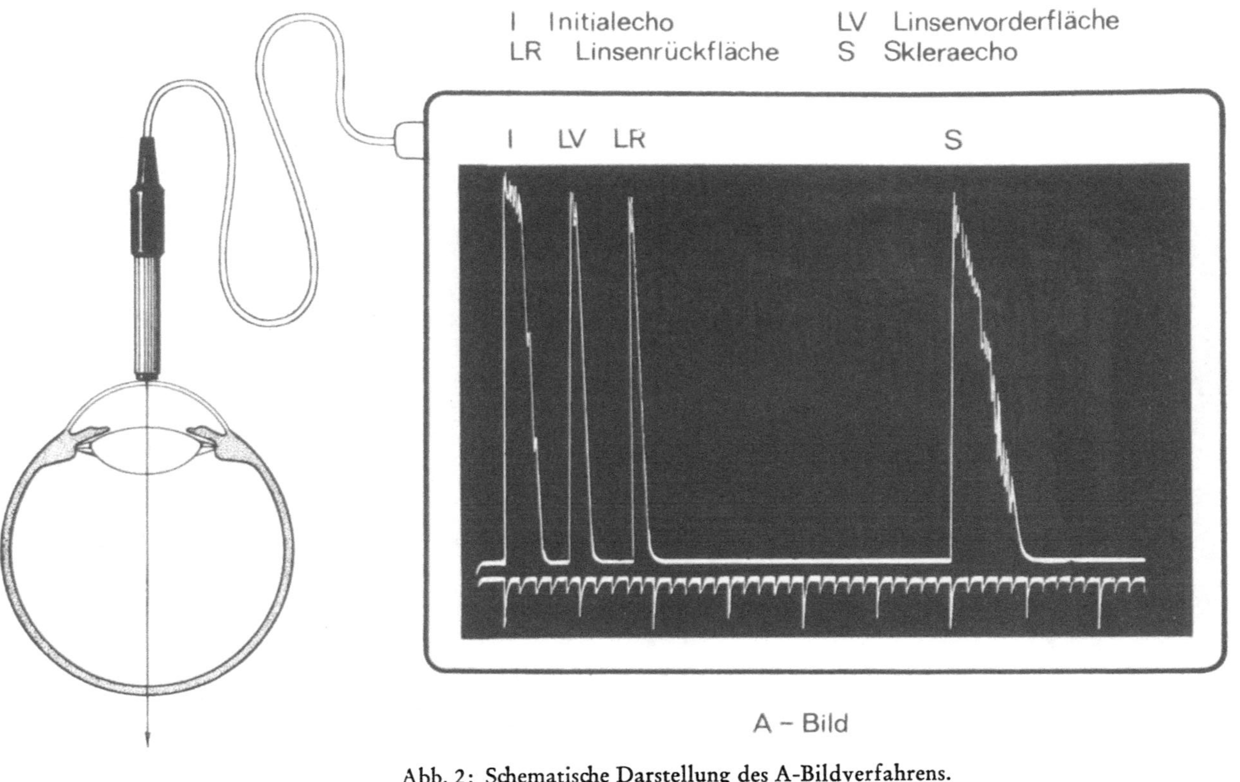

Abb. 2: Schematische Darstellung des A-Bildverfahrens.

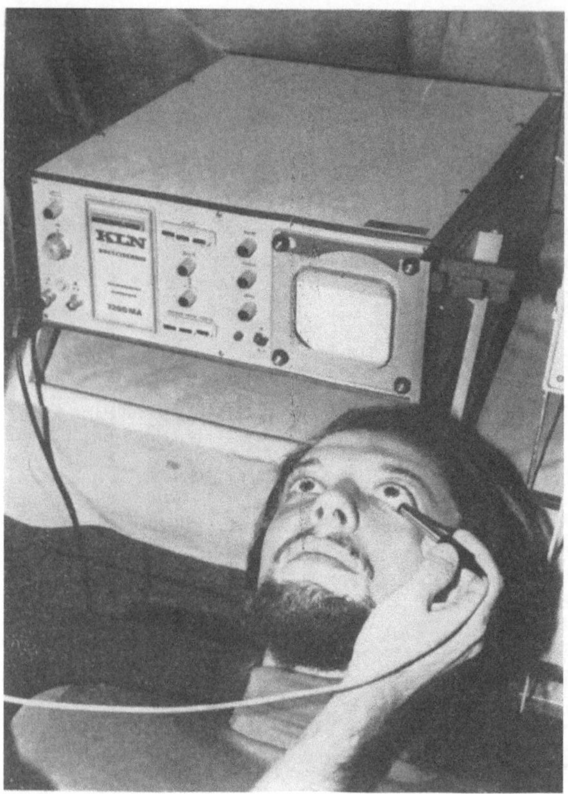

Abb. 3: Untersuchung des Patienten im A-Bildverfahren.

sammenarbeit mit der Firma Kretztechnik/Zipf (Österreich) entwickelt. Es besitzt den Vorteil, nach einer einfachen Methode standardisiert werden zu können und dadurch vergleichbare Ergebnisse zu liefern. Verwendet wird ein 8-MHz-Schallkopf, da sich gezeigt hat, daß bei dieser Untersuchungsfrequenz das günstigste Verhältnis von Eindringtiefe zu Auflösungsvermögen besteht. Dadurch können vor allem bei der Untersuchung der Orbita aus dem A-Bildechogramm neben Form, Lage und Begrenzung in manchen Fällen auch Rückschlüsse auf die *Art* des pathologischen Prozesses gezogen werden. So lassen sich z. B. vielfach entzündliche Infiltrationen gegenüber soliden oder zystischen, tumorösen Veränderungen abgrenzen. Der echographische Nachweis von Tumoren der Orbita im A-Bildverfahren gelingt meist schon bei einer Mindestgröße von 3–5 mm im vorderen und von 5–10 mm im hinteren Orbitaabschnitt.

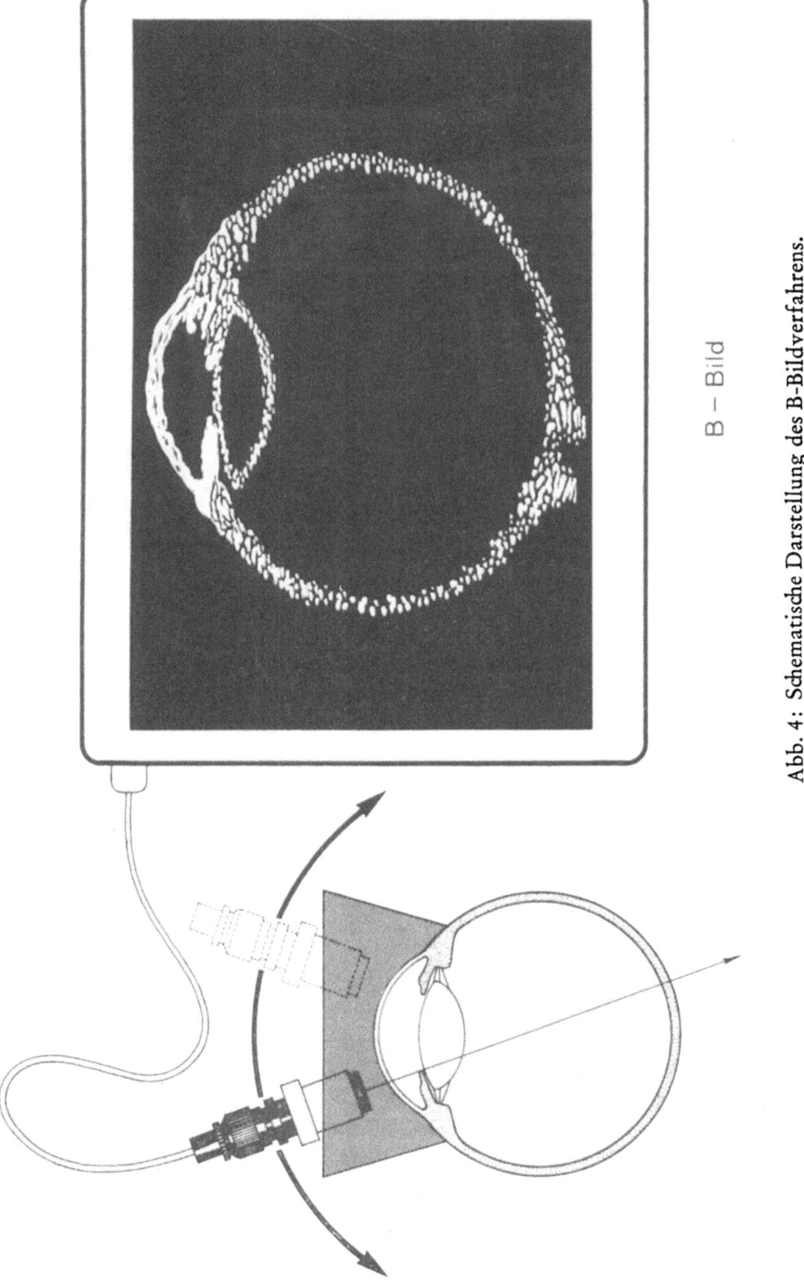

Abb. 4: Schematische Darstellung des B-Bildverfahrens.

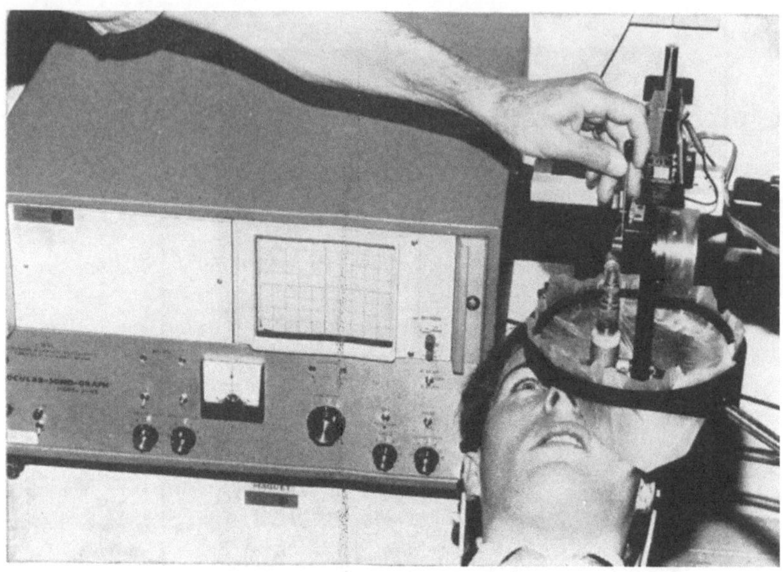

Abb. 5: Untersuchung des Patienten im B-Bildverfahren.

B-Bild Beim *B-Bildverfahren,* in Abbildung 4 schematisch dargestellt, wird der Schallkopf nicht wie beim A-Bildverfahren von Hand geführt, sondern kann durch eine mechanische Vorrichtung in verschiedenen Ebenen bewegt werden. Die Untersuchung erfolgt am liegenden Patienten, da der Schallkopf nicht direkt auf das Auge aufgesetzt, sondern durch ein Wasserbad „angekoppelt" wird. (Abb. 5). Die erhaltenen Echos werden nicht wie im A-Bild auf dem Bildschirm als senkrechte Echozacken, sondern als Leuchtpunkte verschiedener Intensität aufgezeichnet und gespeichert. Man erhält dadurch ein Schnittbild in der untersuchten Ebene, vergleichbar einer Röntgenschichtaufnahme oder einem anatomischen Querschnitt. Die Nachteile der Wasserbadankopplung umgeht ein von *Bronson* entwickeltes Schnittbildgerät (Abb. 6). Dabei schwingt der eigentliche Schallkopf in einem wassergefüllten Zylinder mit konstanter Frequenz von 10/sec. Mittels eines entsprechend geformten Ansatzstückes wird nun dieser Zylinder nur noch auf das geschlossene Lid aufgesetzt. Das erhaltene Schnittbild kann auf einem Fernsehmonitor beurteilt werden.

Sämtliche heute auf dem Markt befindlichen Schnittbildgeräte sind mit entsprechend adaptierten Polaroidkameras ausgerüstet, so daß eine sofortige Dokumentation der Befunde möglich ist.

Wegen der einfachen Handhabung und der vielfältigen diagnostischen Aussagemöglichkeiten ist in der Ophthalmologie das A-Bildverfahren für die Routinediagnostik in den meisten Fällen ausreichend. Die Handhabung

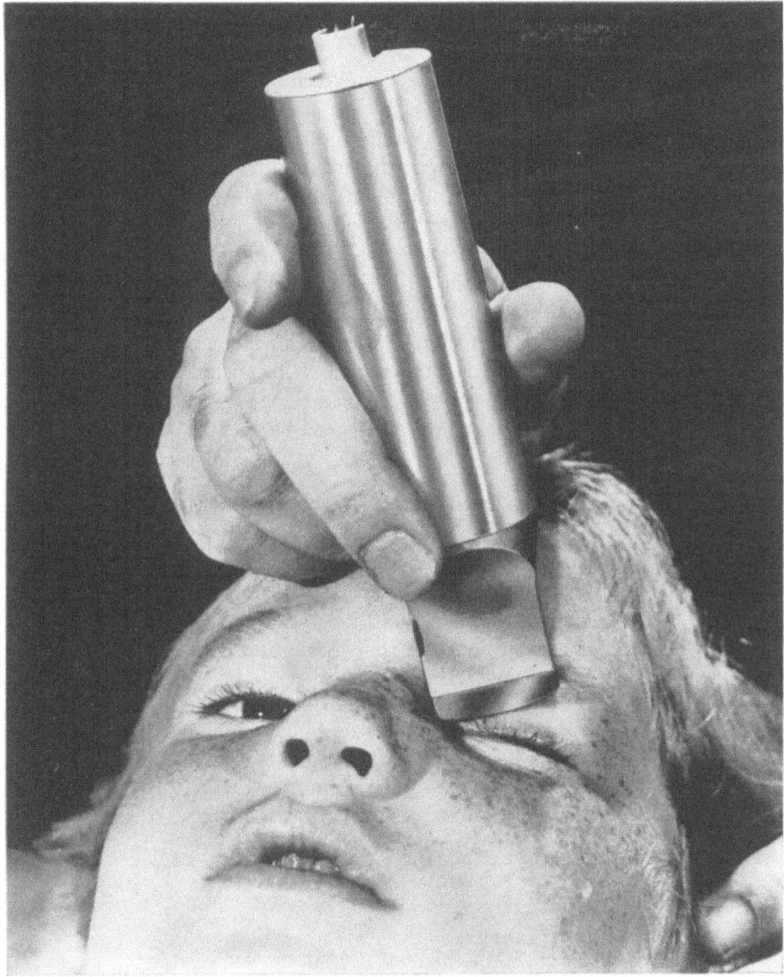

Abb. 6: Untersuchung mit dem Schnittbildgerät nach BRONSON.

der meisten Schnittbildgeräte ist etwas aufwendiger und zeitraubender als das A-Bildverfahren, doch lassen sich bei speziellen Fragestellungen oder unklaren Befunden oft noch wertvolle, zusätzliche diagnostische Informationen gewinnen.

Indikationen zur Ultraschalldiagnostik

Wann ist nun eine echographische Untersuchung in der Augenheilkunde indiziert?

Auge

Die echographische Untersuchung des *Auges* ist in erster Linie dann angezeigt, wenn infolge von Trübungen der brechenden Medien (dichte Hornhautnarben, Katarakt, Corpusblutungen) die direkte und indirekte Ophthalmoskopie erheblich erschwert oder ganz unmöglich ist (Tab. 3). Eine *absolute Indikation* ist dann gegeben, wenn unter diesen Bedingungen beispielsweise der Verdacht auf einen intraokularen Tumor oder eine seröse Amotio retinae geklärt werden soll. Intra- oder extraokulare röntgennegative Fremdkörper lassen sich gerade wegen ihrer meist besonders guten schallreflektierenden Eigenschaften genau lokalisieren. Verständlicherweise ist das Aufsuchen aber um so schwieriger, je kleiner der Fremdkörper ist. Der Nachweis gelingt bei einer Mindestgröße von 0.1–0.2 mm.

Absolute Indikation

Absolute Indikation	Alle unklaren intraokularen Prozesse bei Trübungen der brechenden Medien (Hornhauttrübungen, Vorderkammerblutung, Katarakt, Glaskörperblutung). Verdacht auf intraokularen oder extrabulbären Fremdkörper (besonders bei röntgen-negativem Befund)
Relative Indikation	Zusätzliche diagnostische Maßnahme bei *klaren* brechenden Medien, insbesondere bei Verdacht auf *Tumor*amotio sowie bei *allen* Netzhaut- und Aderhautprozessen mit meßbarer Prominenz.

Tab. 3: Indikationen zur Echographie des Auges.

Relative Indikation

Eine *relative Indikation* hat die Echographie bei *klaren* brechenden Medien zur Diagnostik intraokularer Veränderungen, besonders wenn es sich um meßbar prominente Prozesse von Netz- und Aderhaut handelt. Die Grenze der echographischen Nachweisbarkeit von intraokularen Tumoren liegt bei einer Mindestprominenz von 0,75 mm bis 1,0 mm und einer seitlichen Ausdehnung von mindestens 1,5 mm *(Ossoinig)*. Durch genaue Messung mit einer Fehlerbreite von wenigen Zehntel Millimetern ist beispielsweise eine zuverlässige Verlaufskontrolle im Falle einer Zu- oder Abnahme der Prominenz möglich. Neben dem ophthalmoskopischen Befund und dem Ergebnis anderer Untersuchungsmethoden kann die Echographie oft zur Klärung der Frage beitragen, ob unter einer abgehobenen Netzhaut seröses Exsudat, eine bindegewebige Organisation, eine Blutung oder solides Tumorgewebe vorhanden ist. Eine echographische Untersuchung der *Orbita* sollte grundsätzlich bei allen Orbitaprozessen, die mit Protrusio oder Dislocatio bulbi, Motilitätseinschränkung oder Opticusatrophie unklarer Genese einhergehen, vorgenommen werden. Hier kann die Echographie neben anderen Untersuchungsmethoden wie Röntgen einschließlich Tomographie, EMI-Scan, Aufnahmen nach *Rhese*, Angularisvenographie und Carotisarteriographie oft wertvolle Ergänzungen und Hinweise liefern. Orbita

Echographie des Auges

Bei der Untersuchung des Bulbus im A-Bildverfahren stellt das Skleraecho, das sich in einer bestimmten Amplitudenhöhe auf dem Bildschirm darstellt, eine wichtige Bezugsgröße dar. Jedes A-Bildgerät ist mit einem in Dezibel geeichten Regelknopf versehen, mit dem die Impulsstärke und damit die Amplitudenhöhe verändert werden kann. Damit läßt sich das Skleraecho in Dezibel genau messen. Es liegt meist in einem relativ konstanten Bereich und muß bei jeder Untersuchung des Auges zuerst aufgesucht werden. Sämtliche übrigen intraokularen Echos können nun hinsichtlich ihrer Amplitudenhöhe mit dem Skleraecho verglichen werden. Man bezeichnet dies als *quantitative Echographie*. Daneben können die gefundenen Strukturen durch Aufsetzen des Schallkopfes in verschiedenen Schallrichtungen durch die *topographische Echographie* genau lokalisiert werden. Eine weitere Differenzierungsmöglichkeit bietet die *kinetische Echographie*. Hierbei können Beweglichkeit und Nachbewegung intraokularer Strukturen entweder durch Augen- oder durch Schallkopfbewegungen erfaßt werden.

Wie sehen nun die Echogramme bei den verschiedenen *intraokularen* Krankheitsprozessen aus? (Abb. 7).

Intraokulare Veränderungen

Die *seröse Ablatio retinae* stellt sich im allgemeinen als einzelne, hohe Echozacke je nach Höhe der Abhebung in unterschiedlichem Abstand von der Bulbusrückfläche dar. Die Differenz zwischen Amplitudenhöhe und Skleraempfindlichkeit liegt beispielsweise bei dem Gerät 7200 MA zwischen 6 und 18 Dezibel. Bei der *Aderhautabhebung*, die außerdem durch eine geringere Beweglichkeit gekennzeichnet ist, liegt diese Differenz zwischen 12 und 18 Dezibel. Der *intraokulare Tumor* ist in aller Regel durch eine Reihe aufeinanderfolgender, hoher Echozacken mit hohem Reflexionsgrad und geringer bis fehlender Zackenbeweglichkeit gekennzeichnet. Demgegenüber findet sich bei der *Glaskörperblutung*, bei *destruktiven Glaskörperveränderungen* sowie bei der *Synchisis scintillans* eine Folge von unterschiedlich hohen, stark variierenden, inkonstanten Echos. *Subretinale* bzw. *subchorioidale Hämorrhagien* oder *entzündliche Exsudate* zeigen ebenfalls meist eine gewisse Beweglichkeit der reflektierten Echos, die je-

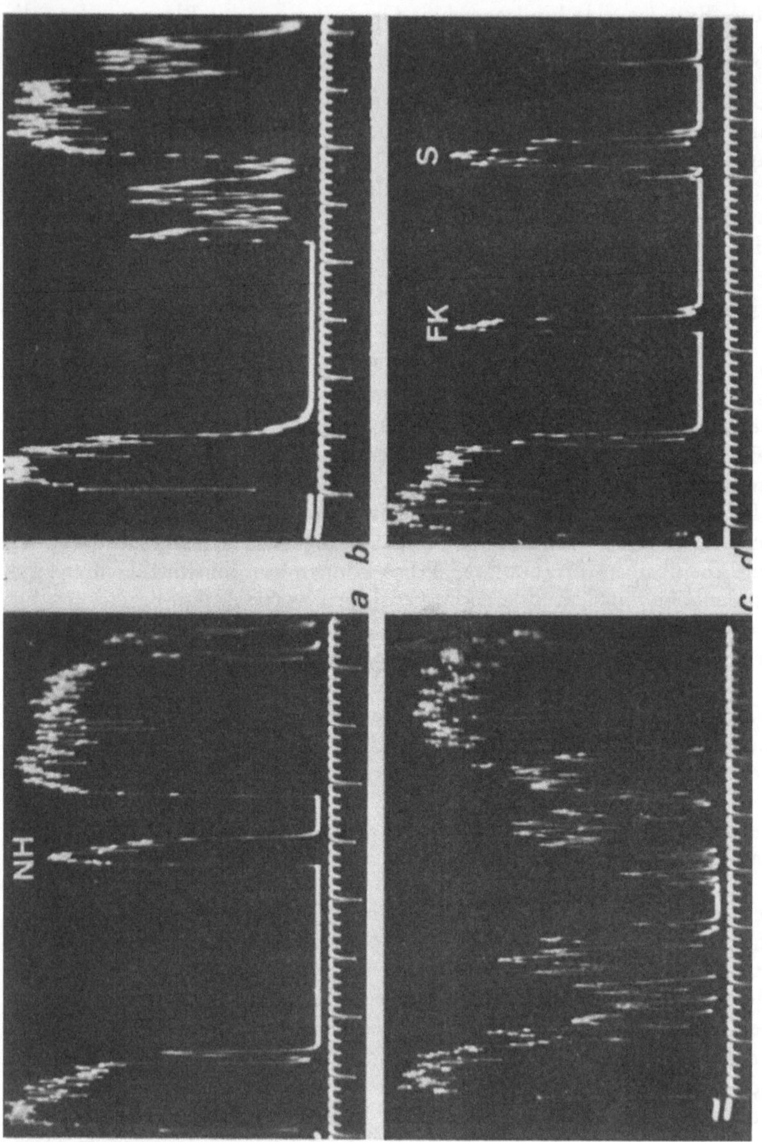

Abb. 7: Einige typische Untersuchungsbefunde im A-Bildverfahren (Gerät 7200 MA).
a) Amotio retinae (NH = Netzhautecho)
b) Intraokularer Tumor
c) Glaskörperblutung
d) Intraokularer Fremdkörper (FK = Fremdkörperecho; S = Skleraecho).

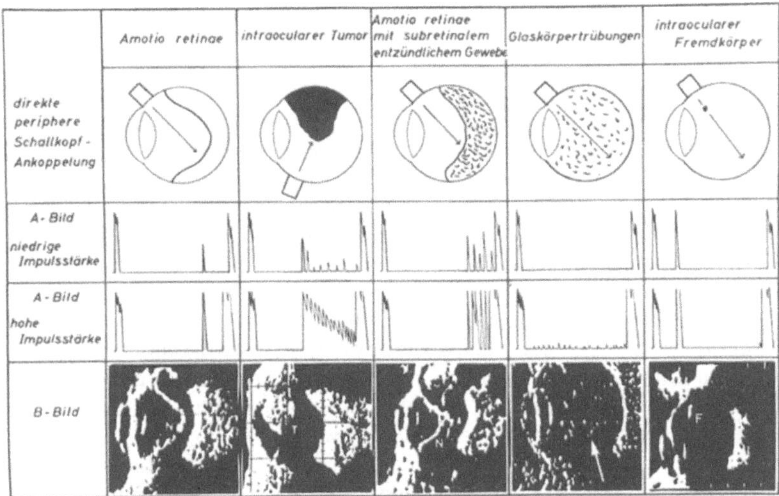

Abb. 8: A- und B-Bildechogramme einiger typischer intraokularer Veränderungen (B-Bilder von Ossoinig und Baum).

doch im Vergleich zur Beweglichkeit der intravitrealen Echozacken sehr viel träger erfolgt. Ein besonders typisches echographisches Verhalten zeigt der *intraokulare Fremdkörper*. Der Reflexionsgrad ist meist sehr hoch, unter Umständen übersteigt das Fremdkörperecho das Skleraecho. Wie bereits erwähnt, ist aber wegen der geringen Größe das Auffinden des Fremdkörpers oft nicht einfach, da das Fremdkörperecho meist nur kurz auf dem Bildschirm erscheint und dann wieder verschwindet. Eine schematische Übersicht über die häufigsten intraokularen Veränderungen im A- und B-Bild zeigt die Abbildung 8.

Von großem Nutzen kann die Ultraschalldiagnostik auch in der *Netzhautchirurgie* sein, wenn infolge von Medientrübungen der Einblick in das Augeninnere mit dem Ophthalmoskop erschwert oder gar unmöglich ist. Mit Hilfe sterilisierbarer Schallköpfe ist eine echographische Untersuchung auch während der Operation möglich. Schnell und zuverlässig erhält der Operateur auf dem Bildschirm eine genaue Information über das Verhalten von Netzhaut und Glaskörper während des gesamten Operationsvorganges.

Echographie der Orbita

Orbita

Bei der Untersuchung der Orbita bereitet die echographische Erfassung von Lage und Ausdehnung intraorbitaler Prozesse meist keine Schwierigkeiten.

Problematischer ist jedoch die Gewebsdifferenzierung mit Hilfe des erhaltenen Echogrammes. Durch die von *Ossoinig* und Mitarbeitern entwickelte Standardisierung der Untersuchungsgeräte ist es aber möglich geworden, einen großen Teil von Orbitatumoren auf Grund des erhaltenen Echogrammes auch hinsichtlich ihrer Struktur genauer zu differenzieren. Fast jeder Orbitatumor zeigt als charakteristisches Kriterium eine sogenannte Tumorabschlußzacke, die durch Reflexion an der Tumorgrenze zustande kommt. Das Tumorechogramm wird außerdem nach Höhe, Breite und Begrenzung der Zackenfolge – insbesondere im Vergleich zur gesunden Seite – beurteilt.

Man unterscheidet bei der Untersuchung der Orbita eine *parabulbäre Echographie,* bei der der Schallstrahl am Auge vorbeigeführt wird, und eine *transbulbäre Echographie* bei der der Schallstrahl durch den Bulbus in die tieferen Orbitaabschnitte gerichtet wird. Wenn man die Spitzen der erhaltenen Echos verbindet, erhält man zusammen mit der Grundlinie einen bestimmten Neigungswinkel, den sogenannten Winkel kappa, der bei bestimmten Tumorformen, z. B. beim kavernösen Hämangiom im typischen Fall eine charakteristische Neigung aufweist. Einen differentialdiagnostisch wichtigen Hinweis erhält man auch aus dem Reflexionsgrad, der sich in der Amplitudenhöhe ausdrückt. Beispielsweise finden sich bei zystischen Tumoren (Mukozelen, seröse Zysten) sehr niedrige Reflexionsgrade, während bei soliden Karzinomen, Mischtumoren und Hämangiomen höhere Reflexionsgrade, d. h. entsprechend höhere Amplituden registriert werden. Mittlere Reflexionsgrade findet man z. B. bei Neurofibromen, Gliomen, arterio-venösen Fisteln, Varizen sowie bei Hämatomen und entzündlichen Prozessen (z. B. Abszessen). Bei größerer Ausdehnung der Tumoren können oft auch Defekte im Bereich der knöchernen Orbitabegrenzung mit Hilfe der Echographie nachgewiesen werden.

Bedeutung der Amplitudenhöhe

Die Abbildungen 9 und 10 geben A-Bild-Orbita-Echogramme zweier typischer Untersuchungsbefunde wieder. In einem Fall (Abb. 9) wurde die Verdachtsdiagnose „Muskozele“, im anderen „Sarkom“ (Abb. 10) zunächst nur auf Grund des echographischen Befundes gestellt. Durch die Operation konnte die Verdachtsdiagnose bestätigt werden. Allerdings ist in vielen Fällen eine so eindeutige und sichere Aussage nicht möglich. Die Orbitaechographie bietet jedoch einen wesentlichen Beitrag im Rahmen der gesamten vielfältigen klinischen Orbitadiagnostik.

Biometrie

Längenmessungen

Ein weiteres wichtiges Anwendungsgebiet des Ultraschalls in der Ophthalmologie ist die Biometrie. Hier geht es um exakte Messungen beispielsweise von Vorderkammertiefe, Linsendicke und vor allem um Achsenlängenmessung. Grundsätzlich können mit jedem A-Bildgerät annähernd

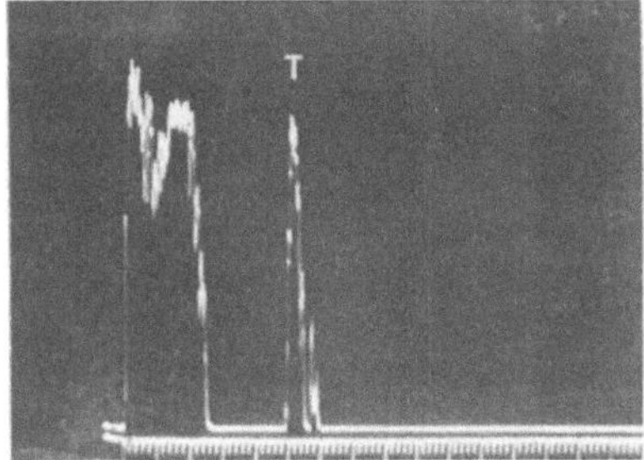

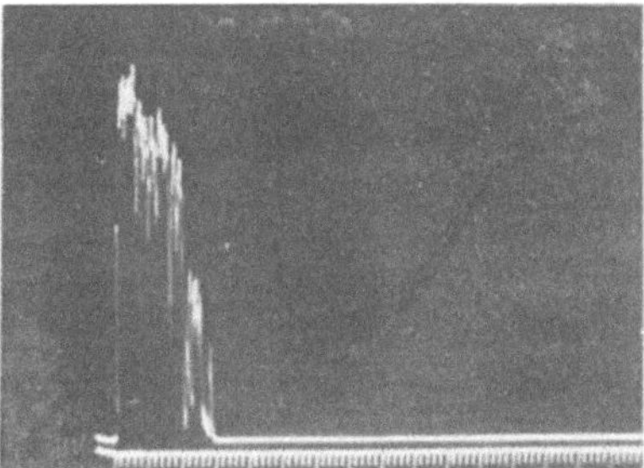

Abb. 9: Parabulbäres A-Bild-Echogramm einer Mukozele. Rechts: Vergleichsechogramm der gesunden Seite. T = Tumorabschlußzacke.

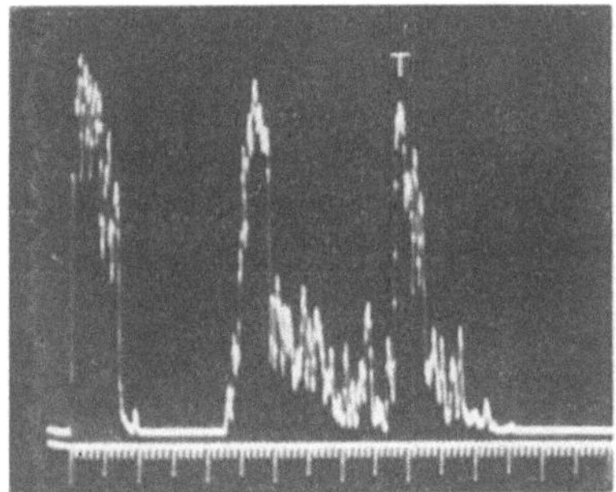

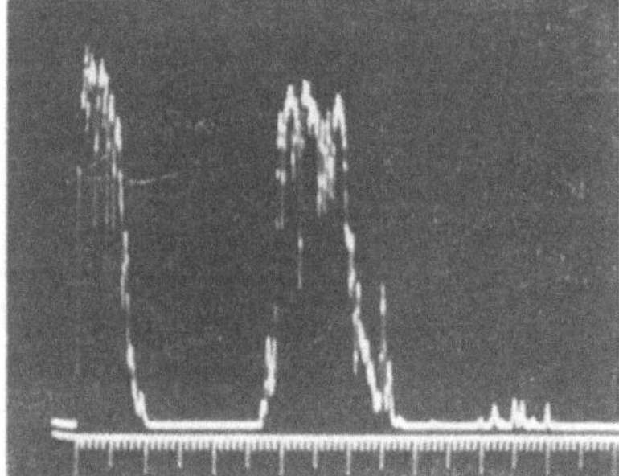

Abb. 10: Transbulbäres A-Bild-Echogramm eines 10 bis 15 mm großen Orbitasarkoms. Rechts: Vergleichsechogramm der gesunden Seite. T. = Tumorabschlußzacke.

genaue biometrische Messungen vorgenommen werden. Mit speziell entwickelten Verfahren zur Adaptation des Schallkopfes an das Auge und entsprechend empfindlichen Geräten läßt sich die biometrische Methodik jedoch soweit verbessern, daß Teil- oder Gesamtstrecken des Auges bis auf Millimeterbruchteile genau bestimmt werden können. Nach Umrechnung mit Hilfe speziell entwickelter Formeln kann beispielsweise die Größe der Aniseikonie und die erforderliche optische Korrektur bei aphaken Augen errechnet werden *(Gernet)*.

Schluß

Im Rahmen dieses kurzen Überblickes über Methode und Anwendungsmöglichkeiten des Ultraschalls in der Ophthalmologie können einige Probleme nur angedeutet werden.

Die Entwicklung der ophthalmologischen Ultraschalldiagnostik in den letzten beiden Jahrzehnten hat jedenfalls dazu geführt, daß diese Methode zu einem festen Bestandteil der klinischen Routinediagnostik geworden ist, ja sogar Eingang in manche augenärztliche Praxis gefunden hat. Zweifellos wird die klinische und experimentelle Weiterentwicklung, insbesondere auch auf dem gerätetechnischen Sektor dazu beitragen, die Sicherheit und Zuverlässigkeit der ophthalmologischen Ultraschalldiagnostik noch weiter zu erhöhen.

Schrifttum

Baum, G. und J. Greenwood: A.M.A. Arch. Ophthalm. *60*, 263 (1958).
– Am. J. Ophthalm. *46*, 319 (1958).
– A.M.A. Arch. Ophthalm. *64*, 180 (1960).
– Am. J. Ophthalm. *56*, 98 (1963).
Bronson, N. R. und F. L. Turner: A simple B-Scan-Ultrasonoscope. Arch. Ophthal. *90*, 237 (1973).
Buschmann, W.: Ophthalmologische Ultraschalldiagnostik. In: Velhagen, K.: Der Augenarzt. VEB Georg Thieme Verlag, Bd. II Leipzig 1972.
– Einführung in die ophthalmologische Ultraschalldiagnostik. Edition Leipzig 1966.
Coleman, D. J.: Am. J. Ophthalm. *74*, 704 (1972).
Coleman, D. J., R. L. Jack and L. A. Franzen: A.M.A. Arch. Ophthalm. *88*, 358 (1972).
– A.M.A. Arch. Ophthalm. *88*, 375 (1972).
Coleman, D. J., R. L. Jack, L. A. Franzen and S. C. Werner: A.M.A. Arch. Ophthalm. *88*, 465 (1972).
Coleman, D. J., R. L. Jack, I. S. Jones and L. A. Franzen: A.M.A. Arch. Ophthalm. *88*, 472 (1972).
Gernet, H. und A. Boateng: Zur Dimension des Glaskörperraumes. Ber. über die 68. Zusammenkunft der DOG. 1967. J. F. Bergmann Verlag, München (1968).
Gernet, H. und H. Ostholt: Augenseitige Optik, ein neues Gebiet der klinischen Oculometrie. Ophthalmologica (Basel) *166*, 120 (1973).
Gernet, H.: Ein Beitrag zur augenseitigen Optik. Klin. Mbl. Augenheilk. *165*, 309 (1974).
Mundt, G. H. and W. F. Hughes: Am. J. Ophthalm. 41, 488 (1956).
Nover, A. und B. Löpping: Ultraschall. In: Die Ophthalmologischen Untersuchungsmethoden. Hrsg. v. W. Straub. F. Enke Verlag, Stuttgart 1970.
Oksala, A.: Acta Ophth. *36*, 651 (1958).
– Brit. J. Ophthal. *43*, 408 (1959).
– Acta Ophth. *37*, 132 (1959).
– Klin. Mbl. Augenheilk. *134*, 88 (1959).

– Ophthalmologica (Basel) *138*, 350 (1959).
Oksala, A. und A. Lehtinen: Ophthalmologica (Basel) *134*, 387 (1957).
– Acta Ophth. *36*, 17 (1958).
– Acta Ophth. *36*, 37 (1958).
– Acta Ophth. *36*, 633 (1958).
– Acta Ophth. *36*, 761 (1958).
Ossoinig, K.: Klin. Mbl. Augenheilk. 146, 321 (1965).
– Klin. Mbl. Augenheilk. *149*, 817 (1966).
– Graefes Arch. Ophthal. *171*, 312 (1967).
– Graefes Arch. Ophthal. *172*, 364 (1967).
– Klin. Mbl. Augenheilk. *158*, 526 (1971).
– Grundlagen der klinischen Echo-Ophthalmographie. Verlag der Wiener Medizinischen Akad. Wien 1971.
– Klinische Echo-Ophthalmographie bei Erkrankungen der Orbita. Ultrasonographia medica II., 423. Verlag der Wiener Medizinischen Akademie (1971).

Strahlentherapie in der Ophthalmologie

Zusammenfassende Darstellung des heutigen Standes einschließlich einer kurzen Übersicht über Nutzung der Isotopendiagnostik

Von Professor Dr. sc. med. *Günter Hager* und Privatdozent Dr. sc. med. *Peter Lommatzsch,* Berlin DDR.

Aus der Radiologie haben sich die beiden großen Aufgabenbereiche Diagnostik und Therapie als selbständige Zweige sowohl in der medizinischen Forschung als auch der spezialisierten Patientenbetreuung herauskristallisiert. Die sehr umfangreichen klinischen Aufgaben haben in den letzten 20 Jahren vor allem durch den Einsatz von Radionukliden eine wesentliche Erweiterung in der Anwendung und der differenzierten Aussage erfahren.

Einleitung

Bei heutigem Erkenntnisstand ist der Einsatz von ionisierenden Strahlen alleinverantwortlich durch Ophthalmologen nicht mehr sinnvoll, er erfordert vielmehr eine abgestimmte interdisziplinäre Zusammenarbeit bei allen diagnostischen und therapeutischen Entscheidungen. Um den augenärztlichen Arbeits- und Verantwortungsanteil in dieser Kooperation optimal ausführen zu können, halten wir es für erforderlich, der *Darstellung über Strahlentherapie* eine kurze *Übersicht diagnostischer Möglichkeiten* vorauszuschicken.

Geschichtliche Entwicklung

Bereits wenige Jahre nach der Entdeckung ionisierender Strahlen durch Wilhelm Conrad *Röntgen* im Jahr 1895 erfolgten von *Chalupecky* experimentelle Untersuchungen über die Wirkung dieser Strahlen auf das Auge. Eine verbreitete effektive klinische Anwendung ergab sich für die Ophthalmologie in den darauf folgenden 6 Jahrzehnten nur für die Diagnostik in der Traumatologie und für die Therapie maligner Tumoren im Bereich der Lider. Der diagnostische und therapeutische Einsatz von Röntgen- und Radiumstrahlen bei Erkrankungen des Augapfels und der übrigen intraokularen Gewebe hatte nur in Spätstadien durch den Nachweis von Kalkeinlagerungen oder zur Milderung desolater Verläufe einen klinischen Wert. Die große Bedeutung der verschiedenen speziellen diagnostischen Röntgentechniken (Tomographie, Pneumotomographie, Arteriographie, Phlebographie) kann hier nur kurz erwähnt werden. Die klinische Nutzung von Radionukliden führte in einer rasch fortschreitenden Entwicklung seit etwa 20 Jahren zu einer erheblich *verbesserten Frühdiagnostik* im Sinne der Art- und der Funktionsdiagnostik.

Isotopendiagnostik

Die *Isotopendiagnostik* hilft der Ophthalmologie gegenwärtig auf folgenden 4 Gebieten:

1. Als Radiophosphortest (^{32}P) zum Nachweis intraokularer Tumoren.
2. Als Gamma-Orbitographie zum Nachweis von Orbitatumoren.
3. Als Radiojod-2-Phasentest bei der Differentialdiagnostik eines Exophthalmus.
4. Als Tränenwegsszintigraphie zur Funktionsdiagnostik.

1. Radiophosphortest, auch Phosphormehrspeicherungstest genannt

Bereits 1952 erschien die erste Veröffentlichung über die Anwendung des Radiophosphortestes zur Diagnose maligner Geschwülste im Auge *(Thomas, Krohmer, Storaasli)*. Dieses Verfahren beruht auf der Tatsache, daß Tumorgewebe anhaltender und einen höheren Prozentsatz an Phosphor speichert als normales, gesundes Gewebe.

Radiophosphortest

Der Patient erhält eine Gabe von 10 Mikro-Curie pro kg Körpergewicht (μ Ci/kg) einer Natriumphosphatlösung intravenös injiziert oder oral verabreicht. Je nach angewandter Applikationsmethode wird nach 24 bis 72 Stunden die aus dem tumorverdächtigen Gebiet austretende Betastrahlung des ^{32}P mit einer speziellen Meßsonde registriert (Bestimmung der Zählrate) und mit der Strahlung verglichen, die aus einem gesunden Teil des Auges ermittelt wird.

Die prozentuale Mehrspeicherung erhält man aus

$$\text{Mehrspeicherung} = \frac{n_1 - n_2}{n_2} \cdot 100\,\%,$$

dabei ist n_1 = mittlere Zählrate über dem tumorverdächtigen Gebiet,
n_2 = mittlere Zählrate über dem gesunden Gebiet.

Der Grenzwert der prozentualen Mehrspeicherung zur Unterscheidung zwischen einer gutartigen und einer bösartigen Geschwulst (Malignitätsgrenze) wird unterschiedlich angenommen und schwankt in der Literatur zwischen 30 bis 65 %. Dabei wird die Treffsicherheit des Radiophosphortestes, d. h. der Grad der Übereinstimmung des Meßergebnisses mit dem histologischen Befund, von den Autoren mit 90 bis 98 % angegeben *(Vogel, Strötges)*. Damit ist nach dem augenblicklichen Entwicklungsstand der Phosphormehrspeicherungstest die zuverlässigste Methode zur klinischen Diagnostik maligner Augentumoren. Die von uns *(Lommatzsch, Guntermann, Matauschek, Bartho, Schwerdt, Nentwig)* entwickelte Halbleiterdetektorsonde für die Augentumordiagnostik (Abb. 1) hat die Zuverlässigkeit und Empfindlichkeit dieses Testes weiterhin verbessert.*

Klinische Bedeutung

* Hersteller: VEB Meßelektronik „Otto Schön“, Dresden, DDR.

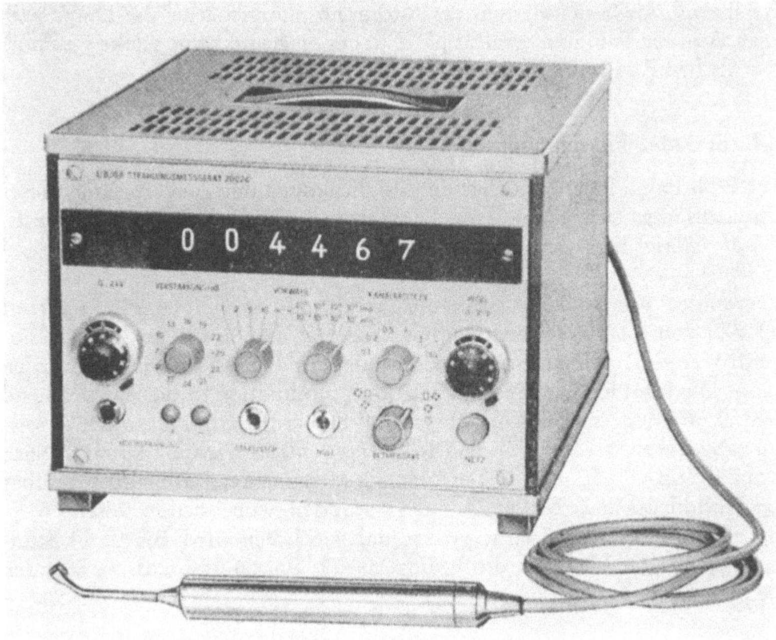

Abb. 1: Halbleiterdetektor nach *Lommatzsch, Guntermann, Matauschek, Bartho, Schwerdt* und *Nentwig* zum ^{32}P-Test mit Strahlungsmeßplatz (Hersteller: VEB Meßelektronik „Otto Schön", Dresden, DDR).

In jüngster Zeit erschienen Arbeiten mit dem Hinweis, daß auch mit ^{131}J markiertes Chlorochin zur Diagnostik des Aderhautmelanoms geeignet ist *(Blanquet)*.

2. Gamma-Orbitographie

Durch die Erfolge der Gamma-Encephalographie wurden Ophthalmologen und Nuklearmediziner angeregt, diese Methode auch zur Differentialdiagnose von Orbitaprozessen anzuwenden. Dazu wurden bisher folgende Radionuklide benutzt.
^{131}J-Dijodfluoreszein, ^{131}J-Human-Serumalbumin, ^{203}Hg- und ^{197}Hg-Neohydrin, ^{197}HgCl, ^{99m}Tc als Pertechnetat, ^{68}Ga-EDTA, ^{67}Ga als Galliumnitrat und ^{125}J und ^{13}J-Oxytetracyclin. **Gamma-Orbitographie**

Diese Radionuklide sind alle Gammastrahler und können mit einer Szintillationskamera in ihrer räumlichen Verteilung studiert werden *(Szintigramm)*. Es konnte jedoch noch keine Methode entwickelt werden, die nur annähernd die Treffsicherheit des Radiophosphortestes bei der Diagnostik intraokularer Tumoren erreicht hätte, da es bis heute keine selektiv tumorspezifischen Radionuklide gibt.

3. Radiojod-2-Phasenstudium

Der Ophthalmologe muß über die Möglichkeiten und Fehlerbreiten dieser Untersuchung, soweit sie sein Fachgebiet *im Rahmen des endokrinen Exophthalmus* betreffen, orientiert sein.

Radiojodtest

Verwendet wird fast ausschließlich ^{131}J, das mit einer Halbwertzeit (HWZ) von 8,1 Tagen eine Gammastrahlung von 80 bis 637 KeV (Kiloelektronenvolt) aussendet, die außerhalb des Körpers gemessen werden kann. Die Schilddrüse speichert das Jod („Jodination"), das entsprechend dem hypophysären Rückkopplungs- und Steuermechanismus in den Kreislauf abgegeben wird und an den Körperzellen zur Wirkung kommt. Nach Applikation von 50 μ Ci ^{131}J erfolgt die Messung der Radioaktivität über der Schilddrüse nach 2, 4, 6, 24 und 48 Stunden, wobei der gemessene Wert mit einem Standardpräparat prozentual verglichen wird. Bis zu 24 Stunden spiegelt der Meßwert die Jodidphase (1. Phase) und nach 24 Stunden die Hormonphase (2. Phase) wider.

Horst und Ullerich (1958) haben nachgewiesen, daß PBI (protein-bound-iodine) nach 48 Stunden nicht nur bei der Hyperthyreose, sondern auch bei der endokrinen Ophthalmopathie erhöht ist. Aus diesem Grunde ist es zweckmäßig, dem radioaktiven Hormonjod nachzugehen und es im Serum zu bestimmen. Der Grenzwert beträgt 0,25 bis 0,4 % der Dosis/ltr. Höhere Werte deuten mit großer Sicherheit auf eine hypophysäre Aktivität im Rahmen einer endokrinen Ophthalmopathie hin.

Die klinische Erfahrung besagt, daß die exophthalmus producing substance (EPS) immer dann ausgeschüttet wird, wenn das Regelsystem derart belastet ist, daß eine erhöhte TSH-Ausschüttung (thyroid stimulating hormone) stimuliert wird.

Suppressionstest

Bei Patienten mit endokrinem Exophthalmus ohne Hyperthyreose läßt der 2-Phasentest gelegentlich im Stich. In solchen Fällen wird der *Suppressionstest* empfohlen, d. h. die Patienten erhalten vor einem 2. Test mehrere Tage lang Schilddrüsenhormon. Bei gesunden Patienten wird dadurch die Radiojodaufnahme stark herabgesetzt, bei Hyperthyreosen oder Patienten mit endokriner Ophthalmopathie bleibt sie unverändert oder sinkt um weniger als 20 %. Auch der *Stimulationstest mit TSH* ist zur Untermauerung der Diagnose einzusetzen, denn im Gegensatz zu gesunden Personen erhöht sich bei Hyperthyreose und endokriner Ophthalmopathie infolge des gestörten Regelkreises die ^{131}J-Aufnahme trotz TSH-Belastung nicht.

Stimulationstest

4. Radionuklid-Dakryocystographie

Diese Methode erlaubt die Funktionsdiagnostik der ableitenden Tränenwege praktisch unter physiologischen Bedingungen.

Ein kameraszintigraphisches Verfahren gestattet die beidseitige simultane Untersuchung (*v. Denffer, Dressler, Correns, Gliem, Pinck, Eschbach* 1974). Der Patient erhält je 50 μ Ci, ^{99m}Tc-Pertechnetat in den Bindehautsack getropft. Der Abtransport des Radioindikators wird mit der Szintillationskamera, die mit einem Pinhole-Kollimator (Durchmesser = 0,15 inch) ausgerüstet ist, verfolgt. Die Untersuchung dauert etwa 15 Minuten; die Strahlenbelastung beträgt weniger als 20 % einer p.a. Röntgenaufnahme. Sie ersetzt die Röntgen-Dakryocystographie nicht, sondern beschränkt sie auf diejenigen Fälle, bei denen vor einer Operation eine genaue morphologische Detailerkennung erforderlich ist. Vorgehen

Strahlentherapie

Hierbei berücksichtigen wir nur die *Anwendung ionisierender Strahlen zu therapeutischen Zwecken.* Mit ihrer Hilfe ist man bestrebt, mitosereiche zelluläre Neubildungen selektiv zu zerstören, ohne eine irreparable Schädigung des betroffenen Organs oder des Organismus hinnehmen zu müssen (*Schumann*). Das Auge besteht aus verschiedenen Geweben mit sehr unterschiedlicher Strahlensibilität, was beim Einsatz ionisierender Strahlen zu therapeutischen Zwecken Berücksichtigung finden muß. Die Ophthalmologie kann bei exakter Indikationsstellung heute auf ihre Nutzung vor allem zur Geschwulstbehandlung nicht mehr verzichten. Ziel der Strahlentherapie

Strahlenquellen

Zur Strahlenbehandlung stehen folgende Quellen zur Verfügung: Strahlenquellen

1. Röntgenapparate,
2. Teilchenbeschleuniger,
3. natürliche und künstliche radioaktive Strahler (Telegammabestrahlung),
4. Kontakttherapie.

1. Röntgenbestrahlung (Orthovolttherapie)

Je nach Spannung, Filterung und Fokus-Haut-Abstand unterscheidet man: Röntgenstrahlen

a) *Röntgentiefentherapie:* 200 KV (Kilovolt); 1,0 Cu (Kupferfilter), FHA (Fokushautabstand) 40 cm. Die 50 %-Isodose liegt beispielsweise bei einem Tubus 6 × 8 cm in 6,5 cm Gewebetiefe.
b) *Halbtiefentherapie:* 130 KV; 5,0 Al (Aluminiumfilter); FHA 30 cm. Der etwas steilere Dosisabfall verlagert bei einem Tubus 6 × 8 cm die 50 %-Isodose in 3,5 cm Gewebetiefe.

c) *Nahbestrahlung nach Chaoul:* 60 KV; 0,15 Al, FHA 1,5 cm bis 5 cm. Hier liegt die 50%-Isodose bei einem FHA von 1,5 cm und bei Verwendung des Tubus 2 nur in 4 mm Gewebetiefe. Unter Verwendung noch weicherer Strahlen (Bucky-Grenzstrahlen) kann bei oberflächlich hoher Dosis das tiefere Gewebe noch besser geschont werden.

2. Teilchenbeschleuniger (Megavolttherapie)

ultraharte Röntgenstrahlen

Zur Erzeugung von ultraharter Röntgenbestrahlung beschleunigt man die Elektronen mit Hilfe eines Linearbeschleunigers oder eines Umlaufbeschleunigers (Betatron) bis nahe an die Lichtgeschwindigkeit. Diese hochenergetischen Elektronen können direkt zur Tumorbestrahlung (Korpuskularstrahlung) benutzt werden. Der Vorteil ist die Begrenzung der maximalen Reichweite, die etwa durch den Wert $\frac{\text{MeV}}{2}$ (Millionenelektronen-Volt) in cm ermittelt werden kann. Die therapeutisch nutzbare Tiefe ist jedoch etwa nur halb so groß.

3. Natürliche und künstliche radioaktive Strahler (Telegammabestrahlung)

Das bekannteste Element ist das Radium (^{226}Ra), das jedoch in letzter Zeit vollständig von künstlichen Radionukliden mit höheren Sicherheitsfaktoren im Rahmen der Entwicklung der Telegammageräte verdrängt wurde.

Cobalt und Caesium

Neben Cobalt (^{60}Co) hat Caesium (^{137}Cs) eine gewisse Bedeutung erlangt.

^{60}Co sendet eine monochromatische Gammastrahlung von 1,18 und 1,33 MeV aus und zerfällt mit einer Halbwertzeit (HWZ) von 5,3 Jahren.

4. Kontakttherapie

Durch unmittelbaren Kontakt zwischen Strahlenquelle und Tumor wird ein besonders starker Dosisabfall erreicht. Für die Ophthalmologie haben sich folgende Nuklide bewährt:

Tabelle 1

Applikatoren mit	^{90}Sr/^{90}Y (β)	^{106}Ru/^{106}Rh (β) (γ)	^{60}Co (γ)
Eindringtiefe	–		
der 50%-Isodose	1,8 mm	2,5 mm	5 mm
der 10%-Isodose	4,0 mm	6,0 mm	10 mm

Applikatoren

Zur Behandlung epibulbärer Prozesse gibt es hohlspiegel- oder stempelförmige ^{90}Sr/^{90}Y-Applikatoren (Abb. 2a), mit denen bei bekannter Oberflächendosisleistung eine fraktionierte Kontakttherapie möglich ist *(Friedell, Thomas, Krohmer)*. Für intraokulare Tumoren benutzt man schalenförmige Applikatoren, die episkleral operativ fixiert werden und eine protrahierte Bestrahlung ermöglichen (Abb. 2b). Bisher haben sich ^{60}Co-Applikatoren von *Stallard* als Gammastrahlenquelle und Beta-Applikatoren mit ^{106}/Ru/^{106}Rh nach *Lommatzsch und Vollmar* bewährt.

Dosierung

1962 wurden von der International Commission of Radiological Units and Measurements (ICRU) Empfehlungen über Einheiten gegeben, die noch heute die physikalische Grundlage bilden. 1968 wurden die radiologischen Einheiten und Größen dem Internationalen Einheitensystem (SI) angeglichen. Dieser Angleich ist noch nicht abgeschlossen und wird im Jahre 1976 in der BRD und in der DDR durch weitere Gesetzgebungen (DIN, bzw. TGL) vervollständigt. Dosierung

Danach ergibt sich für die *Exposition* Exposition

$$X = \frac{\Delta Q}{\Delta m} = 1 \frac{C}{kg.}$$

Der bisherige Wert für die Exposition in „Röntgen" entspricht

$1 R = 2{,}58 \cdot 10^{-4}$ C/kg

Q = Elektrizitätsmenge der gebildeten Ionen eines Vorzeichens in Coulomb (C)

1 C = 1 As (Ampèresekunde)

Die Einheit der *Energiedosis* ist „Gray":

$$D = \frac{\Delta E}{\Delta m} = 1 \frac{J}{kg} = \frac{Ws}{kg} = 1 \text{ Gy.}$$

Energiedosis

Nach der früheren Festlegung 1 rd = 100 $\frac{erg}{g}$ betragen jetzt 100 rd = 1 Gy (Gray).

J = Joule; Ws = Wattsekunde.

rd, früher auch rad abgekürzt, = radiation absorbed dose.

Die Einheit der Aktivität ist „Becquerel":

$$A = \frac{1}{s} = 1 \text{ Bq (1 Zerfall je Sekunde).}$$

Nach der bisherigen Festlegung von 1 Curie entspricht

$1 Ci = 3{,}7 \cdot 10^{10} s^{-1} = 3{,}7 \cdot 10^{10}$ Bq.

Die Energieeinheiten in Elektronenvolt, eV, bleiben bestehen.

Der Vollständigkeit halber werden die in älterer Literatur gebrauchten Bezeichnungen noch aufgeführt. Demnach ist ein *„rem"* (roentgen equivalent man) die Zahlenangabe der RBW-Dosis

1 „rem" = rd × RBW-Faktor.

Der RBW-Faktor (Relative biologische Wirkung) wurde als dimensionsloser Faktor zur Kennzeichnung der unterschiedlichen biologischen Wirkung von ionisierenden Strahlen eingeführt.

1 *„rep"* (roentgen-equivalent physical) ist die Menge einer beliebig ionisierenden Strahlung, die pro g tierisches Gewebe 83 erg absorbiert.

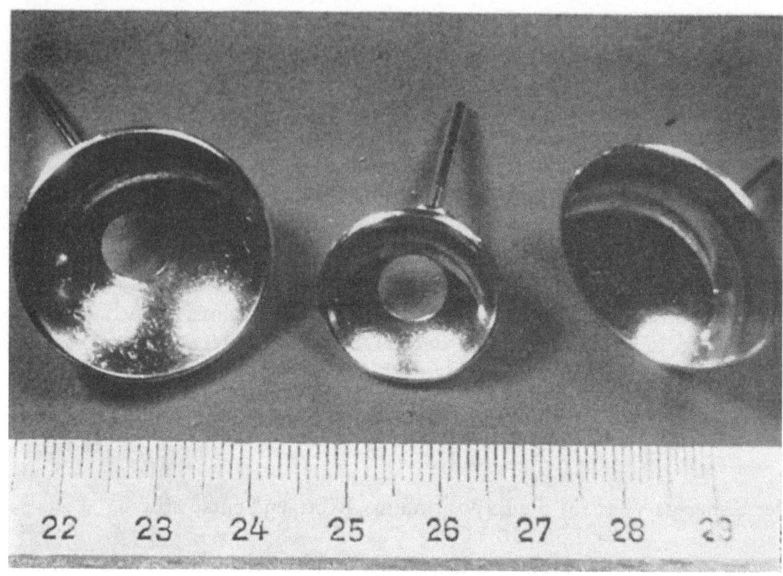

Abb. 2a: $^{90}Sr/^{90}Y$ Beta-Applikatoren zur Bestrahlung des vorderen Augenabschnittes.

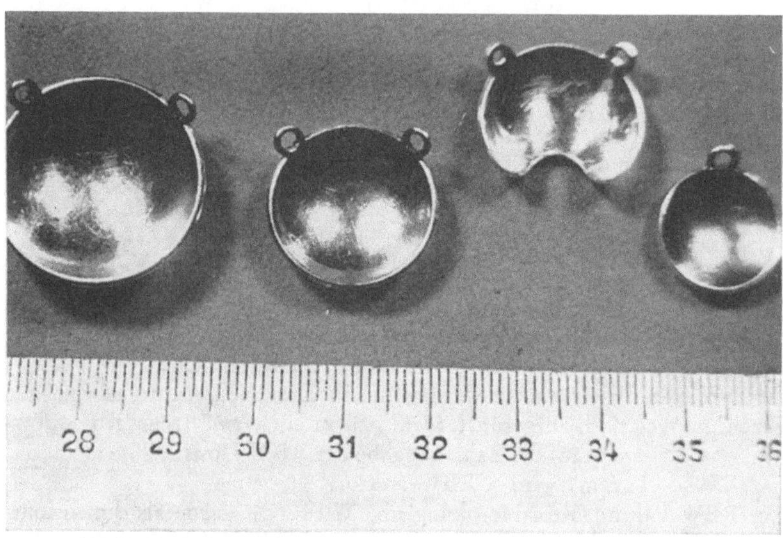

Abb. 2b: $^{106}Ru/^{106}Rh$ Beta-Applikatoren zur Bestrahlung intraokularer Tumoren. (Hersteller: Institut für angewandte Isotopenforschung, Berlin-Buch, Lindenberger Weg 70, DDR).

Spezielle augenärztliche Gesichtspunkte

Gewebsneubildungen, als Primärtumoren oder als Symptome einer generealisierten Erkrankung, ergeben die häufigste Indikation zur Strahlentherapie im Augenbereich. Während die Behandlung von Lidkarzinomen durch Röntgenbestrahlung mit zu den ersten Erfolgsmeldungen der Strahlentherapie überhaupt gehörte, erfuhr die Behandlung intraokularer Tumoren erst in jüngster Zeit durch die Entwicklung von Strahlenträgern zur Kontakttherapie eine erfolgversprechende Anwendungsmöglichkeit und klinische Verbreitung. Die Strahlentherapie zur Geschwulstbekämpfung wird im folgenden Mittelpunkt der Betrachtungen sein. Danach werden die Möglichkeiten einer erfolgreichen Strahlenanwendung bei anderen Augenerkrankungen, soweit sie klinische Bedeutung erlangt haben, aufgezeigt. Zur Wahrung der Übersichtlichkeit erfolgt eine Gliederung nach anatomischen Abschnitten des Sehorgans.

Indikationen

Lider

Lidtumoren

Epitheliale Gewebswucherungen der Lidhaut sind die häufigste Indikation zur Strahlentherapie im Augenbereich. Klinisch eindeutige Krankheitsbilder, wie das Cornu cutaneum, Verruca juvenilis, Xanthelasmata, Dermoide, Atherome, Milien, Muluscum contagiosum, Zysten verschiedenen Ursprungs sowie Veränderungen durch die Neurofibromatose von *Recklinghausen* bedürfen nicht des Einsatzes ionisierender Strahlen und werden somit in dieser Betrachtung nicht berücksichtigt.

Epitheliome

Die unterschiedlichen *Wachstumsverhältnisse epithelialer Gewebswucherungen* sind in Abb. 3 dargestellt. Diese hebt das primär infiltrative Tiefenwachstum des Karzinoms und die primär oberflächliche Ausbreitung des Keratoakanthoms sowie des Keratoma senile hervor. Da die beiden letztgenannten maligne entarten können, werden sie in unsere Betrachtung miteinbezogen. Unter den malignen Lidtumoren stellen die Basaliome mit über 50 % die größte Gruppe dar. Eine Zusammenstellung der 1969 in der Berliner Augenklinik behandelten 172 Lidtumoren ergab folgende Verteilung: 52,9 % Basaliome, 2,9 % Spinobasaliome, 25 % Plattenepithelkarzinome, 3,5 % maligne Melanome, 4,1 % Sarkome, 1,7 % proliferierende Adenome, 0,6 % Adenokarzinome, 9,3 % histologisch nicht differenzierte Epithelwucherungen. Am häufigsten wird das Unterlid befallen, wobei die Lidwinkel eine gewisse Bevorzugung aufweisen.

Stadieneinteilung und Behandlungsmethoden

Die *anzuwendende Behandlungsmethode* hängt von der Größe, Lage und Ausdehnung der Geschwulst ab, wobei man sich zweckmäßig nach der Stadieneinteilung im TNM-System richtet *(Arndt)*.

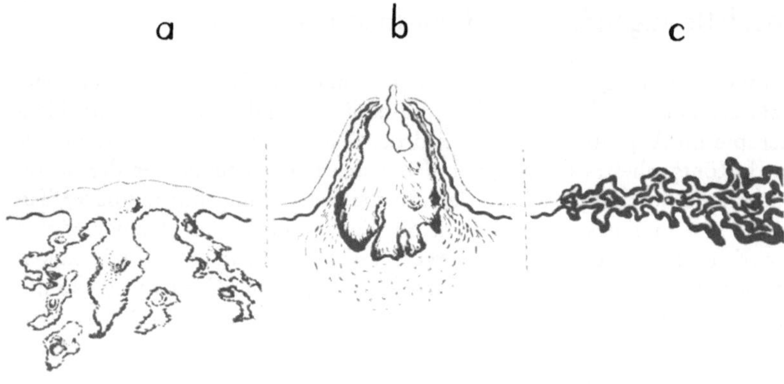

Abb. 3a–3c: Die unterschiedlichen Wachstumsverhältnisse
a) beim Karzinom,
b) beim Keratoakanthom,
c) beim Keratoma senile.

Zu T_1

Der Tumor (T) wächst oberflächlich und ist im Durchmesser kleiner als 5 mm. Chirurgische und strahlentherapeutische Maßnahmen führen zu den gleichen Heilungsquoten. Zur histologischen Klärung empfehlen wir die Entfernung in toto; eine Strahlentheraphie wird nur angeschlossen, wenn keine radikale Entfernung durchgeführt wurde.

Zu T_2

Der Tumor besitzt einen Durchmesser von 6–12 mm und ist noch auf das Lid begrenzt. Hier ist die *Chaoul*sche Nahbestrahlung die schonendste Methode, die besonders älteren Patienten größere plastische Operationen erspart.

Zu T_3

Der Primärtumor wächst in tiefere Schichten und breitet sich über das ganze Lid aus. Bei einer solchen Ausdehnung sinken die Aussichten auf eine endgültige Heilung. In den meisten Fällen ist eine primäre Radikaloperation nicht mehr möglich. Alleinige Strahlentherapie oder operative Maßnahmen mit nachfolgender Strahlentherapie sind erforderlich.

Zu T_4

Die Umgebung des Lides wird durch den Tumor breit und tief infiltriert. Die Behandlungsmöglichkeit entspricht den Empfehlungen wie bei T_3, die Erfolgsaussichten auf Dauerheilung sind jedoch schlechter.

Na
Die regionären Lymphknoten (Noduli) sind klinisch nicht miterkrankt, sie brauchen nicht bestrahlt zu werden.

Nb
Lymphknotenbefall ist nachgewiesen; es müssen die 3 Abflußgebiete – präaurikular, submandibular und zervikal – in die Strahlentherapie miteinbezogen werden.

Histologische Untersuchung

Zur abgesicherten Behandlung zellulärer Neubildungen im Lidbereich gehört eine vorausgehende histologische Untersuchung. Eine operative Gewebsentnahme bei Tumoren des Stadiums T_1 erspart bei Totalexstirpation des Tumors eine Strahlentherapie. Bei histologischem Hinweis auf unvollständige Entfernung sowie bei Tumoren des Stadiums T_2 ist die *Chaoul*sche Nahbestrahlung die Methode der Wahl. Der Bulbus wird mit einer Schutzschale aus Metall (Gold oder Silber) abgedeckt, deren Stärke 1 mm Blei entspricht, so daß weniger als 1 % der Oberflächendosis den Bulbus erreicht, wodurch die Gefahr einer radiogenen Augenschädigung, besonders die Entwicklung einer Strahlenkatarakt, vermieden wird. Bleischutzschalen müssen noch einen absorbierenden Kunststoffüberzug besitzen, um eine Dosiserhöhung an ihrer Vorderseite durch die auftretende Sekundärstrahlung zu verhindern.

CHAOULsche Nahbestrahlung

Tiefen- oder Halbtiefentherapie

Bei infiltrierend wachsenden Tumoren der Stadien T_3 und T_4 muß unter Tiefen- oder Halbtiefentherapiebedingungen bestrahlt werden, wobei ein direkter Bulbusschutz nur mit entsprechend dickwandigeren Schalen oder ein indirekter Schutz mit Absorberkernen im Strahlengang *(Lederman)* erreicht werden kann. Es empfiehlt sich, unter Nahbestrahlungsbedingungen Einzeldosen von 500 rd (5 Gy) täglich zu verabfolgen, bis zu einer Gesamtdosis von 7000–8000 rd (70–80 Gy). Das Strahlenfeld muß ausreichend bemessen sein, damit später keine Randrezidive entstehen. Die unvermeidliche Strahlenepithelitis klingt nach 3–4 Wochen wieder ab und kann in hartnäckigen Fällen mit lokalen Cortisongaben gelindert werden.

5-Jahresheilung

Die primäre Strahlentherapie der malignen Lidepitheliome erreicht eine 5-Jahresheilung von 80–90 % und hat somit die gleichen Erfolgsaussichten wie die operative Behandlung (Abb. 4a und b).

Kombinierte Therapie

Das Für und Wider einer alleinigen operativen Therapie, einer ausschließlichen Strahlentherapie oder einer kombinierten Therapie ist bei jedem Patienten abzuwägen. Höchste Sicherheit für den Patienten mit optimalen funktionellen und kosmetischen Ergebnissen sind nur bei enger Zusammenarbeit eines Ophthalmochirurgen mit einem Strahlentherapeuten zu erzielen.

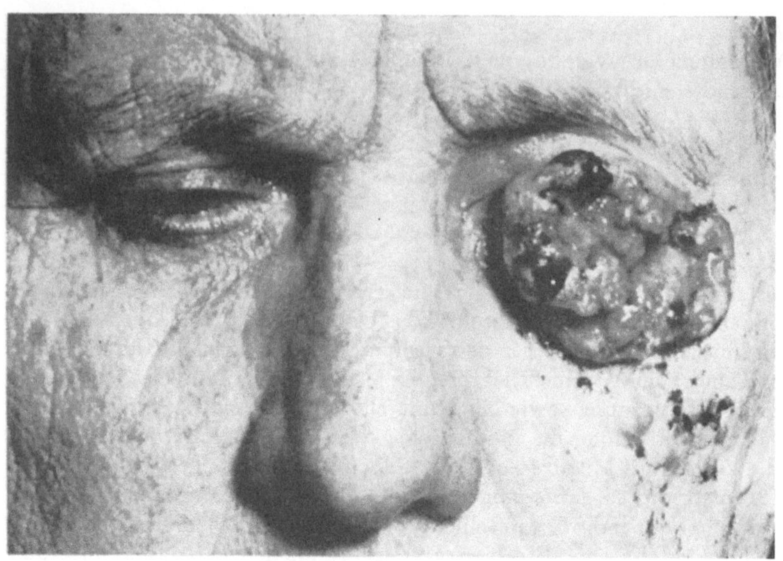

Abb. 4a: Exulzerierendes Basaliom des linken Oberlides.

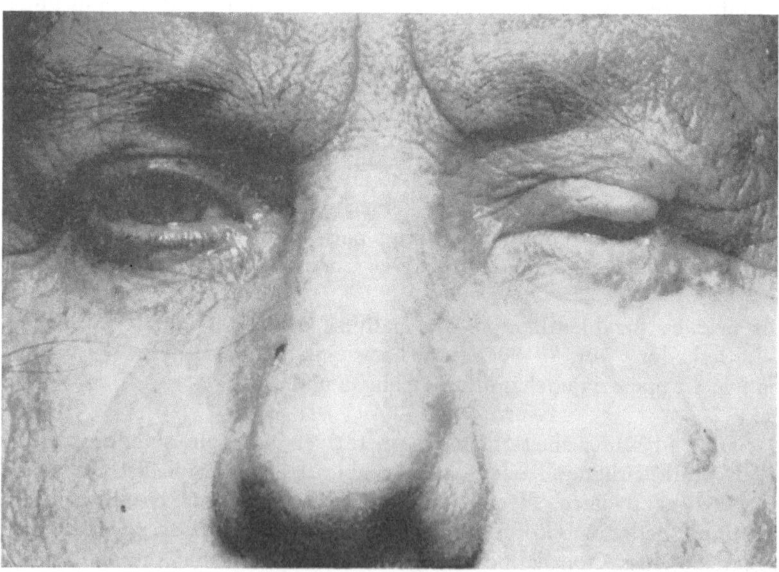

Abb. 4b: 3 Monate nach Nahbestrahlung mit 8000 rd (80 Gy).

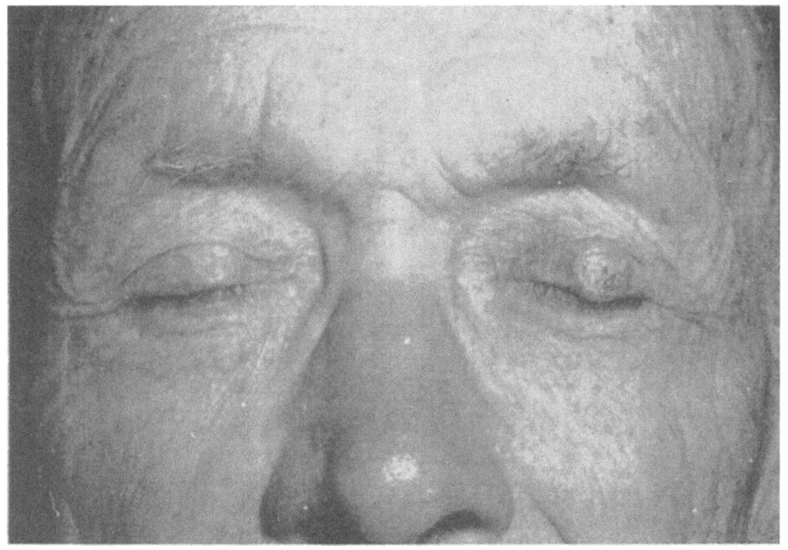

Abb. 5: Keratoakanthom im linken Oberlid bei 85jährigem Patienten. Ein Teil des Tumors wurde exzidiert und histologisch untersucht. Der Resttumor heilte innerhalb von 10 Wochen spontan ab.

Vorgehen bei benignen Tumoren

Ein *Keratoakanthom* (Abb. 5 und 6) heilt im allgemeinen spontan ab, es bedarf jedoch bei Verdacht auf maligne Entartung genau so wie das *Keratoma senile* der gleichen Behandlung wie ein malignes Epitheliom.

Klinisch ruhende *Pigmenttumoren* der Lider sollte man nur dann therapeutisch angehen, wenn sie den Patienten z. B. als Tierfellnaevus kosmetisch entstellen. Dann ist im allgemeinen nur ein chirurgisch-plastisches Vorgehen angezeigt.

Beim Auftreten klinischer *Malignitätszeichen kleiner Pigmenttumoren*, wie Größenwachstum, starke Pigmentzunahme oder Umgebungsinfiltrate ist eine primäre Strahlentherapie nach *Chaoul* indiziert. Bleibt danach in der weiteren Beobachtungszeit die erwartete Rückbildung aus, so ist die chirurgische Totalexstirpation des bestrahlten Gewebes anzuschließen.

Bei *Haemangiomen* ist im allgemeinen die gewünschte Verödung durch eine *Chaoul*sche Nahbestrahlung zu erreichen. Sie liefert kosmetisch bessere Ergebnisse als ein chirurgisches Vorgehen.

Bei *Lymphangiomen* ist die Ansprechbarkeit auf eine Strahlentherapie

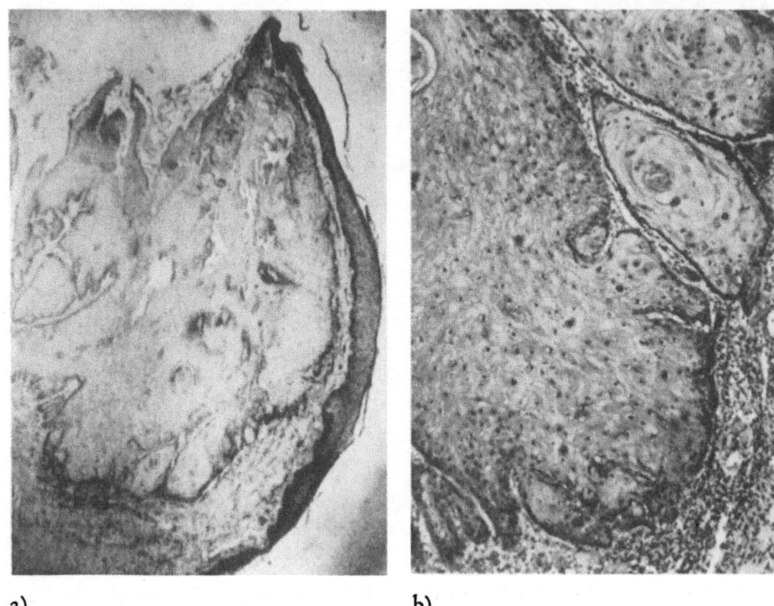

a) b)

Abb. 6: Histologischer Befund des Keratoakanthoms der Abb. 5.
a) Übersichtsaufnahme,
b) bei stärkerer Vergrößerung sind die gewucherten Epidermiszapfen und eine stärkere Coriumreaktion gut erkennbar.

weniger gut, so daß zur Beseitigung entstellender oder sehbehindernder Lidverdickungen chirurgisch-plastisches Vorgehen erforderlich ist.

Sarkome

Sarkome im Lidbereich können in allen Lebensaltern vorkommen (Abb. 7). Sie sind insgesamt selten, jedoch mit einer relativen Häufung als Rhabdomyosarkom im Kindesalter. Das rapide Wachstum erfordert den Einsatz aller Mittel. Durch eine sofort einzuleitende Strahlentherapie unter Halbtiefen- oder Tiefentherapie-Bedingungen ist eine weitgehende Rückbildung der klinischen Erscheinung zu erwarten. Bei der hohen Rezidivneigung müssen wir jedoch als vitale Indikation die nachfolgende Radikaloperation ansehen. Eine zusätzliche Zytostatikabehandlung ist in jedem Erkrankungsfalle sorgsam abzuwägen.

Sehr bösartige Verläufe – Einsatz aller Mittel

Geschwulstähnliche Veränderungen der Lider können auch eine Teilerscheinung von *Systemerkrankungen* wie beispielsweise Leukosen, Lymphadenosen oder dgl. sein. Hierbei steht die Behandlung des Grundleidens im Vordergrund. Die einzelnen tumorösen Erscheinungen sind im allgemeinen strahlensensibel.

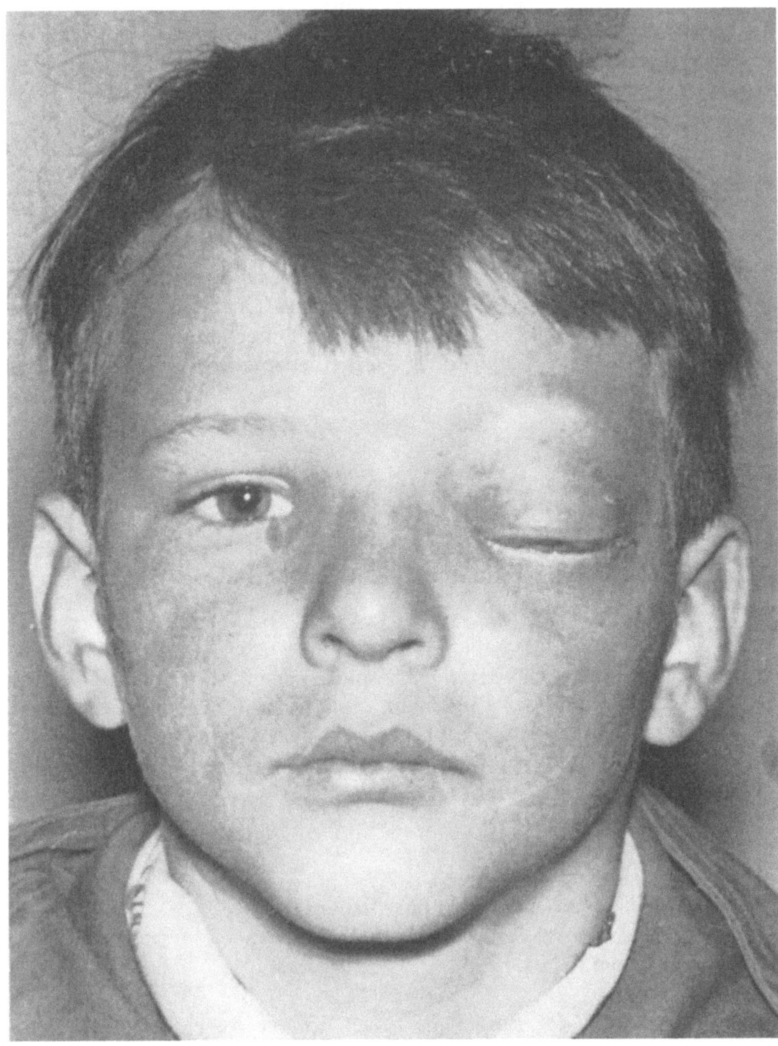

Abb. 7: Polymorphzelliges Spindelzellsarkom bei einem 7jährigen Jungen, ausgehend vom linken Oberlid mit Lokalrezidiven. Primäre Röntgenbestrahlung, Exenteratio orbitae und Röntgennachbestrahlung unter Tiefentherapiebedingungen brachten bei 10jähriger Nachbeobachtungszeit eine Heilung.

Als *neue Methode* einer erfolgreichen risikoarmen Behandlung von Lid- und Bindehauttumoren wird in jüngster Zeit die *Kryotherapie* mit Tempe-

Hinweis auf Kryotherapie

raturen unter –160° Celsius, einer Temperatur nahe dem Siedepunkt flüssigen Stickstoffes, von *Matthäus und Krantz* angegeben. Trotz der bisherigen ermutigenden klinischen Beobachtungen nach dieser Behandlung ist diese Methode noch nicht therapeutisches Allgemeingut.

Primärtumoren der Tränenorgane

Tumoren der Tränenorgane

Auf Grund eines zu erwartenden sehr unterschiedlichen zytologischen Aufbaues muß *zunächst* ein *chirurgisches Vorgehen* angestrebt werden. Je nach histologischem Ergebnis sowie intra operationem festgestellter Ausdehnung und Infiltration in die Gewebe der Umgebung wird eine *Nachbestrahlung* unter Halbtiefen- oder Tiefentherapie-Bedingungen durchgeführt.

Epibulbäre Tumoren

Tumoren der Konjunktiva

Von allen möglichen epibulbären Neubildungen stehen die pigmentierten und epithelialen Tumoren klinisch im Vordergrund (*Thiel* 1965).

Pigmentierte Tumoren

Pigmentierte Tumoren

Sie überwiegen unter den bösartigen Tumoren der Bindehaut. Die Diagnose malignes Melanom der Bindehaut muß so früh wie möglich gestellt werden. Gutartige Melanome gibt es nicht, sogenannte Pigmentnaevi und die Melanosis conjunctivae rechnen wir mit *Thiel* zu Pigmentanomalien der Bindehaut.

1. Pigmentzellen-Naevus

Pigmentzellennaevi

Grenznaevus (Junktions-Naevus),
intermediärer Naevus (Kombinations-Naevus),
subepithelialer Naevus,
juveniles Melanom (*Spitz* 1948).

Pigmentzellennaevi der Bindehaut zeigen in der Regel kein autonomes Wachstum, sondern bleiben stationär. Einige Pigmentzellennaevi, besonders am Limbus, können ohne erkennbare Ursache maligne entarten. Plötzliche Änderung des Pigmentgehaltes und schnelle Größenzunahme sind die klinischen Zeichen dafür. In solchen Fällen sind aktive therapeutische Maßnahmen wie bei einem malignen Melanom angezeigt.

2. Melanosis conjunctivae

Melanosis conjunctivae

Charakteristisch sind flächenhafte Pigmentierungen der Konjunktiva und der oberflächlichen Skleraschichten. Differentialdiagnostisch sind auszu-

schließen: *M. Addison*, Argyrosis, Ochronose, Hydrochinonablagerungen und Pigmentierungen durch Adrenalinpräparate.
Des öfteren besteht eine Mitbeteiligung der Iris und Aderhaut, so daß die klinische Entscheidung, ob bereits eine maligne Entartung stattgefunden hat oder noch nicht, bei der ersten Untersuchung des Patienten kaum zu treffen ist.

3. Malignes Melanom

Malignes Melanom

Die Diagnose kann mit klinischen Methoden nicht mit Sicherheit gestellt werden. Folgende Erscheinungen deuten jedoch auf die maligne Umwandlung eines Pigmentnaevus der Konjunktiva hin: Zunahme von Größe und Farbintensität (Serienphotographien sind ein wichtiges Kontrollmittel), vermehrte Speicherung von ^{32}P, Ausbildung eines Halo dystrophicus der angrenzenden Hornhaut.

Therapie der Pigmenttumoren:

Chirurgische Therapie – Strahlentherapie

Da es erwiesen ist, daß einige Pigmentzellennaevi plötzlich maligne entarten können, empfiehlt *Thiel*, jeden Pigmentzellennaevus so zu behandeln, als wäre er bereits maligne. Ob dabei die chirurgische Therapie oder die Strahlenbehandlung bevorzugt werden soll, ist nach wie vor umstritten. Sowohl die mikrochirurgische Entfernung, wobei besonderer Wert auf den Verschluß der zu- und abführenden Gefäße gelegt werden muß, als auch die alleinige Strahlentherapie mit Beta-Applikatoren ($^{90}Sr/^{90}Y$) haben gute Erfolge aufzuweisen (Abb. 8a–c).

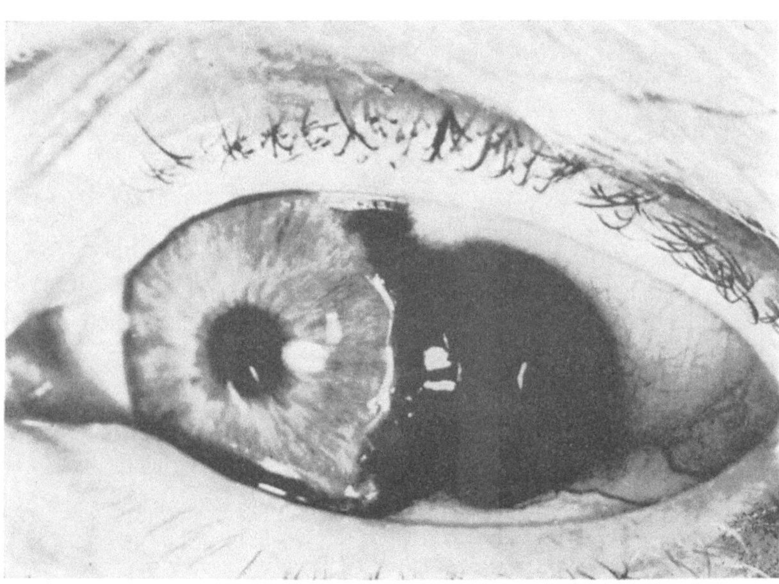

Abb. 8a: Bindehautmelanom am einzigen Auge.

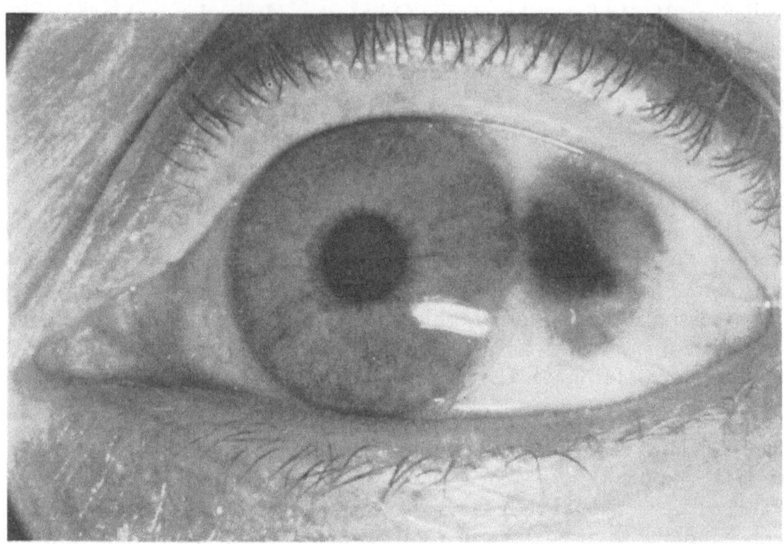

Abb. 8b: Etwa 2 Jahre nach $^{90}Sr/^{90}Y$ Betabestrahlung mit 1800 rd (18 Gy).

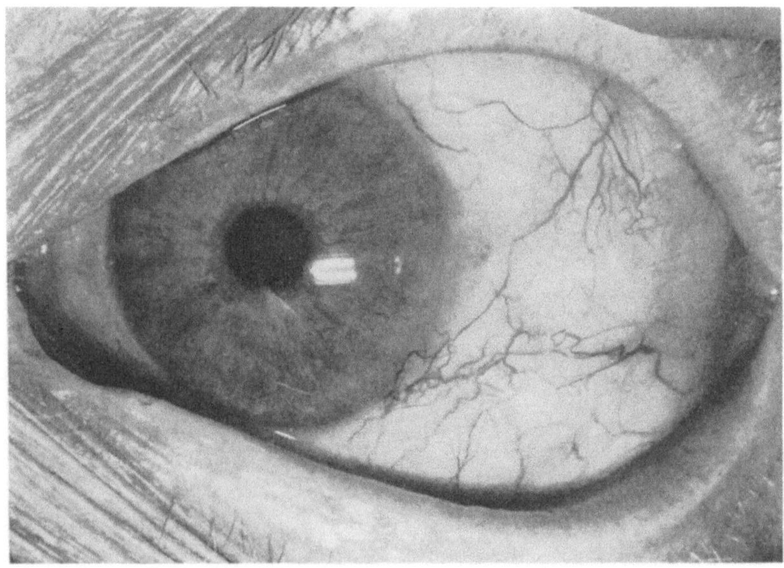

Abb. 8c: 11 Jahre später; Sehschärfe 6/6.

Bei unvollständiger Exstirpation ist eine Nachbestrahlung stets erforderlich. Bei jeder primären Strahlenbehandlung ist zu beachten, daß die Rückbildung der Bindehautmelanome oft mehrere Monate benötigt. Wir bevorzugen die Betabestrahlung mit einem ^{90}Sr/^{90}Y-Applikator und verabfolgen täglich 1000 rd (10 Gy) bis zu einer Gesamtdosis von 15000–20000 rd (150–200 Gy). Radiogene Nebenerscheinungen wie Teleangiektasien der Bindehautgefäße oder periphere Linsentrübungen führen in der Regel auch nach vielen Jahren zu keiner Visusbeeinträchtigung.

Infiltration in die Orbita

Hat der Tumor bereits die Orbita infiltriert und ist eine Totalexstirpation unmöglich, so bleibt nur, die *Exenteratio orbitae* durchzuführen. Es ist jedoch nicht erwiesen, ob damit die lebensgefährdende Metastasierung aufgehalten werden kann. Eine *Nachbestrahlung der Orbita* mit hochenergetischen Elektronen erscheint zweckmäßig. *Thiel* empfiehlt eine Röntgenbestrahlung noch vor dem operativen Eingriff.

Epitheliale Geschwülste

Epitheliale Geschwülste der Konjunktiva

Pathologisch-anatomisch lassen sich benigne und maligne Epithelhyperplasien unterscheiden. Da die Diagnose mit der Spaltlampe allein nicht sicher gestellt werden kann, empfiehlt es sich, stets eine Gewebsprobe zu entnehmen; bei kleineren Prozessen ist eine Totalexstirpation im Gesunden anzustreben.

1. Benigne Epithelhyperplasien
a) einfache Hyperplasie,
b) papilläre Hyperplasie.

Papillome

Bindehautpapillome neigen zu häufigen Rezidiven und in einigen Fällen zur malignen Entartung. Die Therapie besteht in mikrochirurgischer Exstirpation, wobei es unter Umständen erforderlich ist, die obere Skleraschicht mit zu entfernen.

Karzinome

2. Maligne Epitheldysplasien
a) Intraepitheliales Epitheliom (Carcinoma in situ).
Die Diagnose kann nur histologisch gestellt werden. Therapie: Totalexstirpation des Tumors. Betabestrahlung mit ^{90}Sr/^{90}Y bis 15000 rd (150 Gy).

b) Plattenepithelkarzinom der Bindehaut
Der Tumor kann sich aus einem Papillom oder einem Carcinoma in situ entwickeln. Durch eine Gewebsentnahme, gegebenenfalls durch Totalexstirpation, sollte in jedem Falle die Diagnose gesichert werden. Der Tumor ist im Vergleich zum Melanom *strahlensensibel.* Auch ausgedehnte Prozesse mit Beteiligung der Hornhaut lassen sich gut mit ^{90}Sr/^{90}Y Beta-Applikatoren bestrahlen und vollständig zur Rückbildung bringen, so daß eingreifende chirurgische Maßnahmen in der Regel überflüssig sind.

Betabestrahlung

Dosierung: Täglich 1000 rd (10 Gy) bis zu einer Gesamtdosis von 15 000 bis 20 000 rd (150–200 Gy), je nach Höhe der Geschwulst.
Die Tumoren beginnen bereits während der Bestrahlung zu schrumpfen und zeigen wesentlich kürzere Rückbildungszeiten als die pigmentierten Geschwülste (Abb. 9a und b).

Infiltration in die Orbita und Nebenhöhlen

Ausgedehnte Tumoren mit Orbita- oder Nebenhöhlenbeteiligung können nur durch eingreifende chirurgische Maßnahmen meist mit Nachbestrahlung des Operationsgebietes behandelt werden.

Intraokulare Tumoren

Malignes Aderhautmelanom

Die klinischen und morphologischen Besonderheiten des malignen Aderhautmelanoms wurden in dem Beitrag von *Lund* im Almanach 1973 ausführlich dargelegt.

Behandlungsmöglichkeiten

Wie zahlreiche Statistiken zeigen, führt die *Enukleation* keinesfalls zu einer sicheren Heilung des Melanomleidens, denn etwa 50% aller Patienten erliegen während der folgenden 5 Jahre einer Metastasierung, die besonders in die Leber erfolgt. Aus diesem Grunde sind konservative Maßnahmen berechtigt, die neben der Tumorvernichtung noch die Erhaltung einer praktisch verwertbaren Funktion des Auges anstreben. Mikrochirurgische Maßnahmen wie *Iridektomie* und *Iridozyklektomie* sind bei malignen Melanomen des vorderen Augenabschnittes sehr erfolgversprechende Operationen. In letzter Zeit ist es auch gelungen, Aderhautmelanome durch eine *„en bloc"-Chorioidektomie* zu exstirpieren, doch ist diese noch keineswegs ein Routineverfahren *(Sautter, Naumann).* Bei kleinen Aderhautmelanomen ist die *Lichtkoagulation* die schonendste Behandlung, mit der eine völlige Zerstörung und Vernarbung der Geschwulst erreicht werden kann.

Operative Entfernung

Lichtkoagulation

^{60}Co-Applikatoren

Stallard hat mit seinen *^{60}Co-Strahlenträgern* bewiesen, daß sich maligne Aderhautmelanome prinzipiell durch Strahlenbehandlung bei genügend hoher Dosierung zerstören lassen. Die von ihm angegebenen ^{60}Co-Applikatoren sind Gammastrahler, die episkleral entsprechend der Tumorbasis aufgenäht und mehrere Tage dort belassen werden, bis die gewünschte Dosis erreicht ist. An der Tumorspitze sollten mindestens 8000–10 000 rd (80–100 Gy) appliziert werden; dabei können an der Tumorbasis Werte bis zu 100 000 rd (1000 Gy) erreicht werden. Trotz des steilen Dosisabfalles muß in jedem Fall in den folgenden Jahren mit einer radiogenen Katarakt gerechnet werden. Auf folgenschwere Spätschäden in Form radiogener Retinopathie und Optikusatrophie haben besonders *McFaul und Bedford* hingewiesen. Aus diesem Grunde wurden an der Berliner Klinik *^{106}Ru/^{106}Rh-Applikatoren* zur Aderhautmelanomtherapie entwickelt. Die

radiogene Spätschäden

^{106}Ru/^{106}Rh-Applikatoren

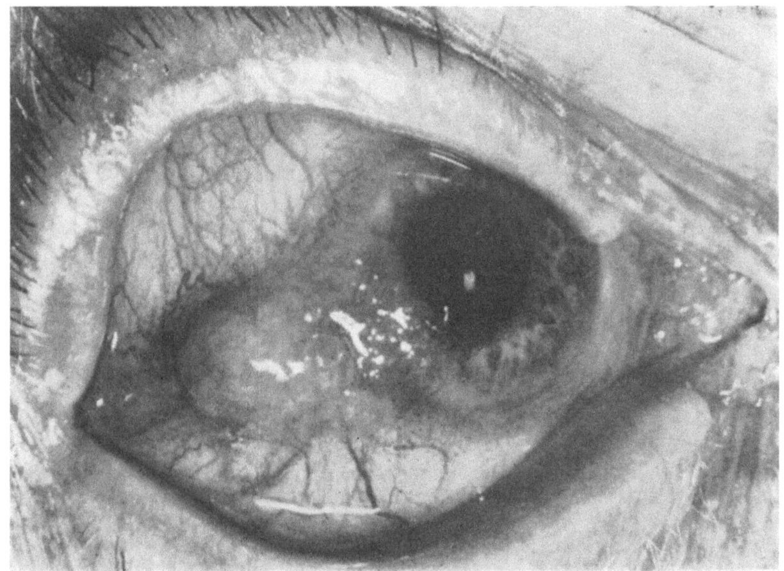

Abb. 9a: Nichtverhornendes Plattenepithelkarzinom der Bindehaut.

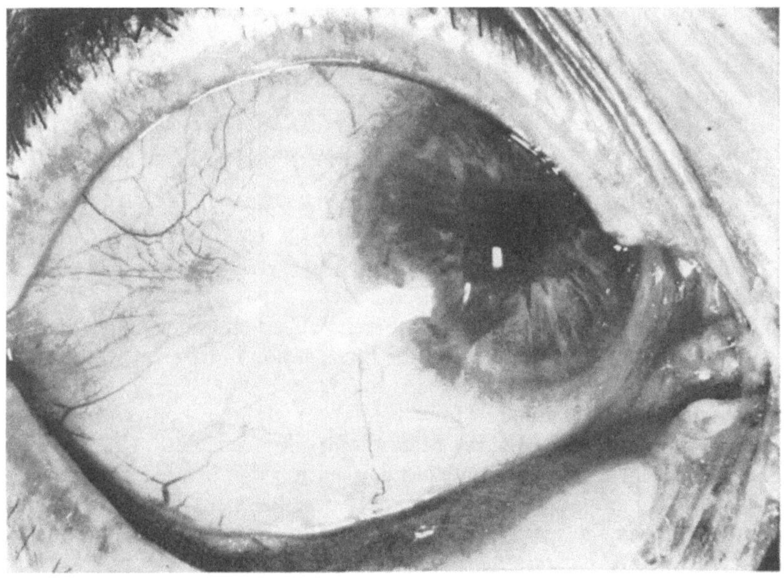

Abb. 9b: 6 Monate $^{90}Sr/^{90}Y$ Betabestrahlung mit 18000 rd (180 Gy).

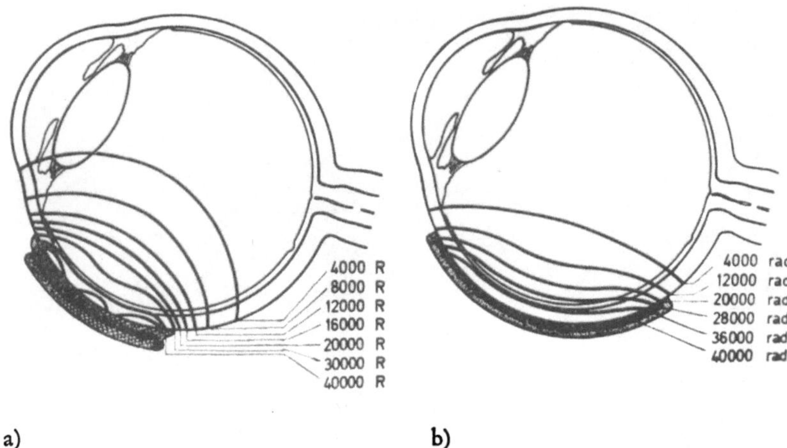

Abb. 10: Vergleich des Isodosenverlaufes eines ^{60}Co-Applikators (Gammastrahlers (a)) und eines ^{106}Ru/^{106}Rh Applikators (Betastrahlers (b)) am Auge.

Anwendung geschieht in gleicher Weise; die Besonderheit liegt in dem steilen Dosisabfall (Abb. 10), so daß schwerwiegende radiogene Spätschäden weitgehend vermieden werden können. Allerdings ist es nicht möglich, größere Tumoren dann erfolgreich zu bestrahlen, wenn der Abstand zwischen Tumorspitze und Applikatoroberfläche mehr als 6 mm beträgt.

Richtlinien

Für eine *bulbuserhaltende Therapie des malignen Aderhautmelanoms* werden folgende Richtlinien empfohlen:

1. Tumoren bis 2 Papillendurchmesser (PD) Größe und 2 Dioptrien (D) Prominenz können primär durch Lichtkoagulation zerstört werden.
2. Alle Tumoren bis zu 12 PD Ausdehnung oder 10 D Höhe sollten mit Betastrahlen behandelt werden.
3. Alle Tumoren die höher als 10 D sind, sollten mit Gammastrahlen (^{60}Co-Applikatoren) bestrahlt werden.
4. Wenn der Tumor bis in den Ziliarkörper reicht,. ist es besser, eine partielle Uvektomie durchzuführen.
5. Bei allen größeren Tumoren, die bereits zu erheblichem Funktionsverlust des Auges geführt haben, ist die Enukleation indiziert.

Bisher gibt es keine sicheren Hinweise darauf, daß ein konservativer Behandlungsversuch ein erhöhtes Metastasenrisiko bedeutet. Allerdings ist eine gut geführte Kontrolluntersuchung nach jeder Strahlentherapie erforderlich, da die Gefahr eines Rezidivs besonders bei hochprominenten Tumoren niemals ausgeschlossen werden kann. Die Erfolgsaussichten liegen etwa bei 70 % *(Stallard, Lommatzsch)*. Die radiogenen Effekte nach Betabestrahlung sind am Fundus als scharf begrenzte weitgehend depigmentierte Narben zu erkennen. Pigmentierte Erhabenheiten inmitten

Erfolgsaussichten der Strahlentherapie

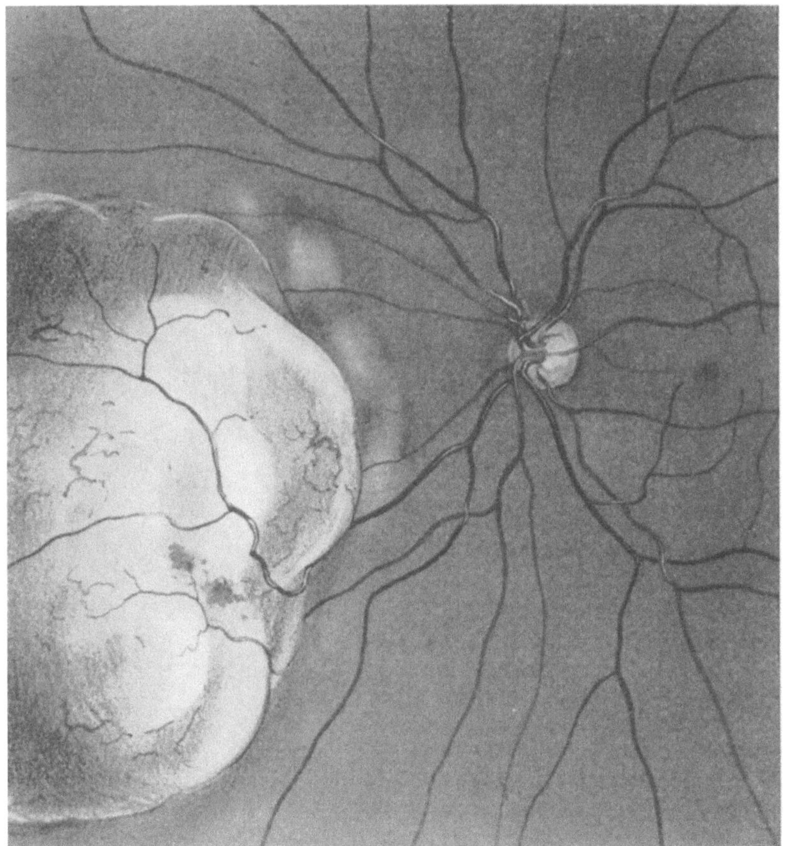

Abb. 11a: Malignes Aderhautmelanom des rechten Auges eines 47jährigen Patienten. Sehschärfe auf diesem Auge 6/5.

dieser Strahlennarben bleiben oft als Rest des ehemaligen Tumors zurück und verhalten sich, wie jahrelange Beobachtungen gezeigt haben, in der Regel inaktiv (Abb. 11a und b).

Befindet sich der Tumor in der Nähe des hinteren Augenpols, so kann es nach Betabestrahlung infolge Atrophie des retinalen Kapillarsystems zu einem radiogenen Funktionsverfall unter den klinischen Bildern einer Makuladegeneration, radiogenen Retinopathie, Papillitis, Optikusatrophie, Zentralvenenthrombose oder Ablatio retinae kommen.

Nebenwirkungen der Strahlentherapie

Orbitabestrahlung nach Enukleation

In letzter Zeit gab es statistische Untersuchungen, die eine höhere Über-

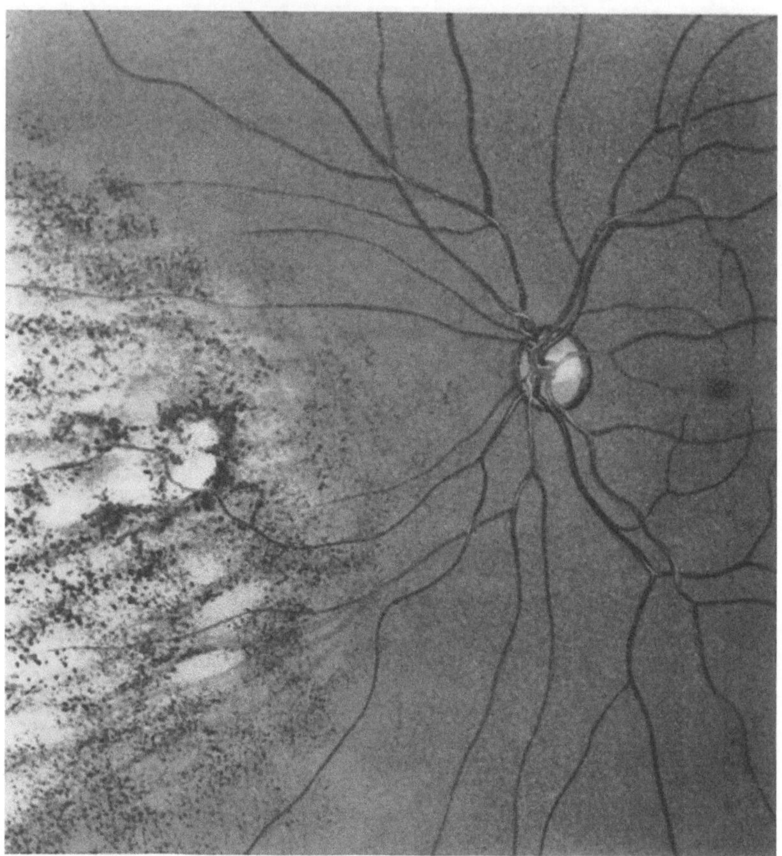

Abb. 11b: Derselbe Fundus 10 Jahre nach ^{106}Ru/^{106}Rh-Bestrahlung mit 6000 rd (60 Gy) Oberflächendosis. Visus auf diesem Auge 6/5. Deutlich abgegrenzte Strahlennarbe mit zentralen Tumorresten.

lebensrate von Patienten mit malignem Aderhautmelanom mitteilten, wenn die Enucleatio bulbi mit einer Röntgenbestrahlung der Orbita kombiniert worden war (*Sobanski, Zeydler, Goetz* 1965). Eigene Untersuchungen an einer vergleichbaren Patientengruppe bestätigen diese Beobachtung; die Überlebensrate bei enukleierten Melanom-Patienten mit nachfolgender Strahlentherapie der Orbita war signifikant höher (*Dietrich* 1974). Aus diesem Grunde führen wir nach der Enukleation eine Bestrahlung der Orbita mit 6000 rd (60 Gy) durch. Besonders eignen sich dazu hochenergetische Elektronen (16 MeV), da mit einem 5 cm Rund-

Nachbestrahlung nach Enukleation

tubus der gesamte Orbitainhalt unter optimaler Schonung der benachbarten Gewebe, insbesondere des Gehirns, bestrahlt werden kann. Die kosmetischen Ergebnisse sind allerdings bei einer Nachbestrahlung der Orbita etwas schlechter, da sich bei den meisten Patienten eine geringgradige Atrophie der Lider mit einer Schrumpfung des Bindehautsackes nicht vermeiden läßt.

Aderhautmetastasen

Gute palliative Ergebnisse

Sie werden besonders bei primärem Mamma- oder Bronchialkarzinom beobachtet und sind wegen der ausgesprochenen Strahlenempfindlichkeit eine wichtige Indikation, auch wenn die *Bestrahlung* nur eine palliative Maßnahme darstellt.

Vorgehen bei der Bestrahlung

Je nach Ausdehnung und Lage der Metastasen kann die Bestrahlung mit Hilfe von Applikatoren oder mit einem temporalen Telekobaltfeld durchgeführt werden. Wir applizieren bei täglicher Einzelgabe von 200 rd (2 Gy) insgesamt 6000 rd (60 Gy) und beobachten bereits während der Strahlentherapie eine wesentliche Rückbildung der Tumorknoten mit Anstieg der Sehfunktion. Da die Lebenserwartung bei solchen Patienten begrenzt ist, hat die Gefahr radiogener Spätschäden, wie z. B. die Strahlenkatarakt, hier kaum eine Bedeutung.

Retinoblastom

Hinweis auf klinische Verläufe

Die fast ausschließlich im Kleinkindesalter auftretende Geschwulst wird häufig erst in Spätstadien entdeckt; die Erkrankung befällt in etwa 25 % beide Augen der Patienten. In der Literatur wird bei Retinoblastompatienten eine Letalität von 25–85 % angegeben. Ausführliche Beschreibungen des Krankheitsbildes und therapeutischer Maßnahmen finden sich bei *Dollfus und Auvert* (1953), *Reese* (1963), *Boniuk* (1964), *Schepkalowa, Chorasanjan-Tade und Disler* (1965), *Duke-Elder* (1967), *Ellsworth* (1968), *Stallard* (1968), *Höpping* (1968), *Naumann und Lommatzsch* (1971) sowie *Koteljanski* (1974).

Spontanheilungen sind in der Literatur mehrfach belegt. Es darf jedoch nie mit ihnen gerechnet werden; eine gezielte Behandlung muß vielmehr so früh wie möglich beginnen.

Wenn der Bulbus vollständig von Tumormassen ausgefüllt ist, bleibt nur die *Enukleation* als Behandlung übrig. Bei Patienten mit doppelseitigem Retinoblastom hat man meist noch die Möglichkeit einer *bulbuserhaltenden Behandlungsform* des weniger stark befallenen Auges. Dabei spielt für die Prognose und die Wahl der Behandlungsmethode die Ausdehnung und Lage der Geschwulst eine große Rolle. Daher hat *Reese* folgende *Prognosegruppen* beim Retinoblastom aufgestellt:

Prognosegruppen

Gruppe I:
Sehr günstige Prognose (95 % Heilung)

a) Einzelne Tumoren, kleiner als 4 PD, hinter dem Äquator,
b) multiple Tumoren nicht über 4 PD, hinter dem Äquator.

Gruppe II:
Günstige Prognose (83 % Heilung)
a) Einzelne Tumoren, 4 bis 10 PD, bis zum Äquator,
b) multiple Tumoren 4 bis 10 PD, alle hinter dem Äquator.

Gruppe III:
Zweifelhafte Prognose (76 % Heilung)
a) Jeder Tumor vor dem Äquator,
b) solitäre Tumoren größer als 10 PD.

Gruppe IV:
Ungünstige Prognose (71 % Heilung)
a) Multiple Tumoren, einige größer als 10 PD,
b) jeder Tumor, der die Ora serrata erreicht.

Gruppe V:
Sehr ungünstige Prognose (35 % Heilung)
a) Massive Tumoren, die über die Hälfte der Retinafläche befallen,
b) Glaskörperabsiedlungen.

Behandlungsmöglichkeiten

Lichtkoagulation

Röntgenbestrahlung

zusätzliche Chemotherapie

Telekobaltbestrahlung

Mit Hilfe der *Lichtkoagulation* lassen sich kleine Tumoren bis zu 3 mm Durchmesser ohne Komplikationen primär zerstören. Da das Retinoblastom ausgesprochen strahlensensibel ist, können auch Tumoren von mehr als 3 mm Durchmesser einer *Strahlenbehandlung* zugeführt werden. *Reese* erzielte mit der Röntgenbestrahlung unter Orthovoltbedingungen und der *Kreuzfeuermethode* unter Verwendung zweier spezieller Tuben bei weitestgehender Schonung der Linse sehr gute Resultate. Durch gleichzeitige Gabe von Triäthylenmelamin (TEM) 0,08 mg/kg konnte die zur Tumorvernichtung erforderliche Strahlendosis auf etwa 4000 rd (40 Gy) herabgesetzt werden, während ohne *zusätzliche Chemotherapie* Dosen von 10 000–28 000 rd (100–280 Gy) erforderlich waren. Diese hohe Strahlenbelastung führte etwa in 5 % aller Beobachtungsfälle nach vielen Jahren zu radiogenen Sarkomen im mitbestrahlten Orbitabereich *(Forrest, Lommatzsch). Reese* empfiehlt in letzter Zeit mehr die *Telekobaltbestrahlung* oder das 22,5 MEV-Betatron, wobei die Bestrahlung unter besserer Hautschonung von einem Schläfenfeld vorgenommen wird. Während der fraktionierten Bestrahlung lassen sich die Kinder mit einem Flexicastkissen ausreichend fixieren, so daß sich eine Narkose zur Ruhigstellung während der Bestrahlung erübrigt.

Radioaktive Applikatoren

Vom strahlenbiologischen Standpunkt aus erscheint die Behandlung mit *radioaktiven Applikatoren* nach *Stallard* der *Reese'schen* Technik überlegen, da bei hoher Tumorbelastung die Volumenbelastung viel kleiner gehalten werden kann. Der Applikator wird entsprechend der Tumorbasis

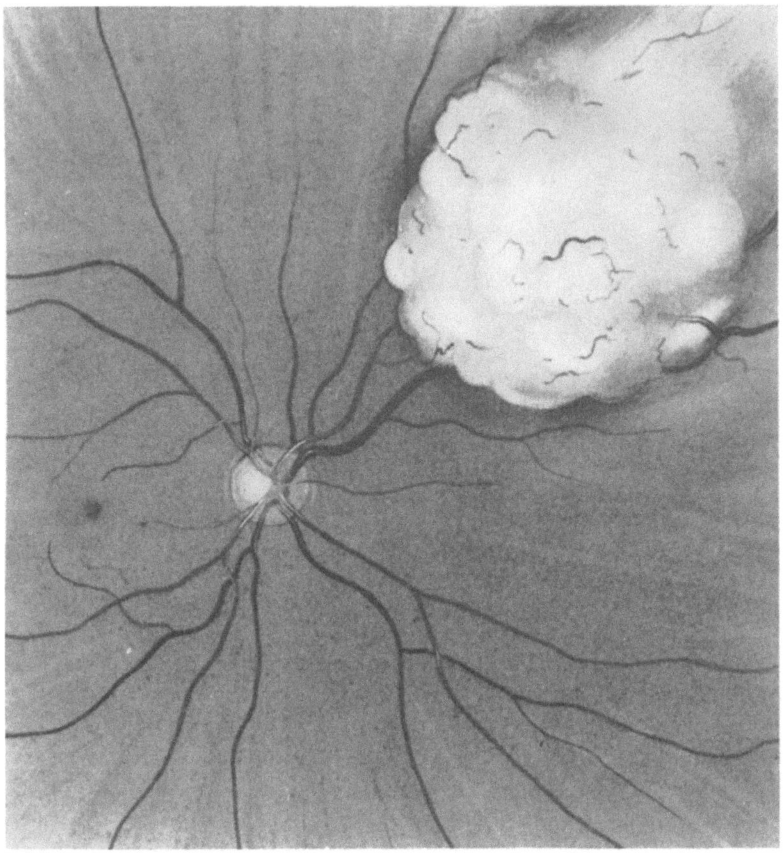

Abb. 12a: Retinoblastom am zweiten (linken) Auge. Das andere Auge wurde wegen eines ausgedehnten Tumors gleicher Art enukleiert.

episkleral fixiert; die erforderliche Dosis sollte etwa innerhalb von 8 Tagen appliziert werden, um einen günstigen Protrahierungseffekt zu erreichen. Radiogene Aderhaut- und Netzhautatrophien im Bestrahlungsgebiet lassen sich nicht vermeiden.

Bei Tumoren, die eine Prominenz bis zu 5 mm nicht überschreiten, bevorzugen wir die Beta-Applikatoren mit $^{106}Ru/^{106}Rh$ (Abb. 12a und b), da hierbei infolge des steilen Dosisabfalls im Gewebe ein noch besserer Schutz der nicht befallenen Bulbuspartien erreicht werden kann. Rezidive nach Strahlentherapie lassen sich mit Lichtkoagulation zerstören.

Beta-Applikatoren

Rezidive

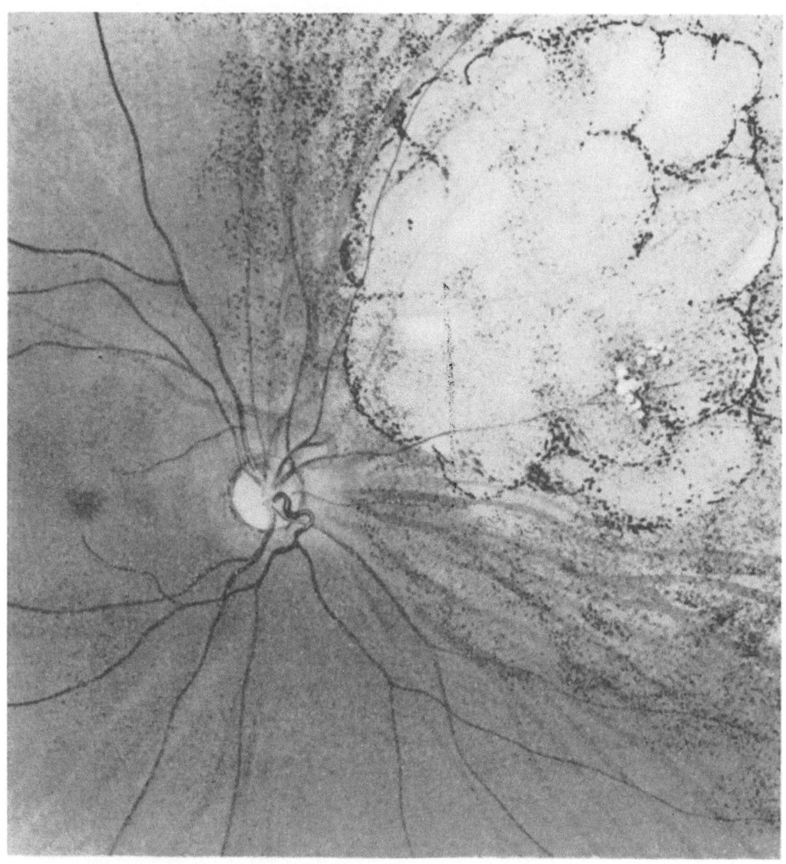

Abb. 12b: 9 Jahre nach Bestrahlung mit einem ^{106}Ru/^{106}Rh-Applikator. Sehschärfe auf diesem Auge 6/8.

Hinweis auf Kryotherapie

In letzter Zeit wurde auch über erfolgreiche *Kryokoagulation* von peripher sitzenden Tumoren berichtet (*Rubin* 1968).

Nachkontrollen

Nach Abschluß der Strahlenbehandlung müssen die Kinder zuerst alle 4 Wochen, dann je nach Befund in längeren Zeitabständen in Narkose ophthalmoskopiert werden, um Rezidive oder neu entstehende Tumorinseln rechtzeitig erkennen und behandeln zu können. Eine *optimale Retinoblastombehandlung* ist nur *an medizinischen Zentren* möglich, wo neben spezieller Erfahrung alle therapeutischen Möglichkeiten bestehen und eine enge Zusammenarbeit zwischen Ophthalmologen, Radiologen und Pädiatern gewährleistet ist.

Orbitatumoren

Bei malignen Tumoren der Orbita ist es kaum möglich, eine strahlentherapeutisch wirksame Tumordosis zu applizieren, ohne gleichzeitig den Bulbus radiogen zu schädigen.
Daher wird es wohl stets besser sein, die *Orbitabestrahlung* einer *Exenteratio orbitae* anzuschließen, wenn das histologische Ergebnis dieses erforderlich macht. Beim Rhabdomyosarkom, besonders im Kindesalter, hat sich bei sehr ausgedehnten Tumoren die präoperative Bestrahlung bewährt, da es zu einer raschen Verkleinerung des Tumors bereits nach 4000 rd (40 Gy) kommt, wodurch die Exenteratio orbitae leichter ausführbar wird. Anschließend wird die Bestrahlungsserie nochmals mit 4000 rd (40 Gy) fortgesetzt.

Kombinierte Behandlung

Bei Tumoren, die nur die vorderen Bereiche der Orbita einnehmen, wie z. B. von der Konjunktiva ausgehende *Retothelsarkome* oder *Lymphosarkome*, hat sich bei uns die Betatronbestrahlung mit einem zentralen Plexiglasstab im Tubuszentrum bewährt. Hierdurch wird ein guter indirekter Bulbusschutz bei maximaler Belastung des parabulbären Gewebes bis zu einer Tiefe von 2 bis 3 cm erreicht.

Betatron-Bestrahlung

Tumoren des Sehnerven

Bei den selten vorkommenden Primärtumoren des Optikus handelt es sich fast immer um *Gliome*. Da diese sehr strahlenresistent sind, kommt eine alleinige Strahlentherapie praktisch nicht zur Anwendung. Bei einzelnen Krankheitsfällen muß dennoch der Einsatz ionisierender Strahlen in Kombination mit chirurgischen Maßnahmen und medikamentöser Behandlung erwogen werden.

Bestrahlungsindikationen bei entzündlichen Erscheinungen und nichttumorösen Erkrankungen

Obwohl der therapeutische Wert kleiner Strahlendosen als „Entzündungsbestrahlung“ bekannt ist, wird gegenwärtig ihre Anwendung in der Ophthalmologie besonders seit Einführung der Corticosteroide sehr in den Hintergrund gestellt.

Entzündungserscheinungen der vorderen Augenabschnitte
lassen sich bei proliferativen Prozessen risikoarm mit ^{90}Sr/^{90}Y-Applikatoren günstig beeinflussen, wobei mit täglichen Einzeldosen von 500–1000 rd (5–10 Gy) bis zu 2000–4000 rd (20–40 Gy) Oberflächendosis verabfolgt

Vaskularisation – Proliferationen

werden. Dabei sind die wichtigsten und erfolgversprechendsten *Indikationen: Conjunctivitis vernalis,* wenn Corticosteroide versagen, *Vaskularisation* des Transplantates *nach* einer Keratoplastik, *Rosacea-Keratitis, primär vaskularisierende Keratitiden, rezidivierendes Pterygium,* wobei die Bestrahlung stets unmittelbar *nach* der operativen Entfernung beginnen sollte.

Schmerzfreiheit

Beim *Glaucoma absolutum dolorosum* läßt sich in einigen Fällen durch Röntgenbestrahlung Schmerzfreiheit erzielen. Dazu werden 4 x 50 rd (4 x 0,5 Gy) empfohlen, wobei 1–2 derartiger Serien verabfolgt werden können.

Endokrine Ophthalmopathie

Bestrahlungsversuch

Die Ursache dieser Erkrankung liegt in einer Störung der hypophysären Steuerung, wobei vermehrt EPS ausgeschieden wird. Diese erhöhte hypophysäre Aktivität sowie die chronisch entzündlichen Prozesse im retrobulbären Orbitagewebe können durch eine *Retrobulbär-Hypophysen-Zwischenhirnbestrahlung* behandelt werden: rechts und links 6 x 8 cm^2 großes Temporalfeld (20° nach ventral gewinkelt), 40 cm FHA, 1,5 mm Cu, 200 KV, täglich 100 rd (1 Gy) bis insgesamt 2000 rd (20 Gy) je Feld. Je nach Erfolg ist auch die Verabfolgung einer zweiten Serie möglich.
Bei längerem Bestehen des Exophthalmus sind die Erfolgsaussichten minimal. Wir führen die Strahlentherapie erst dann durch, wenn durch Prednison und Schilddrüsenhormon kein Effekt erzielbar ist.

Retinopathia diabetica

Bestrahlung der Hypophyse

Bei desolaten Verläufen dieser Erkrankung hat man versucht, die Hypophyse operativ oder strahlentherapeutisch zu zerstören. Dazu eignet sich die *Spiralkonvergenzbestrahlung der Hypophyse* unter Röntgentiefentherapiebedingungen: Herdfeldblende 4 cm, Abstandstubus 11,5 cm, Tiefe des Dosismaximums 8,5 cm, 200 KV. In jüngster Zeit sind Hypophysenausschaltungen am *Zyklotron* mit Neutronenstrahlen durchgeführt worden. Auch diese Bemühungen konnten bisher keine zu verallgemeinernden Erfolgsaussichten bringen.

Schäden durch ionisierende Strahlen

Frühreaktionen – Spätschäden

Bei den radiogenen Komplikationen unterscheidet man zwischen meist reparablen *Frühreaktionen,* die durch Gefäßwandschädigungen mit verändernder Permeabilität hervorgerufen werden und irreparablen *Spätschäden,* die sich erst nach einer gewissen Latenzzeit ausbilden.
Dabei spielt nicht nur die applizierte Dosis, sondern auch die Strahlenart (RBW-Faktor), die Applikationsweise, die Volumendosis und das Alter des Patienten eine wichtige Rolle.

Durch zahlreiche klinische Beobachtungen und tierexperimentelle Befunde können gewisse Aussagen über die Strahlenempfindlichkeit des Sehorgans gemacht werden; starre Grenzen zwischen Toleranz- und Schädigungsbereich gibt es jedoch nicht. Die Entwicklung einer radiogenen Katarakt muß oftmals bei der Bestrahlung intraokularer Tumoren als „kleineres Übel" hingenommen werden. Dagegen ist die radiogene Retinopathie mit Makuladegeneration, Gefäßobliterationen und Optikusatrophie eine gefürchtete Komplikation, die therapeutisch kaum zu beeinflussen ist.

Katarakt

Radiogene Retinopathie

Besonders bei Bestrahlungen des vorderen Augenabschnittes kann es zum Sekundärglaukom kommen oder es verschlechtern sich die Möglichkeiten medikamentöser Druckregulierung bei einem schon bestehenden primären Glaukom.

Glaukom

Für die praktische Durchführung einer ophthalmologischen Strahlentherapie gelten folgende *Grenzwerte*, die zur Vermeidung von Komplikationen nicht überschritten werden sollten.

Grenzwerte zur Vermeidung von Dauerschäden

Lider:
Die „Hauttoleranzdosis" liegt bei der Nahbestrahlung nach *Chaoul* bei einer Fraktionierung mit täglich 500 rd (5 Gy) bei einer Gesamtdosis von 8000 rd (80 Gy). Die Epilationsdosis der Wimpern und Augenbrauen liegt etwas höher als die der Kopf- und Barthaare (1000–1600 rd) (10–16 Gy).

Konjunktiva:
Toleranzgrenze für Röntgenstrahlen: 4000–8000 rd (40–80 Gy), für Betastrahlen bis 6000 rd (60 Gy).

Cornea:
Toleranzdosis für Röntgenstrahlen bis 6400 rd (64 Gy), für Betastrahlen bis 6000 rd (60 Gy).

Sklera:
Sie ist sehr strahlenresistent; Skleranekrosen entstehen nicht unter 20 000 bis 30 000 rd (200–300 Gy).

Iris:
Nach 400–1200 rd (4–12 Gy) kommt es zu Pigmentverschiebungen. Betabestrahlung von 20 000–30 000 rd (200–300 Gy) führt zu bleibenden Atrophien.

Linse:
Die kataraktogene Minimaldosis kann mit 400–900 rd (4–9 Gy) angenommen werden. Bei Betabestrahlungen des vorderen Augenabschnittes kann es ab 10 000 rd (100 Gy) zu peripheren Linsentrübungen ohne Visuseinschränkung kommen.

Ziliarkörper und Aderhaut:
Hierüber liegen sehr unterschiedliche Angaben vor.

Retina:
Ab 5000 rd (50 Gy) kommt es zu Zerstörungen der äußeren Körnerzellen.

Orbita:
Bei hochdosierten Orbitabestrahlungen im Kindesalter muß mit der Möglichkeit radiogener Sarkome gerechnet werden, die eine jahrzehntelange Latenzzeit haben können.

Schlußbetrachtungen

Die Strahlentherapie ist in der Ophthalmologie über lange Zeit unterbewertet worden. Als Hauptgründe hierfür sind technische Unzulänglichkeiten und Fehlen von interdisziplinären Arbeitsgruppen anzusehen. Beim heutigen Stand mit der Möglichkeit einer Anwendung verschiedenartiger Strahlenquellen, exakter Dosimetrie sowie mit Ausbau einer abgestimmten Zusammenarbeit zwischen Ophthalmologen, Nuklearmedizinern, Strahlentherapeuten, Physikern, Technikern, Pädiatern, Internisten, Rhinochirurgen und Neurochirurgen, ist die Strahlentherapie eine wirksame Waffe, insbesondere zur Bekämpfung der Tumorkrankheit in der Ophthalmologie.

Schrifttum

Arndt, J.: Indikationen und Grenzen der Strahlentherapie bösartiger Neubildungen. VEB Gustav Fischer Verlag, Jena, 1973.

Baclesse, F. u. M. A Dollfus: Arch. Ophthal. *20,* 473–489 (1960).

Bedford, M. A.: Ophthalm. Soc. Unit. Kingd. 93, Annual Congress, 1973.

Blanquet, P., Ph. Vérin u. N. Safi: La nouvelle Presse médicale, 12. Octobre 3, n° *34,* 2154–2158 (1974).

Blanquet, P., Ph. Vérin u. N. Safi: Arch. Opht. (Paris) *34* n° 5, 385–394 (1974).

Boniuk, M.: Ocular and adnexal tumors. Verlag Mosby, St. Louis, 1964.

Chalupecki, H.: Zbl. prakt. Augenhk. *21,* 234 (1897).

Correns, H.-J., H. Gliem, V. Pinck u. H. Eschbach: Sequenzszintigraphie der Tränenwege nach Dakryocystorhinostomie. 18. Kongreß der Ges. d. med. Radiologie, Dresden, 1974.

Denffer, H. v. u. J. Dressler: Graefes Arch. Ophth. *191,* 321–328 (1974).

Dietrich, B.: Kritische Bemerkungen zur Enucleatio bulbi beim Melanom der Aderhaut. Inauguraldissertation Berlin, 1974.

Dollfus, M. A. u. B. Auvert: Le gliome de la retine et les pseudogliomes. Verlag Masson & Cie., Paris, 1953.

Duke-Elder, S.: System of ophthalmology, Vol. *X,* 667–768, Verlag Kimpton, London, 1967.

Ellsworth, R. M.: Amer. J. Ophthal. *66,* 49 (1968).

Forrest, A. W.: Transact. amer. Acad. Ophth. *65*, 694–717 (1961).
Friedell, H. L., C. J. Thomas u. J. S. Krohmer: Amer. J. Roentgenol. *65*, 232–244 (1951).
Gliem, H. u. V. Pinck: Szintigraphische Untersuchungen über die abführenden Tränenwege. Tagung der Ges. d. Augenärzte der DDR, Berlin 1974.
Hager, G.: Graefes Arch. Ophth. *158*, 393–402 (1957).
– Excerpta medica, Amsterdam *2*, 969–970 (1967).
– Iridozyklektomie. Wissenschaftl. Ton-Farbfilm. Filmstudio der Charité, Berlin, 1968.
– *u. P. Lommatzsch:* Klin. Mbl. Augenhk. *156*, 428–434 (1970).
– Klin. Mbl. Augenhk. *162*, 585–590 (1973).
Heydenreich, A.: Erkrankungen der Augenlider. Der Augenarzt, Hrsg. K. Velhagen. Bd. III, Verlag G. Thieme, Leipzig, 1969, S. 1–195.
Höpping, W.: Klin. Mbl. Augenhk. *141*, 623 (1962).
Horst, W. u. K. Ullerich: Hypophysen- und Schilddrüsenerkrankungen und endokrine Ophthalmopathie. Radiojoddiagnostik und Strahlentherapie. Ferdinand Enke Verlag, Stuttgart, 1958.
Koteljanski, E. O.: Intraokulare Tumoren – Atlas. Medizina, Moskau, 1947.
Ledermann, M.: Brit. J. Radiol. *30*, 469–476 (1957).
– Radiotherapy „Modern Ophthalmology". II. Ed. A. Shorsby, London, 1972.
Lommatzsch, P. u. R. Vollmar: Klin. Mbl. Augenhk. *144*, 856–871 (1964).
–, *W. Seidel u. G. Fürst:* Klin. Mbl. Augenhk. *150*, 45–50 (1967).
–, *R. Vollmar u. K. Lommatzsch:* Klin. Mbl. Augenhk. *154*, 486–496 (1969).
–*S. Guntermann:* Ophthalmologica (Basel) *163*, 393–402 (1971).
– *H. J. Altenbrunn:* Ophthalmologica (Basel) *168*, 392–399 (1974).
– Survey of Ophthalmology *19*, 87–100 (1974).
– *W. Werner:* Ophthalmologica (Basel) *171*, 109–118 (1975).
–, *S. Guntermann, K. Matauschek, M. Bartho, K. Schwerdt u. G. Nentwig:* Ophthalmologica (Basel) *170*, 51–55 (1975).
Lund, O.-E.: Tumoren der Uvea. Almanach für die Augenheilkunde. Hrsg. H.-J. Küchle. J. F. Lehmanns Verlag, München, 1973. S. 27–37.
Matthäus, W. u. H. Krantz: Kryotherapie in der Augenheilkunde. Verlag Theodor Steinkopff, Dresden, 1973.
McFaul, P. A. u. M. A. Bedford: Brit. J. Ophthalm. *54*, 237–247 (1970).
Naumann, G. u. P. Lommatzsch: Tumoren der Augen und Augenhöhle. Hdb. d. Kinderhk. *8*, 350–376 (1971). Verlag Julius Springer, Heidelberg, 1971.
Reese, A. B.: Tumors of the eye. 2. Ed. Verlag Hoeber, New York, 1963.
Rubin, M. L.: Amer J. Ophthal. 66, 870 (1968).
Sautter, H. u. G. Naumann: Ophthalmic Surgery *4*, 25–31 (1973).

Schepkalowa, W. H., A. A. Chorasanjan-Tade u. O. N. Disler: Intraokulare Tumoren – Atlas. Medizina, Moskau, 1965.
Schumann, E.: Die Strahlenbehandlung des Auges und seiner Umgebung. Der Augenarzt, Bd. VII, Hrsg. K. Velhagen. Verlag G. Thieme, Leipzig, 1967, S. 314–397.
Sobansky, J., L. Zeydler u. J. Goetz: Klin. Mbl. Augenhk. *146*, 70–76 (1965).
Spitz: Zit. bei Thiel, R., 1948.
Stallard, H. B.: Transact. Ophth. Soc. Unit. Kingdom *79*, 373–392 (1960). – Amer. Ophthal. roy. Coll. Surg. Engl. *29*, 170–182 (1961).
Thiel, R.: Krebsprobleme in der Augenheilkunde. Bücherei des Augenarztes, Ferdinand Enke-Verlag, Stuttgart, H. 44 (1965).
Thomas, C. J., J. S. Krohmer u. J. P. Storaasli: Arch. Ophthal. Chicago *47*, 276–286 (1952).
Vogel, M. H. u. M. W. Strötges: Klin. Mbl. Augenhk. *159*, 375–382 (1971).
Weinstein, E. S.: The Fundamentals of X-ray Diagnosis in Ophthalmology. Mir Publishers, Moskau, 1975.
Weitere Literaturangaben können bei den Verfassern angefordert werden.

Filariosen des Auges

Von Dr. med. *Johannes Grüntzig*, Düsseldorf

Einleitung

Filarien befallen das Auge häufiger als andere Parasiten. Die dem Menschen eigentümlichen Arten sind in ihrer Verbreitung an feucht-warme Klimata gebunden: Wuchereria brancrofti, Brugia malayi, Onchocerca volvulus, Loa loa, Acanthocheilonema perstans und streptocerca, Mansonella ozzardi.
Während die ersten 4 Arten charakteristische Krankheitsbilder hervorrufen, bleiben die übrigen Infektionen in der Regel symptomlos.
Filarien und Mikrofilarien (Larven) manifestieren sich an den einzelnen Augenabschnitten unterschiedlich. Loa loa-Filarien wandern oft unter der Bindehaut entlang, was von Onchocerca volvulus bisher nicht beschrieben wurde. Adulte Wuchereria entfernte man bereits mehrfach aus der Vorderkammer – Mitteilungen darüber fehlen von Onchocerca volvulus. Ein diagnostisches Kriterium stellen dagegen bei Onchozerkose die Mikrofilarien in der Vorderkammer dar – ganz im Gegensatz zu Wuchereria (selten) und Loa loa (unbekannt).
Außerhalb der Tropen aquirierte Filarien sind Tierparasiten. Der Mensch wird nur zufällig befallen.
Tierparasiten, wie z. B. Dirofilaria conjunctivae und D. repens, konnten im Bereich der äußeren Augenabschnitte, unter der Bindehaut, in der Vorderkammer und im Glaskörper nachgewiesen werden. Ihr Entwicklungszyklus endet im Menschen blind („dead-end cycle").

Filarien und Mikrofilarien

Die Klasse Nematoda (Fadenwürmer), die, wie auch die Acanthocephala (Kratzer) und Nematomorpha (Saitenwürmer), zur Gruppe der Asc-helminthes (Schlauchwürmer) gehört, enthält sowohl freilebende als auch zahlreiche parasitisch in Pflanzen, Tieren und Menschen lebende Formen.

Augenbefund Hinweis auf Allgemeinerkrankung

Von den im menschlichen Auge vorkommenden Parasiten zählt der größte Teil zu den Nematoden. Der ophthalmologische Befund kann manchmal den entscheidenden Hinweis auf die parasitäre Allgemeinerkrankung liefern, da das Auge durch seine „exponierte Lage und Bedeutung als Sinnesorgan ein Befallensein sofort augenscheinlich macht" (*Schoop*, 1961).

So diagnostizierte z. B. ein Ophthalmologe 1965 in Kolumbien den ersten Fall von Onchozerkose (*Assis-Masri*, 1965). Bis zu diesem Zeitpunkt war ihr Vorkommen in jenem Teil Amerikas unbekannt.

Alle beim Menschen festgestellten (echten) Filarienarten, welche eine Sondergruppe der parasitischen Nematoden bilden, gehören zur Familie der Acanthocheilonematidae (Oberfamilie: Filarioidea) und verteilen sich auf die beiden Unterfamilien: Acanthocheilonematinae und Dirofilariinae (*Wigand*, 1958). Gegenüber anderen parasitären Nematoden weisen die *Filarien* gewisse Eigenarten in morphologischer und entwicklungsgeschichtlicher Hinsicht auf.

Eigenarten der Filarien und Mikrofilarien

So leben die Adulten im Bindegewebe oder im Lymphsystem, z. T. auch in den Körperhöhlen. Ihre Mundorgane sind reduziert, Haftorgane fehlen. Die Männchen werden nicht so groß wie die viviparen Weibchen. Von den abgesetzten Larven, den sog. Mikrofilarien, sind manche Arten gescheidet, andere Arten ungescheidet.

Die *Mikrofilarien* können sich im menschlichen Körper nicht weiterentwikkeln. Sie benötigen dazu geeignete Zwischenwirte, blutsaugende Arthropoden. Die bei der Blutmahlzeit aufgenommenen Larven machen innerhalb des Zwischenwirtes unter mehrmaliger Häutung eine Metamorphose durch und können dann nach Erlangung der Infektionstüchtigkeit bei einem späteren Saugakt auf einen neuen Wirt übertragen werden. Es besteht ein enger Zusammenhang zwischen der Verbreitung der einzelnen Filarienarten und der Verbreitung der für die Larvenentwicklung geeigneten Zwischenwirte, wobei eine rezessiv vererbte und auf dem Heterosom verankerte Empfänglichkeit der Zwischenwirte für ihre Parasiten vorzuliegen scheint (z. B. für Dirofilaria immitis; *Zielke*, 1973).

Das periodische Auftreten der Mikrofilarien von Wuchereria bancrofti, Brugia (Wuchereria) malayi und Loa loa im Blutstrom des Menschen wird mit den Gewohnheiten der Überträger, vorwiegend nachts oder tagsüber zu stechen, in Beziehung gebracht. So lassen sich die Mikrofilarien der beiden ersten Arten nachts im peripheren Blut nachweisen, die von Loa loa tagsüber.

Für das Verständnis der verschiedenen klinischen Aspekte der Filariosen ist die unterschiedliche Organmanifestation von Mikrofilarien (Larven) und ausgewachsenen Würmern (Filarien) bedeutsam.

Während die medizinisch relevanten Filarien des Menschen in der Verbreitung auf tropische und subtropische Gebiete mit feuchtwarmen Klimata beschränkt sind, treten bei Tieren parasitierende Formen, die vereinzelt den Menschen befallen, auch in der gemäßigten Zone auf.

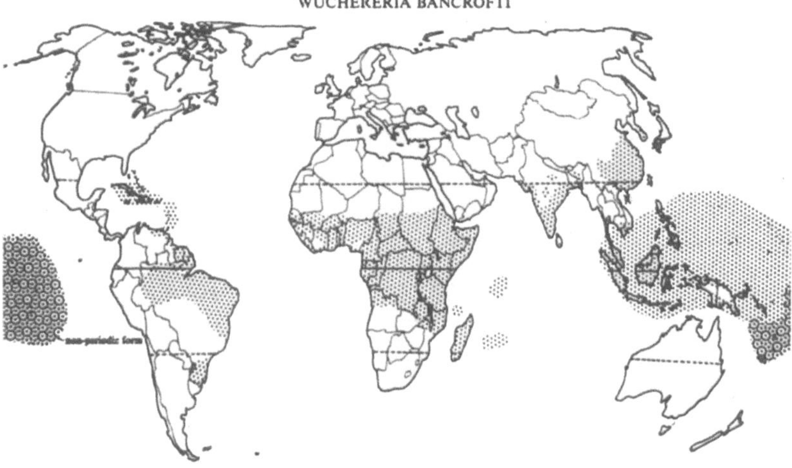

Abb. 1: Verbreitung von Wuchereria bancrofti (Muller, 1975).

1. Unterfamilie Acanthocheilonematinae

1.1 Wuchereria bancrofti und Brugia malayi

Wuchereria bancrofti und Brugia malayi

Wuchereria bancrofti und die früher ebenfalls der Gattung Wuchereria zugerechnete Brugia malayi werden hier wegen vieler Übereinstimmungen in Entwicklung, Übertragung, Lokalisation, Pathogenese, Symptomatologie und Therapie gemeinsam abgehandelt.

Der Tierparasit Brugia pahangi (bei Katzen und Affen in Malaya), dessen Mikrofilarien sich kaum von denen der Filaria B. malayi unterscheiden lassen, läßt sich experimentell auf den Menschen (Freiwillige) übertragen. Über die pathogene Bedeutung von Wuchereria lewisi aus Brasilien (*Schacher*, 1969) und die Timor-Mikrofilarie auf Timor, Flores und Alor (*David*, 1965) wissen wir bisher kaum etwas. Die Mikrofilarie auf diesen Inseln gehört wahrscheinlich zu einer neuen noch unbekannten Art von Brugia.

Geographische Verbreitung

Verbreitung

W. bancrofti ist in tropischen und subtropischen Gebieten der östlichen und westlichen Hemisphären weit verbreitet (Abb. 1): in fast allen Ländern des tropischen Afrikas und auf Madagaskar, in Asien (Indonesien, China, Japan, Korea, Philippinen, Burma, Thailand, Bangladesh, Sri Lanka, Indien, Pakistan), im Bereich des Pazifischen Ozeans (Neuguinea, W. Pazifische Inseln, Polynesien, Fiji, Samoa, Tahiti), in der Neuen Welt auf den Antillen, stellenweise in Zentralamerika und im Nordteil Südamerikas.

Brugia malayi kommt in Vorder- und Hinterindien, Vietnam, China, Korea und Südjapan vor, ferner auf Ceylon (Sri Lanka), Java, Sumatra, Borneo, Celebes, Ceram und Neuguinea (Abb. 2).

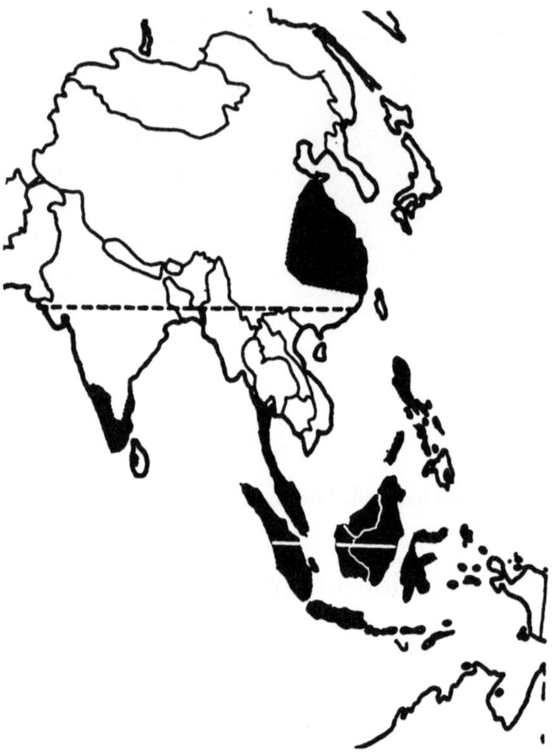

Abb. 2: Verbreitung von Brugia malayi (Muller, 1975).

Nach Schätzungen der WHO (1974) sollen 250 Millionen Menschen von W. bancrofti und B. malayi befallen sein.

Bau und Lebensweise

Bis zu 10 cm lang und 0,2–0,3 mm dick werden die weißlichen, geschlechtsreifen Weibchen von W. bancrofti; die Männchen erreichen eine Länge von 4 cm (Weibchen von B. malayi: ca. 5,5 cm lang).

Bau und Lebensweise

Sie halten sich im Bindegewebe, in den Lymphgefäßen und Lymphknoten auf, wo beide Geschlechter oft knäuelartig zusammenliegen. Nach der Befruchtung legen die Weibchen Eier ab, die bereits ausgebildete Larven enthalten. Eine schlauchförmig ausgedehnte Eihaut („Scheide“) umgibt die Larve während ihres Aufenthaltes im Blut. Sie wird erst später im Zwischenwirt abgestreift. Diese gescheideten Mikrofilarien weisen bei W. bancrofti eine Länge von 274–322 μ auf, bei B. malayi 240–295 μ. Mit der Lymphe gelangen die Mikrofilarien in die Blutbahn. Nachts (zwischen 22 und 2 Uhr) können sie vermehrt im peripheren Blut nachgewiesen werden (Nativpräparat); Ausnahme: W. bancrofti var. pacifica (Neuguinea, Zentral- und Südpazifik) mit aperiodischer Form. Tagsüber halten sich die Mikrofilarien vorwiegend in der Lunge und in den großen Arterien auf.

Übertragung und Entwicklung

Übertragung

Die Übertragung erfolgt durch nachts fliegende Mückenarten (Gattung Culex, Aëdes, Mansonia und Anopheles); die var. pacifica wird vorwiegend durch die tagsüber fliegende Aëdes scutellaris übertragen.

Entwicklung

Temperaturabhängig durchlaufen die Mikrofilarien in der Mücke einen 10 Tage bis mehrere Wochen dauernden Zyklus. Nach einer Metamorphose und 2 Häutungen wandern die etwa, 1,5 mm langen, infektionstüchtigen Jugendstadien in die Rüsselscheide, von hier aus gelangen sie bei der nächsten Blutmahlzeit in die Haut des Menschen. Zentripetal wandern sie dann in den Lymphbahnen auf das Rumpfinnere zu. Innerhalb von ca. 9 Monaten entwickeln sie sich zu geschlechtsreifen Würmern. 1–2 Jahre nach der Infektion erscheinen die ersten Mikrofilarien der Muttertiere im Blut.

Krankheitsbild

Allgemeines Krankheitsbild

Die *subjektiven Frühzeichen* bestehen in Taubheit oder Schwäche der Extremitäten, Juckreiz in den Achselhöhlen und in der Leistengegend und periodisch auftretenden Schmerzen in den Extremitäten. Als besonders kennzeichnend wird der Hodenschmerz angesehen.

Objektive Frühsymptome: erbs- bis wallnußgroße Lymphknoten an Schenkelbasis, Achsel und Ellbogen, Lymphangitis an den Extremitäten und in der Genitalregion, Eosinophilie. Später beobachtet man Milzvergrößerung, Lungeninfiltration, asthmatoide Bronchitis und Störungen des Allgemeinbefindens. Schließlich kommt es zu schweren Lymphstauungen (Hydrozele und Elephantiasis der Glieder (Abb. 3), Genitalien und Brust), sowie zur Chylurie.

Die Lebensdauer der Adulten beträgt mehrere Jahre (maximal 15–20). Die Krankheitserscheinungen verursachen die heranwachsenden und erwachsenen Filarien, nicht die Mikrofilarien. Bei Befall mit B. malayi treten im Gegensatz zu W. bancrofti fast nie Erkrankungen des Urogenitalsystems auf, Elephantiasis ist fast immer an den unteren Gliedmaßen lokalisiert.

W. bancrofti und B. malayi am Auge

Augenveränderungen

Die auffälligsten Veränderungen am Auge sind die *Lidschwellungen* (Elephantiasis). In Tränenflüssigkeit, Meibomschen Drüsen, Sekret der Bindehaut und Bindehautblutgefäßen konnten Mikrofilarien nachgewiesen werden (*Leber*, 1914).

Dissanaike (1974) und *Joon-Wah* (1974) verdanken wir die Mitteilungen über das *subkonjunktivale Vorkommen* von B. malayi. *Dissanaike* entfernte bei einem 35jährigen Patienten aus Malaya einen 18 mm langen

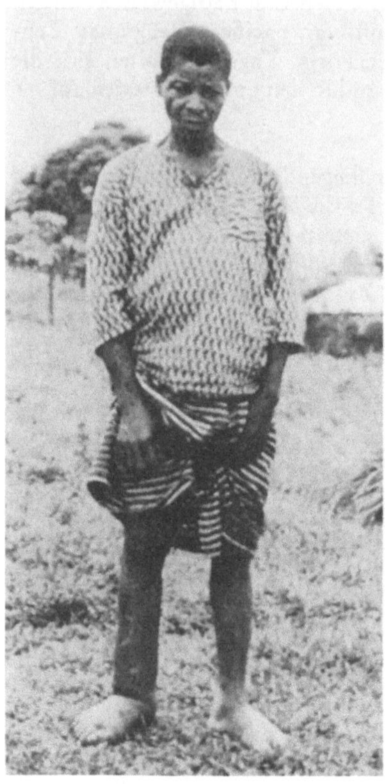

Abb. 3: Elephantiasis (Kamerun).

weiblichen Wurm (keine Mikrofilarien nachweisbar), wobei die Zuordnung zu B. malayi oder B. pahangi (Tierparasit!) ungeklärt blieb. Bei *Joon-Wah* handelte es sich um einen 23jährigen Chinesen (Malaya), bei dem eine subkonjunktivale Zyste mit einem 22 mm langen männlichen Wurm entfernt wurde. Im tagsüber abgenommenen Blut ließen sich gescheidete Mikrofilarien nachweisen. Der Autor vermutete deshalb eine subperiodische Form von B. malayi (*Guptavanij*, 1971).

Adulte von W. bancrofti wurden mehrfach *in der Vorderkammer* beobachtet und extrahiert; so in Australien (*Barkan*, 1876), Indien (*Nayar*, 1932; *Wright*, 1934; *McMullen*, 1937; *Chatterji*, 1954) und Japan (*Tawara*, 1936). Der von *Rose* (1966) aus der Vorderkammer eines Malayen entfernte Wurm konnte histologisch nicht untersucht werden, da er bei der Operation verloren ging (wahrscheinlich B. malayi).
Das intraokulare Auftreten der Würmer war meist von einer heftigen

exsudativen Iritis mit Trübung des Kammerwassers, Sekundärglaukom und einzelnen runden *Netzhautblutungen* begleitet.
In den Netz- und Aderhautgefäßen beobachtete *Leber* (1914) miliare Embolien und Thrombosierungen, „gelblich-weiße Pfröpfe, die stellenweise die Blutsäule unterbrachen, und von denen peripher die Gefäße blutleer oder in ihrem Kaliber stark reduziert erschienen. In der Nachbarschaft derartig veränderter Gefäße fanden sich mehr oder weniger ausgedehnte, teils allerkleinste bis miliare, teils größere, offenbar durch Verschmelzung kleinerer entstandene weiße Degenerationsherde ... Blutungen sind nicht selten, unterscheiden sich aber von den durch Ankylostomiasis hervorgerufenen, die in Samoa differential-diagnostisch in Betracht kommen, durch ihre Ausdehnung und die gleichzeitig vorhandenen, unregelmäßigen Degenerationserscheinungen".

Sturmann (1972) beschrieb zwei Patienten der Insel Samoa, wo es ebenfalls zu Blutungen und Nekrosen am Fundus gekommen war. Einige Wochen nach der ersten Konsultation sah *Sturmann* lediglich noch Narben.
Der von *Nayar* (1932) aus der Vorderkammer entfernte, ca. 2,5 cm lange Wurm, haftete ursprünglich mit einer Körperhälfte der Netzhaut an. Er ging bei der Vorderkammerpunktion verloren und konnte nicht genau bestimmt werden.
Wright (1934) und *Lamba* (1972) registrierten ebenfalls Exsudate und Netzhautblutungen bei W. bancrofti.
Mishra (1958) beschrieb einen Fall, wo sich der Wurm von der Netzhaut gelöst hatte und einen Monat lang freischwimmend *im Glaskörper* beobachtet werden konnte.
Mitteilungen über *Mikrofilarien* von W. bancrofti *im Inneren des Auges* sind höchst selten. *McMullen* publizierte 1939 einen solchen Fall, wo er, bei gleichzeitig bestehender Iritis, 2–3 (!) Mikrofilarien in der Vorderkammer feststellte. Ähnliche Berichte stammen von *Sun* (1958), *Desprez* (1959), *Subramanian* (1966) und *Lamba* (1972).
Tham (1971) beobachtete eine Mikrofilarie, die mit dem einen Körperende der Linsenvorderfläche anhaftete; das andere Ende bewegte sich frei in der Vorderkammer. Bei dem Patienten von *Thomas* (1974) waren die Mikrofilarien teilweise in die vordere Linsenkapsel eingedrungen.
Aus der Literatur geht nicht hervor, ob die Anzahl der Larven in der Vorderkammer während der Nachtstunden vermehrt ist.

Therapie
Diaethylcarbamazin („Hetrazan") führt zur Vernichtung der Mikrofilarien und ist auch beschränkt gegen die geschlechtsreifen Würmer wirksam (Therapieplan z. B. bei *Nauck*, 1975).

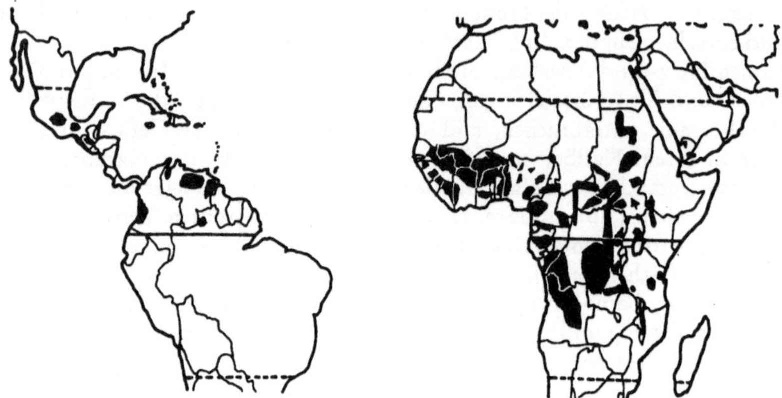

Abb. 4: Verbreitung von Onchocerca volvulus (Muller, 1975).

Afrika: Senegal, Mali, Ober-Volta, Niger, Portugiesisch Guinea, Guinea, Sierra Leone, Liberia, Elfenbeinküste, Ghana, Togo, Dahomey, Nigeria, Kamerun, Tschad, Zentral Afrikanische Republik, Gabun, Kongo (Brazzaville), Zaire, Äquatorial Guinea, Rwanda, Burundi, Angola, Sudan, Äthiopien, Uganda, Kenia, Tanzania, Malawi, Yemen.
Amerika: Mexiko, Guatemala, Venezuela, Kolumbien, Brasilien.

1.2 Onchocerca volvulus

Onchocerca volvulus

Die hierdurch hervorgerufene Filariose führt auch die Namen *Flußblindheit* und *Robles'sche Krankheit.* Dem guatemaltekischen Arzt *Robles* (1919) verdanken wir die Erkenntnis, daß die an Fibrome erinnernden Hautknoten, das sogenannte „Küstenerysipel", und die Augensymptome zu einer Grundkrankheit gehören.

Geographische Verbreitung (Abb. 4)

Verbreitung

Auch heute noch weisen die Kenntnisse über Verbreitungsgebiete und Anzahl der infizierten Personen erhebliche Lücken auf. Zahlreiche Autoren sprechen von 19 Millionen Onchozerkosekranken in Afrika und ca. 1 Million in Amerika (*Stoll,* 1947; *Geigy,* 1955). *Rodger* (1960) vermutete in Afrika 38 Millionen Kranke, davon eine halbe Million Blinde.

Bau und Lebensweise

Bau und Lebensweise

Die weiblichen 0,4 mm breiten Würmer werden bis zu 70 cm lang, die Männchen erreichen eine Länge von 2–4 cm. Knäuelartig aufgerollt liegen beide Geschlechter in Bindegewebsknoten (Onchozerkome) unter der Haut und bleiben darin jahrelang lebens- und fortpflanzungsfähig (11–15 Jahre). Große Knoten wölben die Haut sichtbar empor; die kleinsten lassen sich nur durch sorgfältiges Abtasten entdecken. Die Konsistenz ist die eines

Fibroms. Der Durchmesser schwankt zwischen 2 und 60 mm. In der Regel finden sich ein bis drei Onchozerkome, ausnahmsweise über 100.
Drei bis vier Monate nach der Infektion werden die ersten Hautknoten beobachtet; gewöhnlich dauert es bis zu ihrem Auftreten jedoch ca. 1 Jahr. Die gelegentliche Beobachtung freier Würmer im Gewebe spricht dafür, daß der Parasit vor seiner Festsetzung und Abkapselung frei umherwandert.
Die ungescheideten Mikrofilarien sind ca. 300 μ lang und leben normalerweise im Bindegewebe der Haut, am zahlreichsten in der Papillarschicht. Für die Wanderung aus den Knoten in das Unterhautbindegewebe benötigen die Larven 4–8 Wochen.
Die Mikrofilarien können sich über die ganze Körperoberfläche verbreiten und auch in den Augen ansiedeln. Ein Teil gelangt in die Lymphknoten, nur ausnahmsweise in das Blut. Ihre Lebensdauer wird mit 12–30 Monaten angegeben (*Duke*, 1972).

Übertragung

Übertragung

In Kriebelmücken der Gattung Simulium („blackflies") vollzieht sich die weitere Entwicklung der Mikrofilarien. Systematisch werden diese Zwischenwirte bei den Diptero-Nematocera, also bei den Mücken, eingeordnet, obwohl sie kleinen Fliegen (Obstfliege) ähneln.
Für die Entwicklung bis zum dritten infektiösen Larvenstadium (Länge: 560 μ) werden im Fliegenkörper 6–12 Tage benötigt. Dieser Vorgang ist von der Außentemperatur abhängig (unter 18° C keine Weiterentwicklung). Als Brutplätze bevorzugen die übertragenden Simulien schnellfließende, d. h. sauerstoffreiche, 18–22° C temperierte Gewässer; daher die Verbreitung der Onchozerkose in der Nähe schnellfließender Flüsse und die Krankheitsbezeichnung *„Flußblindheit"*.

Klinisches Bild

Allgemeines Krankheitsbild

Das voll entwickelte klinische Bild der Onchozerkose weist erhebliche regionale Unterschiede auf.
In den tropischen Regenwäldern Afrikas und den kühleren Gebieten der Savanne ist die Knotenzahl und Konzentration der Mikrofilarien im Unterhautbindegewebe hoch; oft finden sich grobe Hautläsionen, Depigmentationen der Schienbeine („Leopard skin"), herabhängende Leistenschwellungen („hanging groins") (Abb. 5) und Hernien – selten dagegen Erblindungen (*Anderson*, 1974).

In den heißen Savannenzonen Afrikas registriert man weniger Hautknoten, die Konzentration der Larven in den Hautbiopsien erreicht höhere Werte, Hautläsionen sind weniger ausgeprägt, aber die Erblindungsrate erzielt die alarmierende Höhe von 10–15 % der Bevölkerung.
In Afrika bilden sich die Onchozerkome meist im Beckenbereich. Weniger als 2 % haben Knoten an Kopf (Abb. 6) und Nacken (meist Kinder). In

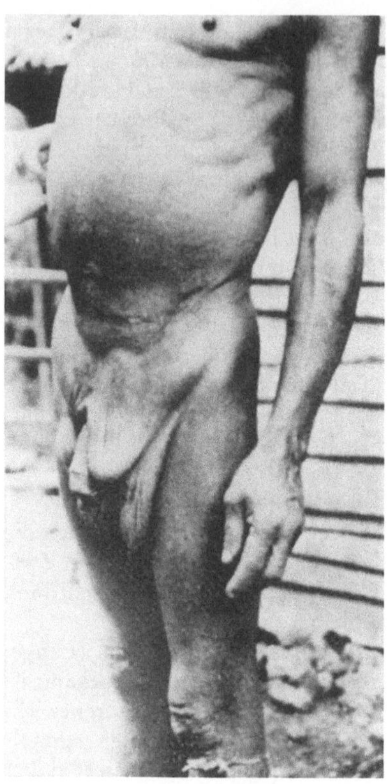

Abb. 5: Hautknoten (Brustkorb) und „hanging groins" bei Onchozerkose (Kamerun).

Amerika wurden über 50 % der Knoten am Kopf festgestellt (*Lagraulet*, 1964).

regional sehr unterschiedlich

In Afrika und Venezuela werden Hauterscheinungen beobachtet, die in Mexiko und Guatemala weitgehend unbekannt sind, wie: Xerodermie, Lichenifikation („lizard skin"), stets begleitet von heftigem Pruritus (Filarienkrätze).

In Mexiko und Guatemala begegnen wir einem dermatologischen Bild, welches sich durch erysipelartige Schübe („Erisipela de la costa"), Ödeme, Dyschromie, Pachydermie und Atrophie auszeichnet. Im Gesicht erinnern die Veränderungen an die Facies leontina bei Lepra (*Mallén*, 1970).

Die Ursachen der unterschiedlichen Krankheitsbilder konnten bisher nicht geklärt werden.

Eine interessante Beobachtung zu diesem Problem stammt von *Duke* und *Anderson* (1972 b), die eine unterschiedliche Virulenz bei den Mikrofilarien

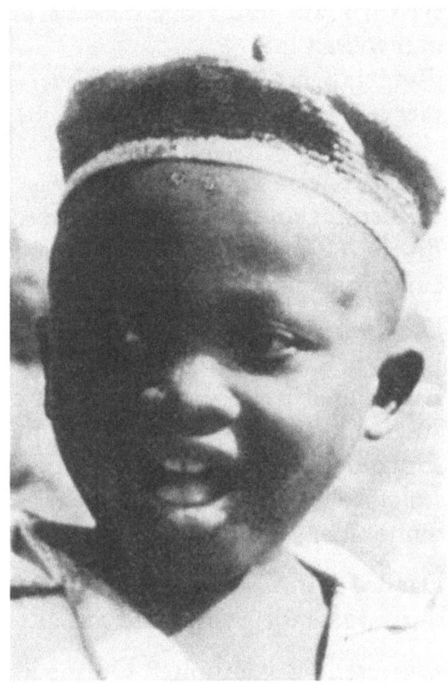

Abb. 6: Typische Lokalisation eines Onchozerkoms am Kopf eines afrikanischen Kindes (Kamerun).

nachweisen konnten. Sie testeten die Virulenz an der Fähigkeit, in die Kaninchenhornhaut einzudringen und dort Läsionen hervorzurufen. Larven aus der Savanne waren zwei bis dreimal virulenter als solche aus den Regenwaldgebieten.

In der Pathogenese der Onchozerkose spielen die Mikrofilarien die Hauptrolle. Die unmittelbare Einwirkung ihrer Stoffwechselprodukte, sowie Antigen – Antikörper – Reaktionen mögen die Ursachen für die histologischen Veränderungen, wie Zellansammlungen und Bindegewebsvermehrung sein.

Duke (1976) und *Garner* (1976) injizierten lebende Mikrofilarien in den Glaskörper oder unmittelbar unter die Netzhaut von Kaninchen. Die dabei auftretende Chorioiditis war am stärksten ausgeprägt bei der retinalen Injektion. Histologisch zeichnete sich die Entzündung aus durch Infiltration mit Lymphozyten, Plasmazellen und Eosinophilen, einhergehend mit Degeneration des Pigmentepithels. 40 Tage nach der Infektion beschränkte sich der Befund auf eine umschriebene Atrophie und Degeneration der Netzhaut. *Duke* und *Gartner* schlossen daraus, daß die Läsionen am hinteren Augensegment im wesentlichen entzündlicher Natur sind, möglicherweise in Verbindung mit einer direkten toxischen Wirkung der Mikrofilarien auf die Netzhaut.

Neben Haut und Auge ließen sich bei Onchozerkose bisher Mikrofilarien nachweisen in:
Blutgefäßen, Aorta, Leber, Niere, Lunge, Milz, lymphatischem System, Nerven, Liquor, Urin, Vaginalsmear, Sputum (*Buck*, 1974).

Onchozerkose am Auge
Gefürchtet sind bei dieser Filariose die pathologischen Vorgänge am Auge. *Branly* (1956) unterteilte die Augenkomplikationen in ein akutes und in ein chronisches Stadium.

Augenveränderungen

Das *akute Stadium,* welches mit starken subjektiven Beschwerden wie Lichtscheu, Tränen und Fremdkörpergefühl einhergeht und immer beide Augen gleichzeitig betrifft, bildet einen Teil der akuten Gesichtsdermatose. Augenlider, Wangen und Ohrmuscheln sind dabei stark ödematös geschwollen; wegen der massiven Schwellung können die Lider oft nicht geschlossen werden („bung eye"). Die Hornhaut zeigt Veränderungen im Sinne einer Keratitis superficialis punctata.

Das *chronische Stadium,* welches durchaus auch akute Schübe kennt, ist durch folgende Symptome charakterisiert:

Lider: Die wiederholten Ödeme können zu einer Erschlaffung der Lidhaut und Pseudoblepharochalasis führen; aber auch Hautschrumpfungen und Trichiasis werden beobachtet (*Torroella*, 1962).

Bindehaut: Gemischte Injektion, Pigmentierung der bulbären Bindehaut mit kornealer Invasion, Bindehautödem, wobei Augenbewegungen oft eine charakteristische vertikale Fältelung hervorrufen. In Biopsien lassen sich Mikrofilarien nachweisen.

Hornhaut: Keratitis punctata superficialis, vorwiegend im Lidspaltenbereich am Hornhautrand. Die münzenförmigen Infiltrate, die an beiden Augen gleichzeitig auftreten und in der Literatur als „Kératite nummulaire" oder „fluffy" beschrieben werden, haben einen Durchmesser von 0,5 mm. Sie befinden sich im oberflächlichen Drittel des Stromas. Das Epithel darüber ist intakt. Die Infiltrate entstehen in der Umgebung absterbender Larven. Nach Resorption der Larven bilden sich die Infiltrate meist spurlos zurück.
Den Terminus „fluffy" (franz.: „cotonneuse") empfiehlt die WHO (*Buck*, 1974) für die Hornhautinfiltrate *ohne* Larvenkörper zu reservieren (Zustand nach Resorption der Mikrofilarien).
Differentialdiagnostisch muß diese Keratitis punctata gegenüber scheibchenförmigen Hornhauttrübungen (Durchmesser ca. 1–1,5 mm) unbekannter Ätiologie – besonders in den Savannengebieten – abgegrenzt werden. Der Rand dieser Trübungen ist scharf begrenzt. Adenoviren können ähnliche Veränderungen (manchmal einseitig) hervorrufen.

Sklerosierende Keratitis

Die häufigste Erblindungsursache bei Onchozerkose ist die *sklerosierende*

Keratitis. Sie beginnt meist in der 2–4 oder 8–10 Uhr Position. Zungenförmig schiebt sich eine dichte, weißgelbliche Infiltration mit nachfolgender Pigmentation und oberflächlicher Vaskularisation in die Hornhaut vor. Die Keratitis sclerotica schreitet von unten und von der Seite voran und bildet bald eine konfluierende halbmondförmige Läsion („kératite semilunaire"). Im späteren Stadium kommt es zur Kalzifikation und Erblindung. Diese sklerosierende Keratitis ist hauptsächlich in den Savannengebieten verbreitet.
Differentialdiagnostisch sollte an Trachom, Xerophthalmie, angeborene Sklerokornea, Affektionen durch Pocken und Masern, Keratitis sclerotica anderer Genese (Tbc, Boeck, Lues o. a. Fokalerkrankungen) und sulzige Skleritis gedacht werden (*Pau*, 1974).
Die Anzahl der in der Kornea beobachteten Mikrofilarien läßt keine Rückschlüsse auf die zu erwartenden Hornhautschäden zu. Auch bei Langzeitbeobachtungen solcher Patienten im Regenwaldgebiet Afrikas ließen sich kaum gröbere Läsionen nachweisen (*Anderson*, 1975).

Vordere Augenkammer: Besonders im regredienten Licht sieht der Untersucher häufig eine Vielzahl von feinsten korkenzieherartig sich schlängelnden „Fädchen". Dabei handelt es sich um die ca. 300 μ großen Mikrofilarien. *Torroella* (1962) wies darauf hin, daß sich die Larven – der Thermodynamik des Kammerwassers folgend – an der Hornhauthinterfläche abwärts bewegen, um vor der Iris wieder nach oben zu steigen. Durch Augenmassage oder Kopf-Rumpf-Beuge (*Anderson*, 1973) kann man die in den Kammerwinkel abgesunkenen Mikrofilarien wieder vermehrt im Spaltlampenlicht beobachten. Goniosynechien infolge von onchozerköser Iridozyklitis sind fast nie vollständig, Glaukome selten.

Regenbogenhaut: Eine leichte Uveitis bei sonst reizlosem Auge bildet eine häufige Begleiterscheinung der Onchozerkose.
In schweren Fällen kommt es zu Pseudohypopyon-Iritis, saumförmigen Synechien am unteren Pupillarrand, Seklusio und Okklusio, Atrophie des Stromablattes, Verschwinden von Pupillarkranz und Krypten, charakteristischer birnen- oder tennisschlägerähnlicher Pupillenverziehung.
Der Zusammenhang zwischen Onchozerkose und Iritis wird von einigen Autoren bezweifelt (*Hissette*, 1938; *Torroella*, 1962). *Monjusiau* (1965) fand unter 2000 Onchozerkosepatienten lediglich einen mit Pseudohypopyon-Iritis. Ebenso wird die von *Ridley* (1945) als charakteristisch angesehene birnenförmige Verziehung der Pupille in ihrer Häufigkeit unterschiedlich beurteilt. *Ben-Sira* (1972) gab eine Quote von 35 % an, während *Anderson* (1974) im Regenwaldgebiet unter den Onchozerkosepatienten nur eine Häufigkeit von 0,1 % und in der Savanne eine solche von 0,2 % fand.

Linse: Lebende und tote Mikrofilarien konnten in den äußeren Linsenpartien nachgewiesen werden (*Torroella*, 1962; *Anderson*, 1974). In tiefe-

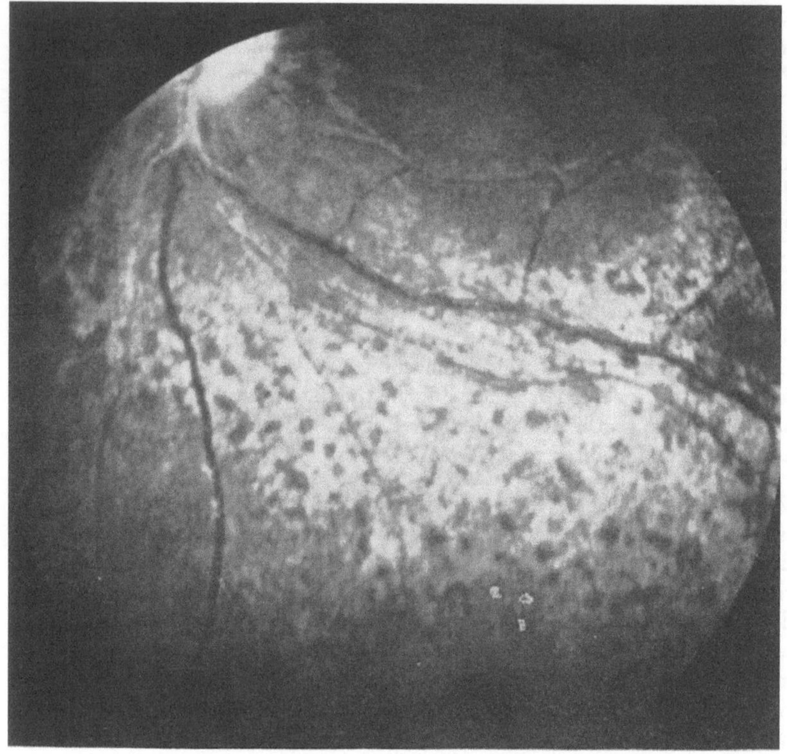

Abb. 7: Fundusveränderungen bei Onchozerkose (getigerter Aspekt).

ren Schichten wurden keine Larven beobachtet; Ausnahme: eine extrahierte Linse (vor der Operation rupturiert?) von *Cordero* (1973).

Retrolentaler Raum und Glaskörper: Bei 3,1 % (Regenwald) bzw. 8,8 % (Savanne) der Patienten registrierte *Anderson* (1974) Mikrofilarien im retrolentalen Raum und im Glaskörper.

Augenhintergrund: Mehrfach konnten Larven in Retina, Chorioidea und in perivaskulären Räumen – z. B. um die Ziliararterien – nachgewiesen werden, begleitet von einer Rundzell-Entzündungsreaktion (*Giaquinto*, 1934; *Rodger*, 1960; *Paul*, 1970).
Ridley (1945) und andere Autoren (*Clark*, 1974; *Budden*, 1957; *Rodger*, 1958) beschrieben bei *Onchozerkose* eine Gefäßsklerose der Chorioidea und typisch degenerative Veränderungen des Pigmentepithels mit schollenförmigen Pigmentansammlungen (getigerter Aspekt, Abb. 7), außerdem

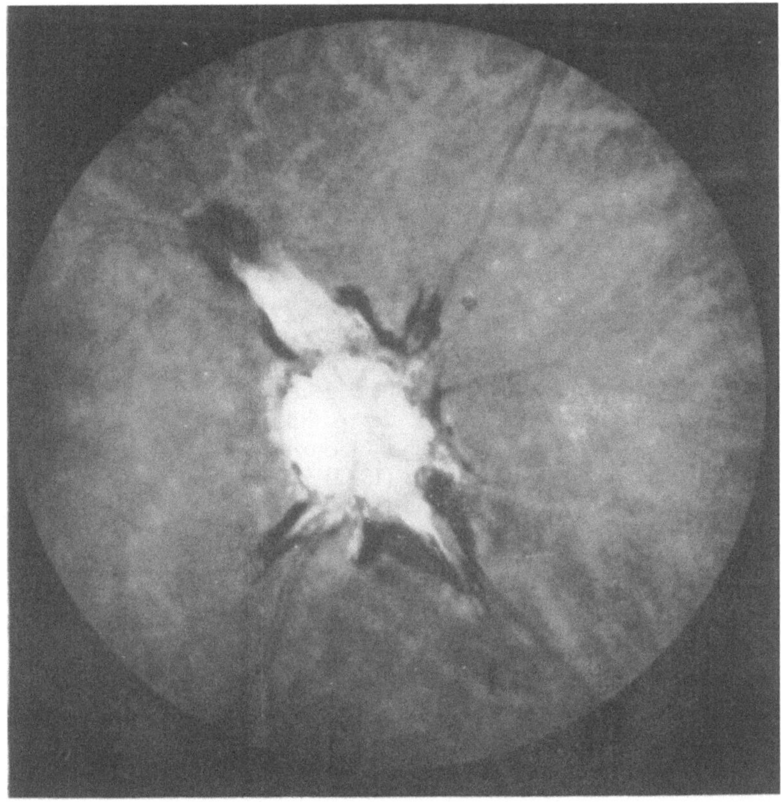

Abb. 8: Optikusatrophie bei Onchozerkose (Kamerun).

Verdünnung der Arterien, Periarteriitis, Papillitis und Optikusatrophie (Abb. 8). Sensorisch werden Hemeralopie und konzentrische Gesichtsfeldeinengung bis zum Verlust des zentralen Sehens mit der Onchozerkose in Zusammenhang gebracht. Bezeichnung: Ridley-Fundus.

Eine ausgezeichnete Dokumentation der Läsionen am Augenhintergrund (auch fluoreszenzangiographische Aufnahmen) findet sich in der Arbeit von *Bird, Anderson* und *Fuglsang* (1976).

Die Veränderungen beginnen mit einer Pigmentverschiebung zwischen Makula und Papille, gefolgt von einer umschriebenen Sklerose der Choriokapillaris, so daß die großen Aderhautgefäße zu sehen sind. In der klassischen Verlaufsform dehnt sich die Sklerose erst temporalwärts, dann aber auch nasalwärts aus. Die Makula wird meist erst später betroffen. Es bildet sich in ihr ein Ödem, welches von klumpigen Pigmentationen gefolgt

Ridley-Fundus

wird. Neben schwarzen Pigmentansammlungen können auch rot-braune Pigmentflecken beobachtet werden.

Beim Vollbild des Ridley-Fundus zeigt das Fluoreszenzangiogramm große, konfluierende, flächenhafte Pigmentblattdefekte (*Trojan*, 1975).

Die Fundusveränderungen weisen in den Savannen- und Regenwaldzonen der Form und der Häufigkeit nach *keine* Unterschiede auf (*Bird*, 1976).

Nach medikamentöser Behandlung der Onchozerkose (Diaethylcarbamazin) sollen Veränderungen im Sinne einer „Retinitis punctata albescens" bzw. „Retinopathia punctata albescens onchocercotica" auftreten (*Vedy*, 1973; *Trojan*, 1975). Diese weißgelben nicht-konfluierenden Herdchen liegen meist ringförmig um die Makula und haben eine Größe von ca. 100 μ.

Obwohl die Vermutung naheliegt, daß die Veränderungen am hinteren Augenpol durch Antigen-Antikörper-Reaktionen zwischen Larventoxinen und Wirtsorganismus zustandekommen, gehen die Meinungen darüber derzeitig noch auseinander. Selbst der pathogenetische Zusammenhang zwischen Fundusveränderungen und Onchozerkose wird angezweifelt. Eine Vergleichsstudie von *Ben-Sira* (1972) zwischen 500 Onchozerkosekranken und 500 Kontrollpersonen (keine Onchozerkose) illustriert recht deutlich diese Problematik. Von den untersuchten Augen zeigten bei den Onchozerkosekranken 0,8 % eine Atrophie der Chorioidea, 0,2 % chorioretinitische Narben und 0,5 % Optikusatrophie. Bei der etwa altersgleichen Kontrollgruppe ermittelte *Ben-Sira*: 1 % Atrophie der Chorioidea, 0,4 % Narben und 0,3 % Optikusatrophie!

In einer Veröffentlichung der WHO (*Buck*, 1974) werden leichte und isolierte Fundusveränderungen nicht als pathognomonisch für die Onchozerkose angesehen. Ausgeprägte Fundusveränderungen, kombiniert mit Mikrofilarien im Auge und Entzündungserscheinungen an Kornea, Iris oder Optikus erhöhen die Evidenz der Diagnose: Ridley-Fundus.

Differentialdiagnose

Toxoplasmose, Histoplasmose, diffuse Chorioiditis, Sorsby'sche Makuladegeneration, Retinopathia pigmentosa, degenerative Läsionen.

Therapie

Behandlung Außerhalb der endemischen Gebiete: Nodulektomie, Diaethylcarbamazin (Hetrazan) gegen die Mikrofilarien (cave: heftige allergische Reaktionen!); Bayer 205 gegen die geschlechtsreifen Filarien; Behandlungsplan siehe bei *Nauck* (1975).

In den endemischen Gebieten, wo bis jetzt eine Reinfektion nicht ausgeschaltet werden kann, sollte der Arzt prüfen, ob er den Patienten über seine Erkrankung informiert und ob es sinnvoll ist, ihn zu behandeln (*Duke*, 1972 a). In Fällen mit zunehmenden Augenläsionen empfiehlt sich – trotz der Gefahr einer Reinfektion – die chemotherapeutische Behandlung der Onchozerkose.

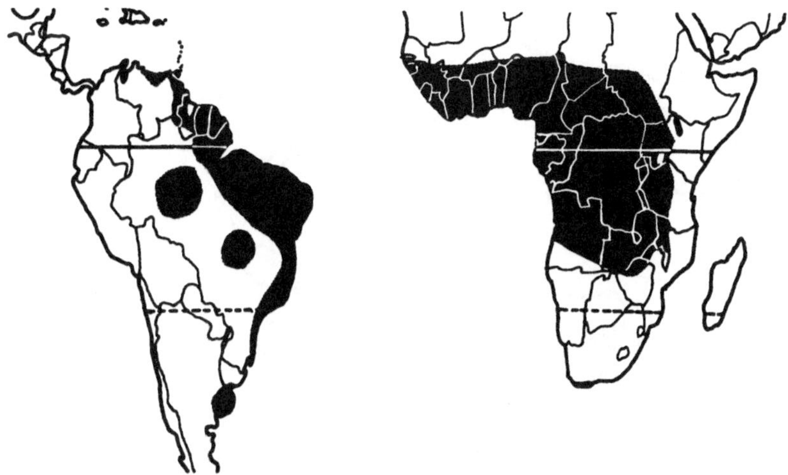

Abb 9: Verbreitung von Acanthocheilonema (Dipetalonema) perstans (Muller, 1975).

1.3 Acanthocheilonema (Dipetalonema) perstans

Acanthocheilonema perstans

Acanthocheilonema perstans wie auch die beiden nachfolgend aufgeführten Arten gelten als apathogen, nur selten werden allergische Hauterscheinungen, Kopfschmerzen und Fieber beobachtet.
A. perstans ist im tropischen Afrika weit verbreitet, auch in Nordafrika (Tunis, Algerien) wurde diese Filarie gefunden (*Manson*, 1967). Ferner kommt sie in Südamerika, Mittelamerika und auf Trinidad vor (Abb. 9).

In den afrikanischen Verbreitungsgebieten werden häufig Mischinfektionen mit Wuchereria bancrofti und Loa loa beobachtet (z. B. *Kershaw*, 1953). Nach *Stoll* (1947) beträgt die Zahl der Befallenen in Afrika 19 Millionen und in Amerika 8 Millionen.
Die viviparen Weibchen werden ca. 70–80 mm lang und 0,12–0,14 mm dick, die Männchen erreichen eine Länge von 45 mm; ungescheidete Mikrofilarien treten Tag und Nacht im peripheren Blut auf. Die Adulten leben vor allem im sub- und retroperitonealen Bindegewebe.
Überträger: Mücken (Culicoides austeni und C. grahami).

Augenbefall

1975 publizierte *Burns* den ersten, histologisch gesicherten Fall von Dipetalonema im Auge. Der aus der Vorderkammer entfernte Wurm hatte eine Länge von 16 mm und wurde als nicht geschlechtsreifes Weibchen identifiziert. In der Fundusperipherie fand sich bei dem Patienten eine kleine chorioretinitische Narbe.

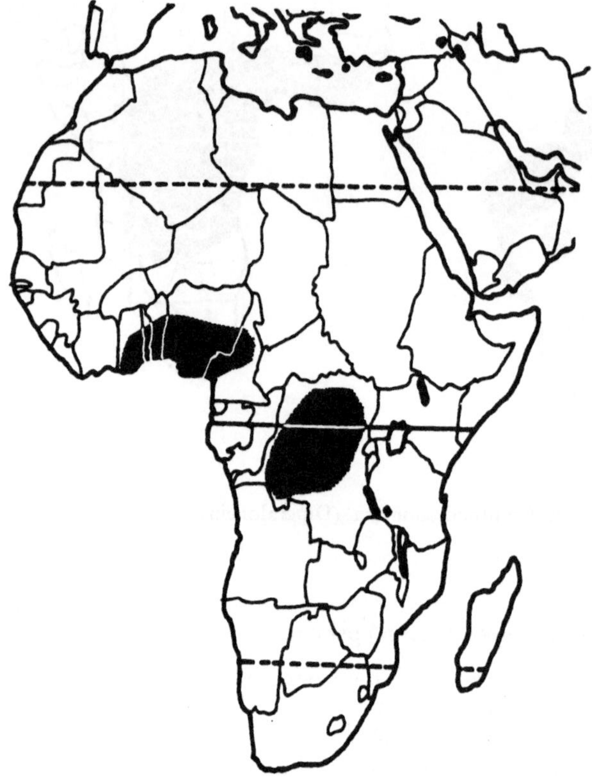

Abb. 10: Verbreitung von Acanthocheilonema (Dipetalonema) streptocerca (Muller, 1975).

Die Spezifikation D. perstans konnte nicht gesichert werden (Tierparasit D. arbuta?).
Bei einem ähnlichen Fall – ebenfalls aus Oregon (USA) – ging der Wurm während der Operation verloren (*Jones*, 1938).

1.4 Acanthocheilonema (Dipetalonema) streptocerca

Acanthocheilonema streptocerca

Über die Adulten beim Menschen ist bisher kaum etwas bekannt. Die Mikrofilarien sind 180–200 μ groß. Sie halten sich wie Onchocerca-Larven in der Haut auf und sind wie diese ungescheidet.
A. streptocerca ist in Zentralafrika weit verbreitet (Abb. 10) und wird durch Mücken (Culicoides grahami) übertragen.
Der Wurm soll Hautödem und Elephantiasis verursachen.
Eine Augenbeteiligung ist bisher unbekannt.

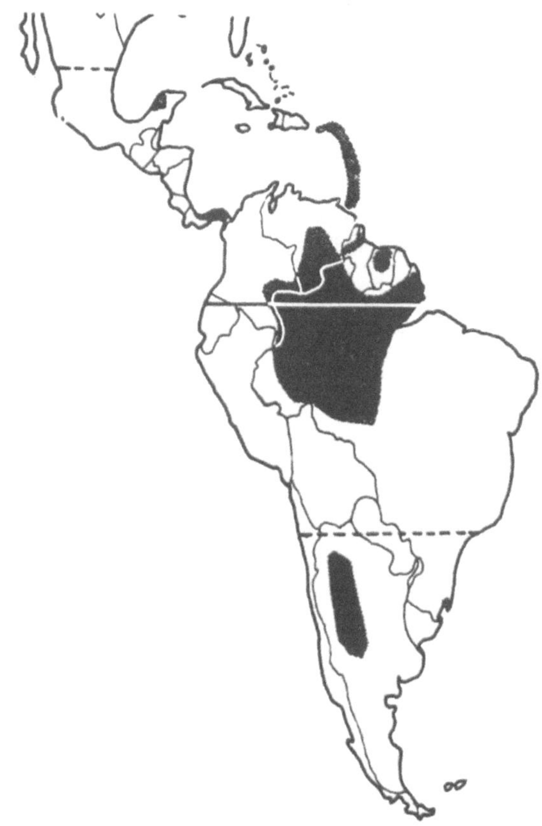

Abb. 11: Verbreitung von Mansonella ozzardi (Muller, 1975).

1.5 Mansonella ozzardi

Mansonella ozzardi

Verbreitet in: Westindien, Mittelamerika (Mexiko, Panama), Südamerika (Abb. 11). Überträger: Mücken (Culicoides furens). Die Anzahl der infizierten Personen wird auf 19,8 Millionen geschätzt (*Stoll*, 1947).

Die vivaparen, 60–80 mm langen und ca. 0,2 mm dicken Weibchen halten sich im subperitonealen Bindegewebe auf. Ungescheidete Mikrofilarien lassen sich tags und nachts im peripheren Blut nachweisen.

Eine Augenbeteiligung ist bisher nicht bekannt.

2. Unterfamilie Dirofilariinae

2.1 Loa loa

Loa loa, ebenfalls bekannt unter den Namen aroro (Yoruba), afrikanischer Augenwurm oder Wanderfilarie, ist ein weitverbreiteter Parasit in Westafrika. Es gibt Siedlungen, in denen mehr als 60 % der Einwohner über Symptome der Loiasis klagen wie Hautjucken, flüchtige Hautschwellungen, prickelnde Sensationen in den Augenlidern und unter der Bindehaut (*Ogumba*, 1971).
Dieser Fadenwurm lebt im subkutanen Bindegewebe. Als charakteristisch gilt der Wandertrieb der geschlechtsreifen Form. Die Fortbewegungsgeschwindigkeit beträgt ca. 1 cm/min.

Verbreitung *Geographische Verbreitung*

Die geographische Verbreitung (Abb. 12) deckt sich weitgehend mit der Ausdehnung des afrikanischen Regenwaldes, bzw. dem Vorkommen des Überträgers (Chrysops silacea und C. dimidiata), und zwar vom Golf von Guinea bis zum Gebiet der großen Seen (ca. 30° östlicher Länge), von 8° nördlicher bis 5° südlicher Breite (*Rodenwaldt*, 1956).

Man schätzt die Anzahl der an dieser Filariose Erkrankten auf 13 Millionen (*Stoll*, 1947).
Obwohl Loa loa ausschließlich im tropischen Westafrika beheimatet ist, stammen kurioserweise die ersten sichereren Berichte über diese Erkrankung nicht aus Afrika, sondern aus Westindien (*Mongin*, 1770). Weitere Beobachtungen, wie z. B. auf Martinique (*Blot*, 1838) und in Rio de Janeiro (*Sigaud*, 1844) deuten darauf hin, daß es sich bei den Patienten um aus Afrika deportierte Negersklaven handelte. Eine Übertragung außerhalb Afrikas wurde bisher nicht beschrieben.

Bau und Lebensweise

Bau und Lebensweise

Geschlechtsreife weibliche Würmer erreichen Längen bis zu 70 mm und eine Dicke von 0,5 mm, das Männchen mißt ca. 3,5 cm. Wie bei den anderen lebend gebärenden Nematoden bilden sich im Uterus der Muttertiere zunächst Eier. Durch Streckung dehnen die Embryonen ihre äußerst zarte Eischale. Im Augenblick ihrer Ausstoßung stellen die Larven genau genommen „in die Länge gezogene embryonenhaltige Eier“ dar (*Mense*, 1929).
Die gescheideten Mikrofilarien haben eine Länge von 275 μ und einen Durchmesser von 7 μ (Vergleich: Erythrozytendurchmesser: 7 bis 8 μ). Man findet sie tagsüber (max. zwischen 10 und 13 Uhr) im peripheren Blut.
Im menschlichen Körper leben die Larven – ohne sich weiterentwickeln zu können – ein bis zwei Jahre. Die Muttertiere sterben erst nach 10–20 Jahren.

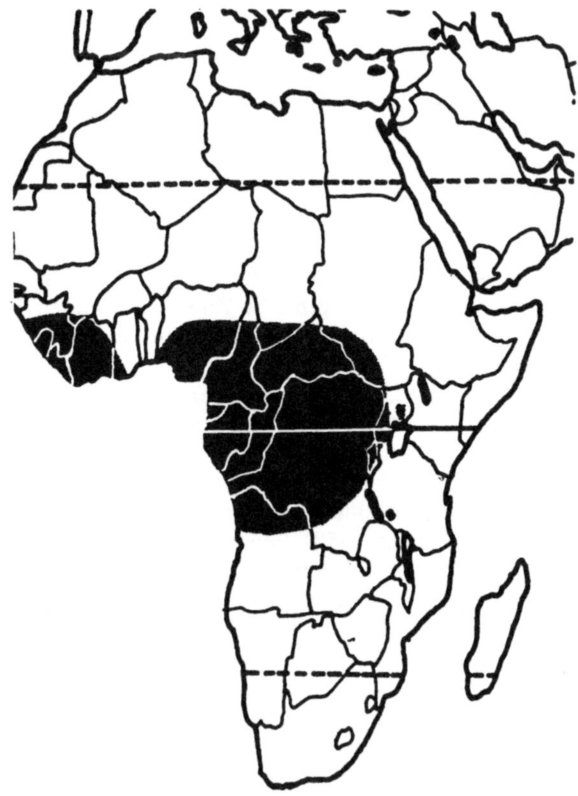

Abb. 12: Verbreitung von Loa loa (Muller, 1975).

Übertragung

Bremsen, vorwiegend Chrysops silacea und Chrysops dimidiata, dienen diesem tropischen Wurm als Zwischenwirt und Überträger. Nur die weiblichen Chrysopsfliegen saugen Blut, welches zur Ovarienentwicklung benötigt wird. Unter Laborbedingungen reifen die Ovarien innerhalb von 5 Tagen (*Crewe*, 1961). Die Brutplätze der Fliegen liegen weit verstreut in unzugänglichen feuchten Waldgebieten. Durch Pflanzenwuchs beschattete Süßwasserrinnsale bevorzugen die Chrysopsfliegen zur Eiablage. Nicht allzuweit entfernt von ihren morastischen Brutplätzen – im Wipfelschluß der Regenwälder und Gummiplantagen – halten sich die Fliegenweibchen auf. Übertragung

Sticht die Fliege einen Loa-Infizierten, so nimmt sie gleichzeitig mit dem Blut Larven des Parasiten auf. Im Fliegenkörper durchlaufen die Mikrofilarien einen temperaturabhängigen, 10–12 Tage dauernden Entwicklungszyklus. Am Ende dieser Entwicklung sind die Mikrofilarien 2 mm lang und infektionsfähig. Nach der Übertragung bilden sich im menschlichem Körper aus diesen 2 *mm* langen Larven geschlechtsreife Parasiten. Ca. 17 Monate bis 4 Jahre nach der Infektion lassen sich die ersten Mikrofilarien der ausgewachsenen Würmer im peripheren Blut nachweisen. Zuweilen findet man sie auch im Urin, Speichel, Gewebssaft des Loaödems und im Liquor.

Klinisches Bild

Allgemeines Krankheitsbild

Die Patienten werden meist durch lebhafte Schlängelbewegungen auf den Parasiten aufmerksam gemacht. Zuweilen zeichnen sich die Würmer reliefartig als Schlangenlinien durch die Haut ab. Dort wo die Filarien auftreten, kann es zu flüchtigen, heftig juckenden Hautrötungen und Schwellungen, sogenannten Kalabar- oder Kamerunbeulen kommen. Die gleichzeitig bestehende Eosinophilie schwankt zwischen 25 und 60 %.

Im großen und ganzen wird die Loa-Infektion als gutartig angesehen. Über ihre Komplikationen wissen wir nur wenig. Pneumopathien, generalisierte Retinopathien (*Toussaint*, 1965), Meningoenzephalitis, Endokarditis (*Jannssens*, 1958), Glomerulonephritis (*Bariéty*, 1967) wurden bei Loa loa beobachtet. Der pathogenetische Zusammenhang zwischen diesen Komplikationen und den dabei in den Kapillaren nachgewiesenen Mikrofilarien ist bis jetzt nicht geklärt. Traumatische, mechanische und immunologische Prozesse werden diskutiert. Histologisch ähneln die Bilder der Periarteriitis nodosa bzw. den Kollagenosen (*Toussaint*, 1965).

In der Milz von Loa-infizierten Affen fand *Duke* (1969) subkapsuläre Granulome, in denen Mikrofilarien durch Makrophagen und Riesenzellen zerstört waren.

Loa loa am Auge

Augenveränderungen

Seinen Namen *„Augenwurm"* (Filaria oculi humani) verdankt diese Filarie ihrem kurzen dramatischen Auftritt *unter der Bindehaut*, durch welchen die Konjunktiva von der Sklera abgehoben wird. Lebhafter Juckreiz, stechende Schmerzen, Lichtscheu und Entzündung des besiedelten Gewebes zwingen den Träger zum krampfhaften Lidschluß (Loaophthalmie). Unter der Bindehaut erscheint der Parasit als ein glasiger Wurm von der Dicke einer Violinensaite, ca. fingergliedlang. Die Belästigung, das Zucken oder Wimmeln am Ort, dauern meist nur Stunden. Das Tier verschwindet für Tage, Wochen, Monate und die Entzündung am Auge klingt ab, bis der Wurm aufs Neue wieder an die Körperoberfläche kommt, um wieder das Auge oder eine andere Stelle zu quälen.

Subkonjunktival

Oft wechselt die Filarie unter der Nasenwurzel zum anderen Auge über. Die Extraktion aus dem Subkonjunktivalraum gelingt bei raschem Eingriff meist mühelos in Lokalanästhesie (Abb. 13).

Vorderkammer

Berichte über das Vorkommen von Loa loa *in der Vorderkammer* (z. B. *Coppez*, 1894) wurden wegen der mangelhaften parasitologischen Be-

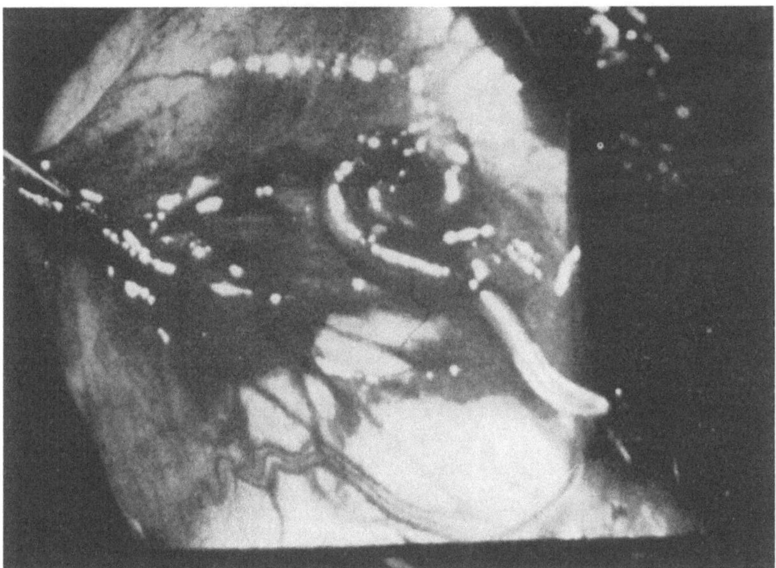

Abb. 13: Filaria Loa loa (weiblich) im operativ eröffneten subkonjunktivalen Raum.

stimmung immer wieder angezweifelt (z. B. *Larmande*, 1962).
Lucot veröffentlichte 1972 einen Fall, wo in Kamerun aus der Vorderkammer ein 32 mm langer Wurm entfernt wurde, der sich parasitologisch einwandfrei als Loa loa erwies.
Osuntokun und *Olurin* (1975) entfernten ebenfalls bei 2 Patienten adulte Loa loa aus der Vorderkammer (Abb. 14). Beide Augen waren erblindet (totale Netzhautablösung). Der erste, in toto extrahierte Wurm entsprach im Aussehen einem männlichen Loa loa Wurm. Der zweite Wurm konnte nur in Stücken entfernt werden (Histologie: adulte Loa loa Filarie, Geschlecht nicht bestimmbar). Nach einer persönlichen Mitteilung von *Olurin* wurde in beiden Fällen außerhalb Nigerias (USA und England) zweifelsfrei die Diagnose Loa loa bestätigt.
Im Blut der Patienten ließen sich keine Mikrofilarien nachweisen.
Bei Affen wurden Filarien gefunden, die sich bisher morphologisch nicht von Loa loa unterscheiden lassen. Eine zufällige Infektion mit diesen Tierparasiten – z. B. bei den beschriebenen Fällen von intraokularer Loiasis – kann nicht ausgeschlossen werden. Die Mikrofilarien der Affen-Loa zeigen eine nächtliche Periodizität.

In Uganda untersuchte Poltera (1973) Bindehautgranulome histologisch. Er fand abgestorbene Filarien und Mikrofilarien; trotz der parasitologischen Bestimmung *Loa loa*, bleibt die Identität fraglich.

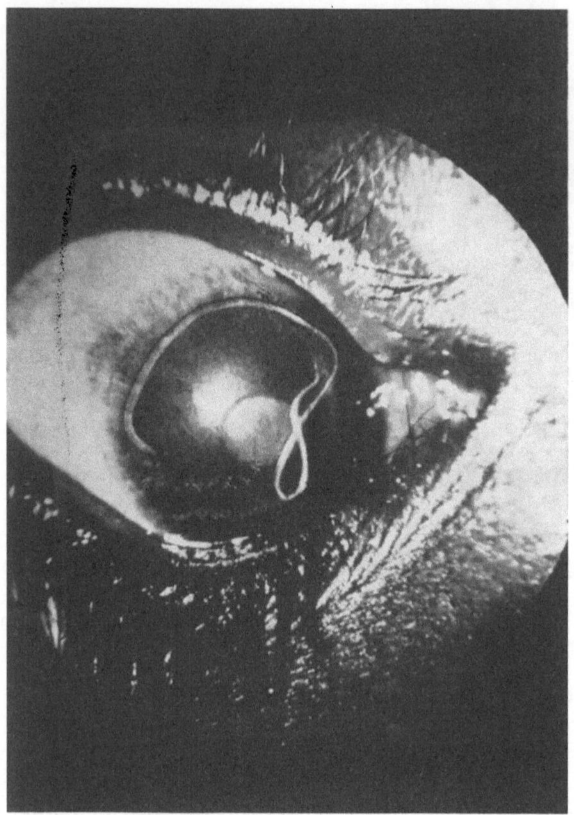

Abb. 14: Filaria Loa loa (Nigeria) in der Vorderkammer (*Osuntokun/Olurin*, 1975).

Gesichert ist das Auftreten von Lidödem und Exophthalmus bei der Loainfektion. Meist einseitig, kommt es im Verlauf weniger Stunden zu einer deutlichen Protrusio bulbi (10 mm in 36 Stunden). Unter Cortisongaben bildet sich dieses Erscheinungsbild innerhalb von 48 Stunden zurück (*Lucot*, 1973).

Bisher wurden bei der Loiasis – ganz im Gegensatz zur Onchozerkose – keine Mikrofilarien in der Vorderkammer beobachtet. Demgegenüber ist die Anwesenheit von Loa-Embryonen in retinalen und chorioidalen Gefäßen bekannt (*Toussaint*, 1965).

Langlois (1962), *Toussaint* (1965) und *Corrigan* (1968) beschrieben Arterienverschlüsse und Netzhautblutungen bei der Loa-Filariose.

Eine größere Zusammenstellung von Augenhintergrundsveränderungen verdanken wir *Maertens* und *Dechef* (1976). Ihr Patientengut umfaßt 17

Patienten aus Zaire mit Loa-enzephalitis (hohe Mikrofilarienzahl in Blut und Liquor); 11 davon ophthalmoskopierte *Maertens* während des Komas. Bei 7 Patienten provozierte die Therapie mit Diaethylcarbamazin das Koma.

Fundus-veränderungen

Während des Komas untersucht: 11 Patienten
davon zeigten:

Gefäßverschlüsse	
der Zentralarterie:	1
von Arterienästen	3
von Arteriolen:	7
Fragmentation der Blutzirkulation:	3
Netzhautblutungen:	10
Glaskörperblutungen:	3
Mikroaneurysmen	1
Papillenunschärfe:	2
keine Läsionen:	1

Nach dem Koma untersucht (davon 3 Kontrollen aus der oberen Gruppe): 9 Patienten
davon zeigten:

Gefäßverschlüsse:	5
Netzhautblutungen:	1
tigerartig getüpfelte Proliferationen:	4
weißliche Reflexe in der Netzhautperiphere (wie bei gliösen Proliferationen):	4
keine Läsionen:	1

Gleiche Netzhautveränderungen fanden *Maertens* und *Dechef* auch bei Patienten mit hoher Mikrofiliaraemie ohne neurologische Beteiligung.

Therapie
Diaethylcarbamazin (Hetrazan) – wirksam sowohl gegen Filarien als auch Mikrofilarien; Behandlungsplan siehe *Nauck* (1975).

2.2 Dirofilaria

Dirofilaria

Verschiedentlich wurden im menschlichen Auge Filarien auch außerhalb der Tropen beobachtet, die wahrscheinlich Arten zugehören, welche im Tier parasitieren und nur zufällig auf den Menschen übertragen werden („zoonotic filariasis"). Der Entwicklungsgang ist oft unbekannt. Man vermutet, daß, wie bei den anderen bekannten Arten, Stechmücken oder -fliegen als Zwischenwirte und Überträger dienen.
Die bekanntesten, zur Gattung Dirofilaria gehörenden Formen dürften *Dirofilaria conjunctivae* und *D. repens* sein. Verschiedene Autoren nehmen an, daß D. conjunctivae artgleich mit D. repens (Hundewurm) ist, was von *Faust* (1957) bezweifelt wird.
Menschliche Infektionen mit Dirofilarien wurden aus den Mittelmeerlän-

dern, aus Osteuropa, Asien, Afrika und Amerika berichtet. Verschiedene Würmer waren nicht eindeutig einer bekannten Art zuzuordnen.
Für die reifen weiblichen D. conjunctivae werden Längen zwischen 160 und 200 mm angegeben, für die Männchen 58 mm; für D. repens Weibchen 100–170 mm, Männchen 50–70 mm *(Wigand,* 1958).

Augenbefall *Befall des Auges durch D. conjunctivae und D. repens*
Augenlider: (*Addario,* 1885; *Saba,* 1924; *Peruchin,* 1930; *Abdulajew,* 1936; *Rosenzweig,* 1936; *Trussov,* 1966),
Orbita: (*Skrajabin,* 1917; *Bevacqua,* 1950; *Wirth,* 1949),
Bindehaut: (*Parodi,* 1920; *Charles,* 1922; *Dolfini,* 1930; *Cincadze,* 1953; *Koroev,* 1954; *Faust* 1957; *Gally,* 1960; *Schupik,* 1967; *Dissanaike,* 1972),
Vorderkammer: (*Gabriélidès,* 1938),
Glaskörper: (*Spamer,* 1922; *Maag,* 1958 – nicht klassifiziert; *Vodovozov,* 1973).

Der Mensch ist für Dirofilarien – im Gegensatz zu den tropischen Filarien Wuchereria, Brugia, Onchocerca und Loa loa – ein ungünstiger Wirt. Der Entwicklungszyklus dieser Tierparasiten endet im Menschen blind („dead-end cycle"), da die Weibchen, soweit bekannt, im Menschen keine Mikrofilarien hervorbringen.

Schluß

Die Filariosen bilden auf Grund ihrer Häufigkeit (ca. 350 Millionen Menschen infiziert) und ihrer geographischen Ausdehnung ein globales Gesundheitsproblem.
Wuchereria bancrofti ist in tropischen und subtropischen Gebieten weit verbreitet, Onchocerca volvulus in Afrika, Zentral- und Südamerika, Loa loa in Westafrika.
Blutsaugende Insekten dienen den Filarien als Vektor: Stechmücken übertragen W. bancrofti und B. malayi, Kriebelmücken O. volvulus und Bremsen Loa loa.
Die fadenförmigen Adulten leben im Bindegewebe (O. volvulus und Loa loa) oder im Lymphsystem, z. T. auch in den Körperhöhlen.
Abgesetzte Larven, sogenannte Mikrofilarien, sind bei W. bancrofti und Loa loa gescheidet, d. h. von der in die Länge gezogenen Eihülle umgeben, bei O. volvulus ungescheidet. Sie halten sich meist im Blut auf (W. bancrofti, Loa loa), einige Arten im Unterhautbindegewebe (O. volvulus).
Am Auge bieten die menschenpathogenen Filarienarten Wuchereria, Onchocerca und Loa folgende Unterscheidungsmerkmale bezüglich der Lokalisation von Adulten und Mikrofilarien:

Vorkommen von Filaria

	Wuchereria	Onchocerca	Loa loa
Subkonjunktivalraum	(+)	–	+
Vorderkammer	+	–	(+)

Vorkommen von Mikrofilaria

Vorderkammer	Wuchereria	Onchocerca	Loa loa
	(+)	+	–

Bei Verdacht auf Filarienbefall sollte anamnestisch unbedingt nach Aufenthalten in den Tropen gefahndet werden! Der Infektionszeitpunkt kann Jahre zurückliegen. *Ziemann* (1926) beobachtete einen Fall von Loiasis, der 17 Jahre symptomlos verlief.

Schrifttum

Abdulajew, G.: Zur Frage der Ophthalmohelminthosen. Sovet. Vestn. Oftalm. 716–719 (1936); ref. in: Zbl. ges. Ophthal., *37*, 545 (1937).

Addario, C.: Su di un nematode del'occhio umano. Ann. ottalmol., *14*, 135–148 (1885); cit. nach Faust E. (1957).

Anderson, J., H. Fuglsang: Variation in Numbers of Microfilariae of O. volvulus in the anterior chamber of the human eye. Trans. R. Soc. Trop. Med. Hyg., *67*, 544–548 (1973).

– & –, et al.: Studies on Onchocerciasis in the United Cameroon Republic. Trans. R. Soc. Trop. Med. Hyg., *68*, 190–222 (1974).

– persönl. Mitt. (1975).

Assis-Masri, G., M. D. Little: A case of ocular onchocerciasis in Colombia. Trans. R. Soc. Trop. Med. Hyg., *59*, 717 (1965).

Bariéty, J. M., et al.: Protéinurie et loase. Soc. Méd. Hôp., *118*, 1015–1025 (1967).

Barkan, A.: A case of filaria in the anterior chamber. Arch. Ophthalmol. Otol., *V*, 15 (1876).

Ben-Sira, I., Y. Yassur: Ocular onchocerciasis in Malawi. Brit. J. Ophthal., *56*, 617–620 (1972).

Bevacqua, R., A. Wirth: Kyste de la cavité orbitaire dû a Filaria conjunctivae (Addario, 1885). Ann. parasitol. humaine et comparée, *25*, 37–41 (1950).

Bird, A. C., J. Anderson, H. Fuglsang: Morphology of posterior segment lesions of the eye in patients with onchocerciasis. Brit. J. Ophthal., *60*, 2–20 (1976).

Blot, M.: Comptes rendus de l'Académie des Sciences, Paris, 755 (1838).

Branly, M. A.: Über die Onchozerkosis. Klin. Mbl. Augenhk., *128,* 1–15 (1956).

Brumpt, E.: Une nouvelle filaire pathogène parasite de l'homme. Bull. Soc. Path. Exot., *12,* 464–473 (1919).

Buck, A. (edited by): Onchocerciasis, Wld. Hlth. Org., Geneva (1974).

Budden, F.: Natural History of onchocerciasis. Brit. J. Ophthal., *41,* 214–227 (1957).

Burns, R. P. et al.: Intraocular Filariasis. Trans. Am. Acad. Ophthalmol. Otolaryngol., *79,* 745–748 (1975).

Charles, E.: Removal of filaria from under the conjunctiva. Brit. J. Ophthal., *6,* 321–322 (1922).

Chatterji, K.: Adult Filaria (Bancrofti) in the Anterior Chamber of Human Eye. J. Indian Med. Assoc., *24,* 146 (1954).

Cincadze, E.: Filaridose des Oberlides beim Menschen. Vestn. Oftalm., *32,* 28–29 (1953); ref. in: Zbl. ges. Ophthal., *61,* 379 (1954).

Clark, W.: Ocular onchocerciasis in Guatemala. Trans. Amer. J. Ophthal. Soc., *45,* 461–501 (1947).

Coppez, H.: Un cas de Filaire dans la chambre antérieure d'un oeil humain. Arch. dé Ophth. *14,* 557–562 (1894).

Cordero-Moreno, R.: Etiologic factors in tropical eye diseases. Amer. J. Ophthal. *75,* 349–364 (1973).

Corrigan, M., D. Hill: Retinal artery occlusion in loiasis. Brit. J. Ophthal., *52,* 477–480 (1968).

Crewe, W.: The Live-History of Chrysops silacea Austen. Ann. Trop. Med. Parasit., *55,* 357–372 (1961).

David, H. L., J. F. Edeson: Filariasis in Portuguese Timor. Ann. Trop. Med. Parasit., *59,* 193–204 (1965).

Desprez, P.: An unusual localization of ocular „Wuchereria bancrofti" filariasis. Med. Trop. (Marseille), *19,* 687–689 (1959).

Dissanaike, A. et al.: Four more cases of human infection with Dirofilaria (Nochtiella). Ceylon Med. J. (Colombo), *17,* 105–112 (1972).

– *et al.:* Mature female filaria, probably Brugia SP., from the conjunctiva of man in West Malaysia. Am. J. Trop. Med. Hyg., *23,* 1023–1026 (1974).

Dolfini, G.: Un caso di filariosi autoctona nel Veneti. Minerva Med., *21,* 353–357 (1930).

Duke, B.: Studies on loiasis in Monkeys. Ann. Trop. Med. Parasit. *54,* 141–146 (1960).

– *& Anderson, J.:* Onchocerciasis and its treatment. Trop. Doct., *2,* 107–114 (1972a).

–, – A Comparison of the Lesions Produced in the cornea of the Rabbit Eye by Mikrofilariae. Z. Tropenmed. Parasit., *23,* 354–368 (1972b).

–, – *& Garner, A.:* Fundus Lesions in the Rabbit Eye Following Inoculation of Onchocera volvulus Mikrofilariae into the Posterior Segment. I. The Clinical Picture. Tropenmed. Parasit., *27,* 3–17 (1976).

Faust, E.: Human Infection with Species of Dirofilaria. Z. Tropenmed. Parasit., *8,* 59–68 (1957).

Gabriélidès, C.: Filaire dans la chambre antérieure de l'oeil. Annales d'Ocul. *175,* 581–589 (1938); ref. in: Zbl. ges. Ophthal., *42,* 151 (1939).

Gally, J., D. Jarry: Quelques remarques à propos d'un nouveau cas de filariose autochtone. Arch. Ophthal. (Paris), *20,* 293–294 (1960).

Garner, A. & Duke, B.: Fundus Lesions in the Rabbit Eye Following Inoculation of Onchocerca volvulus Mikrofilariae into the Posterior Segment. II. Pathology. Tropenmed. Parasit., *27,* 19–29 (1976).

Geigy, R.: Erreger und Überträger tropischer Krankheiten. Verl. f. Recht und Gesellschaft, Basel (1955).

Giaquinto, M.: Présence de microfilaires d'Onchocerca caecutiens dans le nerf optique. Rif. med., *50,* 858–861 (1934).

Guptavanij, P., C. Harinasuta: A note on sheathed and unsheathed appearance of periodic and sub-periodic Brugia malayi in Southern Thailand. Southeast Asian J. Trop. Med. Pub. Hlth., *2,* 94 (1971).

Hissette, J.: Helmintological observations and their baering on certain aspects of the biology of onchocerca. Amer. J. Trop. Med., *18,* Suppl. 91–107 (1938).

Jannssens, P. et al.: Reflexions sur le sort des Microfilaires de Loa loa dans l'organisme humain. Bull. Soc. Path. Exot. *51,* 632–645 (1958).

Jones, L. T. et al.: Intraocular nematode worms. Arch. Ophthal. *20,* 1006–1012 (1938).

Joon-Wah, M. et al.: Brugia malayi Infection of the human Eye. Southeast Asian J. Trop. Med. Pub. Hlth., *5,* 226–229 (1974).

Kershaw, W. et al.: Studies on the Epidemiology of Filariasis in West Africa. Ann. Trop. Med. Parasit., *47,* 406–425 (1953).

Koroev, A.: Filaria unter der Lidhaut. Vestn. Oftalm., *33,* 43 (1954); ref. in: Zbl. ges. Ophthal., *62,* 383 (1954).

Lagraulet, J. et al.: Etudes des localisation des nodules dans l'onchocercose. Méd. trop., *24,* 566–572 (1964).

Lamba, P. A.: Filariasis. Brit. J. Ophthal., *56,* 857 (1972).

Langlois, M. et al.: Filariose Loa, Thrombose de l'artére centrale. Rev. Neurol., *107,* 381 (1962).

Larmande, A.: Les Helminthiase oculaires tropicales (Int. Congr. Ophthal. New Delhi, 1962), Acta Conc. ophthal., *1,* 99–297 (1962).

Leber, A.: Filariotische Augenerkrankungen der Südsee. Albrecht von Graefes Arch. Klin. Ophthalmol., *87,* 541–548 (1914).

Lucot, J., M. Chovet: Loase intraoculaire. Med. Trop. (Mars.), *32,* 523–525 (1972).

Maag, B.: Bericht über einen wurmartigen Parasiten im Glaskörper des menschlichen Auges. Klin. Mbl. Augenhk., *133,* 713–718 (1958).

Maertens K., G. Dechef: Lesions retiniennes vasculaires dans la filariose Loa loa. Vortrag auf dem V. Kongreß der Societas Ophthalmologica Europaea, Hamburg (1976).

Mallén, M. et al.: Onchocerca-Dermatose aus Mexiko und ihre Behandlung mit Metrofonate. Z. Tropenmed. Parasit., *21,* 213–219 (1970).

Manson-Bahr, P.: Manson's Tropical Diseases. 16. Ed., London (1967).

McMullen, W.: Filaria bancrofti in the interior of the eye. Proc. R. Soc. Med., *31,* 128–130 (1937).

Mense, C.: Handbuch der Tropenkrankheiten, Band V, Leipzig (1929).

Mishra, S.: Intravitreal Parasite. Arch. Ophthal., *60,* 945 (1958).

Mongin, M.: Observation sur un Ver trouvé sous la Conjonctive. J. de méd. chir. pharm., *32,* 338 (1770).

Monjusiau, A. et al.: Aspects ohthalmologiques de l' onchocercose au Guatemala et en Afrique occidentale. Bull. Wld. Hlth. Org., *32,* 339–355 (1965).

Muller, R.: Worms and Disease. Heinemann, London (1975).

Nauck, E. G.: Lehrbuch der Tropenkranheiten, 4. Aufl., Thieme Verlag, Stuttgart (1975).

Nayar, K. et al.: A case of filariasis oculi. Brit. J. Ophth., *16,* 549–551 (1932).

Neumann, E., A. Gunders: Pathogenesis of the posterior segment lesion of ocular onchocerciasis. Amer. J. Ophthal., *75,* 82–89 (1973).

Ogunba, E.: Loiasis in Ljebu Division, West Nigeria. Trop. geogr. Med. *23,* 194–200 (1971).

Osuntokun, O., O. Olurin: Filarial worm (Loa loa) in the anterior chamber. Brit. J. Ophthal., *59,* 166–167 (1975).

Pau, H.: Differentialdiagnose der Augenkrankheiten. Thieme Verlag, Stuttgart (1974).

Paul, E., L. Zimmermann: Some observations on the ocular pathology of onchocerciasis. Hum. Path., *1,* 581–594 (1970).

Parodi, S., L. Bonovia: Una filaria nell'occhio umano in Argentina. Sem. Med., *27,* 543–548 (1920).

Perruchin, F.: Ein Fall von Filaria des oberen Lides. Russk. oftalm. Ž., *11,* 248–252 (1930); ref. in: Zbl. ges. Ophthal. *23,* 724 (1930).

Poltera, A.: The histopathologie of ocular Loiasis in Uganda. Trans. R. Soc. Trop. Med. Hyg., *67,* 819–829 (1973).

Ridley, H.: Ocular Onchocerciasis. Brit. J. Ophthal. Mono. Suppl., *10,* 1–58 (1945).

Robles, R.: Onchocercose humaine au Guatemala produisant la cécité et „l'érysipèle du littoral". Bull. Soc. Pathol. Exot., *12,* 442–463 (1919).

Rodenwaldt, E., H. Jusatz: Weltseuchenatlas, Falk Verlag, Hamburg (1956).

Rodger, F.: Posterior degenerative lesion of onchocerciasis. Brit. J. Ophthal., *42,* 21–37 (1958).

– The pathogenesis and patholgy of ocular onchocerciasis. Amer. J. Ophthal., *49,* 104–135 (1960).

Rose, L.: Filarial worm in anterior chamber of eye in man. Arch. Ophthalmol., *75,* 13–15 (1966).

Rosenzweig, M.: Fall von Vorhandensein einer Filaria Scrjabini im inneren Winkel des linken Oberlides. Sovet. Vestn. Oftalm., *9,* 73–74 (1936); ref. in: Zbl. ges. Ophthal., *37,* 544 (1937).

Saba, V.: Localizzazione palpebrale dela „Filaria inernis". Ann. di ottalmol. e clin. oculist., *52,* 616–619 (1924); ref. in: Zbl. ges. Ophthal., *15,* 604 (1926).

Schacher, J. F., Geddawinck: An analysis of specification and evolution in Wuchereria bancrofti. Ann. Trop. Med. Parasit., *63,* 67–82 (1969).

Schoop, G. et al.: Die Parasiten des Auges. Klin. Monatsbl.. Augenheilk., *139,* 433–465 (1961).

Schupik, A. et al.: Slutschai dirofilariosa. Med. parazitol. 36, 239–240 (1967); cit. nach Vodovozov, A. (1973).

Sigaud, J.: Du climat et des maladies du Brésil. p. 135, Paris (1844); cit. nach Guyon, M. Sur un nouveau cas de filaire sous-conjonctival, Comptes rendus de l'Académie des Sciences, t. 59, 743–748 (1864).

Skrjabin, K.: Loa extraocularis nov. sp., parasite nouveau de l'oeil de l'homme. C. R. Soc. Biol., Paris, *80,* 759 (1917).

Spamer: Über einen Fall von Filaria im Augeninneren. Klin. Monatsbl. Augenheilkd., *68,* 248–249 (1922).

Stoll, R.: This Wormy World. J. Parasit., *33,* 1–18 (1947).

Sturman, D.: South Pacific fundus. Trans. ophthal. Soc. N. Z., *24,* 51–54 (1972); ref. in: Zbl. ges. Ophthal., *107,* 450 (1973).

Subramanian, S. P., R. Mohan: Microfilaria in anterior chamber of the eye. J. Indian Med. Ass., 47, 503–504 (1966).

Sun, K. Y.: Chin. med. J., 77, 74 (1958); cit. nach Tham, M. (1971).

Tawara, M.: Eine Filaria in der Vorderkammer eines Japaners. Acta Soc. ophthalm. jap., *40,* 518–528 (1936); ref. in: Zbl. ges. Ophthal., *37,* 344 (1937).

Tham, M. H., I. B. Hall: Impacted microfilaria in the lens capsule. Brit. J. Ophthal., 55, 484–486 (1971).

Thomas, A. et al: Intraocular Microfilariae Wuchereria Bancrofti. Arch. Ophthal., *2,* 295–297 (1974).

Torroella, J.: Las alteraciones oculares de la oncocercosis de México y Guatemala. Salud Publica Mex., *4,* 1039–1045 (1962).

Toussaint, D. et al.: Retinopathy in Generalized Loa-loa Filariasis. Arch. Ophthalmol., *74,* 470–476 (1965).

Trojan, Aj.: Fundusveränderungen im Sinne einer „flecked retina" bei Onchozerkose. Klin. Monatsbl. Augenheilkd., *166,* 220–227 (1975).

Trussov, M.: Filariasis of the eye in the USSR. Oftal. Ž., *21,* 440–442 (1966); ref. in: Zbl. ges. Ophthal., *97,* 575 (1966/67).

Vedy, J., J. Sirol: A propos d'une Papillite Onchocerquienne. Revue Internationale du Trachome, *50,* 47–53 (1973).

Vodovozov, A. et al.: Dirofilaria im Glaskörper des Menschen. Ophthalmologica, *16,* 88–93 (1973).

WHO: WHO Expert Committee On Filariasis, Technical Report Series, No. 542, Third Report, Geneva (1974).

Wigand, R., O. Matthes: Helminthen und Helminthiasen des Menschen. Fischer Verlag, Jena (1958).

Wirth, A.: Cisti parassitaria dell' orbita di filaria. Giorn. ital. Oftalm., *2*, 225–230 (1949); ref. in: Zbl. ges. Ophthal., *54*, 46 (1950/51).

Wright, R.: Adult filaria (wuchereria) Bancrofti in the anterior chamber. Brit. J. Ophthal., *18*, 646–650 (1934).

Zielke, E.: Untersuchungen zur Vererbung der Empfänglichkeit gegenüber der Hundefilarie Dirofilaria immitis bei Culex pipiens fatigans und Aedes aegypti. Z. Tropenmed. Parasit., *24*, 36–44 (1973).

Ziemann, H. R. P.: Ein Fall von Filaria-loa-Infektion mit mindestens 17jähriger Dauer. Arch. Schiffs. Tropenhyg., *30*, 626 (1926).

Fragensammlung

Von Professor Dr. *Hans Joachim Küchle,* Düsseldorf

1. Keratoplastik. Von B. Alberth, Debrecen

Frage	Antwort
1. Was versteht man unter homoplastischem Keratoplastikmaterial?	Hornhautgewebe eines anderen menschlichen Auges. S. 10
2. Wer führte wann die erste erfolgreiche Keratoplastik beim Menschen durch?	Eduard Zirm in Olmütz im Jahre 1905. S. 10
3. Wann und von wem wurde erstmals die Verwendung von Leichenhornhaut empfohlen?	von Salzer im Jahre 1910. S. 10
4. Aus welchen Gründen kann eine Keratoplastik vorgenommen werden?	a) als *optische Keratoplastik* zur Verbesserung des Sehvermögens. S. 11 b) als *therapeutische Keratoplastik* (präparativ, prophylaktisch, kurativ oder dringend). S. 12
5. Welche 4 Gruppen von Fällen lassen sich hinsichtlich der Prognose einer optischen Keratoplastik unterscheiden?	a) *prognostisch günstige Fälle* mit zentraler Hornhauttrübung ohne Gefäße (z. B. Keratokonus, zentrale Maculae, bestimmte Formen einer Hornhautdystrophie) 95–98 % gute Resultate b) *prognostisch zweifelhafte Fälle* mit ausgedehnten, teils vaskularisierten Hornhautnarben. 50–60 % gute Resultate c) *prognostisch ungünstige Fälle* mit ausgedehnten vaskularisierten Leukomen, bei denen das Transplantat kaum mit gesunder Hornhaut in Berührung kommt. 10–15 % gute Resultate d) *prognostisch aussichtslose Fälle* mit totalem Leukom und Symblepharon, schwere Hyalokeratopathien, fortgeschrittene Fuchs'sche Hornhautdystrophie. 1–2 % gute Resultate. S. 11 u. 12

Frage	Antwort
6. Welche beiden Erfolgskriterien sind bei einer optischen Keratoplastik zu unterscheiden?	a) anatomisch erfolgreiche Keratoplastik: Transplantat heilt klar ein b) funktionell erfolgreiche Keratoplastik: Verbesserung des Sehvermögens. S. 12
7. Aus welchen Gründen kann trotz klar eingeheilten Transplantates das funktionelle Ergebnis schlecht sein?	Erkrankungen der tieferen Augenabschnitte (Katarakt, Fundusveränderungen), Amblyopie, starker postoperativer Astigmatismus. S. 12
8. Was versteht man unter refraktiver Keratoplastik (Keratomileusis, Barraquer)?	eine partielle lamellierende Keratotomie mit Umgestaltung und anschließender Wiedereinnähung des Hornhautscheibchens zur Beseitigung starker Refraktionsanomalien (z. B. hohe Myopie oder Aphakie). S. 12
9. Wann kann sich die Indikation zu einer Keratoprothese-Operation ergeben?	wenn z. B. an einem einzigen Auge mit noch richtiger Lichtscheinprojektion wiederholte Keratoplastiken erfolglos waren oder von dieser Operation kein Erfolg erwartet werden kann. S. 15
10. Welche sind die heute meist verwendeten Keratoprothesen?	die Through and through-Prothese von Cardona und die Osteo-Odonto-Keratoprothese nach Strampelli. S. 14 u. 15
11. Welche Komplikationen machen das anfangs manchmal gute Ergebnis einer Keratoprothese-Operation vielfach wieder zunichte?	die Ausbildung einer retrocornealen Membran, das Zugrundegehen des überpflanzten Hornhautgewebes (S. 15) oder die spätere Abstoßung der Prothese. (S. 16)
12. Wie oft muß ein Patient mit einer Keratoprothese vom Operateur oder von einem mit diesem Operationsverfahren vertrauten Augenarzt regelmäßig nachuntersucht werden?	alle 2–3 Wochen! (S. 15)
13. Was versteht man unter der „Maladie du greffon" (Transplantatkrankheit)?	eine Eintrübung des nach tadelloser Operationstechnik anfangs klaren Transplantates, die frühestens 3 Wochen nach der Übertragung auftritt und mit Entzündungszeichen sowie Gefäßeinsprossung einhergeht. S. 17
14. Welche Möglichkeiten gibt es – abgesehen von einer optimalen Operationstechnik – zur Verbesserung der	a) eine besondere Spenderauswahl (Donorselektion). S. 17

Frage	Antwort
Ergebnisse einer Keratoplastik bei prognostisch weniger günstigen Fällen?	b) Maßnahmen zur Unterdrückung von Immunreaktionen (Immunsuppression) S. 17, 20
15. Welche Gesichtspunkte sollten in prognostisch ungünstigen Fällen (z. B. stärker vaskularisierte Hornhaut) bei der Spenderauswahl nach Möglichkeit berücksichtigt werden?	1. die Blutgruppenkompatibilität (ABO-System) S. 17 u. 18 2. die Histokompatibilität (HL-A-System) S. 18 u. 19
16. Durch welche Maßnahmen ist heute eine Immunsuppression möglich?	durch ionisierende Strahlen, Zytostatika, Kortikosteroide und Antilymphozyten-Globulin (AGL) S. 20
17. Mit welcher Strahlendosis kann man das Einsprossen neu gebildeter Gefäße in das Transplantat zu hindern versuchen?	mit etwa 600 r. S. 20.
18. Welche ist bis heute die einfachste, risikoärmste und wirksamste immunsuppressive Therapie nach Keratoplastik?	die lokale und allgemeine Anwendung von Kortikosteroiden, die an verschiedenen Stellen in das komplexe immunologische Geschehen eingreifen. S 20
19. Wodurch wird die Anwendbarkeit von Antilymphozytenserum bzw. Antilymphozyten-Globulin (ALG) erheblich eingeschränkt?	durch allgemeine toxisch-allergische Nebenwirkungen und durch infolge massiver Immunsuppression manchmal fatale sekundäre Infektionen. S. 20
20. Welche Folgerungen ergeben sich hieraus für die Anwendung von Antilymphozyten-Globulin bei der Keratoplastik?	Allgemeinbehandlung mit Antilymphozyten-Globulin zu riskant; Versuche einer lokalen Anwendung von ALG am Auge. S. 21

2. Uveitis. Von R. Witmer, Zürich

Frage	Antwort
21. Welche 3 Hauptsymptome sind für die Uveitis anterior im Kindesalter kennzeichnend?	frühzeitige subepitheliale Verkalkung der limbusnahen Hornhautbereiche, ausgeprägte hintere Synechien, Cataracta complicata. S. 23
22. Welche allgemeinen Krankheitszeichen gehen mit ihr nicht selten einher?	arthritische Schübe, meist in einem Kniegelenk (uveo-artikuläres Syndrom der Kinder). S. 25

Frage	Antwort
23. Was für weitere Symptome finden sich bei der seltenen Still'schen Polyarthritis?	Lymphadenopathie, Milzschwellung, Leukozytose und Fieber. S. 25
24. Worin besteht heute die Therapie der kindlichen Uveitis anterior?	lokale Gabe von Kortikosteroiden (so geringe Dosen wie möglich, Gefahr des Kortisonglaukoms, Druckkontrolle!), Kortikosteroide allgemein nur bei sehr schweren doppelseitigen Verläufen; Mydriatika; in schweren Fällen immunsuppressive Behandlung mit Endoxan (wöchentliche Kontrolle der Leukozyten!); danach (falls Visus unter 0,1) Kataraktoperation (Diszision und Linsenablassung); später Nachstardiszision). S. 25 u. 26
25. Welche Symptome sind für die akute Iritis bei Morbus Bechterew charakteristisch?	starke Schmerzen, heftige ziliare Injektion, ausgesprochene Photophobie, ausgeprägte exsudativ-fibriöse Iritis mit ausgedehnten hinteren Synechien, meist doppelseitig, große Rezidivneigung. S. 26
26. Wie wird die akute Iritis bei Morbus Bechterew behandelt?	örtliche Anwendung von Kortikosteroiden, im akuten Schub subconjunctivale Injektionen oder sehr häufiges Tropfen; Mydriatika; im akuten Schub evtl. zusätzlich Irgapyrin, Butazolidin oder Tanderil; operatives Vorgehen bei Sekundärglaukom infolge Iris bombata oder beim Auftreten einer Cataracta complicata. S. 28
27. Welches typische Bild zeigt die Uveitis anterior bei Morbus Behçet?	rezidivierende Hypopyon-Iritiden bei oft nur geringem Reizzustand und relativ wenig Beschwerden, durch Mydriatika leicht zu lösende Synechien; später regelmäßig Cataracta complicata. S. 29
28. Mit welchen Erscheinungen sind bei der Hypopyon-Iritis des Morbus Behçet in der Regel die tieferen Augenabschnitte beteiligt?	wolkige Glaskörpertrübungen, Papillitis (im Spätstadium postneuritische Atrophie), Perivaskulitis der retinalen Gefäße, zystisches Makulaödem. S. 29
29. Worin besteht heute die Therapie der Uveitis beim Morbus Behçet?	Kortikosteroide (lediglich lokal), vor allem aber Zytostatika (Kombination von Endoxan und Natulan) über län-

Frage	Antwort
	gere Zeit (etwa 1 Jahr) unter wöchentlicher Bestimmung der Leukozytenzahl; Operation der Cataracta complicata. S. 30
30. Welche weiteren Allgemeinleiden können mit einer akuten Iritis einhergehen?	Gonorrhoe, Morbus Reiter, Diabetes Kolibazillosen. S. 31/32
31. Wodurch ist das klinische Bild der chronischen Zyklitis gekennzeichnet?	meist doppelseitig, vorwiegend bei Kindern und jugendlichen Erwachsenen; Augen reizfrei, nur ganz geringer Vorderkammerbefund ohne Synechien; dichtere Glaskörpertrübungen, periphere chorioretinitische Rundherde; bei längerer Dauer periphere Netzhautzysten und zystoides Makulaödem. S. 32
32. Welche Therapie ist bei der chronischen Zyklitis angezeigt?	subconjunctivale Injektion von Kortikosteroiden; nur bei schweren Fällen mit beidseitigen Funktionsstörungen auch allgemeine Steroidtherapie; evtl. auch immunsuppressive Behandlung (Endoxan und Natulan); ggf. Operation einer sehr fortgeschrittenen Cataracta complicata. S. 35
33. Welche sind die wichtigsten Ursachen einer zentralen Chorioretinitis?	*Toxoplasmose* (meist kongenitale Form im Narbenstadium; seltener Rezidive am Narbenrand); *Histoplasmose* (zentrale hämorrhagische Chorioretinitis); Streuung infektiöser Herde (z. B. Tonsillen), seltener auch Tuberkulose, Lues oder Parasitosen (z. B. Toxocara canis-Infektion). S. 36–41
34. Was kommt bei einer disseminierten Chorioretinitis ursächlich vor allem in Betracht?	Tuberkulose, Lues, Leptospirose oder Brucellose, mit geringerer Wahrscheinlichkeit Toxoplasmose oder septische Streuung. S. 43
35. An welche Ursache denkt man bei einer Panuveitis mit speckigen Präzipitaten, „Tumor"-Knoten der Iris und peripheren chorioretinitischen Rundherden in erster Linie?	an einen Morbus Boeck. S. 44

Frage	Antwort
36. Was kennzeichnet das Krankheitsbild der heute selten gewordenen sympathischen Ophthalmie?	eine primär-chronische granulomatöse Panuveitis mit großen, speckigen Präzipitaten, schwerer plastischer Iritis und massiver Mitbeteiligung der Aderhaut (diffus-gelbliche Infiltration, exsudative Amotio im Bereich der Netzhautmitte). S. 44
37. Was wird heute überwiegend als Ursache der sympathischen Ophthalmie angenommen?	eine Autoimmunerkrankung der Uvea. S. 44
38. Worin besteht derzeit die meist erfolgreiche Therapie der sympathischen Ophthalmie?	kombinierte Behandlung mit Kortikosteroiden und Immunsuppressiva (Endoxan und Natulan über mindestens 6 Monate); nach wie vor Enukleation des sympathisierenden Auges; ggf. intrakapsuläre Extraktion der Cataracta complicata am sympathisierten Auge. S. 45
39. Wodurch ist die phakoantigene Uveitis von der sympathischen Ophthalmie zu unterscheiden?	bei ersteren besteht immer eine Verletzung der Linse mit getrübten Linsenmassen, ferner ist die Uveitis auf die vorderen Augenabschnitte begrenzt und schließlich kann die Diagnose durch eine serologische Untersuchung des Kammerwassers auf Linsenantikörper gesichert werden. S. 45
40. Welche ist die Therapie der phakoantigenen Uveitis?	Extraktion der antigen gewordenen Linse unter lokaler Steroid-Behandlung; allgemeine Immunsuppression nicht unbedingt erforderlich. S. 45
41. Welches ist das charakteristische Bild der Heterochromie-Zyklitis?	Erkrankung praktisch immer einseitig; Auge reizfrei, nur geringer Vorderkammerbefund, über die ganze Hornhautrückfläche verteilte feine, grauweiße Präzipitate, keine Synechien, Irisatrophie (Stroma u. Pigmentblatt, Pupillarsaum „wie von Motten zerfressen"), Iris heller als am anderen Auge, frühzeitig auftretende Cataracta complicata; in etwa 10% der Fälle sehr therapieresistentes Sekundärglaukom. S. 45/46
42. Was für therapeutische Maßnahmen kommen bei der Heterochromie-Zyklitis in Betracht?	keine Therapie der Grunderkrankung erforderlich (Kortikosteroide sind ohne Wirkung und erhöhen nur die Gefahr

Frage	Antwort
	des Sekundärglaukoms!); bei fortgeschrittener Cataracta complicata (Visus unter 0,1) Kataraktextraktion, medikamentöse oder falls nötig auch operative Behandlung des Sekundärglaukoms. S. 47

3. Katarakt-Chirurgie. Von H. Hofmann, Graz

Frage	Antwort
43. Von welchem Alter an ist eine intrakapsuläre Staroperation vertretbar, d. h. ohne erhöhtes Risiko?	vom 18.–20. Lebensjahr an. S. 50
44. Welche allgemeinen Voruntersuchungen sind vor der Staroperation vor allem bei älteren Patienten notwendig?	Herzbefund (EKG), Lungenbefund einschl. Röntgenaufnahme des Thorax, Stoffwechselkrankheiten (Diabetes?), Marcumarbehandlung? (Quickwert!), akute Infektionen? allgemeine Gefäßsklerose? S. 50/51
45. Welche Verfahren zur Bulbuseröffnung bei der Kataraktextraktion kommen heute vor allem zur Anwendung?	Graefemesserschnitt corneo-skleral mit Bindehautlappen (auch nach den Erfahrungen des Autors heute noch beste Methode!); Eröffnung ab externo mit meist limbusbasalem (seltener fornixbasalem) Bindehautlappen; corneoskleraler Stufenschnitt (recht aufwendig); rein cornealer Schnitt (schlechtere Wundheilung!?). S. 53/54
46. Welche Möglichkeiten der Linsenentbindung kommen heute in Betracht?	rechtläufige Kryoextraktion (am häufigsten geübt), rechtläufige oder gestürzte Pinzettenextraktion (seltener); Extraktion mit Erysiphak (cave Hornhautendothel!); in Notfällen ggf. auch Schlingenextraktion oder Expression. S. 55
47. Worauf ist bei einer schonenden Kryoextraktion besonders zu achten?	a) Schonung der Iris (Anfrieren vermeiden!); b) langsame schonende Linsenentbindung nach genügend langem Anfrieren von Vorderkapsel *und* vorderer Rinde. S. 56

Frage	Antwort
48. An welche Nebenwirkungen einer fermentativen Zonulolyse ist vor allem zu denken?	a) verzögerte Wundheilung mit Sickerkissenbildung b) postoperative Drucksteigerung während der ersten Tage nach der Operation. S. 56
49. Wie kann man diesen wirksam begegnen?	durch eine genügende Anzahl von Nähten. S. 59
50. Ist das Anlegen einer peripheren Iridektomie im Zusammenhang mit der Kataraktoperation nach wie vor angezeigt?	ja; ohne Iridektomie kommt es häufiger zu Pupillarblock, Abflachung der Vorderkammer und postoperativen Drucksteigerungen. S. 57
51. Wie läßt sich der intraokulare Druck präoperativ am besten senken?	durch eine Mannit-Infusion. S. 58 u. S. 63
52. Wie viele corneo-sklerale Nähte werden bei der Staroperation heute in der Regel gelegt?	„so wenig wie möglich und so viele wie notwendig"; d. h. mindestens 5 und meist 7–8 (wasserdichter Wundverschluß). S. 59
53. Wie läßt sich ein postoperativer Pupillarblock meist beheben?	durch rechtzeitige energische Pupillenerweiterung und die Gabe von Kortikosteroiden. S. 60
54. Wann erst soll eine Kataraktextraktion nach einer Ablatiooperation vorgenommen werden?	frühestens nach 6 Monaten. S. 62 postoperative Funduskontrolle! S. 62
55. Welche Komplikationen treten bei der Kataraktextraktion an höher myopen Augen gehäuft auf?	Glaskörperverlust mit der Möglichkeit einer späteren Amotio retinae. S. 63
56. Wodurch kann man diese Risiken herabsetzen?	durch eine Drucksenkung mittels Manitinfusion, Allgemeinnarkose sowie evtl. 4 Zügelnähte oder Aufnähen eines (einfachen oder doppelten) Flieringa-Ringes. S. 63
57. Welche Maßnahmen sind bei höherer Myopie postoperativ erforderlich?	genaue Ophthalmoskopie vor der Entlassung aus stationärer Behandlung; Untersuchung mit dem 3-Spiegel-Kontakt-Glas 4 Wochen später (Frage der Amotioprophylaxe durch Licht- oder Laserkoagulation bzw. Kryopexie). S. 63
58. Wie geht man am besten bei Glaskörperverlust während der Kataraktextraktion vor?	bei Austritt flüssigen Glaskörpers ohne Verziehung der Pupille normaler Wundverschluß mit anschließender Luftauffüllung der Vorderkammer; bei

Frage	Antwort
	konsistentem Glaskörper und verzogener Pupille ausgiebige Vitrektomie (mit Saugkeilen und Weckerschere) bis zur Pupillarebene; anschließend Luftauffüllung der Vorderkammer. S. 66
59. Welches Vorgehen empfiehlt sich bei der Kataraktextraktion des zweiten Auges nach Glaskörperverlust bei der Operation des ersten?	Vollnarkose, Mannitinfusion, fermentative Zonulolyse und schonende Kryoextraktion (langsame Linsenentbindung!) evtl. Lösen von Adhäsionen zwischen hinterer Linsenkapsel und vorderer Glaskörpergrenzmembran mit Spatel oder Weckerschere. S. 66
60. Was tut man bei einer drohenden oder beginnenden expulsiven Blutung (Expression der Linse und des nachfolgenden Glaskörpers)?	möglichst schneller Wundverschluß und sofort danach Skleratrepanation mit 1,0 mm-Trepan in dem Quadranten, in dem es blutet. S. 67
61. Wann ist eine extrakapsuläre Kataraktextraktion zu bevorzugen oder zu erwägen?	bei Cat. complicata nach schwerer kindlicher Augenentzündung, nach perforierender Verletzung sowie evtl. bei hoher Myopie, wenn nach der i.c. Extraktion am ersten Auge eine Amotio aufgetreten ist. S. 70
62. Ist eine Staroperation beider Augen in einer Sitzung vertretbar?	in der Regel nicht: Infektionsgefahr und Blutungsrisiko! S. 70/71
63. Ist in Europa eine ambulante Kataraktextraktion zu verantworten?	nein! Begründung S. 71
64. Wie wird bei der Kataraktoperation mit Ultraschall (sog. Phakoemulsifikation) vorgegangen?	kleine Hornhautinzision, weites Aufreißen der vorderen Linsenkapsel, Zertrümmerung des Linsenkernes durch Ultraschallgerät, Absaugen und Ausspülen der Linsenmassen. S. 71/72
65. Welche Komplikationsmöglichkeiten sind bei diesem Verfahren gegeben?	Keratopathien durch Schädigung des Hornhautendothels, „Anknabbern" der Iris, Verletzung der hinteren Linsenkapsel, Aspiration von Glaskörper u. a. S. 72
66. Hat die Staroperation mit Ultraschall heute in Europa schon ihren festen oder gar bevorzugten Platz unter den Methoden der Kataraktextraktion?	nein! das Verfahren ist noch nicht genügend erprobt; insbesondere fehlen bisher Statistiken über Ergebnisse und Komplikationen sowie genügend lange Nachbeobachtungen. S. 72

4. Fortschritte auf dem Gebiet der experimentellen Kataraktforschung. Ihre Bedeutung für die praktische Augenheilkunde. Von O. Hockwin und H.-R. Koch, Bonn

Frage	Antwort
67. Welche sind die 4 Haupttypen der senilen Katarakt?	a) Wasserspalten und Speichentrübungen; b) keilförmige Trübungen; c) Kernsklerose; d) hintere subkapsuläre Trübung. S. 79
68. Was versteht man unter dem Begriff „Additionskatarakt"?	das Zusammenwirken mehrerer Faktoren als Ursache für das Auftreten einer Linsentrübung. S. 80
69. Wie sind die Begriffe „Synkataraktogenese" und „Cokataraktogenese" als Mechanismen einer Additionskataraktbildung definiert?	*Synkataraktogenese:* zwei unterschwellige, allein nicht linsenschädigende Substanzen rufen erst beim Zusammentreffen eine Linsentrübung hervor. *Cokataraktogenese:* eine anscheinend nicht linsenschädigende Substanz führt zur beschleunigten oder verstärkten Wirkung einer direkten (überschwelligen) Kataraktnoxe. S. 81
70. Welche Zusatzfaktoren können u. a. das relativ frühe Auftreten einer senilen Katarakt (Cataracta praesenilis) begünstigen?	z. B. Diabetes, Glaukom (operative Eingriffe wie auch Miotika!), Kortikosteroide und ionisierende Strahlen. S. 80
71. Welche Allgemeinerkrankungen und Augenleiden können zu einer Linsenschädigung führen?	Diabetes mellitus, Tetanie, Myotonie, bestimmte Dermatosen, Uveitis, degenerative Myopie, Retinopathia pigmentosa. S. 82
72. Welches Vorgehen zur Erforschung von Altersveränderungen des Linsenstoffwechsels ist heute unerläßlich?	sog. „Längsschnittuntersuchungen", d. h. Stoffwechselanalysen, die auf möglichst viele Zeitpunkte der gesamten Lebensdauer verteilt sind. S. 83
73. Sind nach neueren Erkenntnissen die Linsenproteine nicht nur organspezifisch sondern auch artspezifisch?	ja! S. 88/89
74. Wie läßt sich das beweisen?	durch bei einzelnen Tierarten unterschiedliche Fraktionierungsbilder der verschiedenen Linsenkristalline nach Anwendung empfindlicher Trennmethoden. S. 89

Frage	Antwort
75. Weshalb ist die photographische Verlaufskontrolle von Linsentrübungen (wichtig für „Längsschnitt-Dokumentation"!) immer noch sehr schwierig?	a) nur zweidimensionale Wiedergabe eines räumlichen Befundes b) Schwierigkeit der Standardisierung der Aufnahmebedingungen c) Problem der Umsetzung der Befunde in Zahlenwerte (sog. „harte Daten") S. 91
76. Wodurch konnte die objektive Befunddokumentation von Linsenveränderungen in den letzten Jahren erheblich verbessert werden?	durch die auf dem Scheimpflug-Prinzip basierende Photoeinrichtung von Brown zur Slit-Image-Photography. S. 94

5. Transpupillare Vitrektomie. Von W. Böke, Kiel

Frage	Antwort
77. Welche beiden Arten von Vitrektomie lassen sich grundsätzlich unterscheiden?	a) die transpupillare Vitrektomie (trp. V.) am aphaken Auge b) die Vitrektomie durch die pars plana am linsenhaltigen Auge mittels spezieller Geräte. S. 101/102
78. Wie wird diese transpupillare Vitrektomie ausgeführt?	entweder mit Saugtupfern und Weckerschere (Kasner, 1968) oder mit Hilfe des VISC-Gerätes. S. 102
79. Welche vorbereitenden Maßnahmen sind bei der trp. V. unter Umständen erforderlich?	Aufnähen eines Stabilisierungsringes, korneosklerale Schnittführung am Limbus oder rein kornealer Schnitt, evtl. Vollnarkose. S. 103
80. Wann ist eine trp. V. bei Glaskörperverlust während oder nach der Staroperation angezeigt?	wenn sich konsistenter Glaskörper in der Schnittwunde oder in der Vorderkammer befindet (entrundete verzogene Pupille). S. 104
81. Welche Komplikation ist bei Glaskörperaustritt während oder nach der Linsenextraktion vor der Durchführung einer trp. V. auszuschließen?	eine subchorioidale (drohende expulsive) Blutung: Verschluß der vorgelegten Naht, vorsichtige Palpation des Bulbus, ophthalmoskopische Untersuchung. Bei Verdacht auf drohende expulsive Blutung keine trp. V.!! S. 104
82. Wann ist eine trp. V. weiterhin indiziert?	a) bei luxierter Linse mit Glaskörperprolaps in die Vorderkammer. S. 105 b) bei perforierender Keratoplastik mit

Frage	Antwort
	Glaskörperanlagerung an der Hornhautrückfläche. S. 106 c) bei der Primärversorgung perforierender Verletzungen, wenn mit Glaskörper vermischte Linsenmassen die Vorderkammer ausfüllen. S. 106 d) in Fällen von malignem Glaukom. S. 107 e) bei Netzhautablösungen, die eindeutig durch Glaskörper-Inkarzeration in eine Starschnitt- oder Perforationswunde bedingt sind. S. 107
83. In welchen Fällen von Netzhautablösung durch Glaskörperzug ist eine trp. V. nicht erfolgversprechend?	bei Amotio retinae durch intravitreale Traktionsprozesse; S. 107 (dann evtl. Vitrektomie durch die Pars plana)
84. Welche weiteren Komplikationen nach der Staroperation können eine Indikation zur trp. V. darstellen?	a) postoperative Wundsprengung mit Iris- und Glaskörpervorfall. S. 108 b) Spätruptur der Gk.-grenzmembran mit Ausfüllung der VK. durch konsistenten Glaskörper (Folge Hornhautdystrophie oder Sekundärglaukom). S. 108
85. Was für intraoperative Komplikationen sind bei der trp. V. möglich?	Blutungen oder direkte Netzhautschädigung (selten!). S. 109
86. Nenne die wichtigsten früheren postoperativen Komplikationen der trp. V.!	postoperative Keratopathie (Endothel- oder Stromadystrophie), postoperative Iritis; seltener auch postoperative intraokulare Blutungen. S. 109
87. Welche postoperativen Spätkomplikationen wurden beobachtet?	bleibende Hornhautdystrophie, Netzhautrisse, Amotio retinae, Zystoides Makulaödem, Sekundarglaukom. S. 110
88. Sind die Erfolgsaussichten der trp. V. bei jüngeren oder älteren Patienten besser?	Nach bisherigen Erfahrungen keine eindeutigen Unterschiede. S. 110

6. Elektrophysiologische Untersuchungsmethoden der Netzhaut. Von W. Straub, Marburg

Frage	Antwort
89. Was versteht man unter dem Elektrookulogramm (EOG)?	Das EOG ist das Ruhepotential, das als korneo-retinales Potential ohne Reizung der Netzhaut entsteht. S. 113

Frage	Antwort
90. Wie wird das EOG abgeleitet?	mit 2 Elektroden, von denen eine auf der Hornhaut und die andere in der periorbitalen Region angelegt wird. S. 113
91. Wie ist das Elektroretinogramm (ERG) zu definieren?	als Aktionspotential (Potentialschwankungen) der Netzhaut, das durch Lichtreizung der Retina ausgelöst wird. S. 113
92. Was ist das ERP (early receptor potential)?	das frühe Aktionspotential der Netzhaut, das als elektrisches Substrat des Abbaus von Sehpigment vor dem ERG (= spätes Aktionspotential) auftritt und zusätzliche Hinweise auf das funktionelle Verhalten der äußeren Rezeptorensegmente geben kann. S. 114
93. Wie sieht das Bild des normalen ERG's aus?	negative a-Welle (nicht obligat!), dann positive b-Welle, anschließende Rückkehr der Kurve zur Basislinie. S. 115
94. Welche Besonderheiten der b-Welle werden vor allem analysiert?	Latenz, Gipfelzeit, Dauer und Amplitude des b-Potentials. S. 115
95. Welche ERG-typen werden klinisch unterschieden?	1. normales ERG; 2. supernormales ERG (übermäßig großes b-Potential); 3. subnormales ERG (abgeflachte b-Welle); 4. negatives ERG (tiefe a-Welle) und 5. ausgelöschtes bzw. nicht registrierbares ERG (keine erkennbare Antwort). S. 115
96. Worin liegt eine der wichtigsten Bedeutungen der klinischen Elektroretinographie?	in der Unterscheidung zwischen echten diffusen tapeto-retinalen Degenerationen (ausgelöschtes ERG) und Pseudopigmentosa-Bildern (ERG erhalten). S. 116
97. Welche wichtige prognostische Aussage ermöglicht das ERG?	Ein ausgelöschtes ERG im Kindesalter weist als Frühsymptom bei noch fehlenden klinischen Zeichen auf die später zu erwartende Manifestation einer hereditären tapeto-retinalen Degeneration hin. S. 116
98. Welche Zuordnung ermöglicht das ERG bei den ophthalmoskopisch sehr ähnlichen Bilder der Retinitis punctata albescens und des Fundus albipunctatus?	Erloschenes ERG beweist Ret. punctata alsbescens und damit Zuordnung zu den tapeto-retinalen Degenerationen; normales ERG spricht für Fundus albipunctatus und damit günstige Prognose (keine Progredienz). S. 117

Frage	Antwort
99. Was vermag das ERG bei der klinisch schwierigen Unterscheidung zwischen Atrophia gyrata und Chorioideremie auszusagen?	ausgelöschtes ERG spricht für Chorioideremie, mehr oder weniger erhaltenes ERG dagegen für Atrophia gyrata retinae et choriodeae. S. 118
100. Worin besteht die Bedeutung der Elektroretinographie bei medikamentösen Retinopathien?	Sie ermöglicht ihre Früherfassung weil sich ERG-Veränderungen bereits vor dem Auftreten klinischer Symptome nachweisen lassen. Typisches Beispiel: Resochin-Retinopathie. S. 119
101. Was versteht man unter visuell evozierten Potentialen (VEP)?	Potentiale, die sich nach Lichtreizung der Netzhaut vom kortikalen Sehzentrum (Areale 17, 18 und 19 des Sulcus calcarinus) ableiten lassen. S. 122
102. Hat das VEP bereits klinische Bedeutung erlangt?	bisher nur beschränkte, weil die Deutung der erhaltenen Befunde noch problematisch ist. S. 122

7. Kryopexie in der Netzhautchirurgie. Von I. Kreissig, Bonn

Frage	Antwort
103. Was versteht man unter Kryopexie?	die Anheftung der sensorischen Netzhaut an ihrer Unterlage (Pigmentepithel oder Aderhaut) durch Kälteeinwirkung auf die Sklera. S. 125
104. Seit wann findet die Kryopexie in der Netzhaut-Chirurgie allgemeine Anwendung?	seit etwa 10 Jahren. S. 125
105. Welches ist das heute meist verwendete Gerät für die Kryopexie?	das Gerät von Amoils. S. 127
106. Welche in der Regel erforderlichen Kältetemperaturen sind mit diesem Gerät zu erreichen?	–60° bis –80° Celsius. S. 127
107. Was versteht man unter der ophthalmoskopischen Dosierung der Kryo-Applikationen?	eine Dosierung der Kryoläsionen nach dem ophthalmoskopischen Erscheinungsbild (indirekte Ophthalmoskopie) der vordringenden Eisfront während der Kryoden-Einwirkung auf die Sklera. S. 126/127
108. Wie sind schwache, mittelstarke und starke Kryopexieläsionen ophthalmoskopisch definiert?	*schwach:* soeben eintretende Weißfärbung der Aderhaut: später nichts mehr sichtbar;

Frage	Antwort
	mittelstark: soeben eintretende Weißfärbung der Netzhaut, nachfolgendes blaß-graues retinales Ödem; *stark:* Netzhaut erscheint mindestens 3 Sekunden weiß, bleibende Weißfärbung des Läsionsbereiches. S. 127
109. Wann beginnt die Pigmentierung der Kryopexieläsion?	bereits in der 1. Woche nach ihrer Applikation. S. 127
110. Wann erreicht die durch Kryopexie hervorgerufene Netzhautnarbe ihre maximale Festigkeit?	bereits 10–14 Tage nach der Kryoapplikation. S. 128
111. Wovon hängt die Festigkeit der kryogenen Netzhautnarbe ab?	von der Stärke der ophthalmoskopischen Dosierung. S. 128
112. Wann sollen schwache, wann mittelstarke und wann starke Kryopexieläsionen gesetzt werden?	*schwache* bei der prophylaktischen Behandlung von Rundlöchern und Degenerationen der Netzhaut, *mittelstarke* bei Hufeisenrissen und Netzhautlöchern bei Ablatio und *starke* nur bei Netzhautarealen mit Glaskörpertraktion (z. B. am peripheren Rand eines Hufeisenrisses). S. 136
113. Welche Vorteile hat die Kryopexie gegenüber der Diathermiekoagulation der Sklera?	a) bessere Dosierbarkeit der Kryoapplikation und damit vorher bestimmbare Festigkeit der Netzhautnarbe b) keine Schädigung der Sklera. S. 125 u. S. 128
114. Worauf ist bei Plombenoperationen ohne Punktion der subretinalen Flüssigkeit besonders zu achten?	wegen des plötzlichen Anstieges des intraokularen Druckes auf die Durchblutung der Netzhaut-Zentralarterie. S. 141
115. Durch welche Maßnahmen kann man einer Infektion und der ihr meist folgenden Abstoßung der episkleralen Plombe am besten vorbeugen?	a) durch vorheriges Durchtränken der Plombe mit einer antibiotischen Lösung b) durch genügend lange (mindestens 5 mm) und genügend tiefe (halbe Skleradicke) intrasklerale Matratzennaht c) durch eine fortlaufende intrasklerale Tenonnaht, über der die Bindehaut getrennt vernäht wird. S. 141
116. Wann ist in der Amotioprophylaxe der Kryopexie gegenüber der Licht- oder Laserkoagulation der Vorzug zu geben?	a) bei optischen Hindernissen oder sehr enger Pupille b) bei sehr peripheren Veränderungen c) wenn der periphere Rand eines hoch-

Frage	Antwort
	stehenden Lochdeckels nicht ausreichend mit Licht- oder Laserkoagulationen umstellt werden kann. S. 146
117. Welche Voraussetzung muß bei der Kryopexie sowohl in der Amotiochirurgie als auch in der Amotioprophylaxe zur Vermeidung von Komplikationen unbedingt gegeben sein?	die ophthalmoskopische Kontrolle beim Setzen jedes Kryopexieherdes, weil nur sie eine richtige Dosierung der Kryoapplikation ermöglicht. S. 146
118. Was versteht man unter „diagnostischem Anfrieren"?	das Sichtbarmachen suspekter Netzhautlöcher, die unter der Kryoapplikation durch den Farbkontrast mit dem weißen Kryoherd deutlicher hervortreten. S. 148

8. Tumoren der Sella und ihrer Umgebung. Von A. Huber, Zürich

Frage	Antwort
119. An welche Ursachen ist bei retrobulbären Leitungsstörungen des N.opticus zu denken?	Retrobulbärneuritis, Tabak-Alkohol-Amblyopie, andere Intoxikationen, Traumen, Vit. B 12-mangel, dominant erbliche Optikusatrophien, raumfordernde Prozesse im Bereich von Sella oder Sehnerven. S. 151
120. Welche Prozesse können außer Tumoren im Sellabereich zu Gesichtsfeldausfällen bitemporalen Charakters führen?	Entzündungen (z. B. beidseitige Neuritis optica, Arachnitis), Intoxikationen (z. B. Tabak-Alkohol-Amblyopie), hereditäre Optikusatrophien; ferner Refraktionsskotome! S. 151
121. Wofür spricht der Nachweis voll ausgeprägter bitemporaler Gesichtsfeldausfälle?	mit großer Wahrscheinlichkeit für einen Tumor im Bereich der Sella (meist Hypophysenadenom). S. 152
122. Welche sind die typischen intrasellären, suprasellären und parasellären Tumoren?	*intrasellär:* Hypophysenadenom, seltener auch Kraniopharyngeome; *suprasellär:* die meisten Kraniopharyngeome, Meningeome des Tuberculum sellae, Olfactorius-Meningeome; *parasellär:* Keilbeinflügel-Meningeome. S. 153
123. Wie lassen sich die Hypophysenadenome einteilen?	frühere Einteilung: chromophobe, eosinophile und basophile Adenome. Heutige Unterteilung: hormonaktive und

Frage	Antwort
	hormoninaktive Hypophysenadenome. S. 153
124. Was ist das Frühsymptom hormoninaktiver Hypophysenadenome?	Insuffizienz des Hypophysenvorderlappens mit Gonadenunterfunktion. S. 153
125. Wodurch ist das „Chiasmasyndrom" gekennzeichnet?	mehr oder weniger typische bitemporale Gesichtsfeldausfälle, Visusabnahme, Fundusveränderungen (meist primäre Optikusatrophie), röntgenologisch nachweisbare Veränderungen im Sellabereich. S. 153
126. Was ist für die bitemporalen Gesichtsfeldausfälle bei Hypophysenadenomen kennzeichnend?	a) Beginn in beiden temporal-oberen Quadranten; b) ausgesprochene Symmetrie der bitemporalen Ausfälle; c) als Frühsymptom manchmal auch zentrale oder parazentrale Skotome hemianopischen Charakters. S. 155–158
127. Welche Fundusveränderungen sind für Hypophysenadenome charakteristisch?	beidseitige primäre einfache Optikusatrophie, wobei die Atrophie der Visusminderung nachfolgt. S. 158/159
128. Welcher Röntgenbefund der Sella ist für Hypophysenadenome typisch?	ballonförmige Auftreibung der Sella mit Vergrößerung aller Durchmesser, Verdünnung des in die Keilbeinhöhle vorragenden Sellabodens, Aufrichtung des Dorsum sellae sowie Arrosion der Processus clinoidei, wobei die genannten Sellaveränderungen den Gesichtsfeldausfällen vorausgehen. S. 159
129. Wie lassen sich die Kraniopharyngeome nach Sitz und Auftreten einteilen?	a) nach Sitz: meist primär suprasellär, seltener primär intrasellär b) nach Auftreten: vorwiegend im Kindesalter (etwa 60%) seltener im Erwachsenenalter. S. 160
130. Welche typische Symptomatologie zeigen die Kraniopharyngeome des Kindesalters?	Zeichen intrakranieller Drucksteigerung (doppelseitige, später atrophische Stauungspapille, Kopfschmerzen, Erbrechen); Hydrocephalus internus, Hypophyseninsuffizienz oder hypothalamische Ausfallzeichen (Dystrophia adiposo-genitalis, Magersucht oder hypophysärer Zwergwuchs). Erst später auftretende, dann aber schnell fortschreitende Visusabnahme; bitemporale Gesichtsfeldausfälle. S. 161

Frage	Antwort
131. Durch welche Symptome ist dagegen das Kraniopharyngeom des Erwachsenenalters gekennzeichnet?	Neben Symptomen einer Hypophysenunterfunktion oder hypothalamischen Störungen (Polyurie, Polydipsie, Schläfrigkeit, Hyperthermie) vor allem Sehstörungen: Visusabnahme (häufig zunächst einseitig), wechselndes Sehvermögen, asymmetrische bitemporale Hemianopsie mit Beginn meist in den unteren Quadranten. Einfache, meist seitendifferente primäre Optikusatrophie. S. 161–163
132. Welchen typischen Röntgenbefund der Sella zeigen Kraniopharyngeome?	bei *suprasellärem* Wachstum „zusammengedrückte" Sella mit Zerstörung der Processus clinoidei und der Sattellehne; bei *intrasellärem* Wachstum ballonartige Auftreibung der Sella (wie bei Hypophysenadenomen); häufig (vor allem im Kindesalter!) typische krümelige Verkalkungen meist supra-, seltener intrasellär. Die röntgenologisch erkennbaren Veränderungen folgen als Späterscheinungen den Gesichtsfeldausfällen nach! S. 164
133. Durch welche klinischen Besonderheiten zeichnet sich das Meningeom des Tuberculum sellae aus?	Langsam fortschreitende einseitige Visusabnahme, zweites Auge oft erst Jahre später betroffen (asymmetrisches Chiasmasyndrom); Gesichtsfeldasymmetrie (einseitige Amaurose und temporale Hemianopsie der anderen Seite – Syndrom der Kompression des vorderen Chiasmawinkels). Einseitige oder seitendifferente einfache primäre Optikusatrophie. (Häufige Fehldiagnose: Retrobulbärneuritis!). Röntgenologisch Hyperostose des Tuberculum sellae und des angrenzenden Plenum sphenoidale. S. 165–168
134. Nenne die typischen allgemeinklinischen Symptome der Olfactorius-Meningeome.	ein- oder (später) doppelseitige Anosmie, allgemeine Hirndruckzeichen und – als Folge der Kompression der Stirnhirnbasis – häufiger organisches Psychosyndrom. S. 169
135. Welche sind die typischen Augensymptome vor allem der hinteren Olfactorius-Meningeome?	Zunächst einseitige Visusabnahme, später doppelseitig; ophthalmoskopisch unterschiedliche Bilder: beidseitige

Antwort	Antwort
	Stauungspapille, Foster Kennedy-Syndrom oder ein- bzw. doppelseitige primäre Optikusatrophie. Unterschiedliche Gesichtsfeldveränderungen, häufiger zentrale oder parazentrale Skotome mit oder ohne temporale Hemianopsie. Röntgenologisch manchmal Atrophie des Bodens der vorderen Schädelgrube, Hyperostosen an der christa galli, evtl. auch Tumorverkalkungen. S. 169–172
136. Wo lokalisierte Keilbeinflügelmeningeome führen am ehesten zu neuro-ophthalmologischen Symptomen?	Meningeome, die vom inneren Drittel der Keilbeinkante ausgehen, (Nähe der Processus clinoidei und der Fissura orbitalis superior). S. 173
137. Welche sind die wichtigsten subjektiven Symptome bei Meningeomen des inneren Drittels der Keilbeinkante?	Allmählich zunehmende einseitige Sehverschlechterung und Diplopie. S. 173
138. Nenne typische objektive Symptome des Keilbein-Meningeoms!	Augenmuskellähmungen (III, IV und VI) mit Herabsetzung der Hornhautsensibilität (Syndrom der Fissura orbitalis superior); einseitiger Exophthalmus (manchmal mit Bulbusverlagerung nach außen und unten sowie Vorwölbung der Schläfengegend); meist doppelseitige Stauungspapille oder tumorseitige Optikusatrophie, manchmal auch Foster-Kennedy-Syndrom; häufig tumorseitige Gesichtsfeldstörungen (nasale oder temporale Hemianopsie oder Zentralskotom). Röntgenologisch Hyperostosen des Keilbeinflügels mit Verdichtung oder Verengerung der Fissura orbitalis superior, manchmal auch Destruktion des Keilbeinflügels mit Erweiterung der Fissur. S. 173–176
139. Woran ist bei einseitiger Visusabnahme, Diplopie und zunehmendem Exophthalmus in erster Linie zu denken?	a) orbitaler Prozeß, b) basales Aneurysma, c) Keilbeinflügelmeningeom. S. 177
140. Welche Prozesse können außer Tumoren der Sella und ihrer Umgebung ebenfalls ein Chiasmasyndrom hervorrufen?	a) Tumoren des Chiasmas und der Sehnerven b) Aneurysmen c) indirekte Chiasmakompression durch

Frage	Antwort
	Hydrops des III. Ventrikels d) Arachnoiditis optico-chiasmatica. S. 177
141. Welche Aneurysmen können zu einem Chiasmasyndrom führen?	a) infraklinoidale Aneurysmen der Art. carotis interna im Sinus cavernosus b) supraselläre Aneurysmen der Art. cerebria anterior oder der A. communicans ant. (häufiger!) S. 179
142. Welche klinischen Symptome rufen solche Aneurysmen hervor?	plötzliche Sehstörungen unter dem Bilde eines asymmetrischen Chiasmasyndroms mit schwankenden Visus- und Gesichtsfeldveränderungen (oft asymmetrische bitemporale untere Quadrantenanopsie), Kopfschmerzen, manchmal periphere Augenmuskellähmungen, primäre Optikusatrophie und typische Röntgenbefunde (manchmal Zerstörung der Sella und der Processus clinoidei, Kalkablagerungen in den Aneurysmawänden, charakteristische Befunde bei der zerebralen Angiographie). S. 179
143. Was für klinische Symptome bietet das ätiologisch nicht einheitliche Krankheitsbild der Arachnoiditis optico-chiasmatica?	Visusabnahme zunächst auf einer, dann auch auf der anderen Seite. Unterschiedliche, ausgesprochen unregelmäßige Gesichtsfelddefekte (oft bilaterales Zentralskotom, ferner konzentrische Einschränkungen, auch bitemporale, binasale oder homonyme Hemianopsien); meist primäre Optikusatrophien, seltener Stauungspapille oder unauffälliger Augenhintergrund. Unauffällige Röntgenaufnahmen, manchmal charakteristische Befunde der Luftenzephalographie (z. B. Unregelmäßigkeiten der chiasmatischen Zysternen und Füllungsdefekte der suprasellären Zysternen). S. 181
144. Wann ist ein operatives Vorgehen bei der Arachnitis gerechtfertigt?	bei progredienten, konservativ (Kortikoide und Antibiotika) nicht beeinflußbaren Funktionsausfällen. S. 182
145. Welche Systemerkrankung ist meist die Ursache eines Glioms des Chiasmas oder der Sehnerven?	die Neurofibromatose Recklinghausen. S. 182

Frage	Antwort
146. Was für klinische Symptome finden sich beim Chiasmagliom?	fortschreitende Visusabnahme beidseits, einseitige oder asymmetrische bitemporale Gesichtsfeldausfälle, meist einfache Optikusatrophie; röntgenologisch Vergrößerung eines oder beider Foramina optica. Deformierung der Sella (Omega- oder I-Form, seltener noduläre Tumorverkalkungen. S. 182/183
147. Auf welchem Wege kommt durch Fernwirkung eine indirekte Chiasmakompression zustande?	durch einen Hydrops des III. Ventrikels, dessen gedehnte Vorderwand von oben und hinten auf das Chiasma drückt; z. B. bei Tumoren des III. Ventrikels, des Aquaeductus Sylvii oder der hinteren Schädelgrube (Kleinhirn, Kleinhirnbrückenwinkel). S. 185
148. Welche klinischen Zeichen ruft eine indirekte Chiasmakompression hervor?	zunehmende ein- oder doppelseitige Visusabnahme, mehr oder weniger ausgesprochene bitemporale Hemianopsie sowie ein- oder doppelseitige Zentralskotome mit typischen Schwankungen der Sehstörung und Gesichtsfeldausfälle; als Zeichen gesteigerten intrakraniellen Druckes nicht selten Stauungspapillen; röntgenologisch durch Luftenzephalographie nachweisbare Erweiterung des III Ventrikels. S. 185/186

9. Glaukom. Von H.-J. Merté und K. Heilmann, München

Frage	Antwort
149. Wie häufig etwa lassen sich durch Reihenuntersuchungen Fälle von Glaukom entdecken?	bei etwa 0,5 %–2,5 % der untersuchten Personen. S. 189
150. Was besagt die Hollwich'sche Pilokarpinprobe zur Sicherung der Diagnose bei Glaukomverdacht?	für Glaukom spricht eine Drucksenkung durch Pilokarpin, die deutlich über die individuelle Amplitude der Tagesdruckschwankung hinausgeht. S. 190
151. Was fordert das am 11. 7. 1969 in Kraft getretene Gesetz über Eich- und Meßwesen?	Sämtliche Tonometer müssen während der Benutzungszeit alle 2 Jahre amtlich geprüft werden. S. 191

Frage	Antwort
152. Was versteht man unter statischer Relief-Perimetrie?	eine statische und quantitativ genaue Bestimmung der Funktionshöhe des parazentralen Gesichtsfeldes. S. 192
153. Wovon sind die Intaktheit von Papille und Gesichtsfeld abhängig?	von einem ungestörten Gleichgewicht zwischen Augeninnendruck und arteriellem Druck im Versorgungsgebiet des Sehnervs. S. 194
154. Welche sind die ersten für Glaukom typischen Gesichtsfeldausfälle?	parazentrale Skotome (Harms und Aulhorn). S. 194
155. Was ist als die neueste Entwicklung auf dem Gebiet der medikamentösen Glaukomtherapie anzusehen?	die Anwendung membran-kontrollierter therapeutischer Abgabesysteme z. B. durch den Medikamententräger Ocusert. S. 195
156. Worin bestehen die wesentlichen Vorteile dieses Prinzips?	protrahierte Wirkstoffabgabe, Herabsetzung der notwendigen Wirkstoffmenge, geringerer miotischer und myopisierender Effekt und psychologische Wirkung („Distanzierung von der Krankheit"), da nicht mehr ständig getropft werden muß. S. 195
157. Welche sind die heute in der Glaukomtherapie am häufigsten angewendeten Parasympathikomimetika?	Pilokarpin, Glaucostat (Aceclidin) und das Cholinderivat Carbachol. S. 196
158. An welche mögliche nachteilige Wirkung muß bei der Anwendung von Adrenalinderivaten (auch in Kombination mit Miotika) gedacht werden?	durch adrenalinbedingte Gefäßverengung möglicherweise Verschlechterung der Durchblutung des Sehnervs. S. 197
159. Welche unerwünschte Nebenwirkung schränkt die Anwendbarkeit von Clonidin (Isoglaucon) nicht unerheblich ein?	die gleichzeitige Blutdrucksenkung. S. 198
160. Welche auf osmotischem Wege zur Augendrucksenkung führenden Wirkstoffe sind nach wie vor heute die Mittel der Wahl?	Mannit intravenös und Glycerin peroral. S. 199
161. Welche operativen Verfahren sind derzeit beim Glaukom mit offenem Kammerwinkel als die wirksamsten anzusehen?	die gedeckten Fisteloperationen: Elliot'sche Operation mit Skleradeckel (Fronimopoulos) und gedeckter Scheie. S. 200/201
162. Wodurch wird der Wert einer Laseranwendung bei Glaukom (z. B.	unzureichende Wirkung bei fehlender oder sehr starker Pigmentierung des

Frage	Antwort
Trabekulopunktur nach Hager) erheblich eingeschränkt?	Kammerwinkels, unzureichende Langzeitergebnisse beim Vergleich mit anderen operativen Verfahren. S. 201
163. Durch welche Komplikationen wird die Kryochirurgie des Ziliarkörpers bei Glaukom belastet?	stärkere Chemose der Bindehaut, Hornhautepithelödem, intraokulare Reizzustände, Blutungen; als Folgezustände Hypotonie, Irisatrophie, Katarakt und Phthisis bulbi. S. 202

10. Angeborene Fehlinnervationen. Von W. Papst, Hamburg

Frage	Antwort
164. Welche beiden ursächlichen Möglichkeiten eines Schielens infolge Fehlinnervation sind grundsätzlich zu unterscheiden?	1. *erworbene Fehlinnervation* infolge aberrierender Regeneration von Nervenfasern nach traumatisch bedingter Okulomotoriusparese 2. *angeborene* (oft hereditäre) *Fehlinnervation*, die unter allen äußeren Augenmuskeln möglich ist. S. 207
165. Welche Symptomatik ist allen Arten einer angeborenen Fehlinnervation gemeinsam?	a) partielle bis totale Pseudo-Parese von einem oder zwei Augenmuskeln. b) abweichende Augenbewegung bei nicht der Zugwirkung des Muskels entsprechenden Blickrichtungen. c) kompensatorische Kopfhaltung (wie beim Lähmungsschielen!) falls kein manifester Strabismus besteht d) Binokularsehen in einem bestimmten Blickbereich, wenn kein manifestes Schielen besteht. S. 208
166. Nach welchen 4 Leitsymptomen lassen sich die vielfältigen Möglichkeiten einer Fehlinnervation systematisch einteilen?	a) Pseudo-Abduzensparese mit Retraktionssyndrom (Duane I) b) Pseudo-Internusparese (Duane II) c) Pseudo-Vertikalparesen (Duane III) d) Mischformen (gemeinsames Auftreten von 2 Pseudoparesen) S. 208/209
167. Welche Symptome kennzeichnen das Retraktionssyndrom (Duane I)?	a) partielle bis totale Abduktionsunfähigkeit des betroffenen Auges b) normale oder nur gering eingeschränkte Adduktion c) inkomitanter Schielwinkel in verschiedenen Blickrichtungen

Frage	Antwort
	d) Retraktion des Bulbus und Verengung der Lidspalte bei Adduktion e) Höhenabweichung des adduzierten Auges mit Ein- oder Auswärtsrollung. S. 209
168. Wodurch werden Retraktionssyndrom u. Abduzensparese verursacht?	durch eine paradoxe synergistische Innervation zwischen Rectus externus und Rectus internus. S. 209
169. Welche Symptome einer paradoxen Fehlinnervation können durch operative Maßnahmen gebessert werden?	eine kompensatorische Kopfhaltung und ein manifestes Schielen. S. 211
170. Welcher Grundsatz sollte das chirurgische Vorgehen bei einer paradoxen Fehlinnervation bestimmen?	Verlagerung des Muskelgleichgewichtes entsprechend der Kopfhaltung unter möglichster Schonung der fehlinnervierten Muskeln. S. 211
171. Was für ein Vorgehen ist unter diesen Gesichtspunkten beim einseitigen Retraktionssyndrom mit Strabismus convergens in Primärstellung angezeigt?	Rücklagerung des Rectus internus der befallenen Seite und Rücklagerung des Rectus externus der anderen Seite; nur falls dies nicht ausreichend Resektion des Rectus externus des befallenen Auges um höchstens 4 mm. S. 212
172. Welche operativen Maßnahmen sind beim einseitigen Retraktionssyndrom mit Strabismus divergens in Primärstellung ratsam?	Rücklagerung des Rectus externus des betroffenen Auges um höchstens 6 mm oder Resektion des gleichseitigen Rectus internus; bei Restdivergenz Rücklagerung des Rectus externus und Resektion des Rectus internus am nicht befallenden Auge. S. 213/214
173. Wie sollte bei einem ein- oder beidseitigen Retraktionssyndrom mit A-, V- oder X-Symptomatik operativ vorgegangen werden?	bei Strabismus convergens in Primärstellung Rücklagerung beider Recti interni um etwa 3 mm; bei Strabismus divergens in Primärstellung Rücklagerung beider Recti externi um etwa 6 mm. S. 215
174. Welches Vorgehen ist bei einem beidseitigen Retraktionssyndrom angebracht?	bei Strabismus convergens keine Resektion des fehlinnervierten Rectus externus, sondern Muskeltransplantation nach O'Connor ggf. mit ein oder beidseitiger Rücklagerung des Rectus internus. S. 215

Frage	Antwort
175. Gegen welche anderen Motilitätsstörungen ist ein Retraktionssyndrom differential-diagnostisch abzugrenzen?	a) Nystagmus-Blockierungssyndrom b) periphere neurogene Parese. S. 216
176. Welches Vorgehen empfiehlt sich bei einem Retraktionssyndrom mit gleichzeitiger Höhenabweichung bei Adduktion oder frustraner Abduktion?	Beseitigung der kompensatorischen Kopfhaltung wie beim Retraktionssyndrom ohne gleichzeitige Höhenabweichung. Bei Höhenabweichung in Abduktion keine zusätzliche Korrektur derselben; bei Höhenabweichung in Adduktion Rücklagerung des Rectus superior und Obliquus inferior. S. 217
177. Was versteht man unter dem Duane II-Syndrom?	Adduktionslähmung des befallenen Auges (Pseudo-Internusparese) mit geringer Divergenzstellung und intakter Abduktion; zugleich Lidspaltenverengung und Bulbusretraktion bei frustraner Adduktion; bei Adduktionsversuch manchmal auch Höhenabweichung. S. 217
178. Wie wird man beim Duane II-Syndrom operativ vorgehen?	Verbesserung der kompensatorischen Kopfhaltung (Kopf zur nicht befallenen Seite gedreht) durch Resektion des Rectus internus des betroffenen Auges um 3–4 mm; bei nicht ausreichendem Effekt Verlagerung des Muskelgleichgewichtes am nicht befallenen Auge. S. 218
179. Welche operativen Maßnahmen sind bei Duane II-Syndrom bei gleichzeitiger Bulbushebung in Adduktion anzuraten?	Rücklagerung des Rectus superior am betroffenen Auge um etwa 6 mm. S. 219
180. Wodurch ist das Duane III-Syndrom gekennzeichnet?	durch Pseudoparesen der Vertikalmotoren. S. 219

11. Die Bedeutung der Ultraschalldiagnostik in der Augenheilkunde. Von A. Nover und B. Schwab, Mainz

Frage	Antwort
181. Was wird als Ultraschall bezeichnet?	Vom menschlichen Ohr nicht mehr wahrnehmbare Schallwellen mit Fre-

Frage	Antwort
	quenzen von über 20000 Hz bis zu 100 MHz. S. 225
182. Wovon hängt die Eindringtiefe der Schallwellen in die Körpergewebe ab?	von ihrer Frequenz: je niedriger die Frequenz, um so größer die Eindringtiefe. S. 226
183. Welche Frequenzen werden in der ophthalmologischen Ultraschalldiagnostik vorwiegend benutzt?	Frequenzen im Bereich von 6–12 MHz. S. 226
184. Wovon ist die Amplitudenhöhe im echographischen Bild abhängig?	vom Reflexionsgrad der Schallwellen (Verhältnis von einfallender zu durchgelassener Schallenergie). S. 227
185. Womit wird die Untersuchung durchgeführt?	mit Hilfe eines *Schallkörpers*, der Ultraschallwellen einer bestimmten Frequenz aussendet und der gleichzeitig als Empfänger der ausgestrahlten und reflektierten Sendeimpulse dient. S. 227
186. Welche Untersuchungsweise wird als „A-Bildverfahren" bezeichnet?	axiale Durchschallung des Bulbus, bei der der Schallkopf auf den Augapfel aufgesetzt und mit der Hand geführt wird. Infolge Reflexion der vom Schallstrahl betroffenen Strukturen erhält man auf dem Bildschirm Echos unterschiedlicher Amplitudenhöhe, das sog. Echogramm. S. 228
187. Was kennzeichnet das normale Echogramm des menschlichen Auges im A-Bildverfahren?	von links nach rechts: gerätebedingtes Initialecho, Echos von Hornhaut, Linsenvorder- und rückfläche, echofreier Glaskörperraum, Echo der Bulbusrückfläche und des retrobulbären Gewebes. S. 228
188. Von welcher Mindestgröße an gelingt im A-Bildverfahren der echographische Nachweis von Tumoren der Orbita?	bei einer Tumorgröße von 3–5 mm im vorderen und von 5–10 mm im hinteren Orbitaabschnitt. S. 230
189. Was versteht man unter dem „B-Bildverfahren"?	Der Schallkopf wird nicht direkt auf das Auge gesetzt, sondern durch ein Wasserbad „angekoppelt" und durch eine mechanische Vorrichtung in verschiedenen Ebenen bewegt. Die erhaltenen Echos werden als Leuchtpunkte verschiedener Intensität aufgezeichnet und ergeben ein Schnittbild in der un-

Frage	Antwort
	tersuchten Ebene, das einer Röntgenschichtaufnahme oder einem anatomischen Querschnitt vergleichbar ist. S. 232
190. Wann ist eine echographische Untersuchung des Auges angezeigt?	immer dann, wenn infolge von Trübungen der brechenden Medien die direkte oder indirekte Ophthalmoskopie erheblich erschwert oder nicht möglich ist. S. 234
191. Wie sind beim heutigen Stand der Technik das A-Bildverfahren und das B-Bildverfahren hinsichtlich ihrer Brauchbarkeit und Aussagefähigkeit in der Augenheilkunde zu bewerten?	Das *A-Bildverfahren* ist bei einfacher Handhabung und vielfältiger diagnostischer Aussagemöglichkeit für die Routinediagnostik meist ausreichend. Das aufwendigere und zeitraubendere *B-Bildverfahren* gibt bei speziellen Fragestellungen oder unklaren Befunden zusätzliche wertvolle diagnostische Informationen. S. 232/233
192. Wann ist eine „absolute Indikation“ für die Echographie gegeben?	wenn bei schlechtem Funduseinblick ein intraokularer Tumor von einer serösen Netzhautablösung abzugrenzen oder ein röntgennegativer intra- oder extraokularer Fremdkörper zu lokalisieren ist. S. 234
193. Welche sind die „relativen Indikationen“ der Ultraschalldiagnostik in der Augenheilkunde?	a) prominente Prozesse von Netz- und Aderhaut bei klaren Medien. S. 234 b) orbitale Prozesse mit Protrusio oder Dislocatio bulbi, Motilitätseinschränkungen oder Optikusatrophie. S. 235 c) Biometrie des Auges (exakte Messung der Vorderkammertiefe, Linsendicke und Achsenlänge des Bulbus, Berechnung der erforderlichen optischen Korrektur bei Aphakie). S. 238/239
194. Was für typische echographische Befunde erhält man a) bei einer serösen Ablatio retinae b) bei einem intraokularen Tumor c) bei einer Glaskörperblutung d) bei einem intraokularen Fremdkörper?	a) seröse Ablatio retinae: einzelne hohe Echozacke vor der Bulbusrückfläche. S. 235 b) intraokularer Tumor: eine Reihe aufeinanderfolgender hoher Echozacken vor der Bulbusrückwand mit hohem Reflexionsgrad und geringer bis fehlender Zackenbeweglichkeit. S. 235 c) Glaskörperblutung: eine Folge unterschiedlich hoher, stark variierender, inkonstanter Echos. S. 235

Frage	Antwort
	d) intraokularer Fremdkörper: hohe Einzelzacke, die nicht selten das Skleraecho übersteigt. S. 237
195. Welche diagnostischen Aussagen erlaubt die Echographie der Orbita?	a) Erfassung von Lage und Ausdehnung intraorbitaler Prozesse. b) häufig auch Gewebsdifferenzierung von Orbitatumoren durch Beurteilung der Tumorabschlußzacke sowie der Höhe, Breite und Begrenzung der Zackenfolge. Geringe Amplitudenhöhe bei zystischen Tumoren (z. B. Mukozele); mittlere Amplitudenhöhe bei Neurofibromen, Gliomen, Aneurysmen, Varizen, Hämatomen und entzündlichen Prozessen, größere Amplitudenhöhe bei soliden Tumoren (Karzinome, Sarkome, Mischtumoren). S. 237/238

12. Strahlentherapie in der Ophthalmologie. Von G. Hager und P. Lommatzsch, Berlin

Frage	Antwort
196. Auf welchen Gebieten der Augenheilkunde hilft die Isotopendiagnostik weiter?	a) als Radiophosphortest (^{32}P) zum Nachweis intraokularer Tumoren b) als Gamma-Orbitographie zum Nachweis von Orbitaltumoren c) als Radiojod-2 Phasenstudium bei der Differentialdiagnose eines Exophthalmus d) als Tränenwegsszintigraphie zur Funktionsdiagnostik. S. 244
197. Worauf beruht das Prinzip des Radiophosphortestes zum Nachweis intraokularer Tumoren?	auf der Tatsache, daß Tumorgewebe in einem höheren Prozentsatz Phosphor speichert als normales Gewebe. S. 244
198. Wie groß ist die Treffsicherheit des Radiophosphortestes beim Nachweis intraokularer Tumoren?	Übereinstimmung der Meßergebnisse mit dem histologischen Befund in 90–98 % aller Fälle. S. 244
199. Welche Quellen ionisierender Strahlen kommen heute in der Ophthalmologie therapeutisch zur Anwendung?	a) Röntgenstrahlen (Orthovolttherapie) als Röntgentiefentherapie, Halbtiefentherapie und Nahbestrahlung nach Chaoul S. 247/248

Frage	Antwort
	b) Teilchenbeschleuniger (Megavolttherapie) in Form eines Linearbeschleunigers oder Umlaufbeschleunigers (Betatron). S. 248 c) natürliche und künstliche radioaktive Strahlen (Telegammabestrahlung) wie Radium (^{226}Ra), Cobalt (^{60}Co), und Caesium (^{137}Cs). S. 248 d) Kontaktbestrahlung mittels Applikatoren durch Strontium (^{90}Sr), Yttrium (^{90}Y), Ruthenium (^{106}Ru) und Rhodium (^{106}Rh) als Betastrahler oder Cobalt (^{90}Co) als Gammastrahler. S. 248
200. Bei welchen Lidtumoren ist die Nahbestrahlung nach Chaoul die Methode der Wahl?	bei auf das Lid begrenzten Epitheliomen mit einem Durchmesser von 6–12 mm sowie bei histologisch nachgewiesener unvollständiger Entfernung von Epitheliomen der Lider. S. 253
201. Welche klinischen Zeichen deuten auf eine Malignisierung pigmentierter Lidtumoren hin?	weitere Ausdehnung (Größenwachstum), Zunahme der Pigmentierung und Infiltration der Umgebung. S. 258 u. 259
202. An welche ursächlichen Möglichkeiten ist bei flächenhaften Pigmentierungen der Konjunktiva und der oberflächlichen Skleraschichten zu denken?	Melanosis conjunctivae, Morbus Addison, Argyrosis conjunctivae, Ochronose, Hydrochinonablagerungen und Pigmentierung nach Anwendung adrenalinhaltiger Medikamente. S. 258/259
203. Welche Therapie kommt bei Pigmenttumoren der Konjunktiva in Betracht?	a) mikrochirurgische Entfernung mit Verschluß der zu- und abführenden Gefäße b) Strahlentherapie mit Beta-Applikatoren (^{90}Sr oder ^{90}Y). S. 259
204. Wie werden Plattenepithelkarzinome der Bindehaut am zweckmäßigsten behandelt?	nach histologischer Sicherung der Diagnose Bestrahlung mit Beta-Applikatoren (^{90}Sr/^{90}Y, tgl. 1000 rd [10 Gy] Gesamtdosis 1500–20000 rd [150–200 Gy]). S. 261/262
205. Wodurch läßt sich die Überlebensrate von Patienten mit malignen Melanomen der Aderhaut wahrscheinlich erhöhen?	durch eine nach der Enukleation zusätzliche Rö-Bestrahlung der Orbita mit etwa 6000 rd (60 Gy) S. 266/267
206. Welche Maßnahmen zur Erhaltung des Auges kommen bei malignen Melanomen der Aderhaut in Frage?	a) mikrochirurgische Maßnahmen (Chorioidektomie „en bloc“), Lichtkoagulation kleinerer Tumoren, Strahlenbe-

Frage	Antwort
	handlung durch ^{60}Co-Applikatoren (Gammastrahlen) oder ^{106}Ru/^{106}Rh-Applikatoren (Betastrahlen). S. 262–265
207. Wie ist die Strahlenempfindlichkeit metastatischer Aderhauttumoren?	Sie sind ausgesprochen strahlensensibel; deshalb ist eine palliative Bestrahlung durch Applikatoren oder ein temporales Telekobaltfeld (tgl. 200 rd [2 Gy], insgesamt 6000 rd [60 Gy]) angezeigt. S. 267
208. Welche bulbuserhaltenden Maßnahmen kommen beim Retinoblastom in Betracht?	Lichtkoagulation kleinerer Tumoren, Röntgenbestrahlung durch „Kreuzfeuermethode" mit zusätzlicher Chemotherapie (z. B. Triäthylenmelamin (TEM), ferner Telekobaltbestrahlung oder Betatronbestrahlung sowie Anwendung radioaktiver Applikatoren (^{60}Co, ^{106} Ru/^{106}Rh). S. 268/269
209. Welche Orbitaltumoren sind besonders strahlensensibel?	Retothelsarkome und Lymphosarkome im vorderen Bereich der Orbita; deshalb Betatronbestrahlung. S. 271
210. Welche nichttumorösen entzündlichen Prozesse des vorderen Augenabschnittes sind durch eine Bestrahlung durch Beta-Applikatoren (^{90}Sr/^{90}Y) günstig zu beeinflussen?	Conjunctivitis vernalis, Vaskularisation des Transplantates nach Keratoplastik, Rosacea-Keratitis, primär vaskularisierende Keratitiden und rezidivierende Pterygien (Bestrahlung direkt nach der operativen Entfernung). S. 272
211. Wie ist dabei die Dosierung zu wählen?	tägliche Einzeldosen von 500–1000rd (5–10 Gy); Gesamtoberflächendosis 2000–4000 rd (20–40 Gy). S. 271
212. Was für Schäden können am Auge durch ionisierende Strahlen hervorgerufen werden?	a) meist rückbildungsfähige *Frühreaktionen* infolge von Gefäßwandschädigungen b) nach längerer Latenzzeit irreparable *Spätschäden*. S. 272
213. Welche sind die wichtigsten Spätschäden einer ionisierenden Strahlentherapie?	a) Strahlenkatarakt (Kataraktogene Minimaldosis bei 400–900 rd (4–9 Gy) b) radiogene Retinopathie (Makuladegeneration, Gefäßobliterationen, Optikusatrophie) etwa ab 5000 rd (50 Gy) c) Sekundärglaukom. S. 273/274
214. In welcher Größenordnung liegt die „Hauttoleranzdosis"?	bei einer Gesamtdosis von etwa 8000 rd (80 Gy). S. 273

Frage	Antwort
215. Unter welchen Voraussetzungen ist heute eine optimale Strahlentherapie in der Augenheilkunde möglich?	a) sinnvolle Anwendung der verschiedenen Strahlenquellen b) exakte Dosimetrie c) abgestimmte interdisziplinäre Zusammenarbeit. S. 274

13. Filariosen des Auges. Von J. Grüntzig, Düsseldorf

Frage	Antwort
216. Von welchen Filarien wird das Auge des Menschen am häufigsten befallen?	1. Wuchereria bancroft und Brugia malayi, 2. Onchocerca volvulus und 3. Loa loa. S. 277
217. Wodurch ist das allgemeine Krankheitsbild bei Befall durch Wuchereria bancrofti und Brugia malayi gekennzeichnet?	Lymphknotenschwellung an Schenkelbasis, Achsenhöhle und Ellenbogen, Lymphangitis an Extremitäten und Genitalregion, Eosinophilie; später Milzvergrößerung und schwere Lymphstauungen (Elephantiasis). S. 281
218. Welche Veränderungen rufen Wuchereria bancrofti und Brugia malayi am Auge hervor?	Elephantiasis der Lider, Auftreten von Würmern unter der Bindehaut oder in der Vorderkammer mit exsudativer Iritis, Blutungen, Exsudate und Nekrosen am Augenhintergrund. S. 281–283
219. Unter welcher Bezeichnung werden die durch Onchocerca volvulus erzeugten Augenleiden (Onchozerkose) zusammengefaßt?	Flußblindheit oder Robles'sche Krankheit. S. 284
220. Welche sind die häufigsten Symptome der Onchozerkose am Auge?	*akutes Stadium* mit Lichtscheu, Tränen und Fremdkörpergefühl als Teilsymptom einer akuten Gesichtsdermatose; starke Lidödeme, Keratitis superficialis punctata; *chronisches Stadium* mit häufig zur Erblindung führender sklerosierender Keratitis, oft Mikrofilarien (Wurmlarven) in der Vorderkammer, manchmal Iritis, recht typische Augenhintergrundsveränderungen (sog. Ridley-Fundus). S. 288–292
221. Was versteht man unter „Ridley-Fundus"?	für Onchozerkose ziemlich charakteristische Augenhintergrundsveränderun-

Frage	Antwort
	gen: Gefäßsklerose der Aderhaut, degenerative Veränderungen des Pigmentepithels mit getigertem Aussehen, Arterienverdünnung, Periarteriitis, Papillitis und Optikusatrophie. S. 290/291
222. Zu welchen allgemeinen Krankheitserscheinungen führt eine Loa loa-Infektion?	heftig juckende Rötungen und Schwellungen der Haut (Kalabar- oder Kamerunbeulen) Schlängelbewegungen der Parasiten unter der Haut. Eosinophilie. S. 298
223. Welche sind die typischen Erscheinungen des Loa loa-Befalles am Auge?	plötzliches Auftreten von Würmern unter der Bindehaut, gelegentlich auch in der Vorderkammer. S. 298/299

Anschriften der Autoren

Professor Dr. *B. Alberth,* Direktor der Universitäts-Augenklinik Debrecen, Ungarn

Professor Dr. *W. Böke,* Direktor der Universitäts-Augenklinik, Hegewischstraße 2, 23 Kiel

Dr. med. *J. Grüntzig,* Universitäts-Augenklinik, Moorenstraße 5, 4000 Düsseldorf

Professor Dr. *G. Hager,* Direktor der Augenklinik der Humboldt-Universität, Ziegelstraße 5–12, 104 Berlin

Professor Dr. O. *Hockwin,* Klinisches Institut für experimentelle Ophthalmologie der Universität, Abbestraße 2, 53 Bonn-Venusberg

Professor Dr. *H. Hofmann,* Vorstand der Universitäts-Augenklinik, Landeskrankenhaus, Auenbruggerplatz 4, 8036 Graz

Professor Dr. *A. Huber,* Stadelhoferstraße 42, CH-8006 Zürich

Professor Dr. *I. Kreissig,* Universitäts-Augenklinik, 53 Bonn-Venusberg

Professor Dr. *H. J. Küchle,* Chefarzt der Augenabteilung des Marien-Hospitals, Rochusstraße 2, 4000 Düsseldorf

Professor Dr. *H.-J. Merté,* Direktor der Augenklinik Klinikum rechts der Isar der Technischen Universität, Ismaningerstraße 22, 8000 München 80

Professor Dr. *A. Nover,* Direktor der Universitäts-Augenklinik, Langenbeckstraße 1, 65 Mainz

Professor Dr. *W. Papst,* Chefarzt der Augenklinik des Allgemeinen Krankenhauses Barmbek, Rübenkamp 148, 2000 Hamburg 33

Professor Dr. Dr. h. c. *W. Straub,* Direktor der Universitäts-Augenklinik Robert-Koch-Straße 4, 355 Marburg

Professor Dr. *R. Witmer,* Direktor der Universitäts-Augenklinik, Rämistraße 100 CH-8006 Zürich, Kantonsspital

Sachverzeichnis

Abducensparesen 158
Abducensparesen, peripher-neurogene 216
Abducensparesen, Pseudo- – 208, 209
Abduktionsunfähigkeit beim Duane I-Syndrom 209
A-Bildverfahren in der Ultraschalldiagnostik 228
Ablatio retinae, ausgedehnte oder totale 142
Ablatio retinae, bullöse 142
Ablatio retinae, Diagnostik nach Lincoff 138
Ablatio retinae, Echographie 235
Ablatio retinae, EOG bei – 121
Ablatio retinae, jahrealte 142
Ablatio retinae mit mehreren Plomben 142
Ablatio retinae mit multiplen Löchern 142
Ablatio-retinae-Operation, Ergebnisse 143
Ablatio-retinae-Operation, Komplikationen 143
Ablatio-retinae-Operation, kryochirurgische 126, 140
Ablatio-retinae-Operation, Nachbehandlung 141
Ablatio-retinae-Operation, Vorgehen 138
Absorption, Ultraschalldiagnostik 227
Abstoßung bei Ablatio-Operationen 143
ABO-System, Bedeutung bei Corneatransplantation 18
Acanthocheilonema perstans, Filariose durch – 293
Acanthocheilonema streptocerca, Filariose durch – 294
Acanthocheilonematinae, Augenfilariose durch – 279
Aceclidin beim Glaukom 196
Acetazolamid bei Skotomen 194
Acetylcholin-Vorderkammer-Spülung bei Zonulolyse 57
Achsenlängenmessungen 238
Adapto-Kampimeter nach Jayle-Mosse 192
Additionskatarakt 80
Additionskataraktbildung, Mechanismen 81
Adduktion, Internusparese mit abnormer Bulbushebung bei frustraner – 219
Adduktionslähmung beim Duane-II-Syndrom 217
Adenokarzinome der Lider, Strahlentherapie 251
Adenome der Lider, Strahlentherapie 251
Adenome, Hypophysen – 153
Aderhaut, Strahlentoleranzdosis 273
Aderhautabhebung, Echographie 235
Aderhautatrophie beim Glaukom 194
Aderhautfluoreszenz 193
Aderhautmangeldurchblutung 193
Aderhautmelanom, malignes 262
Aderhautmetastasen 267
Adrenalinderivate beim Glaukom 197
Äquatoriale Degeneration 146
Akromegalie 160
Aktionspotential, früheres, der Netzhaut 113
Aktionspotentiale der Netzhaut 113
ALG nach Keratoplastik 20
Alkohol-Amblyopie, Tabak- – 151
Altersstargenese 79
Alterungsprozeß der Linse 83
Amaurose beim Hypophysenadenom 157
Amaurose, einseitige, beim Meningeom 166
Amaurose, infantile, ERG bei – 118
Amaurotische Idiotie Tay-Sachs, ERG bei – r – 119
Amblyopie ex anopsia bei Uveitis anterior der Kinder 24
Amblyopie, Tabak-Alkohol- – 151
Ambulante Kataraktoperation 71
Amizol als Kataraktogen 82

Amoils-Gerät 127
Amotio retinae, Aphakie- –, malignes Glaukom 107
Amotio retinae, Echogramm bei – 236
Amotio retinae, malignes Glaukom 107
Aneurysma, Differentialdiagnose 177
Aneurysma im Chiasmabereich 179
Aneurysma, infraclinoidales, der A. carotis interna 178
Angeborene Fehlinnervationen, Schielen infolge – r – 207
Angeborene Katarakt, Operation 64
Angeborene Linsensubluxation 64
Angeborenes Kolobom bei Cataracta congenita, Operation 66
Angiographie, zerebrale, beim Aneurysma 179
Anosmie beim Olfactorius-Meningeom 169, 172
Anticholinesterasen beim Glaukom 196
Anticorneale Antikörper 21
Antiglaukomatosa 196
Antihuman-ALG nach Cornea-Allotransplantation 21
Antikörper, anticorneale 21
Antilymphozytenglobulin nach Keratoplastik 20
Antilymphozytenserum nach Keratoplastik 20
Antimalariamittel, Retinopathien durch – ERG 119
Antimetaboliten nach Keratoplastik 20
Antiphlogistika bei akuter Iritis b. Morbus Bechterew 28
Aphakes Auge, Operationen am – n –, transpupillare Vitrektomie 108
Aphakie, Hornhauttransplantation bei – 68
Aphakie mit aufgehobener Vorderkammer, Vitrektomie bei – 109
Aphakie-Amotio, malignes Glaukom 107
Arachnoiditis opticochiasmatica 179
Arachnoiditis optico-chiasmatica, Differentialdiagnose 177
Arteria carotis interna, infraclinoidales Aneurysma der – 178
Arterielle Stammverschlüsse im Retinabereich 120
Artifizielle Hornhaut 14
Artspezifität der Linsenkristalline 88
Artspezifität des Linsenproteins 88
Arzneimittel-Risikofaktoren 82
Arzneimittel-Testung auf kataraktogene Nebenwirkungen 81
Asymmetrisches Chiasmasyndrom beim Aneurysma 179
A-Symptomatik, beiderseitiges Duane-I-Syndrom mit – und Strabismus convergens 213
A-Syndrom 210
ATP/ADP-Relationen, Bedeutung im Linsenstoffwechsel 88
Atrophia gyrata retinae et chorioideae, ERG bei – 118
Atrophische Stauungspapille beim Kraniopharyngeom 161
Atypische Gesichtsfeldausfälle 152
Atypischer Gesichtsfeldzerfall 157
Auflösungsvermögen, Ultraschalldiagnostik 226
Augenfilariosen 277
Augenhintergrund, Stauungsphänomen am – bei indirekter Kompression des Chiasmas 185
Augenhintergrundbefunde beim Meningeom des Tuberculum sellae 168
Augenhintergrundveränderungen bei Onchozerkose 290
Augenhintergrundveränderungen beim Chiasmasyndrom 153
Augenhochdruck 189
Augenlinse siehe Linse
Augenmuskeln, angeborene Fehlinnervation 207
Augenmuskelparesen beim Keilbeinflügel-Meningeom 173
Augenschäden durch Strahlen 272
Augentumordiagnostik, Halbleiterdetektorsonde für – 244
Augenveränderungen durch Brugia malayi 281
Augenveränderungen durch Loa loa 298
Augenveränderungen durch Onchocerca volvulus 288
Augenveränderungen durch Wuchereria bancrofti 281
Augenwurm, Loa loa 298
a-Welle im Elektroretinogramm 115
Azetazolamid beim Glaukom 198

Bactrim bei Toxoplasmose-Infektion 38
Basaliome der Lider, Strahlentherapie 251
Basophiles Adenom 160
Bayer 205 gegen Filarien 292
B-Bildverfahren in der Ultraschalldiagnostik 231

Bedforder Glaukomstudie 189
Befunddokumentation nach Linsenuntersuchungen 91
Behçet-Uveitis 28
Benigne Epithelhyperplasien der Konjunktiva 261
Benigne Tumoren der Lider 255
Bestrahlung als Linsennoxe 81
Bestrahlung nach Keratoplastik 20
Bestrahlung, Orbita – nach Enukleation 265
Bestrahlung, Schäden durch – am Auge 272
Bestrahlungsindikationen bei entzündlichen Erscheinungen 271
Bestrahlungsindikationen bei nichttumorösen Erkrankungen 271
Bestrahlungstherapie in der Ophthalmologie 243, 247
Betaapplikatoren beim Retinoblastom 269
Betabestrahlung von Bindehautmelanomen 261
Betabestrahlung von Plattenepithelkarzinom 261, 263
Beugung, Ultraschalldiagnostik 227
Bildentzerrung nach dem Scheimpflug-Prinzip 93
Bindehaut, Pigmentanomalien 258
Bindehaut, Plattenepithelkarzinom der – 261, 263
Bindehautpapillome 261
Bindehauttumoren 258
Bindehauttumoren, Kryotherapie bei – 257
Bindehautveränderungen durch Dirofilaria 301
Bindehautveränderungen durch Loa loa 298
Bindehautveränderungen durch Onchozerkose 288
Bindehautverschluß bei Kataraktoperation 59
Binokulares Kopfophthalmoskop 139
Biometrie in der Kataraktforschung 84
Biometrie in der Ophthalmologie 238
Biostatistik in der Kataraktforschung 84
Bitemporale Gesichtsfelddefekte durch Tumoren der Sella 151
Bitemporale Hemianopsie bei Arachnoiditis opticochiasmatica 181
Bitemporale Heminaopsie bei indirekter Kompression des Chiasmas 185
Bitemporale Hemianopsie beim Hypophysenadenom 154
Bitemporale Quadrantenanopsie beim Hypophysendadenom 155
Blutgruppenantigene, Bedeutung bei Corneatransplantation 17
Blutstillung bei Kataraktoperation 54
Blutung, expulsive, bei Kataraktoperation 67
Blutungen bei transpupillarer Vitrektomie 109
Blutungen beim Glaukom 194
Boecksche Krankheit 44
Brechung, Ultraschalldiagnostik 227
Bronchialkarzinom, Aderhautmetastasen 267
Brownsche Photoeinrichtung 94
Brugia malayi, Augenfilariose durch – 279
Bulbusbewegungen, Elektrooculogramm 120
Bulbusbewegungen, paradoxe 207
Bulbushebung, Internusparese mit abnormer – bei frustraner Abduktion 219
Bulbusretraktion 210
Bulbusverlagerung beim Keilbeinflügel-Meningeom 174
Bullöse Ablatio 142
Bull's eye, ERG 119
bung eye 288
b-Welle im Elektroretinogramm 115

Caesiumbestrahlung 248
Carbachol beim Glaukom 196
Carboanhydrasehemmer beim Glaukom 198
Cardona-Prothese 14
Carotisaneurysma 178, 179
Carotisangiogramm 168
Carotisangiogramm beim Olfactorius-Meningeom 172
Cataracta complicata 61
Cataracta complicata bei chronischer Zyklitis 35
Cataracta complicata bei Heterochromie-Zyklitis 46
Cataracta complicata bei kindlicher Iritis 23
Cataracta complicata nach Hypopyon-Iritis bei Morbus Behçet 29
Cataracta congenita, Operation 64
Cataracta cuneiformis 79
Cataracta praesenilis 80
Cataracta senilis, Ursachen 79
Chaoulsche Nahbestrahlung 248
Chaoulsche Nahbestrahlung von Lidtumoren 253
Chemikalien, Umwelt – und Linse 82
Chiasma, Tumoren der Sella im Bereiche des – 151

Chiasmabedingte Gesichtsfeldausfälle 152
Chiasmagliome 177, 182
Chiasmakompression, indirekte 185
Chiasmasyndrom 153
Chiasmasyndrom, Asymmetrie und Inkongruenz des – s beim Meningeom des Tuberculum sellae 165
Chiasmasyndrom beim Aneurysma 179
Chiasmasyndrom beim Kraniopharyngeom 162
Chiasmasyndrom, Differentialdiagnose 177, 184
Chiasmatumoren 177
Chiasmawinkel-Kompression, Syndrom der – 166
Chibro-Carbachol beim Glaukom 196
Chinin, Retinopathien durch –, ERG 119
Chinolin, Retinopathien durch –, ERG 119
Cholinderivat Carbachol beim Glaukom 196
Chorioidea-Durchblutungsstörungen 193
Chorioideaveränderungen bei Onchozerkose 290
Chorioidektomie, en bloc- – bei Aderhautmelanom 262
Chorioideremie, ERG bei – 118
Chorioretinale Narbe, kryogene 133
Chorioretinitis 35
Chorioretinitis disseminata 43
Chorioretinitis, granulomatöse zentrale 41
Chorioretinitis juxtapapillaris 40, 41
Chorioretinitis, septische 38, 39
Chorioretinitis, serpiginöse zentrale 42
Chorioretinitis, zentrale 36
Chorioretinitische Rundherde bei chronischer Zyklitis 32
Chromophobes Hypophysenadenom 156
α-Chymotrypsin bei fermentativer Zonulolyse 56
Clonidin beim Glaukom 198
^{60}Co-Applikation zur Aderhautmelanomtherapie 262
^{60}Co-Applikator, Isodosenverlauf 264
Cobaltbestrahlung 248
Cokataraktogenese 77, 81
Coldan nach Kataraktoperation 60
Coldistan nach Kataraktoperation 60
Computereinsatz beim Elektroretinogramm 114
Computer-Perimeter 192
Conjunctivitis vernalis, Strahlentherapie 272
Cornea, Strahlentoleranzdosis 273
Corneaantigene, Bedeutung bei Corneatransplantation 17
Corneaoperation am aphaken Auge, transpupillare Vitrektomie 108
Corneatransplantation 10
Corneaveränderungen bei Onchozerkose 288
Cortison-Glaukom 25
Cortisonpräparat nach Kataraktoperation 60
Custodis-Methode 126

Dakryocystographie, Radionuklid- – 247
Daraprim bei Toxoplasmose-Infektion 38
Degeneration, äquatoriale 146
Depotmedrol bei chronischer Zyklitis 35
Desmosomale Vernarbung, kryogene 133
Diabetiker, Katarakt beim – 80
Diaethylcarbamazin gegen Augen-Filariasis 283
Diaethylcarbamazin gegen Loa-loa-Befall 303
Diaethylcarbamazin gegen Onchozerkose 292
Diamox beim Glaukom 198
Diathermie, Netzhaut-Adhäsion nach – 128
Diathermieläsionen 128
Dichlor-nitroanilin als Kataraktogen 83
Dipetalonema perstans, Augenbefall durch – 293
Dipetalonema streptocerca, Filariose durch – 294
Diplopie beim Keilbeinflügel-Meningeom 173
Dirofilaria, Augenbefall durch – 301
Dirofilaria conjunctivae 301
Dirofilaria repens 301
Dirofilariinae, Filariose durch – 296
Dokumentation, Befund – nach Linsenuntersuchungen 91
Donorselektion, Bedeutung bei Corneatransplantation 17
Dosierung bei Strahlentherapie 249
Drainage durch Röhrchen beim Glaukom 201
Dringliche Keratoplastik 13
Drucksteigerung, intrakranielle 161
Duane-I-Syndrom 208, 209
Duane-I-Syndrom, beiderseitiges, mit A-Symptomatik und Strabismus convergens 213
Duane-I-Syndrom, beiderseitiges, mit V-Symptomatik und Strabismus convergens 214

Duane-I-Syndrom mit Strabismus convergens 211
Duane-I-Syndrom mit Strabismus divergens 212
Duane-II-Syndrom 217
Duane-II-Syndrom mit Internusparese und Strabismus divergens, Therapie 218
Duane-II-und-III-Syndrom, kombiniert 223
Duane-III-Syndrom mit Heber- und Senkerparese 219
Dunkeladaptation, Elektroretinogramm 115
Durchblutungsstörungen im Bereich der Chorioidea 193
Dye-Test 37
Dystrophia adiposogenitalis 161

Early receptor potential 113
Echogramm 228
Echographie der Orbita 237
Echographie des Auges 235
EEG als Ergänzung der Perimetrie? 122
Einseitige Pigmentdegeneration 117
Eisensplitter im Auge, Katarakt bei Siderosis 62
Eiweiß, Linsen –, Organspezifität und Artsspezifität 88
Ektopia lentis 64
Elektroencephalogramm in der Perimetrie? 122
Elektromyogramm beim Retraktionssyndrom Duane I 209
Elektronsystagmographie, Elektrooculogramm 120
Elektrooculogramm 113, 120
Elektrooculogramm bei verschiedenen Augenkrankheiten 120, 121
Elektroretinogramm 113, 114
Elektroretinogramm bei verschiedenen Augenkrankheiten 116
Elektroretinogramm, klinische Bedeutung 116
Elektroretinogramm, Typen 114
Elephantiasis der Lider durch Filarien 281
Elliot-Trepanation, gedeckte, beim Glaukom 200
En-bloc-Chorioidektomie bei Aderhautmelanom 262
Encephalographie bei Arachnoiditis opticochiasmatica 181
Endokrine Ophthalmopathie 246
Endokrine Ophthalmopathie, Strahlentherapie 272
Endokriner Exophthalmus, Radiojodtest 246
Endoxan bei chronischer Zyklitis 35
Endoxan bei Hypopyon-Iritis b. M. Behçet 30
Endoxan bei kindlicher Uveitis anterior 26
Endoxan bei sympathischer Ophthalmie 45
Energiedosis bei Strahlentherapie 249
Energiepool, Zusammenhang der Kinasereaktionen mit dem – (Linsenalterung) 87
Engwinkelglaukom, Erkennung 191
Engwinkelglaukom, Laseriridektomie beim – 201
Entzündliche Erscheinungen, Bestrahlungsindikationen 271
Entzündungserscheinungen der vorderen Augenabschnitte, Bestrahlungsindikationen 271
Enukleation, Nachbestrahlung 267
Enukleation, Orbitabestrahlung nach – 265
Enzym E_1 und E_2, Bedeutung für die Linsenalterung 86
Enzymaktivitäten, Bedeutung im Linsenstoffwechsel 88
Enzymverteilungsmuster der Linsen verschiedener Species 90
EOG 113, 120
Eosinophiles Adenom 160
Epibulbäre Tumoren 258
Epitheldysplasien, maligne, der Konjunktiva 261
Epithelhyperplasien, benigne, der Konjunktiva 261
Epitheliale Geschwülste 261
Epitheliom, intraepitheliales, der Konjunktiva 261
Epitheliome, Strahlentherapie 251
Erblindung bei Onchozerkose 288
ERG 113, 114
ERG, ausgelöschtes –, Frühsymptom 116
ERG bei umschriebenen Retinitis-pigmentosa-Formen 117
ERG bei verschiedenen Augenkrankheiten 116
ERG, klinische Bedeutung 116
ERG-Typen 115
ERP 113
Erwachsenen-Kraniopharyngeom 161
Erworbene Toxoplasmose des Erwachsenen 37
Erysiphak 49
Etamsylat beim Glaukom 200
Excavation der Papille, glaukomatöse 193

Exophthalmus beim Keilbeinflügel-Meningeom 174
Exophthalmus durch Filaria Loa loa 299
Exophthalmus, endokriner, Radiojodtest 246
Exophthalmus, Strahlentherapie 272
Experimentelle Kataraktforschung, neuere Ergebnisse 94
Expulsive Blutung bei Kataraktoperation 67
Exsudate, entzündliche, Echographie 235
Externusparese, Heber- und – 223
Extrakapsuläre oder intrakapsuläre Kataraktoperation 69
Extraktionsarten bei Kataraktoperation 55

Faktorenanalyse in der Kataraktforschung 84
Fehlinnervationen, angeborene, Schielen infolge – 207
Fermentative Zonulolyse 56
Filaria Acanthocheilonema perstans 293
Filaria Acanthocheilonema streptocerca 294
Filaria Brugia malayi 279
Filaria Dirofilaria, Augenbefall durch – 301
Filaria Loa loa 296
Filaria Mansonella ozzardi 295
Filaria Onchocerca volvulus, Augenfilariose durch – 284
Filaria Wuchereria bancrofti 279
Filarien, Eigenarten 278
Filarien, Therapie gegen – 292
Filarienkrätze 286
Filariosen des Auges 277
Fissura orbitalis superior, Syndrom der – 173
Fistelbildung, subkonjunktivale, nach Kataraktoperation 60
Fisteloperationen beim Glaukom 200
Flieringaring 63, 64
Fluktuation der Sehkraft 161
Fluoreszenzangiographie beim Glaukom 193
Flußblindheit 284
Foramina-optica-Vergrößerungen bei Gliomen des Chiasmas und der Nervi optici 182
Foster-Kennedy-Syndrom 170
Fremdkörper, intraokularer, Echogramm bei – 236
Frühes Aktionspotential der Netzhaut 113
Fuchs'sche Dystrophie, sekundäre 15
Fundus albipunctatus cum hemeralopia, ERG bei – 117
Fundus flavi-maculatus 118
Fundusveränderungen bei medikamentösen Retinopathien, ERG 119
Fundusveränderungen bei Onchozerkose 290

Galaktosekatarakt 81
Galaktosekatarakt von Ratten, Spaltlampenphoto 92
Gamma-Orbitographie 245
Gedeckte Elliot-Trepanation beim Glaukom 200
Gedeckte Scheie-Fistel beim Glaukom 200
Gefäßobliterationen, radiogene 273
Geschwulst siehe Tumor
Gesichtsfeldausfälle, atypische 152
Gesichtsfeldausfälle bei Chorioretinitis juxtapapillaris 41
Gesichtsfeldausfälle, bitemporale beim Hypophysenadenom 155
Gesichtsfeldausfälle, chiasmabedingte 152
Gesichtsfeldausfälle durch Tumoren der Sella 151
Gesichtsfeldausfälle, Schwankungen der – 152
Gesichtsfelddefekt, Asymmetrie beim Meningeom 166
Gesichtsfelddefekte bei Gliomen des Chiasmas und der Nervi optici 182
Gesichtsfelddefekte bei indirekter Kompression des Chiasmas 185
Gesichtsfelddefekte beim Aneurysma 179, 180
Gesichtsfelddefekte beim Kraniopharyngeom, Asymmetrie der – 162
Gesichtsfelddefekte, bitemporale, durch Tumoren der Sella 151
Gesichtsfeldveränderungen beim Chiasma-Syndrom 153
Gesichtsfeldveränderungen beim Glaukom 194
Gesichtsfeldveränderungen beim Keilbeinflügelmeningeom 175
Gesichtsfeldveränderungen beim Olfactorius-Meningeom 171
Gesichtsfeldzerfall, atypischer 157
Gewebswucherungen, epitheliale, Strahlentherapie 251
Glaskörper, chirurg. Maßnahmen 101
Glaskörper siehe auch Vitrektomie
Glaskörperblutung, akute,

Kryopexie bei – 146
Glaskörperblutung, Echographie 235, 236
Glaskörperinfiltrate bei chronischer Zyklitis 32
Glaskörperkomplikationen bei Kataraktoperation 66
Glaskörperprolaps in die Vorderkammer, Luxation oder Subluxation der Linse mit – 105
Glaskörperveränderungen bei Onchozerkose 290
Glaskörperveränderungen, destruktive, Echographie 235
Glaskörperveränderungen durch Dirofilaria 301
Glaskörperverlust während d. Staroperation 104
Glaskörpervorfall, postoperative Wundsprengung nach Katarakt-Extraktion mit Iris- und – 108
Glaskörpervorfall, postoperativer, nach Kataraktoperation 108
Glaucadrin beim Glaukom 196, 197
Glaucoma absolutum dolorosum, Strahlentherapie 272
Glaucostat „Chibret" beim Glaukom 196
Glaucotest 190
Glaukom, abflußverbessernde Operationen 200
Glaukom, Cortison- – 25
Glaukom, Diagnostik 189
Glaukom, Drucksenkung 200
Glaukom, Durchblutungsverbesserung 200
Glaukom, hämorrhagisches 202
Glaukom, konservative Therapie 195
Glaukom, malignes 107
Glaukom, Medikamententräger 195
Glaukom, operative Therapie 200
Glaukom, radiogenes 273
Glaukom, Verödungsoperationen 202
Glaukomatöse Excavation der Papille 193
Glaukomkranke, Katarakt beim – 80
Glaukomoperation, kombinierte Katarakt- – 67
Glaukompapille 193
Glaukomschaden, morphologischer und funktioneller 194
Glaukomstudie, Bedforder 189
Gliome der Nervi optici 182
Gliome des Chiasmas 177, 182
Glukokortikoide als Linsennoxe 81
Glukokortikoide bei akuter Iritis b. M. Bechterew 28
Glukokortikoide bei chronischer Zyklitis 35
Glukokortikoide bei Hypopyon-Iritis b. M. Behçet 30
Glukokortikoide bei kindlicher Uveitis anterior 25
Glukokortikoide bei Toxoplasmose-Infektion 38
Glukokortikoide nach Kataraktoperation 60
Glukokortikoide nach Keratoplastik 20
Glycerin beim Glaukom 199
Glykolysesteuerung, Bedeutung bei der Linsenalterung 85
Gonioplastik beim Glaukom 201
Goniosynechien bei Onchozerkose 289
Gonorrhoe, Iritis bei – 31
Graefe-Schnitt 53
Granulomatöse zentrale Chorioretinitiden 40
Gravidität, Toxoplasmose in der – 37
Grenznaevus der Bindehaut 258
Grenzwert-Tonometer 191
Guanethidin beim Glaukom 197

Hämangiome der Lider 255
Hämorrhagien, subretinale bzw. subchorioidale, Echographie 235
Hämorrhagisches Glaukom 202
Halberg-Tonometer 190
Halbleiterdetektorsonde für Augentumordiagnostik 244
Halbtiefentherapie 247
Halbtiefentherapie bei Lidtumoren 253
Heberparese, Duane-III-Syndrom mit – und Senkerparese 219
Heberparese, isolierte, mit paradoxer Bulbusbewegung 220
Heber- und Internusparese kombiniert 223
Hemeralopie, Morbus Oguchi 119
Hemianopsie beim Keilbeinflügelmeningeom 175
Hemianopsie, bitemporale, bei Arachnoiditis opticochiasmatica 181
Hemianopsie, bitemporale, bei indirekter Kompression des Chiasmas 185
Hemianopsie, bitemporale, beim Hypophysenadenom 154
Hemianopsie, homonyme, beim Hypophysenadenom 158
Hemianopsie, Quadranten – beim Aneurysma 179
Hemianopsie, temporale, beim Meningeom 166

Hemidesmosomen 133
Hereditäre Fehlinnervation 207
Heterochromie-Zyklitis 45
Hetrazan gegen Augen-Filariasis 283
Hetrazan gegen Loa-loa-Befall 303
Hetrazan gegen Mikrofilarien 292
HHL-Insuffizienz 161
Hirndrucksteigerung beim Olfactorius-Meningeom 169
Histokompatibilität, Bedeutung bei Corneatransplantation 18
Histoplasmose-Chorioretinitis 39
HL-A-System, Bedeutung bei Corneatransplantation 18
Hohe Myopie 63
Homonyme Hemianopsie bei Hypophysenadenom 158
Homonyme Hemianopsie beim Keilbeinflügelmeningeom 175
Hormonaktive Hypophysenadenome 153,160
Hormonausfall beim Hypophysenadenom 160
Hormoninaktive Hypophysenadenome 153, 160
Hornhaut, artifizielle 14
Hornhaut siehe auch Cornea
Hornhautantigene, Bedeutung bei Corneatransplantation 17
Hornhautdystrophien nach transpupillarer Vitrektomie 110
Hornhautödem nach Staroperation 15
Hornhautoperationen am aphaken Auge, transpupillare Vitrektomie 108
Hornhauttransplantation 10
Hornhauttransplantation bei Aphakie 68
Hornhauttransplantation, immunbiologische Vorgänge 16
Hornhauttrepan 10
Hornhautveränderungen bei Onchozerkose 288
HVL-Insuffizienz 153, 161
Hyalo-Keratopathie, Keratoprothese-Operation 15
Hydrocephalus des III. Ventrikels 185
Hydrocephalus internus beim Kraniopharyngeom 161, 163
Hydrops des III.Ventrikels 185
6-Hydroxydopamin beim Glaukom 197
Hyperostose am Tuberculum sellae 168, 169
Hyperostose beim Keilbeinflügelmeningeom 175
Hyperostose beim Olfactorius-Meningeom 172
Hyperthermie beim Kraniopharyngeom 161
Hypophysärer Zwergwuchs 161
Hypophyse, Spiralkonvergenzbestrahlung der – bei Retinopathia diabetica 272
Hypophysenadenom 153
Hypophysenadenom, chromophobes 156
Hypophysenvorderlappen-Insuffizienz 161
Hypopyon-Iritis bei Morbus Behçet 28
Hypothalamische Ausfallzeichen 161

Iatrogene Katarakte 77
Idiotie, amaurotische, Tay-Sachs, ERG bei – 119
Immunbiologische Vorgänge bei Hornhauttransplantation 16
Immunsuppression nach Keratoplastik 20
Immunsuppressiva bei chronischer Zyklitis 35
Immunsuppressiva bei kindlicher Uveitis anterior 26
Immunsuppressiva bei sympathischen Ophthalmie 45
Imuran nach Keratoplastik 20
Indirekte Kryopexie der Netzhaut 136
Indomethacin beim Glaukom 199
Infantile Amaurose, ERG bei – 118
Infraclinoidale Aneurysmen im Chiasmabereich 179
Infraclinoidales Aneurysma der A.carotis interna 178
Inhibitoren der zonulolytischen Fermente 57
Innervationsstörungen, zwei verschiedene paradoxe – miteinander kombiniert 222
Intermediärer Naevus der Bindehaut 258
Internusparese, Duane-II-Syndrom mit – und Strabismus divergens, Therapie 218
Internusparese mit abnormer Bulbushebung bei frustraner Adduktion 219
Internusparese, Pseudo- – 208, 217
Internus- und Heberparese kombiniert 223
Intoxikationen des Sehnerven 151
Intraepitheliales Epitheliom der Konjunktiva 261
Intrakapsuläre oder extrakapsuläre Kataraktoperation 69

Intrakranielle Drucksteigerung 161
Intralentaler Splitter 63
Intraokulare Metallsplitter, ERG bei – n – n 120
Intraokulare Tumoren 262
Intraokulare Veränderungen, Echographie 235
Intraokularer Fremdkörper, Echogramm bei – m – 236
Intraokularer Tumor, Echogramm bei – m – 236
Intraorbitale Optikusgliome 182
Intraselläres Neoplasma 153
Ionisierende Strahlen nach Keratoplastik 20
Ionisierende Strahlen, Schäden durch – am Auge 272
Ionisierende Strahlen zu therapeutischen Zwecken 247
Iridektomie bei Kataraktoperation 57
Iridektomie bei Linsenluxationsoperation 64
Iridektomie, Laser – beim Engwinkelglaukom 201
Iridozyklitis bei Onchozerkose 289
Iris, Strahlentoleranzdosis 273
Irisatrophie bei der Heterochromie-Zyklitis 45
Irisoperationen am aphaken Auge, transpupillare Vitrektomie 108
Irisretraktor 56
Irisvorfall, postoperative Wundsprengung nach Katarakt-Extraktion mit – und Glaskörpervorfall 108
Irisvorfall, Vitrektomie bei – 108
Iritis, akute, bei Morbus Bechterew 26
Iritis bei Gonorrhoe 31
Iritis bei Morbus Reiter 31
Iritis bei Onchozerkose 289
Iritis, kindliche 23
Iritis nach transpupillarer Vitrektomie 109
Ismelin beim Glaukom 197
Isodosenverlauf eines ^{60}Co-Applikators und ^{106}Ru/^{106}Rh-Applikators 264
Isoelektrofokussierung zur Trennung wasserlöslicher Linsenproteine 89
Isoenzyme, Phosphofruktokinase 86
Isoenzymmuster, LDH- – von Linsen verschiedener Species 90
Isoglaucon beim Glaukom 198
Isosorbit beim Glaukom 198
Isotopendiagnostik 244

^{131}J-Test 246
Junktions-Naevus der Bindehaut 258
Juveniles Melanom der Bindehaut 258
Juxtapapilläre Chorioretinitiden 41

Kältechirurgie 125
Kammerwasserveränderungen, Linsenstörungen 95
Kammerwinkeloperationen am aphaken Auge, transpupillare Vitrektomie 108
Kapselpinzette 49
Kapselruptur nach Cataracta-congenita-Operation 65
Karzinom der Lider, Strahlentherapie 252
Karzinom, Plattenepithel – der Bindehaut 261, 263
Karzinom siehe auch Tumor
Katarakt, Additions – 80
Katarakt, angeborene, Operation 64
Katarakt bei Mikrophthalmus, Operation 65
Katarakt bei Siderosis 62
Katarakt bei sympathischer Ophthalmie 62
Katarakt, Galaktose- – 81
Katarakt, iatrogene 77
Katarakt, Indikationsstellung zur Operation 49
Katarakt, Klassifizierung 91
Katarakt nach Ablatio-Operation 62
Katarakt, präsenile 80
Katarakt, radiogene 273
Katarakt, Strahlen- – 273
Katarakt, traumatische 62
Kataraktchirurgie 49
Katarakte, experimentelle 78
Katarakte, objektive Verlaufsdokumentation experimenteller – 94
Kataraktextraktion, postoperative Wundsprengung nach – mit Iris- und Glaskörpervorfall 108
Kataraktforschung, experimentelle, neuere Ergebnisse und Fortschritte 77, 94
Kataraktgenese, multifaktorielle 77
Kataraktgenese, neue Erkenntnisse 78
Katarakt-Glaukom-Operation, kombinierte 67
Kataraktnoxen 80
Kataraktogene Nebenwirkungen medikamentöser Therapie 81
Kataraktogene Umweltchemikalien 82
Kataraktoperation am einzigen Auge 57
Kataraktoperation, ambulante 71
Kataraktoperation bei hoher Myopie 63
Kataraktoperation bei

kindlicher Uveitis anterior 26
Kataraktoperation beider Augen in einer Sitzung? 70
Kataraktoperation, expulsive Blutung bei – 67
Kataraktoperation, extrakapsuläre oder intrakapsuläre 69
Kataraktoperation, Glaskörperkomplikationen bei – 66
Kataraktoperation, Glaskörperverlust während – 104
Kataraktoperation, Lokalanästhesie oder Narkose 51
Kataraktoperation mit Schneiden, Saugen und Spülen 72
Kataraktoperation mit Ultraschall 71
Kataraktoperation nach/und gleichzeitige Keratoplastik 68
Kataraktoperation, Nachbehandlung 60
Kataraktoperation, postoperative Komplikationen 60
Kataraktoperation, postoperativer Glaskörpervorfall nach – 108
Kataraktoperation, Technik 53
Kataraktoperation und Trabekulektomie 68
Kataraktoperation, Vitrektomie bei – 101
Kataraktoperation, Vorbehandlung und Vorbereitung 50
Kataraktuntersuchung 49
Keilbeinflügelmeningeome 173
Keratitiden, primär vaskularisierende, Strahlentherapie 272
Keratitis punctata superficialis bei Onchozerkose 288
Keratitis, sklerosierende, bei Onchozerkose 288
Keratoakanthom der Lider, Strahlentherapie 252, 255
Keratoma senile der Lider, Strahlentherapie 252, 255
Keratopathie nach transpupillarer Vitrektomie 109
Keratoplastik 9
Keratoplastik, Bedeutung der Histokompatibilität 18
Keratoplastik bei Aphakie 68
Keratoplastik, Donorselektion 17
Keratoplastik, Hornhautantigene und Blutgruppenantigene 17
Keratoplastik, Immunsuppression nach – 20
Keratoplastik, Kataraktoperation nach/und gleichzeitige – 68
Keratoplastik, kosmetische 14
Keratoplastik, kurative 13
Keratoplastik mit kompatibler Hornhaut 19
Keratoplastik, Operationstechnik 11
Keratoplastik, optische 11
Keratoplastik, perforierende, des aphaken Auges, Vitrektomie bei – 108
Keratoplastik, perforierende, mit Vitrektomie 106
Keratoplastik, präparative 12
Keratoplastik, Prognosegruppen 11
Keratoplastik, refraktive 12
Keratoplastik, therapeutische 12
Keratoplastik, Transplantatkrankheit 17
Keratoprothesen 14
Keratoprothesenoperation 14
Keratoprothesenoperation Indikationen 15
Kernsklerose der Linse 79
Kinasereaktionen, Zusammenhang der – mit dem Energiepool (Linsenalterung) 87
Kindesalter, Kraniopharyngeom im – 161
Kindliche Iritis 23
Kinetische Echographie 235
Kinetische Perimetrie 191
Kohlenhydratabbau-Steuerung, Bedeutung bei der Linsenalterung 85
Kohlenhydratstoffwechsel der Linse 84
Kohlenhydratstoffwechsel, Speciesunterschiede des –s in der Linse 89
Kolobom, angeborenes, bei Cataracta congenita, Operation 66
Kombinationsnaevus der Bindehaut 258
Kombinierte Katarakt-Glaukom-Operation 67
Kombinierte Kataraktoperation und Keratoplastik 69
Kompatible Cornea zur Corneatransplantation 19
Kompensatorische Kopfhaltung bei angeborenen Fehlinnervationen 210, 218, 219, 221
Kompression des Chiasmas, indirekte 185
Kompressionstests, Glaukom 191
Kongenitale Fehlinnervation 207
Kongenitale Toxoplasmose, zentrale Chorioretinitiden 36
Konjunktiva, epitheliale Geschwülste 261

Konjunktiva, Strahlentoleranzdosis 273
Konjunktiva-Pigmentierungen 258
Konjunktiva-Tumoren 258
Kontakttherapie bei Tumoren 248
Kontusionsstar 62
Kopfhaltung, kompensatorische, bei angeborenen Fehlinnervationen 210, 218, 219, 221
Kopfophthalmoskop, binokulares 139
Kornealer Schnitt bei Kataraktoperation 54
Korneaverkalkung bei kindlicher Iritis 23
Korneoskleraler Schnitt bei Kataraktoperation 54
Kortikoid-Behandlung nach Keratoplastik 20
Kortikoide als Linsennoxe 81
Kortikoide bei akuter Iritis b. M. Bechterew 28
Kortikoide bei chronischer Zyklitis 35
Kortikoide bei Hypopyon-Iritis b. M. Behçet 30
Kortikoide bei kindlicher Uveitis anterior 25
Kortikoide bei Toxoplasmose-Infektion 38
Kortikoide beim Morbus Boeck 44
Kortikoide nach Kataraktoperation 60
Kosmetische Keratoplastik 14
Kraniopharyngeom, Röntgenbild 164
Kraniopharyngeome 160
Kristalline, α-, β- und γ- – der Linse 88
Kryochirurgie der Netzhaut 125
Kryochirurgie des Ziliarkörpers beim Glaukom 202
Kryochirurgische Ablatio-Operation 140
Kryode 49
Kryoextraktion der Linse 55
Kryogene Netzhautnarben 128
Kryogene Schädigung der Netzhaut 131
Kryopexie, Dosierung 126
Kryopexie, experimentelle Grundlagen 126
Kryopexie in der Netzhaut-Chirurgie 125
Kryopexie in der Prophylaxe 145
Kryopexie, indirekte, der Netzhaut 136
Kryopexie, Netzhaut-Adhäsion nach – 128
Kryopexie-Adhäsionen, Ultrastruktur der verschiedenen – 131
Kryopexie-Applikation für verschiedene Netzhautsituationen 136
Kryopexie-Ausmaß 136
Kryopexie-Läsion 127
Kryotherapie bei Lidtumoren 257
Kryotherapie beim Retinoblastom 270
Küstenerysipel 284
Kunststoffe für Keratoplastik 9
Kurative Keratoplastik 13

Längsschnitt-Untersuchungen (Linsenalterung) 83
Läsionen, thermische, im Retina-Ziehversuch 129
Lamellierende Keratoplastik 11
Langham-Tonometer 190
Laseranwendung beim Glaukom 201
Laseriridektomie beim Engwinkelglaukom 201
LDH-Isoenzymmuster von Linsen verschiedener Species 90
Lebensalter, Alterungsprozeß der Linse 83
Lebensalter, Vitrektomie und – 110
Leichenhornhaut zur Keratoplastik 10
Leitungsstörung des Optikus 151
Lichtkoagulation bei Aderhautmelanom 262
Lichtkoagulation bei Toxoplasmose-Chorioretinitis 38
Lichtkoagulation beim Retinoblastom 268
Lider, Strahlentherapie der – 251
Lider, Strahlentoleranzdosis 273
Lidschwellung beim Keilbeinflügelmeningeom 174
Lidschwellung durch Filarien 281
Lidschwellung durch Loa loa 299
Lidtumoren, Kryotherapie bei – 257
Lidtumoren, Strahlentherapie 251
Lidveränderungen durch Dirofilaria 301
Lidveränderungen durch Onchozerkose 288
Lincoff-Regeln bei Ablatio 138, 139
Linde-Gerät 126, 127
Linse, Alterungsprozeß 83
Linse, Kohlenhydratstoffwechsel der – 84
Linse, Strahlentoleranzdosis 273
Linse, Umweltchemie und – 82
Linse/Kammerwasser, Wechselbeziehung 94
Linsenantikörper bei phakoantigener Uveitis 45
Linsenektopie 64
Linsen-Enzymverteilungsmuster verschiedener Species 90

Linsenextraktionsarten bei Kataraktoperation 55
Linsenextraktionstechnik 55
Linsengerontologie 83
Linsenindifferente Medikamente 82
Linsen-LDH-Isoenzymmuster verschiedener Species 90
Linsenluxation mit Glaskörperprolaps in d. Vorderkammer 105
Linsenluxation, Operation bei – 64
Linsenprotein, Artspezifität 88
Linsenprotein, Organspezifität 88
Linsenproteintrennung 89
Linsenstoffwechsel 77
Linsenstoffwechselstörungen 94
Linsensubluxation mit Glaskörperprolaps d. Vorderkammer 105
Linsentoxizität, unterschwellige, bei Arzneimitteln 82
Linsentrübung, Chirurgie der – 49
Linsentrübung, experimentelle 94
Linsentrübung, Pilocarpin fördert – 80
Linsentrübung siehe Katarakt
Linsentrübung, subkapsuläre hintere 79
Linsenuntersuchungen, Befunddokumentation 91
Linsenveränderungen bei Onchozerkose 289
Loa loa, Filariose des Auges durch – 277, 296, 298
Loa-Enzephalitis 303
Lokalanästhesie bei Kataraktoperation 52
Lues, Chorioretinitis bei – 40
Luftencephalogramm bei Arachnoiditis opticochiasmatica 181
Lymphangiome der Lider 255

Maculadegeneration, EOG bei – 121
Maculadegeneration, radiogene 273
Maculaerkrankungen, ERG bei – 118
Maculafunktion, ERG 118
Maculaödem nach transpupillarer Vitrektomie 110
Maculopathie, zentrale hämorrhagische 39
Magersucht, hochgradige 161
Maladie du greffon 17
Maligne Epitheldysplasien der Konjunktiva 261
Malignes Aderhautmelanom 262
Malignes Glaukom 107
Malignes Melanom, epibulbäres 259
Mammakarzinom, Aderhautmetastasen 267
Mannit beim Glaukom 199
Mannitinfusion vor Kataraktoperation 58, 62
Mannitinfusion vor Kataraktoperation bei hoher Myopie 63
Mansonella ozzardi, Filariose durch – 295
Medientrübungen, ERG bei – 119
Medikamente mit kataraktogenen Nebenwirkungen 81
Medikamente, retinotoxische, ERG 119
Medikamentöse Retinopathien, EOG bei – n – 121
Medikamentöse Retinopathien, ERG 119
Megavolttherapie 248
Melanom, juveniles, der Bindehaut 258
Melanom, malignes Aderhaut – 262
Melanom, malignes epibulbäres 259
Melanome der Lider, Strahlentherapie 251
Melanosis conjunctivae 258
Meningeom des Tuberculum sellae 165
Meningeom des Tuberculum sellae, Augenhintergrundbefunde 168
Meningeome, Keilbeinflügel – 173
Meningeome, Sehnerven – 177
6-Merkaptopurin nach Keratoplastik 20
Metallsplitter, intraokulare, ERG bei – n 120
Mikrofilarien, Eigenarten 278
Mikrofilarien, Therapie 292
Mikrokeratom 12
Mikrophthalmus, Katarakt bei –, Operation 65
Mintacol beim Glaukom 196
Miotikum beim Glaukom 196
Miotikum nach Kataraktoperation 59
Morbus Bechterew, akute Iritis bei – 26
Morbus Behçet, Hypopyon-Iritis bei – 28
Morbus Boeck 44
Morbus Cushing 160
Morbus Oguchi, ERG bei – 119
Morbus Recklinghausen 182
Morbus Reiter, Iritis bei – 31
Motilitätsstörung, Schielen infolge – 207
Mukozele, Echogramm 239
Multiple Sklerose, bitempo-

rale Gesichtsfeldausfälle 151
Multiple Stimulus Static Perimetry 192
Multivariantenverfahren in der Kataraktforschung 84
Muskeltransplantation nach O'Connor bei angeborenen Fehlinnervationen 215
Mydriasisprovokation, Glaukom 191
Mydriatika bei kindlicher Uveitis anterior 26
Myopie, hohe 63

Nachbestrahlung nach Enukleation 267
NAD/NADH-Gleichgewicht im Linsenstoffwechsel 86
Naevus, Pigmentzellen- - der Bindehaut 258
Nahbestrahlung nach Chaoul 248
Naht bei Kataraktoperation 58
Naphthalin als Kataraktnoxe 80
Naphthalinkatarakt 95
Naphthochinonkatarakt 95
Narkose bei Kataraktoperation 52
Natulan bei chronischer Zyklitis 35
Natulan bei Hypopyon-Iritis b. M. Behçet 30
Natulan bei sympathischer Ophthalmie 45
Nematoden im Auge 277
Neoplasma, intraselläres 153
Nervi-optici-Gliome 182, 183
Nervus olfactorius, Meningeome am – 169
Nervus opticus, Leitungsstörung 151
Netzhaut, Aktionspotentiale 113
Netzhaut, elektrophysiologische Untersuchungsmethoden 113
Netzhaut, indirekte Kryopexie der – 136
Netzhaut, kryogene Schädigung 131
Netzhaut siehe auch Retina
Netzhautablösung, EOG bei – 121
Netzhautablösung, Kryopexie 126
Netzhautablösung nach transpupillarer Vitrektomie 110
Netzhautablösung, Ultrastruktur der normalen Netzhaut-Adhäsion 130
Netzhautadhäsion nach Kryopexie und Diathermie 128
Netzhautadhäsion, Ultrastruktur der normalen – 130
Netzhautchirurgie, Kryopexie in der – 125
Netzhautchirurgie, Ultraschalldiagnostik in der – 237
Netzhautdurchblutungsstörungen, ERG bei – 120
Netzhautfluoreszenz 193
Netzhautloch-Diagnostik nach Lincoff, präoperative 138
Netzhautnarben, kryogene 128
Netzhautrisse nach transpupillarer Vitrektomie 110
Netzhautvernarbung durch Desmosomen 134
Netzhautvernarbung durch Infiltration 135
Netzhautvernarbung durch Verzahnung 132
Netzhautsystem bei chronischer Zyklitis 32
Neuritiden des Sehnervs 152
Neuritis retrobulbaris, Differentialdiagnose 163, 168
Neurofibromatosis Recklinghausen 182
Norethisteron beim Glaukom 199
Nystagmographie, Elektro- –, Elektrooculogramm 120
Nystagmus-Blockierungs-Syndrom, Differentialdiagnose 216

Oculomotorius-Paresen 158
Ocusert-Pilokarpin-20 beim Glaukom 195
Oguchische Krankheit, ERG bei – r – 119
Okklusionsmembran bei der Cataracta complicata 61
Okulopression bei Glaskörperkomplikationen 66
Olfactorius-Meningeome 169
Onchocerca volvulus, Augenfilariose durch – 284
Onchozerkome 284
Onchozerkose am Auge 288
Onchozerkose, Therapie 292
Operationstechnik bei Kataraktoperation 53
Ophthalmie, sympathische 44
Ophthalmie, sympathische, Katarakt bei – 62
Ophthalmopathie, endokrine 246
Ophthalmopathie, endokrine, Strahlentherapie 272
Ophthalmoskopie im rotfreien Licht beim Glaukom 193
Opilon beim Glaukom 199
Optikus, Leitungsstörung 151
Optikusatrophie 151
Optikusatrophie bei

Arachnoiditis opticochiasmatica 181
Optikusatrophie bei Gliomen des Chiasmas und der Nervi optici 182
Optikusatrophie bei Onchozerkose 291
Optikusatrophie beim Hypophysenadenom 158
Optikusatrophie beim Meningeom des Tuberculum sellae 168
Optikusatrophie beim Olfactorius-Meningeom 170
Optikusatrophie, ERG bei – 120
Optikusatrophie mit scharfen Grenzen bei Kraniopharyngeom 163
Optikusatrophie, radiogene 273
Optikusgliome, intraorbitale 182
Optische Keratoplastik 11
Orbita, Echographie der – 237
Orbita, Strahlentoleranzdosis 274
Orbitastrahlung nach Enukleation 265
Orbitasarkome, Echogramm 239
Orbitatumoren 271
Orbitaveränderungen durch Dirofilaria 301
Orbitographie, Gamma-– 245
Organspezifität des Linsenproteins 88
Orthovolttherapie 247
Osmotisch wirksame Medikamente beim Glaukom 198
Osteo-Odonto-Keratoprothese, Strampellische 15

P-40 beim Glaukom 195
Panuveitis 44
Panuveitis bei Morbus Behçet 28
Panvaskulitis bei Morbus Behçet 28
Papille, glaukomatöse Excavation der – 193
Papillendurchblutung beim Glaukom 194
Papillitis bei Uveitis anterior der Kinder 24
Papillome, Bindehaut – 261
Parabulbäre Echographie 238
Paradichlor-benzol als Kataraktogen 82
Paradoxe Bulbusbewegung, isolierte Heber- oder Senkerparese mit – 220
Paradoxe Bulbusbewegungen 207
Paradoxe Innervation des Rectus externus 209, 217
Paradoxe Innervationsstörungen, zwei verschiedene, miteinander kombiniert 222
Paraselläre Tumoren 151
Paraselläres Hypophysenadenom 158
Parasiten im Auge 277
Parasitosen, Toxocara canis-Chorioretinitis 41
Parasympathikomimetika beim Glaukom 196
Parazentrales Skotom bei Hypophysentumoren 157
Parazentrales Skotom beim Glaukom 194
Parazentrales Skotom, beim Olfactorius-Meningeom 172
Pars-plana-Vitrektomie 101
Pars planitis 32
Penicilline bei Chorioretinitis disseminata 43
Penicillin-Infusionen bei septischer Chorioretinitis 39
Perforationsstar 62
Perforierende Keratoplastik des aphaken Auges, Vitrektomie bei – r – 108
Perforierende Keratoplastik und Vitrektomie 106
Perforierende Verletzung, Vitrektomie nach – r – 106
Perimat, Rodenstock-– 191
Perimeter, Computer-– 192
Perimeter, neue 191
Perimetrie beim Glaukom 191
Perimetrie, Elektroencephalogramm in der –? 122
Peripher-neurogene Abducensparese 216
Perivaskulitis bei Hypopyon-Iritis b. Morbus Behçet 29
Phakoantigene Uveitis 45
Phakocryolysis 72
Phenothiazine, Retinopathien durch –, ERG 119
Phosphofruktokinase, Bedeutung bei der Linsenalterung 85
Phospholinjodid beim Glaukom 196
Phosphormehrspeicherungstest 244
Phosphorylierte Reaktionsprodukte, Beziehung zwischen Kinasen und – n – n 87
Pigmentanomalien der Bindehaut 258
Pigmentdegeneration, echte, Elektroretinogramm 116
Pigmentdegeneration, einseitige 117
Pigmentepithelveränderungen bei Onchozerkose 290
Pigmentierte Tumoren der Bindehaut 258
Pigmentosatypus, Elektroretinogramm 116
Pigmenttumoren der Lider 255

Pigmenttumoren, Therapie 259
Pigmentzellen-Naevus der Bindehaut 258
Pilocarpin fördert Linsentrübung 80
Pilokarpin im Ocusert 195
Pilocarpin nach Kataraktoperation 59
Pilokarpinprobe nach Hollwich 190
Planum sphenoidale, Hyperostose am – 168
Plattenepithelkarzinome der Bindehaut 261, 263
Plattenepithelkarzinome der Lider, Strahlentherapie 251
Plombe bei Ablatio-Operation 141
Plombeninfektion bei Ablatio-Operationen 143
Polyarthritis, Still'sche, kindliche Uveitis anterior nach – 25
Polydipsie beim Kraniopharyngeom 161
Polyurie beim Kraniopharyngeom 161
Postoperative Wundsprengung nach Katarakt-Extraktion mit Iris- u. Glaskörpervorfall 108
Postoperativer Glaskörpervorfall nach Kataraktoperation 108
Potential, visuell evoziertes 122
Potentiale der Regio occipitalis auf Lichtreize 122
Präoperative Netzhautloch-Diagnostik nach Lincoff 138
Präparative Keratoplastik 12
Präsenile Katarakt 80
Presumed Histoplasmic Maculopathy 39
Primärtumoren der Tränenorgane 258
Projektions-Perimeter PHZ 74 191
Prophylaktische Keratoplastik 13
Propranolol beim Glaukom 198
Propylenglykol beim Glaukom 199
Provokationsmethoden, Glaukom 191
Pseudoabducensparese 208, 209
Pseudointernusparese 208, 217
Pseudoparese, partielle bis totale – der Augenmuskeln 208
Pseudoparesen, gemeinsames Auftreten von zwei – mit abnormen Bulbusbewegungen 222
Pseudoretinitis pigmentosa, Elektroretinogramm 116
Pseudovertikalparese 208, 219
Psychosyndrom beim Olfactorius-Meningeom 169, 172
Pterygium, rezidivierendes, Strahlentherapie 272
^{32}P-Test 245
Pupillarblock nach Kataraktoperation 60

Quadrantenanopsie, bitemporale, beim Hypophysenadenom 155
Quadrantenhemianopsie beim Aneurysma 179
Quantitative Echographie 235

Radioaktive Applikatoren nach Stallard beim Retinoblastom 268
Radioaktive Strahler 248
Radiogene Katarakt 273
Radiogene Retinopathie 273
Radiogene Spätschäden 262
Radiojodtest 246
Radionuklid-Dakryocystographie 247
Radionuklide zur Orbitographie 245
Radiophosphortest 244
Reablatio 142
Recklinghausensche Krankheit 182
Rectus externus, paradoxe Innervation des – 209, 217
Reflexion, Ultraschalldiagnostik 226
Refraktionsskotome 151
Refraktive Keratoplastik 12
Regenbogenhautveränderungen bei Onchozerkose 289
Regio occipitalis, Potentiale der – auf Lichtreize 122
Reitersche Krankheit, Iritis bei – r – 31
Relief-Perimetrie, statische 192
Resochin, Retinopathien durch –, ERG 119
Restpotentiale im ERG 116
Retina, indirekte Kryopexie 136
Retina siehe auch Netzhaut
Retina, Strahlentoleranzdosis 274
Retinaadhäsion, Ultrastruktur 130
Retinachirurgie, Kryopexie in der – 125
Retinaschädigung, kryogene, Stäbchen-Regeneration nach – 131
Retinavernarbung durch Desmosomen 134
Retinavernarbung durch Infiltration 135
Retinavernarbung durch Verzahnung 132
Retinaziehversuch,thermische Läsionen im – – – 129

Retinitis pigmentosa, Elektroretinogramm 116
Retinitis pigmentosa, EOG bei – 121
Retinitis-pigmentosa-Formen, umschriebene, ERG bei – 117
Retinitis punctata albescens, ERG bei – 117
Retinoblastom 267
Retinopathia diabetica, Strahlentherapie 272
Retinopathia punctata albescens onchocercotica 292
Retinopathie, radiogene 273
Retinopathien, medikamentöse, EOG bei – 121
Retinopathien, medikamentöse, ERG bei – 119
Retinotoxische Medikamente, ERG 119
Retraktionssyndrom, beidseitiges, operatives Vorgehen 215
Retraktionssyndrom Duane I 207, 209
Retraktionssyndrom, einseitiges, mit Strabismus convergens, Therapie 211
Retraktionssyndrom, einseitiges, mit Strabismus divergens, Therapie 212
Retraktionssyndrom mit A-, V- oder X-Symptomatik, operatives Vorgehen 215
Retraktionssyndrom mit Höhenabweichung bei Adduktion oder frustraner Abduktion 216
Retrobulbär-Hypophysen-Zwischenhirnbestrahlung bei endokriner Ophthalmopathie 272
Retrobulbärneuritis 151
Retrobulbärneuritis, Differentialdiagnose 163, 168
Retrochiasmatisches Hypophysenadenom 158
Retrolentaler Raum, Veränderungen bei Onchozerkose 290
Rezidivierendes Pterygium, Strahlentherapie 272
Rhabdomyosarkom der Lider 256
Rheumatische Ätiologie der kindlichen Uveitis anterior 24
Rheumatische Genese der Iritis bei Morbus Bechterew 27
Rhodopsin-Synthese-Hemmung 116
Ridley-Fundus bei Onchozerkose 291
Risikofaktoren, Arzneimittel- – 82
Robles'sche Krankheit 284
Rodenstock-Perimat 191
Röntgenbefunde beim Keilbeinflügelmeningeom 175
Röntgenbestrahlung 247
Röntgenbestrahlung als Kataraktnoxe 80
Röntgenbild beim Olfactorius-Meningeom 172
Röntgenologische Sellaveränderungen beim Hypophysenadenom 159
Röntgenstrahlen als Linsennoxe 81
Röntgenstrahlen, ultraharte 248
Röntgentherapie, Schäden durch – am Auge 272
Röntgentiefentherapie 247
Rosacea-Keratitis, Strahlentherapie 272
^{106}Ru/^{106}Rh-Applikator, Isodosenverlauf 264
^{106}Ru/^{106}Rh-Applikatoren zur Aderhautmelanomtherapie 262
^{106}Ru/^{106}Rh-Beta-Applikatoren 250
Ruhepotential-Änderungen, EOG 121
Sarkoidose der Uvea 44
Sarkome der Lider, Strahlentherapie 251, 256, 257
Saugkeile bei Glaskörperkomplikationen 66
Schäden durch ionisierende Strahlen am Auge 272
Scheie-Fistel, gedeckte, beim Glaukom 200
Scheimpflug-Prinzip zur Bildentzerrung 93
Schielen infolge Fehlinnervation 207
Schielstellung, Pseudo-Abducensparese 209
Schielwinkel, inkomitanter 209
Schielwinkel, stark wechselnder, in verschiedenen Blickrichtungen 223
Schiøtz-Tonographiegerät 191
Schläfrigkeit beim Kraniopharyngeom 161
Schmerzbekämpfung beim Glaukom 202
Schnittbildgerät nach Bronson 233
Schwangerschaft, Toxoplasmose in der – 37
Sehkraft, Fluktuation der – 161
Sehkraft, unilaterale Reduktion 166
Sehkraftabnahme bei Arachnoiditis opticochiasmatia 181
Sehkraftftabnahme beim Keilbeinflügel-Meningeom 173
Sehkraftabnahme beim Olfactorius-Meningeom 151
Sehnerv, Leitungsstörung 169
Sehnerventzündungen 152
Sehnerverkrankungen, primäre, ERG bei – 120
Sehnervintoxikationen 151
Sehnervmeningeome 177

Sehnervtumoren 271
Sehschärfenabnahme bei Gliomen des Chiasmas und der Nervi optici 182
Sehvermögenabnahme beim Chiasma-Syndrom 153
Sekundärglaukom nach Kataraktoperation 61
Sekundärglaukom nach transpupillarer Vitrektomie 110
Sekundärglaukom, radiogenes 273
Selladeformierung bei Gliomen des Chiasmas und der Nervi optici 182
Sellatomographie 160, 168
Sellatumoren 151
Sellatumoren, Differentialdiagnose 177
Sellaveränderungen, röntgenologische, beim Hypophysenadenom 159
Senkerparese, Duane-III-Syndrom mit Heber- und – 219
Senkerparese, isolierte, mit paradoxer Bulbusbewegung 220
Septische Chorioretinitis 38 f.
Serologische Sicherung der zentralen Toxoplasmose-Chorioretinitis 37
Serpiginöse zentrale Chorioretinitis 42
Siderosis, Katarakt bei – 62
Silikonschaumplombe 126
Silikonschaumplombe, kryochirurgische Ablatio-Operation 140
Sinus-cavernosus-Syndrom beim Hypophysenadenom 158
Sklera, Strahlentoleranzdosis 273
Skleranekrosen durch Strahlen 273
Sklerapigmentierungen 258
Sklerosierende Keratitis bei Onchozerkose 288
Skotom bei Hypophysentumoren 157
Skotom beim Keilbeinflügel-Meningeom 175
Skotom beim Meningeom 166
Skotom, bitemporales, durch Tumoren der Sella 151
Skotom, parazentrales, beim Glaukom 194
Skotom, Refraktions- – 151
Skotom, Reversibilität 194
Skotom, zentrales und parazentrales, beim Olfactorius-Meningeom 172
Slit-Image-Photography 94
Spaltbildphotographie 93
Spaltlampenbefund bei Uveitis anterior der Kinder 24
Spaltlampenphotographie im auffallenden Licht, Kataraktforschung 92
Spaltlampenphotographie im regredienten Licht 93
Speciesunterschiede des Kohlenhydratstoffwechsels in der Linse 89
Speichentrübung der Linse 79
Spinobasaliome der Lider, Strahlentherapie 251
Spiralkonvergenzbestrahlung der Hypophyse bei Retinopathia diabetica 272
Splitter, intralentaler 63
^{90}Sr/^{90}Y Beta-Applikatoren 250
Stäbchen-Regeneration nach kryogener Retina-Schädigung 131
Stammverschlüsse, arterielle, im Retinabereich 120
Stampellische Osteo-Odonto-Keratoprothese 15
Star siehe auch Glaukom und Katarakt
Staroperation, Glaskörperverlust während – 104
Staroperation, Vitrektomie 101
Starschnitt 53
Statische Relief-Perimetrie 192
Stauungspapille beim Keilbeinflügel-Meningeom 174
Stauungspapille beim Kraniopharyngeom 161
Stauungspapille beim Olfactorius-Meningeom 170
Stauungsphänomen am Augenhintergrund bei indirekter Kompression des Chiasmas 185
Steroide als Linsennoxe 81
Steroide bei akuter Iritis b. M. Bechterew 28
Steroide bei Chorioretinitis disseminata 43
Steroide bei chronischer Zyklitis 35
Steroide bei Histoplasmose-Chorioretinitis 39
Steroide bei Hypopyon-Iritis b. M. Behçet 30
Steroide bei kindlicher Uveitis anterior 25
Steroide bei septischer Chorioretinitis 39
Steroide bei serpiginöser Chorioretinitis 43
Steroide bei sympathischer Ophthalmie 45
Steroide bei Toxoplasmose-Infektion 38
Steroide beim Morbus Boeck 44
Steroide nach Kataraktoperation 60
Still-Chauffard'sche Uveitis 23
Still'sche Polyarthritis, kindliche Uveitis anterior nach – r – 25
Stimulationstest mit TSH bei endokriner Ophthalmopathie 246
Strabismus, angeborene Fehlinnervationen 207

Strabismus convergens, beiderseitiges Duane-I-Syndrom mit A-Symptomatik und – 213
Strabismus convergens, beiderseitiges Duane-I-Syndrom mit V-Symptomatik und – 214
Strabismus convergens, Duane-I-Syndrom mit – 211
Strabismus convergens, einseitiges Retraktionssyndrom mit –, Therapie 211
Strabismus divergens, Duane-I-Syndrom mit – 212
Strabismus divergens, Duane-II-Syndrom mit Internusparese und –, Therapie 218
Strabismus divergens, einseitiges Retraktionssyndrom mit –, Therapie 212
Strabologie, Schielen infolge Fehlinnervation 207
Strahlen als Linsennoxe 81
Strahlenempfindlichkeit des Auges 273
Strahlenkatarakt 273
Strahlenquellen für Strahlentherapie 247
Strahlenretinopathie 273
Strahlenschäden am Auge 272
Strahlentherapie, Dosierung 249
Strahlentherapie in der Ophthalmologie 243, 247
Strahlentherapie nach Keratoplastik 20
Strahlentherapie, Schäden durch – am Auge 272
Strahlentherapie vonLidtumoren 251, 253
Stufenschnitt bei Kataraktoperation 54
Subepithelialer Naevus der Bindehaut 258
Subkonjunktivale Fistelbildung nach Kataraktoperation 60
Subluxatio lentis mit Glaskörper in d. Vorderkammer 105
Substratkonzentrationen, Bedeutung im Linsenstoffwechsel 88
Sulfonamide bei Toxoplasmose-Infektion 38
Suppressionstest bei Exophthalmus ohne Hyperthyreose 246
Supraclinoidale Aneurysmen im Chiasmabereich 179
Supraselläre Tumoren 151
Sympathikomimetika beim Glaukom 197
Sympathische Ophthalmie 44
Sympathische Ophthalmie, Katarakt bei – r – 62
Synchisis scintillans, Echographie 235
Syndrom der Fissura orbitalis superior 173
Syndrom der Kompression des vorderen Chiasmawinkels 166
Synechien bei kindlicher Iritis 23
Synechien, hintere, bei der Cataracta complicata 61
Synkataraktogenese 77, 81

Tabak-Alkohol-Amblyopie 151
Tagesschwankungen im Elektroretinogramm 115
Tapetoretinale Degeneration, Elektroretinogramm 116
Tay-Sachs'sche Krankheit, ERG bei – r – 119
Teilchenbeschleunigertherapie 248
Telegammabestrahlung 248
Telekobaltbestrahlung beim Retinoblastom 268
Temporale Hemianopsie beim Meningeom 166
Tetracycline bei Chorioretinitis disseminata 43
Thalamonal beim Glaukom 199
Therapeutische Keratoplastik 12
Thermische Läsionen im Retina-Ziehversuch 129
Thymoxin beim Glaukom 199
Tiefentherapie bei Lidtumoren 253
Tomographie der Sella 160, 168
TNM-System, Lidtumoren 251
Tonographiegerät, Schiøtz- - 191
Tonographie 190
Tonometer, neue 190
Tonometrie 190
Topographische Echographie 235
Toxocara-canis-Chorioretinitis 39, 40
Toxoplasmose, erworbene, des Erwachsenen 37
Toxoplasmose, Therapie 38
Toxoplasmose, zentrale Chorioretinitiden 36
Trabekulektomie beim Glaukom 201
Trabekulektomie, Kataraktoperation und – 68
Trabekulopunktur beim Glaukom 201
Trabekulotomie beim Glaukom 200
Tradozon AF 1161 beim Glaukom 199
Tränenorgane, Primärtumoren der – 258
Tränenwege, Radionuklid-Dakryocystographie 247
Transbulbäre Echographie 238

Transplantat, Vaskularisation des – es nach einer Keratoplastik, Strahlentherapie 272
Transplantation der Cornea 10
Transplantationsantigene 18
Transplantatkrankheit 17
Transpupillare VISC-Vitrektomie 104
Transpupillare Vitrektomie 101
Transpupillare Vitrektomie, Glaskörperverlust während – r – 105
Transpupillare Vitrektomie, Komplikationen 109
Transpupillare Vitrektomie, postoperative Komplikationen 105
Transpupillare Vitrektomie, Technik 102
Traumatische Katarakt 62
Triäthylenmelamin beim Retinoblastom 268
Trigeminus-Anästhesie beim Hypophysenadenom 158
Trigeminus-Neuralgie beim Hypophysenadenom 158
Trübungen der brechenden Medien, ERG bei – 119
Trypsin bei fermentativer Zonulolyse 56
TSH, Stimulationstest mit – bei endokriner Ophthalmopathie 246
Tuberculum sellae, Hyperostose am – 168
Tuberculum sellae, Meningeom des – 165
Tuberkulose, Chorioretinitis bei – 40
Tuberkulostatika bei Chorioretinitis disseminata 43
Tumordiagnostik, Halbleiterdetektorsonde für Augen – 244
Tumoren, benigne, der Lider 255
Tumoren der Konjunktiva 258
Tumoren der Lider, Strahlentherapie 251
Tumoren der Sella 151
Tumoren der Sella, Differentialdiagnose 177
Tumoren des Chiasmas 177
Tumoren des Sehnervs 177, 271
Tumoren, epibulbäre 258
Tumoren, intraokulare 262
Tumoren, intraokulare, Echogramm bei – 236
Tumoren, pigmentierte, der Bindehaut 258
Tumoren, Primär – der Tränenorgane 258
Tumorläsionen des Chiasmas 151

Ubretid beim Glaukom 197
Ulcus serpens, Keratoplastik bei – 13
Ultrastruktur der normalen Netzhaut-Adhäsion 130
Ultrastruktur der verschiedenen Kryopexie-Adhäsionen 131
Ultraschall, Kataraktoperation mit – 71
Ultraschalldiagnostik, Auflösungsvermögen 226
Ultraschalldiagnostik, Bedeutung 225
Ultraschalldiagnostik, Geräte und Untersuchungstechnik 227
Ultraschalldiagnostik, Indikationen 234
Ultraschalldiagnostik, physikalische Grundlagen 225
Ultraschallköpfe 227
Umschriebene Retinitis-pigmentosa-Formen, ERG bei – n – 117
Umweltchemie und Linse 82
Umweltchemikalien, kataraktogene 82
Uvea, Sarkoidose der – 44
Uveitis anterior der Kinder 23
Uveitis anterior der Kinder, Ätiologie 24
Uveitis anterior der Kinder, Therapie 25
Uveitis bei Onchozerkose 289
Uveitis, phakoantigene 45
Uveitis posterior 35
Uveoartikuläres Syndrom der Kinder 25

Vaskularisation des Transplantates nach einer Keratoplastik, Strahlentherapie 272
Ventrikel, Hydrops des III. – s 185
VEP 122
VER 122
Verätzungen, prophylaktische Keratoplastik nach – 13
Verbrennungen, prophylaktische Keratoplastik nach – 13
Verkalkungen im Röntgenbild, krümelige, beim Kraniopharyngeom 164
Verlaufsdokumentation, objektive – experimenteller Katarakte 94
Verödungsoperationen beim Glaukom 202
Vertikalparese, Pseudo- – 208, 219
VISC-Vitrektomie, transpupillare 104
Visual-Field-Analyser von Friedmann 192
Visuell evoziertes Potential 122
Vitrektomie bei Glaskörperkomplikationen 66

Vitrektomie bei Staroperation 101
Vitrektomie nach perforierender Verletzung 106
Vitrektomie, Pars-plana- – 101
Vitrektomie, perforierende Keratoplastik und – 106
Vitrektomie, transpupillare 101
Vitrektomie, transpupillare, Glaskörperverlust während – 105
Vitrektomie, transpupillare, Komplikationen 109
Vitrektomie, transpupillare, Technik 102
Vitrektomie, transpupillare VISC- – 104
Vitrektomie und Lebensalter 110
Vitreoretinale Narbe, kryogene 133
Vorderkammer, Veränderungen durch Dirofilaria 301
Vorderkammer, Veränderungen durch Onchozerkose 289
Vorderkammer, Vitrektomie bei aufgehobener – am aphaken Auge 109
V-Symptomatik, beiderseitiges Duane-I-Syndrom mit – und Strabismus convergens 214
V-Syndrom 210

Wasserspaltentrübung der Linse 79
Wecker-Schere 102
Winkelblockglaukome 199
Wuchereria bancrofti, Augenfilariose durch – 279
Wundsprengung, postoperative, nach Katarakt-Extraktion mit Iris- und Glaskörpervorfall 108
Wundverschluß bei Kataraktoperation 58
Wurmkrankheiten des Auges 277

X-Syndrom 210

Zentrale Chorioretinitiden 36
Zentrale Toxoplasmose-Chorioretinitis 37
Zentrales Skotom bei Hypophysentumoren 157
Zentrales Skotom beim Olfactorius-Meningeom 172
Zentralskotom bei Arachnoiditis optico-chiasmatica 181
Zentralskotom beim Keilbeinflügel-Meningeom 175
Zerebrale Angiographie beim Aneurysma 179
Ziliarkörper, Kryochirurgie des – s beim Glaukom 202
Ziliarkörper, Strahlentoleranzdosis 273
Zonulolyse 49
Zonulolyse, fermentative 56
Zwergwuchs, hypophysärer 161
Zyclokryotherapie beim Glaukom 202
Zyklitis, chronische 32
Zyklitis, Heterochromie- – 45
Zytostatika bei Hypopyon-Iritis b. M. Behçet 30
Zytostatika bei kindlicher Uveitis anterior 26
Zytostatika nach Keratoplastik 20